Advance of Neurotrauma

神经创伤学新进展 2016

- 主　　编　张　赛　涂　悦
- 副 主 编　程世翔　孙洪涛
- 参加编写者（以姓氏笔画为序）

刁云锋　马铁柱　王延民　王　丽　王　晶　王景景

王　鹏　令狐海瑞　朱　旭　任登鹏　刘海玉　衣泰龙

汤锋武　孙世中　孙洪涛　孙　艳　苏景良　李伟平

李红恩　李迪彬　李建军　李晓红　李静雅　杨细平

杨　程　吴焕成　张　超　张　赛　陈旭义　陈彦婷

陈　翀　周永红　郎胜坤　屈　阳　赵永青　赵明亮

胡群亮　夏天光　徐　超　涂　悦　商崇智　梁　冰

梁　晋　彭定伟　蒋显锋　韩　广　程世翔　魏正军

人民卫生出版社

图书在版编目（CIP）数据

神经创伤学新进展. 2016/ 张赛，涂悦主编. —北京：
人民卫生出版社，2016

ISBN 978-7-117-22834-3

Ⅰ.①神…　Ⅱ.①张…　②涂…　Ⅲ.①神经系统 -
创伤外科学 - 研究进展　Ⅳ.①R651

中国版本图书馆 CIP 数据核字（2016）第 138213 号

人卫智网　**www.ipmph.com**	医学教育、学术、考试、健康，	
	购书智慧智能综合服务平台	
人卫官网　**www.pmph.com**	人卫官方资讯发布平台	

神经创伤学新进展 2016

主　　编：张　赛 涂　悦
出版发行：人民卫生出版社（中继线 010-59780011）
地　　址：北京市朝阳区潘家园南里 19 号
邮　　编：100021
E - mail：pmph @ pmph.com
购书热线：010-59787592　010-59787584　010-65264830
印　　刷：中国农业出版社印刷厂
经　　销：新华书店
开　　本：787×1092　1/16　印张：28
字　　数：699 千字
版　　次：2016 年 7 月第 1 版　2016 年 7 月第 1 版第 1 次印刷
标准书号：ISBN 978-7-117-22834-3/R · 22835
定　　价：99.00 元
打击盗版举报电话：010-59787491　E-mail：WQ @ pmph.com
（凡属印装质量问题请与本社市场营销中心联系退换）

序

随着社会经济的不断发展,交通、工伤事故所致的神经创伤亦有逐年增多的趋势。近年来,随着急救医学及重症监护技术的迅速发展,国内外学者和临床医疗工作者经过数十年坚持不懈的努力,使神经创伤的临床救治水平有了明显提高!但神经损伤因其高病死率和高致残率,给社会和家庭带来了沉重的负担,目前仍是一个主要的健康和社会问题。

20世纪80年代以来,欧美等发达国家陆续发表颅脑创伤及脊髓损伤的救治指南,并在工作中严格遵照执行,使神经损伤的救治成功率大幅提升。近年来,武警后勤学院附属医院脑科医院张赛教授团队30余年一直致力于神经创伤临床和基础领域的研究,先后主编出版了五册《神经创伤学新进展》和《现代神经创伤与神经外科危重症》等专著,发表了大量有关神经创伤临床和基础研究的文章。并与我国的神经创伤外科专家一道,在参阅大量文献资料的基础上,结合我国实际情况,参与制定了一系列神经损伤救治方面的指南及共识,为规范和推动神经创伤的救治水平起到了积极作用!

本书是张赛教授的团队在完成繁忙的临床工作的同时,查阅2014年2月至2016年2月间 J Neurotrauma、N Trauma、J New Eng Med、Lancet Neurology、Brain Inj、J Neurosuery、Neurosurgey、Surgical Neurology、JAMA、Nature、Science、Intensive Care Med 等12种国际权威杂志公开发表的外神经创伤临床与基础研究相关文献、2015年在 Neurocritical Care 杂志发表的《美国神经重症协会第13届年会大会论文摘要》及2016年2月在南非开普敦召开的第12届国际神经创伤学术研讨大会的100余篇论文摘要精髓内容综述并编撰而成。本书分为六大部分,从颅脑创伤、脊髓和周围神经损伤的基础研究、临床治疗诸方面进行了简明扼要的阐述,其内容新颖、内容囊括了神经创伤学的基础、临床、药物研发、院前和现场救治、社会经济等各个方面,是一部神经创伤学新观念和新技术集中体现的专著。

本书的出版发行对于广大的神经创伤临床医生、基础研究工作者及研究生有较大参考价值,对于推动我国神经创伤学的发展具有重要的作用。在此也希望他们在神经创伤领域与国内外同道合作,携手并进,为攻克神经创伤这一重大疾病做出贡献!

天津医科大学总医院神经外科

终身教授

主任医师

博士生导师

二零一六年四月八日

前　言

　　神经创伤是造成全世界青壮年的死、残的主要原因，给社会和家庭造成极大的精神压力和经济负担，是我们面临的严峻挑战。因此，神经创伤学日益受到全世界的广泛重视。国际、国内均已成立了神经创伤学学会并定期举办神经创伤学术研讨会，以促进学术交流和发展。

　　我们的团队30余年一直致力于神经创伤临床和基础领域的研究，此次将近两年来发表在J Neurotrauma、J Trauma、J New Eng Med、Lancet Neurology、JAMA、Nature、Science等12种国际权威杂志上公开发表的、与神经创伤临床救治和基础研究相关的700余篇文献以及2015年在Neurocritical Care杂志发表的《美国神经重症协会第13届年会大会论文摘要》核心内容进行摘录编入。同时还将2016年2月在南非开普敦召开的第12届国际神经创伤学术研讨会入选的100余篇论文摘要进行研读理解，并结合自己的临床工作经验和基础研究成果进行综述编撰成册。本书共分六部分，60多万字，内容涉及颅脑创伤及脊髓损伤的流行病学、病理生理和诊断措施，治疗方法，并发症处理、预后评估及转归等方面的问题。比较客观地反映了当今国内外有关神经创伤救治方面的新理念、新技术、新方法和新动态，实用性强，是一部有价值的参考书。

　　我国整体神经创伤临床救治和基础研究水平与发达国家比较也有不小差距。国内各地区经济发展及医疗水平存在较大差异，在神经创伤的临床救治和基础研究等方面水平也参差不齐。为了让我国的神经创伤医务人员尽快地掌握学科领域的新动态，近年来我们组织武警后勤学院附属医院脑科医院的神经内、外科及相关基础研究专家、教授、年轻医生及时将上述资料编撰出来，并请我的导师杨树源教授等同行专家审校，以飨读者。希望能对我国神经创伤科学界的临床医生、研究工作者和研究生等有所帮助，为同道贡献微薄之力！

　　本书编写过程中，各位编者在相关的章节里面倾入大量心血，但由于专业水平所限，时间紧，虽然几经校对，书中缺点和错误在所难免，恳望读者批评指正，以便我们不断改进和提高。在此，衷心感谢天津医科大学总医院杨树源教授为本书作序。出版社的同志也付出了辛勤的劳动并给予了大力的支持，在此一并表示衷心感谢！

张赛
涂悦
二零一六年四月十二

目 录

第一部分
颅脑创伤的临床研究

编者按

　　颅脑创伤是神经外科中非常重要的一个亚专业。随着社会经济水平的不断提高,高速交通工具的应用更为普及,建筑业的高速发展,加之出现的各种快速、刺激性的体育运动,使颅脑创伤的发生率呈持续攀升的趋势。近年来,由于院前急救体系的建立健全和包括空中救援在内的立体救护系统的发展、相关救治指南的问世、现代化神经 ICU 的建立和应用等,临床救治工作不断改进和规范化,诊疗水平不断提高。现代化先进技术设备在神经创伤临床的广泛应用,如 CT 扫描、不同序列 MRI 扫描技术的普及,颅内压、脑血流、脑组织氧分压、脑电及诱发等先进的实时监护技术在临床上应用,也为提高神经危重症的救治水平提供了有力的保证。由此,重型颅脑创伤患者死亡率从 30 年前的 50% 以上降至如今的 30% 以下,存活患者的生活质量明显提高。

　　近年来,国内外有不少关于去骨瓣减压手术、亚低温治疗颅脑创伤的多中心临床研究结果发表,有些结果与以往的实验研究结果不一致,甚至大相径庭。我们临床医务工作者该如何看待这些结论,临床工作中究竟应遵循什么?编写这一部分内容是我们参阅了国际上 10 余种权威杂志发表的颅脑创伤的最新文献,以求使读者了解颅脑创伤的流行病学、院前急救与转运、急诊室的救治、临床诊断手段、颅脑创伤手术及并发症处理、颅脑创伤分类及愈后判定方法、颅脑创伤并发症以及合并多发伤的诊断处理、颅脑创伤后遗症等诸多方面的新观点、新技术、新成果。希望这部分的内容能帮助读者更好地解读临床研究的结论并启发和指导今后的临床工作,为开展高质量的临床研究提供新思路!

1. 受伤现场和入院时GCS中肢体运动记分和瞳孔对光反应情况对于颅脑创伤（TBI）患者伤后6个月内死亡率预测作用的比较研究

Majdan M, et al. J Neurotrauma, 2015, 32（2）: 101-108

众所周知，GCS分级和瞳孔对光反应是TBI患者预后的预测因素。该研究的目的是通过分别评定受伤现场和入院时患者的GCS中肢体运动记分和瞳孔对光反应情况，并比较其对中型或重型TBI患者伤后6个月内死亡率的预测价值。Majdam等对奥地利2009~2012年间入院登记的中、重型TBI患者进行了研究，应用曲线下面积（the area under the curve，AUC）和内戈尔科R平方系数（Nagelkerke R^2）方法评估受伤现场和入院时GCS中肢体运动记分、瞳孔对光反应情况对预后的预测能力。同时，采用单变量和有关年龄、其他临床特征、CT影像资料等多变量调整分析方法与受伤现场和入院时GCS中肢体运动记分、瞳孔对光反应情况进行综合分析。总体上看来，从受伤现场到入院时的肢体运动评分是下降的，而瞳孔对光反应情况基本相同。在单因素变量分析中发现，现场评定的GCS中肢体运动记分（AUC=0.754；R^2=0.273）和入院时看到的瞳孔对光反应情况（AUC=0.662；R^2=0.214）是TBI患者伤后6个月内死亡的最可靠预测指标，在调整分析后可看出，其受伤现场和入院时指标结合运用也具有很好的预后预测功能（AUC=0.876；R^2=0.508），若把入院时的GCS中肢体运动记分和瞳孔对光反应这两个参数结合起来应用，其预测预后的能力也不错（AUC=0.857；R^2=0.460）。即使这些指标预测预后能力差别很小，现场和入院时的GCS中肢体运动记分和瞳孔对光反应情况都可以有理由在多变量分析模式中用作预后预测指标。但在受伤现场的GCS中肢体运动记分和入院时看到的瞳孔对光反应情况（也可结合其他参考指标）仍然是预测中、重型TBI患者伤后6个月内死亡率的最有价值的指标。

（张　赛）

2. 单纯和复合性轻型颅脑创伤患者结果预测的研究：应用TRACK-TBI初步研究验证新的预测指标和现存预测模式

Lingsma HF, et al. J Neurotrauma, 2015, 32（2）: 83-94

虽然绝大多数的mTBI患者能够完全恢复，但仍有一小部分患者在伤后3~6个月时会留有一些精神异常等残疾。Lingsma等从TRACK-TBI初步研究（来自美国3个医学中心的TBI患者非选择性配对观察研究）资料中选取mTBI患者，拟验证现存的有关mTBI结果的预测指标，以探索出mTBI后不良结果的预测指标。研究中选定验证了伤后6个月时的扩展GOS（GOS-E）中两个预测指标，其中一项基于CRASH研究资料的模型，另外一项来自于荷兰奈梅亨（Nijmegen, The Netherlands）的预测模型。研究者应用单变量和多变量比例优势回归模型（proportional odds regression models）分析了伤后3~6个月时GOS-E的可能预测指标。本研究资料486例的385例（平均年龄44岁，四分位间距27~58）中，75%（n=290）临床GCS评分为15分。在mTBI患者组，从前已经使用的两个评估模式准确性都不好（受试者工作特征曲线，ROC曲线：0.49~0.56）。用多变量分析发现伤后3~6个月时，GOS-E结果不良的最有力预测指标是老年、伤前已患有精神异常和教育水平低下者，而因打击所致头伤、存在颅外合并伤和GCS记分低也是GOS-E结果不良的预测指标，而现已用于mTBI结果预测的模式不能令人满意。本研究显示,对于mTBI患者结果预测的指标(与中、重型TBI患者结果预测不同)应该包括患者的年龄、伤前精神状况和教育水平。要想开发出有效预测mTBI患者结果的新模式仍需进一步努力探索研究。

(张 赛)

3. 脑叶血流量测定可用于预测TBI患者的预后

Fridley J, et al. J Neurotrauma, 2015, 32(2): 75-82

本研究的目的是测定TBI患者的脑血流(CBF)并探索脑叶皮质CBF测定对于这类患者远期神经功能预后(通过GOS法评定)的预测能力是否会比全脑皮质CBF测定更敏感。研究中,98例TBI患者在伤后的不同时间点进行了稳定的疝-CT扫描(Xe/CT-CBF)。应用Spearman相关系数和Kruskall-Wallis检验对年龄、急诊室GCS评分、损伤严重性评分(ISS)、院前低血压、院前低氧血症、损伤机制、损伤形式、损伤侧别、全脑平均CBF、脑叶CBF、CBF低于正常值的脑叶数和GOS(伤后3、6个月和出院时)进行统计分析,应用单变量有序回归分析(univariate ordinal regression)处理这些相同的变量因素,并将其与主成分分析(principle component analysis, PCA)法相结合确定相对于多变量有序回归分析(multi-variable ordinal regression)独立的一些变量。结果提示TBI患者的年龄、急诊室GCS评分、损伤严重性评分(ISS)、院前低血压、院前低氧血症、损伤机制、损伤形式、损伤侧别、全脑平均CBF、脑叶CBF、CBF低于正常值的脑叶数和GOS之间有显著的相关性;个别脑叶CBF与全脑平均CBF、CBF低于正常值的脑叶数之间高度相关;PCA从这3个CBF变量中发现了一项主要成分(脑叶CBF变量),全脑平均CBF和CBF低于正常值的脑叶数各自也是多因素回归分析的独立变量;多因素回归分析发现TBI患者的年龄、急诊室GCS评分、损伤严重性评分(ISS)、院前低血压、院前低氧血症、全脑平均CBF、CBF低于正常值的脑叶数和GOS之间有显著的相关性。本研究的结论是TBI患者的全脑平均CBF和脑叶CBF与伤后远期随访过程中的GOS(伤后3~6个月后)之间有显著的相关性,但未发现脑叶CBF测定更具有预测GOS的特异性,因此主张计算TBI患者的脑叶CBF与全脑平均CBF比值来预测GOS可能更有价值。

(张 赛)

4. 急性酒精中毒与TBI患者的远期预后关系

Raj R, et al. J Neurotrauma, 2015, 32(2): 95-100

血液中酒精浓度(BAC)对于TBI患者预后的影响一直是个有争议的课题。为了探索BAC阳性对于在ICU内住院治疗过的TBI患者的远期预后究竟有何独立的影响,Raj等对一项大都市的一级创伤中心2009~2012年间的405例TBI患者进行了回顾性分析研究。本研究中的远期预后结果是指伤后6个月时的死亡率(GOS=1)和神经功能预后不良率(GOS=2和3),这些患者在入院时根据其BAC被分为无BAC组(0.0‰; n=99)、低BAC组(<2.3‰; n=140)和高BAC组(≥2.3‰; n=166),采用Logistic回归分析法(调整为基本风险和疾病严重程度型)评估BAC对于预后的独立影响。本组病例的总体死亡率为25%,而神经功能预后不良率为46%。经过多元分析后发现,与无BAC和高BAC比较,低BAC是降低TBI患者伤后6个月时死亡率的独立因素(低BAC[AOR]=0.41, 95% CI: 0.19~0.88, P=0.021),而与BAC阴

性组比较(虽然没有达到统计学意义),可以看出BAC阳性组有降低TBI患者伤后6个月时神经功能不良率的倾向(低BAC[AOR]=0.65,95% CI: 0.34~1.22, P=0.178,高BAC [AOR]=0.59, 95% CI: 0.32~1.09, P=0.089)。总之,本研究发现入院时低BAC(<2.3‰)是降低TBI患者伤后6个月时死亡率的独立因素,而BAC阳性具有改善TBI患者远期神经功能预后的倾向。当然,酒精的神经保护作用有待进一步研究证实。

(张　赛)

5. 无家可归头外伤患者的死亡率研究

McMillan TM, et al. J Neurotrauma, 2015, 32(2): 116-119

　　TBI的危险因素,也是无家可归头外伤患者的危险因素,但目前尚未受到从事TBI专业医务工作者的重视。该研究是调查无家可归的头外伤患者入院时的流行病学及其与后来死亡率的关系。研究中比较了格拉斯哥地区的无家可归的头外伤后住院(HHI)和没有住院(NHHI)患者数与人口总数,该组资料来自英国国家卫生局(无家可归者专门数据库),其中包括无家可归者注册登记的完善。该研究在英国格拉斯哥地区进行了7年多(2004~2010年)时间,有55个当地无家可归者收容所和40名全科医生(家庭医生)参加此项工作,该登记联合苏格兰医疗文件中的头外伤入院记录及其苏格兰登记机构(用于记录死亡病例)。有全科医生(家庭医生)登记反馈的无家可归者共1590例,其中30余年期间无家可归者头外伤入院(HHI)人数(13.5%)比格拉斯哥地区人住院率高5.4倍,HHI中有33.6%的患者在伤后7年内死亡,而无家可归的头外伤未住院者(NHHI)的同期死亡率为13.9%。由此可见,HHI的标准死亡率(4.51)是NHHI的2.08倍,而且年龄范围在15~34岁(平均17.54岁)的HHI标准死亡率更高。该研究发现相对于总体人口而言,HHI是常见的,其无家可归也是导致这类患者后来死亡率增高的一项危险因素。

(张　赛)

6. 社会和行为结果: TBI儿童伤前至伤后6个月

Catroppa C, et al. J Neurotrauma, 2015, 32(2): 109-115

　　该研究旨在通过调查儿童TBI的社会和行为结果来扩展有限的研究。该研究比较了这些技能的伤前和伤后改变,调查了伤前儿童状态及家庭角色,来预测伤后6个月的预后。第二个目的是比较TBI组和正常生长对照组(TD)在伤后6个月的受损率。这项研究共纳入140名儿童,包括97名TBI幸存者(67名男性)和43名TD儿童(24名男性),分别匹配年龄、性别及社会经济地位。受试者为2007~2010年间5.515岁的儿童。TBI儿童连续住院,患者本身在损伤时间为纵向研究。TD组的儿童从社区招募,通过当地学校选择提供了一系列的社会经济背景。研究结果表明,TBI组伤后社会参与技能下降,社会和行为障碍损害比例更高,尤其是那些遭受更严重损伤的儿童。伤前功能、伤害严重性和医生建议限制参与社会活动(如减少体育活动)对结果都有很大的影响。TBI伤后儿童短期内在社会和行为领域的困难是显而易见的。儿童的长期监测是必要的,特别是随着社会的期望和需求增加。

(孙世中)

7. 电话和面对面认知行为疗法治疗TBI后重度抑郁症的随机对照试验

Fann JR, et al. J Neurotrauma, 2015, 32(1): 45-57

虽然TBI后重度抑郁障碍（MDD）非常常见，然而目前仍缺乏有效治疗方法的证据。该研究进行了一项选择分层随机对照试验，分别比较10年内全美的临床机构和社区医疗机构受到轻度到重度TBI伴有MDD的100名受试者在接受电话认知行为疗法（CBT-T，$n=40$）、面对面认知行为疗法（CBT-IP，$n=18$）及常规治疗（UC，$n=42$）后的效果。主要结果是16周后关于临床医生规定的17项Hamilton抑郁量表（HAMD）中抑郁严重程度和患者报告的症状检查表–20（SCL-20）的改变。认知行为疗法治疗组与常规治疗组16周后的HAMD-17无显著性差异（治疗效果=1.2，95% CI：–1.5~4.0，$P=0.37$），在SCL-20上没有显著趋势支持CBT（疗效=0.28，95% CI：–0.03~0.59；$P=0.074$）。在与常规治疗组的比较中，电话认知行为治疗组的患者报告症状检查有显著提高（treatment effect=0.36，95% CI：0.01~0.70，$P=0.043$），完成8个疗程以上的显著提高患者报告症状检查表的评分（treatment effect=0.43，95% CI：0.10~0.76，$P=0.011$）。CBT治疗组比常规治疗组有显著的临床症状改善，对抑郁护理的满意度也较高。面对面和电话认知行为疗法对TBI患者来说容易被接受，并且易实行。进一步的研究仍有必要，电话CBT对提高和坚持有效的抗抑郁治疗具有特别的前景。

（孙世中）

8. 轻型TBI后慢性头痛患者缺乏痛觉调节系统的机制研究

Defrin R, et al. J Neurotrauma, 2015, 32(1): 28-37

TBI后慢性头痛（CPTHA）的患病率达95%，但其作用机制尚未明确，只对此疾病疼痛系统的特点有少许了解。该研究目的是首次调查创伤后慢性头痛患者的两种疼痛调节系统的作用及联系。46名受试者参加：16名受试者有轻型颅脑损伤和创伤后慢性头痛，12名受试者只有轻型颅脑损伤，18名健康对照。测试包括测量前额和前臂的热痛（HPT）和压痛（PPT）疼痛阈值，对有害物产热的疼痛适应和条件痛觉调节（CPM）。参与者完成了创伤后应激障碍（PTSD）问卷。两个TBI组在轻型颅脑损伤和病史特点上没有差异。然而，TBI伴有CPTHA的受试者比TBI不伴有CPTHA组和健康对照组的头盖骨处有较高的HPT和较低的PPT并有较多的创伤后应激障碍的症状。与其他两组相比，CPTHA组的疼痛适应能力及条件痛觉调节能力下降。CPTHA的疼痛强度与头盖骨PPT、疼痛适应幅度及条件疼痛调节呈负相关，与PTSD症状呈正相关。CPTHA呈现出颅骨痛觉过敏和痛觉调节功能紊乱的特点，这与CPTHA强度相关。结论：慢性颅骨敏感疼痛调节系统的破坏预示着CPTHA的发生。PTSD可能加重CPTHA，反之亦然。此外，作者对其临床意义进行了讨论。

（孙世中）

9. S100钙结合蛋白B的血清水平在不同类型的外伤性颅内病变分析

Wolf H, et al. J Neurotrauma, 2015, 32(1): 23-27

该研究的目的是确定颅内损伤的类型、创伤性病变的数目以及颅骨面骨骨折的发生是否影响S100钙结合蛋白B（S100β）血清水平。将闭合性创伤性脑损伤的患者纳入这项前瞻性队列研究,时长13个月。在伤后3小时内,所有患者的静脉血液样本收集后进行了急诊头颅CT扫描。这些患者分为6组:脑震荡组、硬膜外血肿组、硬膜下血肿组、蛛网膜下腔出血组、脑挫伤组和脑水肿组。这项研究包括1696例头部外伤患者,平均年龄为（57.7±25.3）岁,126例（8%）在CT上有182个外伤性病变。脑水肿组和出血的4组间血清中S100β有显著差异:硬膜外$P=0.0002$,硬膜下$P<0.0001$,蛛网膜下腔$P=0.0001$,脑挫裂伤$P=0.0003$,脑震荡$P<0.0001$。在单个颅内病变和2个颅内病变的患者（$P=0.014$）、同时3个颅内病变的患者（$P<0.0001$）比较时,S100β值有显著差异。患者存在颅内创伤性病变、颅骨骨折以及同时颅骨和面部骨折,被确定为血清S100β水平显著增加额外的因素（$P<0.0001$）。高龄也与升高的血清S100β水平相关（$P<0.0001$）。数据表明,血清S100β水平最高值在脑水肿及脑挫伤的患者中发现。

（孙世中）

10. 使用定量脑电活动指数对轻型TBI的血肿分类

Prichep LS, et al. J Neurotrauma, 2015, 32（1）: 17-22

闭合性TBI后颅内血肿的快速识别是一种重要的卫生保健需要,因为其存在潜在危及生命的风险。该项研究应用定量脑电活动指数来确定急诊脑外伤颅内血肿。394例闭合性TBI患者的脑电活动通过一项位于前额的固定装置被记录,这些患者均进行了CT扫描,此项目为急诊纳入标准评估的一项。116例CT阳性（CT+）,其中46例外伤性颅内血肿（CT+）被纳入研究。278例为阴性（CT-）,并作为对照组。采用双盲独立,应用CT扫描定量测量出血量及血肿距离记录电极的距离,实施了一种有效的血肿检测方法。采用一种基于TBI患者和对照组的一项大的独立的脑电活动运算方法（TBI指数）,将患者分为阳性或阴性的脑结构损伤。对血肿的灵敏度是95.7%（95% CI: 85.2~99.5）,特异度为43.9%（95% CI: 38~49.9）。TBI指数和出血量（$F=0.044$, $P=0.833$）及血肿距离记录电极的距离（$F=0.179$, $P=0.674$）没有显著关系。该研究结果验证和扩展了一项独立群体先前发表的回顾性研究结果,即TBI指数用于检测结构性脑损伤潜在危及生命的颅内血肿是一项高敏感性措施,能够有助于快速量化评估和治疗这些患者。

（孙世中）

11. 大脑微透析技术是探索神经重症患者大脑细胞外间隙离子特征的一种工具——一项方法学的探索与可行性研究

Martínez-Valverde T, et al. J Neurotrauma, 2015, 32（1）: 7-16

该研究目的在于确定大脑微透析技术中离子的浓度是否能用于计算体外Na^+、K^+和Cl^-的实际浓度,此方法是否可用来确定大脑细胞外液的离子浓度? 作者设计了一项利用CMA-71探针（M Dialysis,斯德哥尔摩,瑞典）和临床环境的标准状态来进行研究的试验。作者把9个CMA-71探针插入不同的基质中,并且按标准的临床环境的输注速度（0.3μl/min）灌注含3%白蛋白的人工脑脊液。每12小时更换输液试管,研究人员分析了透析液及基质中的离子浓度。针对每一种离子都建立了散点图,透析液中Na^+、K^+和Cl^-作为预测变量,基质浓度作为结果变量。作者通过建立线性回归模型来计算基质中的离子浓度。为了证明该方法的可行性,作者计算了1例大面积脑梗死患者和1例脑创伤患者的离子特征。作者的结果证实了微透析液中的离子浓度可以用来计算基质和细胞外液中的实际离子浓度。微透析技术是唯一可能用来监测大脑中离子变化的方法,并且该方法开辟了探索大脑的离子特点的新途径。

(涂　悦)

12. mTBI持续脑震荡后遗症的无创脑刺激治疗

Koski L, *et al. J Neurotrauma*, *2015*, *32(1): 38-44*

轻型颅脑创伤(mTBI)患者往往伴随各种脑震荡后遗症(PCS),包括头痛、抑郁和认知功能障碍。其中15%~25%的患者, PCS持续3个月以上,影响患者日常生活并且药物治疗效果欠佳。作者通过重复多次经颅磁刺激(rTMS)该类患者的左侧额叶前部背外侧皮质(DLPFC)来缓解PCS症状,并检测该方法的安全性、耐受性及有效性。该研究纳入了符合标准的PCS症状超过3个月的mTBI患者15例,征得患者同意后给予20次rTMS(20次 × 每次5秒; 10Hz、110%阈值),在进行干预前后进行临床及功能磁共振(fMRI)的评估,3个月后随访时进行临床评估。经PCS评分得出的初步结果证实该方法是可耐受且安全有效的。第二项结果包括认知症状调查问卷、神经心理测试情况及用fMRI评估与任务相关的工作记忆力情况。受试者中12例完成了所有测试。另外3例由于症状加重或其他事件退出了研究。每次治疗间歇后,刺激的强度逐渐增加,所有受试者均能耐受到第6个周期。完成受试者的副作用通常是头痛(n=3)和睡眠障碍(n=3)。受试者中也有睡眠障碍好转(n=3)和精神注意力好转(n=3)的阳性结果。经rTMS治疗后, PCS评分平均下降14.6(P=0.009),且fMRI显示在DLPFC部位任务相关活化峰值增高。对于大多数mTBI患者, rTMS是可以耐受且安全的治疗措施。该方法可以减轻PCS的严重程度,且增加DLPFC部位的任务相关活化峰值。评估该干预方法的随机对照试验已获准。

(涂　悦)

13. 执行爆炸任务后的mTBI现役军人的爆炸暴露与症状之间关系的多点研究

Reid MW, *et al. J Neurotrauma*, *2014*, *31(23): 1899-1906*

爆炸装置曾经是引起美国部队人员TBI的最常见致伤原因。该研究的目的是调查既往暴露于爆炸的次数(引起或未引起TBI)对后来出现持续的mTBI脑震荡和创伤后症状的影响。该研究纳入了存在持续的mTBI症状的573名服役人员,根据他们的爆炸暴露的频次(1、2、3和4~10)将他们分成4组,另外还有无爆炸暴露的对照组。利用神经行为症状目录(NSI)来评估脑震荡症状,应用创伤后民用检查表(PCL-C)来评估创伤后应激障碍(PTSD)症状。研究结果显示各组间NSI总分差异明显(P<0.001),爆炸暴露的频次越多,症状也相应增加。与暴露1次和2次组比较,暴露3次组及暴露4~10次组的NSI总分明显增加,效应值从小到中等(d=0.31~0.63)。通过应用PCL-C总分来评估PTSD症状,4~10次暴露组与1次和2次暴露组比较, NSI总分仍存在差异,但差异有所减小(d=0.35和d=0.24)。运用PCL-C评

分作为一项相关变量来分析NSI子项目的评分,揭示了各组间认知、感觉和躯体征状各异的重要性,而情感症状却不是这样。回归分析表明爆炸暴露的次数所占比例很小,但NSI总分(4.8%, $P=0.009$)和PCL-C总分(2.3%, $P<0.001$)这两个变量的总量有显著性差异。暴露于爆炸后的现役人员,作为爆炸暴露的积累效应,脑震荡的症状随之增加。爆炸暴露的数量、症状的出现以及与神经病理改变之间的关系还有待今后进一步研究证实。

(涂 悦)

14. TBI患者AQP4标记的单核苷酸多态性

Dardiotis E, et al. J Neurotrauma, 2014, 31(23): 1920-1926

大量证据表明,从某种程度上讲,颅脑创伤后脑损伤的程度与临床预后都是可以通过基因的变异调控的。水通道蛋白-4(AQP4)是中枢神经系统中非常重要的水通道。它在颅脑创伤后脑水肿的形成和控制大脑细胞的水含量中起着至关重要的作用。作者通过基因分型单独用AQP4基因标记单核苷酸多态性(SNPs)的方法来干预颅脑创伤患者AQP4基因的区域,从而探讨该方法对患者预后的影响。该研究前瞻性地评估了363例TBI患者(其中女性占19.6%)。研究数据包括入院时的格拉斯哥昏迷评分(GCS)、颅内出血的发生情况和第6个月时格拉斯哥预后评分(GOS)。调整年龄、GCS评分和性别这些因素,通过数理逻辑的回归分析发现SNPs和单倍体与6个月时的GOS评分相关。该研究发现与TBI的预后明显相关的是rs3763043(OR [95% CI]: 5.15 [1.60~16.5], $P=0.006$, 隐性模型), rs3875089(OR [95% CI]: 0.18 [0.07~0.50], $P=0.0009$, 等位基因不同的模型), 普通AQP4单倍体标记的SNPs(OR [95% CI]: 2.94 [1.34~6.36], $P=0.0065$)。AQP4单倍体标记的SNPs并不能影响TBI最初的严重程度和颅内出血的发生。总之,该研究提供了TBI患者功能预后可能与AQP4遗传变异有关的证据。

(涂 悦)

15. 单纯重型颅脑创伤患者损伤大脑中微粒的形成

Nekludov M, et al. J Neurotrauma, 2014, 31(23): 1927-1933

人们逐渐认识到许多不同的疾病状态下,循环微粒(MPs)在病理生理中的潜在作用,如:心血管疾病及血栓性疾病。颅脑创伤(TBI)是一种包含凝血病和炎症的复杂病理生理过程。作者研究了16例单纯重型颅脑创伤(sTBI)患者的内皮细胞、血小板和白细胞趋化微粒(分别是EMPs、PMPs、LMPs)。在伤后1~72小时反复采集动脉和大脑静脉的血样,同时还研究了MP亚群、组织因子(TF)和P选择素。与健康对照组比较,TBI患者脑静脉样本中MP计数增高(EMPs、PMPs、LMPs峰值分别增加约7倍、1.4倍、2倍, $P<0.001$)。TBI后MP计数很短时间内从高水平迅速降低,而72小时后又轻度增高。与颅内动脉的标本比较,颅内静脉中EMPs和PMPs显露的TF和PMPs显露的P选择素存在高浓度梯度差。反之,动脉血中LMPs显露的TF浓度高。作者推断TBI后循环中MPs的模式是动态变化的。PMPs显露的P选择素和EMPs显露的TF是在TBI后产生的,而LMPs显露的TF是逐渐聚集的。TBI后MP形式改变的病理生理重要性还有待进一步研究。

(涂 悦)

16. 青少年运动相关性脑震荡后脑功能网络的变化

Virji-Babul N, et al. J Neurotrauma, 2014, 31(23): 1914-1919

运动相关性脑震荡是一种常见的公共卫生问题。然而,对青少年脑震荡后脑功能网络的潜在变化知之甚少。作者旨在利用图论中的工具,对青少年运动员脑震荡后脑网络特性的变化进行评估。作者分别对33例健康的和9例临床诊断为亚急性脑震荡的青少年运动员进行静息状态脑电图(EEG)的记录。将图论分析应用于这些数据,从而评估大脑网络的改变。结合脑震荡后评估与认知测试(ImPACT)分数,对每组波形结构的整体及局部数据进行计算。结果表明两实验组大脑网络的小世界拓扑结构的整体数据无统计学差异;但局部数据差异显著。尤其是在脑震荡组中,作者发现位于前额叶背外侧皮层和额下回的额部电极的中介和度值增高,额极前额皮层节点的度值减小。另外,从前额叶皮层的症状总得分上看,度值和中心值呈明显的负相关。这份针对青少年运动员的初步报告首次表明,静息状态脑电图联合图论分析能够对脑震荡后脑网络的变化提供一种客观的评估方法。这种方法可能会在患者后遗症风险的判定方面起作用。

(孙洪涛)

17. 执行能力和心理理论可作为小儿TBI后社会适应能力强弱的预测因子

Robinson KE, et al. J Neurotrauma, 2014, 31(22): 1835-1842

此研究用于检验执行能力和心理理论是否会介入小儿TBI对社会适应能力的影响,并将其与骨外伤的儿童作比较。研究对象包括19例重度TBI儿童,41例轻、中度TBI儿童以及57例骨外伤儿童。首先对他们的执行能力、心理理论的认知力、情感力和意志力进行测量。然后由父母提供患儿的社会适应能力等级。结果表明,重度TBI患儿的执行能力和心理理论表现比骨外伤患儿差,并且他们的父母认为他们有更加严重的行为障碍和社交障碍。执行能力和心理理论与社交能力呈正相关,与行为障碍呈负相关。在众多的介入模型中,心理理论和执行能力在评测社会适应能力时,都算不上主要的直接预测因子,但其的确可以干预严重脑外伤患儿的社会适应能力。在预测社交能力时,心理理论是一项重要的独立干预因子,而执行能力不是。儿童TBI中,尤其是重度TBI常伴有社会适应能力缺陷。TBI对少儿社会适应能力的影响可能受执行能力和心理理论的干预。

(孙洪涛)

18. 创伤后多模态脑监测: 对高渗盐水的反应

Dias C, et al. J Neurotrauma, 2014, 31(22): 1872-1880

最新证据表明高渗盐水(HTS)对降低颅内压(ICP)有效,但目前对其内在的脑血流动力学和脑氧合能力一直没有定论。此研究中,作者利用多模态监测来观察重型脑外伤患者注射高渗盐水后的反应。作者对18例神经重症的TBI患者进行为期10天的集中观测,对他们进行持续的脑监测。监测项目包括颅内压、组织氧分压(PtO₂)和脑血流量(CBF),并计算脑灌注压(CPP)、脑血管阻力(CVR)以及压力反应指数(PRx)和血流反应指数

（CBFx）。利用ICM软件对监测的数据进行采集和分析。18例患者中共有11例（61%）发生过99次颅内高压（超过正常值20mmHg），对这些患者给予20% HTS处理。通过对数据的逐步分析，结果显示其符合线性混合效应衰退模型。注射高渗盐水后，颅内压和脑灌注压的变化（$P<0.001$）符合二次模型。注射后120min内，颅内压平均降低6.2mmHg，脑灌注压平均升高3.1mmHg。脑血流量平均提高7.8ml/（min·100g）（$P<0.001$），脑血管阻力平均降低0.4mmHg×1min×100g/ml（$P=0.01$）。以上变化均发生于压力增高之前。组织氧分压仅有微量的升高，无显著模型与之匹配。线性递减模型是对PRx和CBFx最好的描述，展示了注射高渗盐水后颅内压的自动调整恢复（几率分别为$P=0.01$和$P=0.04$）。整个过程，二氧化碳分压保持不变，钠水平亦没有显著变化。总的来说，在颅内高压的治疗中，20%高渗盐水能够在脑灌注压升高和颅内压降低之前恢复脑血流量，从而显著提高脑血流动力学和脑血管活性。然而脑血流动力学的提高，并没有给脑氧合能力带来多少变化。

（孙洪涛）

19. 在合并轻微脑外伤和颅骨外病变的创伤患者中，GFAP通过计算机断层扫描技术检测颅内病变的价值优于S100β

Papa L, et al. J Neurotrauma, 2014, 31（22）: 1815-1822

胶质纤维酸性蛋白（GFAP）和S100β均来自于神经胶质细胞，脑外伤后会释放入血，但是因为骨骼也可以释放S100β，导致S100β在临床中的生物标记作用一直被质疑。该研究目的一是通过GFAP和S100β在计算机断层扫描（CT）中的变化，比较两者在判定创伤型患者颅内病变时的作用大小；二是评价它们在骨折和TBI患者的头部CT中的生物标记表现。此项前瞻性队列研究从 I 级创伤中心采用便利抽样的方法抽取部分成年患者，这些患者中有的合并轻、中度TBI（mmTBI）。血清样本取自创伤起4小时内。主要的实验结果是患者颅内病变的CT表现。共有397例创伤患者参与实验，其中包括209例（53%）mmTBI患者和188例（47%）非mmTBI患者。在262例进行头部CT扫描的患者中，有20例（8%）存在颅内病变。一共有137例（35%）存在颅骨以外的骨折，包括躯干和四肢。不论是否含有mmTBI，合并颅骨外骨折的患者的S100β水平显著高于非颅骨外骨折患者（$P<0.001$）。与此同时，GFAP水平受颅骨外骨折的影响并不明显（$P>0.05$）。CT中GFAP和S100β预测颅内病变的受试者工作特征曲线下面积（AUG）分别是：0.84（0.73~0.95）和0.78（0.67~0.89）。但是，合并颅骨外骨折时，GFAP的AUG增加至0.93（0.86~1.00）；S100β的AUG降低至0.75（0.61~0.88）。所以在总的创伤病例中，GFAP检测颅内病变时的表现优于S100β，尤其是在合并颅骨外骨折时。

（孙洪涛）

20. 对患轻微TBI的年轻运动员在进行双任务操作时"脑应变"的探索

Sinopoli KJ, et al. Neurotrauma, 2014, 31（22）: 1843-1859

轻微TBI（mTBI）是年轻运动员常见的损伤原因。大家对mTBI后遗症的认识大多来源于成年病例，受伤后的持续症状主要是进行性认知障碍和神经异常。这些研究大多基于单任务模式,然而这种模式并不能有效地发现细微病变。作者尝试利用功能性神经成像技术对9~15岁间的男性运动员进行双任务操作相关的神经检测。实验组为13例有3~6个月mTBI病史的年轻人,对照组为14例正常发育的年轻人。参与者先进行一项独立的工作记忆任务(单任务),而后同时进行驾驶任务(双任务);然后比较两组实验期间的神经活动性。结果表明在进行单任务模式时,两者的工作记忆表现相仿,但随着记忆量的增加,实验组表现为大脑主要记忆区域(如前额叶背外侧皮层和顶叶皮层)神经活动模式的改变。在进行双任务操作时,两组的记忆精确度相似,但实验组比对照组反应要慢,这表明仅有mTBI病史的实验组才会出现速度和精确度的折中。不论在单任务或是双任务操作时,实验组的脑结构复原力均不正常。以上数据表明,双任务模型可以揭示那些没有明显症状或不具有神经心理障碍的mTBI年轻患者的功能损伤。另外,无论在单任务或双任务操作中,实验组均表现出了明显的神经复原能力异常,因此作者认为,mTBI的破坏性表现为有效认知控制障碍和处理资源分配障碍。

(孙洪涛)

21. 基于Parkland公式改良的Berne-Norwood标准预测TBI进展的两个风险分层

Pastorek RA, et al. J Neurotrauma, 2014, 31(20): 1737-1743

基于TBI后静脉血栓栓塞预防的基本原理,该课题组早先发表了被称为Parkland公式的计算方法。患者根据药物预防治疗下出血自发性进展的风险进行分组,而药物预防治疗适合每一项分层的患者。笔者旨在证实该公式的有效性。在该计算方法中,患者有以下任何情况即被定义为出血自发进展的"低风险":硬膜下血肿厚度≤8mm;硬膜外血肿厚度≤8mm;挫伤直径≤20mm;任何脑叶的单一挫伤;任何量的蛛网膜下腔出血及任何量的脑室内出血。患者损伤超过以上"低风险"情况被定义为进展的"中风险"。接受颅压监护或是开颅术的患者被定义为进展的"高风险"。将2010年2月至2012年10月的TBI患者资料纳入一项详细的数据库,该数据库可以追踪损伤类型及大小、目前的风险分类、复查CT的进展情况。根据首次CT检查结果,将414例分为低风险组(200例)、中风险组(75例)、高风险组(139例)。再次CT扫描发现进展发生率分别为:低风险组27%、中风险组53%、高风险组58%。各组之间进展发生率不同的综合分析具有显著性差异($P<0.0001$)。Tukey post-hoc检验显示:低风险组进展发生率显著不同于中风险组和高风险组,而中风险组与高风险组之间进展发生率无显著差异。该标准是区分TBI患者自发进展风险为两类的有效工具。该研究提示药物预防治疗应该个体化。

(马铁柱)

22. 对单纯创伤性蛛网膜下腔出血的观察程度是否应该低于对其他类型TBI的观察程度

Phelan HA, et al. J Neurotrauma, 2014, 31(20): 1733-1736

有证据显示,单纯创伤性蛛网膜下腔出血(ITSAH)可能是一种较轻形式的TBI。如果假设成立,ITSAH患者可能不会从入住重症监护单元中获益,相反,还可能会降低资源利用率。笔者对2010年2月至2012年12月入住该研究中心的所有TBI患者进行回顾性研究,并比较ITSAH患者和其他TBI患者的表现及临床过程。笔者对GCS评分13~15分的ITSAH患者进行描述性统计。总计698例,其中包括102例ITSAH患者和596例其他颅内出血患者。与其他类型TBI患者相比, ITSAH患者损伤严重性评分显著降低($P<0.0001$)、头部简约损伤评分降低($P<0.0001$)、急诊室GCS评分较高($P<0.0001$)、ICU住院时间降低($P=0.007$)、住院时GCS评分较高($P=0.005$)、死亡率较低($P=0.003$)、头部CT扫描次数较少($P<0.0001$)。在GCS评分13~15分的77例ITSAH患者中,没有进行颅内监护仪放置和开颅术的患者,1例(1.3%)因颅内损伤加重出现病情变化(头痛、头晕加重),再次入住ICU和密切观察后该患者的症状消失。该研究结果提示: ITSAH是一种较轻的TBI类型。GCS评分13~15分的ITSAH患者临床恶化发生率降低,并且当病情出现恶化时,不需要进一步干预病情即可缓解。ITSAH患者可能不会从入住ICU中获益。

(马铁柱)

23. 青少年mTBI后急诊室神经认知功能

Brooks BL, et al. J Neurotrauma, 2014, 31(20): 1744-1749

对青少年mTBI后早期认知效应的了解甚少。该研究的目的是检测mTBI后到急诊室就诊的青少年急性神经认知功能。研究对象为同一儿童创伤医院急诊室的8~17岁患儿,分为mTBI组($n=77$,平均年龄13.6岁,95% CI: 13.0~14.2)和颅脑损伤对照组(or thopedic injury control, OIC)组($n=28$,平均年龄13.9岁,95% CI: 13.1~14.7),两组均进行简约神经认知功能评估。两组在年龄、性别、偏手性、计算机熟悉程度、种族、家庭收入的中位数、疼痛评定量表、从受伤到评估间隔时间等方面无差异。两组在瞬间记忆的准确性、延迟记忆、注意的方式、执行功能上无显著性差异。但mTBI组在精神运动速度和反应时间上显著差于OIC组,并且mTBI后时间越长认知功能似乎越差,尽管就诊于急诊室的mTBI青少年GCS评分为15分,神经影像学表现正常,但神经功能缺失是非常明显的。总的来说,mTBI组似乎认知方式的准确性得以保存,但却以降低精神运动速度和延长反应时间为代价的。

(马铁柱)

24. TBI后预测预后: 基于IMPACT和APACHE II 量表的预后评分的制定

Raj R, et al. J Neurotrauma, 2014, 31(20): 1721-1732

预测模型是调整临床试验中各种差异和评估TBI患者接受护理质量的重要工具。笔者将IMPACT预测模型和APACHE II量表合并提高IMPACT预测模型对在ICU治疗的TBI患者伤后6个月预后的预测水平。研究主体为2009~2012年在一家市区一级创伤中心住院治疗的890例TBI患者。利用二元回归将IMPACT预测模型和APACHE II量表的得分合并。一项有二次引导的随机分离样本技术被用于模型的开发及用以保证内部数据的真实性。利用识别力(曲线下面积)、校准度、精确度、NRI评价模型运行情况。6个月总体死亡率为22%,神经系统功能预后不良者为47%。与原始IMPACT模型相比,合并后的MPACT-APACHE II 模型对6个月死亡率的预测能力明显提高(AUC: 0.81~0.82 *vs.* 0.84~0.85; $P<0.05$),但对不利的神经功能的预测提高不明显(AUC: 0.81~0.82 *vs.* 0.83; $P>0.05$)。但

NRI显示与原始IMPACT模型相比，MPACT-APACHEⅡ模型对患者不利预后的风险分层有明显改善作用（NRI：5.4%~23.2%；$P<0.05$）。采用分离样本和再抽样样本技术保证数据真实性产生了相同的结果，表明数据被低级地过高估计了。该研究结果显示将IMPACT和APACHEⅡ量表合并可以提高对6个月预后的预测能力，有利于随后TBI研究中差异的调整。

（马铁柱）

25. 身体受伤部位和严重程度对战争相关的mTBI合并多发伤的伤后应激症状报道的影响

French LM，et al. J Neurotrauma，2014，31（19）：1607-1616

在战争中，TBI经常和严重的身体创伤并存。直观上讲，受伤部位越多可能与症状报道越多有关。但是在2012年，French等证实身体受伤严重程度与症状报道之间呈负相关。该研究对mTBI后身体受伤部位及严重程度对症状报道的影响进行进一步阐述。受试对象为579例非复杂性mTBI合并身体受伤的美国现役军人，并在2家军队医疗中心对他们进行评估。身体受伤严重程度通过改良创伤严重性量表（ISSmod）进行量化，受试者在伤后平均2.5个月完成神经行为学症状量表（NSI）和创伤后应激失调量表（PCL-C）。ISSmod评分与NSI量表总评分（$r=-0.267$，$P<0.001$）和PCL-L（$r=-0.273$，$P<0.001$）量表总评分成明显的负相关。线性回归检验症状报道和ISS量表中6个损伤部位之间的关系：面部（$P<0.001$）、腹部（$P=0.003$）、肢体（$P<0.001$）三个部位是NSI总分的显著预测指标，并且对变量的贡献率是9.3%（$P<0.001$）；面部（$P<0.001$）、肢体（$P<0.001$）两个部位是PCL-L总分的显著预测指标，并且对变量的贡献率是10.5%（$P<0.001$）。该样本中身体受伤严重程度与症状报道呈相反关系。对上述结论假设的解释包括难以描述的症状、观察程度增加、吗啡对恐惧状态的干预或症状表达的延迟。

（马铁柱）

26. 蝶呤药物VAS203可以通过抑制一氧化氮合成酶改善中度和重度TBI的预后：安慰剂随机对照的Ⅱa期试验（NOSTRA）

Stover JF，et al. J Neurotrauma，2014，31（19）：1599-1606

TBI是致死和致残的重要因素之一。该研究通过探索性的Ⅱa期试验测试了4-氨基-四氢生物蝶呤（VAS203）在TBI中的安全性和药效。VAS203是一氧化氮合成酶的抑制剂。该研究共纳入了6家欧洲治疗中心的32例TBI患者。在第一次征集的患者中，有8例患者接受了以下治疗：12小时的VAS203静脉注射治疗，12小时不接受静脉注射间歇期，共持续3天（总剂量：15mg/kg）。第二批和第三批患者（24小时）被随机按照2：1比例分配入VAS203治疗组或者安慰剂组并分别持续治疗48小时和72小时（总剂量20和30mg/kg）。通过颅内压（ICP）、脑灌注压（CPP）、脑代谢（通过微量渗析测量）和治疗强度水平对VAS203的疗效进行评估。另外，该研究探索性地分析了TBI后6个月的扩展GOS评分（eGOS），并通过微量渗析检测了VAS203的代谢物。与安慰剂组相比，VAS203治疗组中ICP、CPP和脑代谢并没有明显改变。第6天，VAS203治疗组的TIL显著降低（$P<0.04$）。6个月后VAS203治疗组

的eGOS评分比安慰剂组明显升高（$P<0.01$）。AS203并没有显示出肝脏、血液或者心脏毒性。在接受最高剂量VAS203治疗的8例中，共有4例表现出了短暂急性肾损伤（stage 2~3）。综上所述，VAS203可以在TBI后发挥神经保护作用，但是最高剂量会有出现急性肾损伤的风险。

（程世翔）

27. 重型颅脑创伤患者死亡率可以独立地通过血浆中游离DNA浓度的升高进行预测

Rodrigues Filho EM, et al. J Neurotrauma, 2014, 31(19): 1639-1646

创伤是世界上45岁以下人群死亡的主要原因，并且多达50%的创伤死亡是因为脑创伤。创伤预后的预测是重型TBI领域的一个重要难题，并且已有众多研究在探索寻找具有TBI预后诊断价值的生物标记物。因此，该项研究探索了细胞游离的DNA浓度与TBI短期预后（存活或者死亡）和GCS相关评分的相关性。该项研究一共纳入188例重型TBI患者，通过重症监护室（intensive care unit, ICU）中患者存活率和GCS评分进行预后评估。对照组的血液来自于25名健康的志愿者。TBI患者的外周静脉血在ICU收集。通过实时定量PCR对血液中的β球蛋白进行定量检测。高浓度的DNA伴随着高的死亡率和较低的GCS评分。当血液中的DNA含量≥171 381千基因组当量/L时，死亡率预测的特异性可以达到90%，灵敏度可以达到43%。回归分析表明升高的DNA水平与死亡率呈现出了独立相关性（$P<0.001$）。综上所述，高浓度的游离DNA浓度可以预测TBI后的短期死亡率。

（程世翔）

28. 在一项高中足球竞赛的赛季中，白质的不正常完整性与头部撞击的程度呈现出了相关性

Davenport EM, et al. J Neurotrauma, 2014, 31(19): 1617-1624

该项研究的目的是探索在一个高中足球竞赛的赛季中，未被诊断为脑震荡的运动员，其累积的头部撞击是否可以通过磁共振检测出影像学变化。在当地一所高中足球队的训练和比赛中，运动员都配备了头部撞击遥感系统（head impact telemetry system, HITS™）。所有的运动员均在赛前和赛后进行磁共振检测，包括弥散张量成像（diffusion tensor imaging, DTI）。同时对运动员进行了即刻脑震荡评估和认知测试（immediate post-concussio n assessment and cognitive testing, ImPACT）。所有撞击和风险权重累积的撞击程度（risk-weighted cumulative exposure, RWE）包括线性（RWELinear）、角度（RWERotational）、复合（RWECP）损伤均通过传感器数据进行计算得到。通过部分各向异性（FA）、线性各向异性（CL）、平面各向异性（CP）、球面各向异性（CS）以及平均扩散率确定异常的白质三维结构数量：异常结构定义为高于或者低于小组平均值2倍标准差。计算每个人赛后减去赛前的ImPACT评分并与DTI测量值进行比较（斯皮尔曼秩次相关系数进行统计分析）。所有的运动员都未被诊断为脑震荡（$n=24$）。回归分析表明RWECP与FA呈现出了明显的统计学相关性。进一步分析发现RWE（RWECP和RWELinear）和所有DTI测量结果呈现出明显的统计学相关性。DTI与ImPACT中的非文字记忆得分有很强的相关性。该研究表明单一赛季的足球比赛可以使脑产生磁

共振可见的改变,但是并不发生脑震荡。类似的磁共振影像的改变在轻度TBI中也同样存在。

（程世翔）

29. 患摇晃婴儿综合征后,硬脑膜下血肿导致的大脑半球低密度相关的因子研究

Foster KA, et al. J Neurotrauma, 2014, 31(19): 1625-1631

儿童患摇晃婴儿综合征(abusive head trauma, AHT)是儿童TBI中的一种特殊形式,具有持续增加的死亡率和神经后遗症发生率。大脑半球低密度(hemispheric hypodensity, HH)会伴随AHT后硬膜下出血。尽管导致HH的因素尚不清楚,但是该作者假设其影响因素是可以被找到的。因此该项研究回顾性地纳入了不足5岁的TBI并伴随AHT的儿童,这些儿童都做过脑的最初和间歇性的影像学分析。记录了包括院前和入院后生理和放射影像学结果。通过盲法(观察者盲)确定HH。24例符合纳入标准,13例确认为HH。HH与年龄、初始GCS、死亡率并没有明显的相关性。HH患者中儿童治疗强度级别(pediatric intensity level of therapy, PILOT)得分(*P*=0.01)和每日的最大颅内压均较高(*P*=0.037)。缺氧、低血压、心肺骤停、输血需求和每日的血糖在HH人群中较高。然而,所有的HH儿童都有急性硬膜下血肿(subdural hematoma, SBH),很多未患HH的儿童还会出现硬膜下出血。出现颅骨骨折的儿童相对不容易出现HH(*P*=0.04),但是HH患者并未出现其他的颅内影像学改变。手术治疗并不能有效地阻止HH的出现。HH儿童伴随着多种局部缺血相关症状的出现,包括颅内压增高、颅内压指导的治疗、缺氧、低血压和心搏骤停。考虑到发病率和HH的死亡率,需要更大规模的研究来寻找HH的发病机制及其减缓的治疗方法。

（程世翔）

30. 创伤性颅脑损伤后COMT Val(158)Met和认知以及功能预后的关系

Willmott C, et al. J Neurotrauma, 2014, 31(17): 1507-1514

不同患者TBI后长时程预后差异很大,这使得进行精确的诊断非常困难。为了加强对预后的理解,该项研究调查了COMT Val(158)Met等位基因对早期康复期的神经心理评分(工作记忆和注意)、执行功能、学习记忆以及信息加工速度的影响。该项研究同时还探索了COMT多态性是否影响患者长期功能预后。该项研究总共纳入223例住院康复患者(男性占71.3%)并进行展望性、长时期的脑损伤预后的研究观察。三种COMT基因型(Val/Val、Val/Met和Met/Met)的患者的病理与已经建立的全面智商内容很好地吻合: 教育时间、损伤时间和损伤程度。结果表明,三种不同基因型的人群之间神经心理学评分、功能预后和扩展的GOS(GOS-E)评分并无统计学差异。额叶病理与认知功能也没有相关性。损伤较重的患者(例如损伤后记忆缺失时间较长的患者)信息加工速度和语言的学习记忆能力较差。综上所述,尚无明显证据表明COMT Val(158)Met与TBI后急性康复期患者的认知功能以及功能预后评估之间存在相关性。

（程世翔）

31. 创伤性轴索损伤: 不同磁共振成像系列在胼胝体、脑干和丘脑病变中的预后判断价值

Moen KG, et al. J Neurotrauma, 2014, 31(17): 1486-1496

目的: 探索当调整已有影响预后的因素后, MRI早期不同序列存在的创伤性轴索损伤(traumatic axonal injury, TAI)对患者预后的价值。同时, 也探索表观弥散系数(apparent diffusion coefficient, ADC)在胼胝体表现正常患者预后诊断中扮演的角色。方法: 该项前瞻性研究中, 128例平均年龄为33.9岁, 年龄范围为11~69岁的中度(*n*=64)至重度颅脑损伤患者(traumatic brain injury, TBI)于伤后平均8天(0~28天)内接受了MRI检查。对TAI病变采用液体衰减反转恢复(fluid-attenuated inversion recovery, FLAIR)、磁共振加权成像(diffusion-weighted imaging, DWI)和T_2^*加权梯度回波序列(T_2^*-weighted gradient echo, T_2^*GRE)等进行了评估, 对FLAIR病变体积也进行了测定。在患者和47例健康对照组中, 平均ADC在胼胝体表现正常的10个不同点进行检测。患者预后的测定在12个月时采用扩展的格拉斯哥预后评分(glasgow outcome scale-extended, GOS-E)。对于严重TBI患者, 在调整年龄、GCS评分和瞳孔扩大(比值1.3~6.9; $P \leq 0.001$~0.017)等因素后, 通过DWI病变数量、胼胝体、脑干和丘脑FLAIR病变的体积来预测患者的结果。结果: 同其他所有MRI变量相比, 包括脑干病变, 胼胝体额外的鹿特丹CT评分和DWI病变的R2最高(0.24)。对于中度的TBI患者, 只有皮质损伤的数量(*P*=0.089)和鹿特丹评分有望预测患者的结果。T_2^*GRE病变的数量不能影响患者的结果。胼胝体表现正常的患者其平均ADC值和对照组没有差别。结论: DWI和FLAIR上胼胝体、脑干和丘脑可见的TAI病变是严重TBI患者预后判断的独立因素。胼胝体上DWI病变是最重要的预测性MRI变量。有趣的是, 对于中度TBI患者, MRI和CT上发现的皮质挫伤的数量似乎更为重要。

(胡群亮)

32. 弥散张量成像预测轻度颅脑外伤患者预后: 一项TBI跟踪研究

Yuh EL, et al. J Neurotrauma, 2014, 31(17): 1457-1477

目的和方法: 应用全脑像素统计分析和图像分析(region-of-interest, ROI)方法, 对76例亚急性期成年轻度颅脑外伤(mild traumatic brain injury, mTBI)患者采用3T弥散张量成像(diffusion tensor imaging, DTI)进行脑白质损伤的检测。结果: 与50例对照组相比,32例外伤性颅内病变组的患者受伤期间每天CT或亚急性MRI检查证实大量脑白质存在各项异性分数(fractional anisotropy, FA)的减少。与此相反,同对照组相比较,44例CT/MRI检查阴性的mTBI患者被证实在DTI参数方面不存在明显差异。为了检测DTI的临床相关性, 该项研究评估了患者3个月和6个月的临床结果、影像学表现、人口学特征、社会经济学和临床预测指标等。3个月时的格拉斯哥扩展预后评分(glasgow outcome scale-extended, GOS-E)作为统计学差异明显的变量预测指标包括MRI证实脑挫伤的存在(OR 4.9/unit decrease inGOS-E; *P*=0.01), FA明显减少时≥1 ROI(OR, 3.9; *P*=0.005), 有神经精神病病史(OR, 3.3; *P*=0.02)、年龄(OR, 1.07/year; *P*=0.002)、教育年限(OR, 0.79/year; *P*=0.01)。6个月时格拉斯哥扩展预后评分(glasgow outcome scale-extended, GOS-E)作为统计学差异明显的变量预测指标包括

FA明显减少时≥1 ROI（OR，2.7；*P*=0.048），有神经精神病病史（OR，3.7；*P*=0.01）、教育年限（OR，0.82/year；*P*=0.03）。对于37例无神经精神病病史和药物滥用史的患者，MRI为其3个月和6个月的首要预测因子。结论：该项研究首次在mTBI患者中将DTI同传统影像学表现、临床特征、人口学特征、社会经济学特征进行比较，预测患者结果。DTI被证实在拥有各种不同背景以及无神经精神病病史或药物滥用史的患者中发挥作用。

（胡群亮）

33. 外伤性脑挫伤早期出血性进展：频率与凝血功能障碍的联系以及患者预后的一项前瞻性研究

Juratli TA, et al. J Neurotrauma, 2014, 31(17): 1521-1527

目的：识别和量化颅脑外伤（traumatic brain injury, TBI）所致脑挫裂伤患者的早期出血性进展（hemorrhagic progression of brain contusions, HPC）的危险因素，同时评估其对患者预后的影响。基于血常规的异常值，创伤诱导的凝血病被进一步深入细致分析。方法：一项纳入153例TBI患者的前瞻性研究于2008年1月至2012年6月在一个研究机构完成。收集的数据包括人口学特征、初始的格拉斯哥昏迷量表瞳孔反应、初始的和入院后6小时CT检查结果、凝血指标（国际标准化比值，部分凝血活酶时间，血小板计数，D-二聚体和因子XIII）以及入院后和出院后1年后改良Rankin结果评分。结果：最初6小时总的HPC发生率为43.5%。凝血病的发生率为47.1%。当以MRS≥4的形式分析独立影响患者预后的危险因素时，以下的变量最为明显：D-二聚体的水平、HPC和最初的挫裂伤≥3cm。早期持续HPC的患者其在入院时的不良结果的风险比为5.4（*P*=0.0002），1年以后为3.9（*P*=0.006）。结论：早期即发展为HPC的患者更容易出现残疾或者死亡。TBI患者不良的神经功能预后很大程度上取决于早期的HPC和凝血病，其似乎在TBI患者中经常出现，而与损伤的严重性无关。

（胡群亮）

34. 创伤性轴索损伤后纵向脑白质的改变

Perez AM, et al. J Neurotrauma, 2014, 31(17): 1478-1485

目的：弥散张量成像对于慢性期外伤性轴索损伤患者的损伤检测很有用。然而，急性期到慢性期创伤性轴索损伤（traumatic axonal injury, TAI）患者脑白质的损害还不清楚。该项研究的目的是在患者伤后平均1天和接近7个月时通过DTI检查明确患者WM完整性的改变。方法：16例复杂的轻度至重度的与TAI病情一致的颅脑损伤患者被纳入一级神经创伤中心重症监护病房。其中13例在伤后最初7个月内纳入纵向性研究。第一次和第二次扫描于患者损伤后1天和7个月内进行。10例与患者具有相似特点的健康人被纳入对照组。全脑WM和DTI数据三维像素分析被实施。DTI的相关指标包括：各项异性分数、平均扩散率、轴向扩散率、径向扩散率、基于道的空间统计被用来检测DTI的空间度量。结果：实际上，AD和RD均增加并且RD与损伤的严重性呈正相关。纵向分析显示FA和AD减少（*P*<0.01），但是RD没有变化。结论：微小结构改变的可能解释值得进一步探讨。

（胡群亮）

35. 受损的神经血管功能导致脑震荡后持续性的症状：一项初步研究
Bartnik-Olson BL, et al. J Neurotrauma, 2014, 31(17): 1497-1506

目的：该项研究显示约14%的学龄期轻度颅脑外伤(traumatic brain injury, TBI)儿童患者，包括运动相关的脑震荡(sports-related concussions, SRCs)患者在受伤后3个月仍然存在相关症状。伤后早期先进的影像学检查证实，轻度颅脑外伤的患者存在轴索损伤、N-乙酰天冬氨酸(N-acetyl aspartate, NAA)的减少和脑血流(cerebral blood flow, CBF)的受损。该项研究被用来检测以上指标是否可以为伴有持续性脑震荡后遗症的儿童SRC患者提供有用的信息。方法：15例8~17岁的存在持续性脑震荡后遗症的儿童患者于SRC后3~12个月进行磁共振灌注成像(perfusion-weighted imaging, PWI)、3D磁共振波谱成像和弥散张力成像(diffusion tensor imaging, DTI)等检查。收录的数据和15例人口统计学特征(年龄、性别和体重指数)相似的对照组进行比较。结果：在双侧丘脑区，同对照组比较，SRC患者的CBF ($P=0.02$和$P=0.02$)和相对应的脑血容量(CBV; $P=0.05$和$P=0.03$)均减少。同对照组比较，SRC患者胼胝体区($P=0.003$; $P=0.05$)和顶叶白质区($P<0.001$; $P=0.006$)的NAA/肌酐(Cr)和NAA/胆碱(Cho)的比值均减小。同不伴有认知症状和对照组的患者相比较，伴有认知症状的患者在DTI不同度量中存在明显差异。结论：先进的影像学检测方法可以检测到轴索功能损伤、神经系统新陈代谢及灌注等损伤引起的光谱变化，表明神经血管病变参与了儿童患者持续性SRC后遗症的发生。

（胡群亮）

36. 颅脑外伤后癫痫亚型患者的临床、电生理和影像学特征
Gupta PK, et al. J Neurotrauma, 2014, 31(16): 1439-1443

目的：颅脑外伤后癫痫(post-traumatic epilepsy, PTE)是颅脑外伤(traumatic brain injury, TBI)患者的常见并发症，在中到重度的损伤患者中，其发生率为10%~25%。该项研究的目的是在人类对PTE亚型复杂理解必须性的推动下检测惊厥治疗效果和确认癫痫分子生物学标志的动物模型。方法：该项研究中，该作者对中到重度继发难治性癫痫的TBI患者超过10年的单中心视频脑电图(video-electroencephalography, EEG)监测资料进行了回顾性分析。收集并分析损伤细节、神经影像学研究、突然发作、视频脑电图监测和手术结果等。结果：123例被确定继发PTE，占癫痫监测单元患者总数的4.3%。他们中的大部分存在位置相关性癫痫，其中颞叶癫痫(temporal lobe epilepsy, TLE)占57%、额叶癫痫(frontal lobe epilepsy, FLE)占35%、顶枕叶癫痫占3%。在颞叶癫痫的患者中，44%存在颞叶内侧硬化(mesial temporal sclerosis, MTS)，26%存在皮层新的病变，30%的患者不存在病变。不同PTE亚型的患者损伤年龄不存在差异。22例中，13例存在MTS，需要进行外科手术切除。在平均2.5年定期复查时，69%的TLE患者和33%的FLE患者其Engel分级结果为Ⅰ级。结论：该项研究结果提示PTE为非均匀性事件，采用视频脑电图监测仔细评估及高分辨率的MRI检查可以明确不同的亚型。这些结果对PTE患者抗癫痫治疗的临床试验设计具有重要的影响。

（胡群亮）

37. 颅脑损伤后突触连接蛋白的变化

Merlo L, et al. J Neurotrauma, 2014, 31（16）: 1375-1385

颅脑损伤（traumatic brain injury，TBI）是一个多方面的疾病，即使是相似的临床病例其预后也明显不同。最重要的是，TBI可以通过几种不同的机制共同发挥作用。目前，大量研究和科学努力多集中于阐明颅脑损伤后神经细胞的病理学和轴突损害。相反，特异性研究轴突损害的科学研究较少。TBI后突触连接蛋白可能会发生变化，导致突触数量的丢失或黏性的破坏。研究突触本身的突触蛋白数据库目前共包括109类突触活性研究和超过5000种的蛋白，但是它们中很少有涉及TBI后突触功能损坏的研究。这些蛋白与神经黏性和神经调节有关，更为重要的是，它们可能被用作TBI后特异性调节的神经学标记物。在未来研究中，生物标志物应整合颅脑损伤的所有病理特征与每例患者的具体特点，进行组合检测可能会增加每个单一蛋白的诊断和预后意义。

（胡群亮）

38. CD45+脐带血造血干细胞在小鼠颅脑外伤后的神经治疗效果

Arien-Zakay H, et al. J Neurotrauma, 2014, 31（16）: 1405-1416

目的: 颅脑外伤（traumatic brain injury，TBI）的治疗仍然不能满足要求。TBI的动物模型采用人类脐带血（human umbilical cord blood，HUCB）细胞治疗显示了良好的疗效，目前已进入临床试验评估阶段。HUCB包含不同的细胞群，但目前为止只有间充质干细胞可用于TBI治疗的评估。方法: 为了评估闭合性脑损伤鼠模型的神经治疗结果，该项研究对外伤后1天的鼠通过静脉输注单剂量的单核细胞（mononuclear cells，MNCs）来源的HUCB，使用神经学评分对预后进行评估。结果: 延迟的脑室内MNCs的管理提示神经行为学的不足得到改善，延长了TBI患者治疗的时间窗。更进一步的首次证明，被细胞引力分离的、以CD45和CD11b标志物表达为特点的、来源于造血平台期的HUCB可以改善IV管理期患者的神经行为学缺失症状，并可持续35天。治疗的效果和损伤体积的减小存在直接的联系，并与提前进行抗人CD45抗体治疗有关。在颅脑损伤区，移植HUCB诱导的细胞后1.5~2小时，其可被附近的红外光谱学扫描和抗人CD45抗体、抗人细胞核抗体所识别。CHI35天后，通过酶联免疫吸附实验可以检测到神经生长因子和血管内皮生长因子在同侧和对侧大脑半球的不同表达。结论: 这些研究结果表明CD45（+）细胞群来源的HUCB在TBI鼠模型的神经治疗中具有应用潜力，并有可能用于临床TBI的患者。

（胡群亮）

39. 头盔的使用和颈椎损伤: I级创伤中心中摩托车、电动车和自行车事故的回顾性分析

Hooten KG, et al. J Neurotrauma, 2014, 31（15）: 1329-1333

目的: 大量研究称，在两轮车的交通事故中，头盔的应用可大大降低死亡和颅脑损伤的几率。但也有报道表示头盔的应用会增加脊柱损伤的几率。最近一项依据国家创伤数据库

的研究表明,头盔的应用可以在摩托车碰撞(motorcycle crashes, MCC)时减少颈部脊髓损伤。2000年,佛罗里达州废除了强制性使用头盔的条款,变为年龄超过21岁且投入10 000美元的健康保险的人群可选择性使用头盔。为了更好地确定所有两轮车辆的非头盔使用者的颈椎损伤的风险,分析了佛罗里达大学一级创伤中心的数据。方法:该作者回顾了5年的时间内(2010年7月1日至2005年1月1日),所有因两轮车事故而造成创伤性损伤的患者的所有数据。根据车辆类型(摩托车、电动车、自行车),是否戴头盔和是否造成颈椎损伤对患者进行分层。根据损伤严重程度、颈椎损伤、颈椎脊髓损伤以及该颈椎损伤是否需要手术,对结果进行了比较。采用配对t检验比较人口均值。结果:共纳入1331例:995例参与摩托车事故、87例参与低动力的摩托车事故,249例参与自行车事故。每个组头盔使用人数是变化的。共135例全颈椎损伤。没有任何证据表明头盔的使用会使颈椎损伤的风险增加或颈椎损伤的严重程度增加。结论:根据这一事实,结合以前的研究结果,表明法律的年龄和保险免责应当撤销,佛罗里达州应该恢复头盔的强制使用。

（胡群亮）

40. 亚急性轻度创伤性脑损伤的弥散张量成像研究

Dodd AB, et al. J Neurotrauma, 2014, 31(14): 1235-1248

过去的10年,应用弥散张量成像识别创伤性脑损伤(traumatic brain injury, TBI)的生物标志物的迅速增加。尽管文献通常表明在慢性损伤期和更严重的伤害中,各向异性弥散会减少,但在急性半急性期(这里定义为<3个月后损伤)轻度创伤性脑损伤(mild TBI, mTBI)中,各向异性弥散的变化趋势(即增加或减少)仍存在争议。因此进行该文献的回顾性分析目的是:①确定在mTBI的半急性损伤期各向异性弥散结果的变化趋势(增加、减少、双向或不变);②确定可能会影响这些结果的临床因素(例如年龄、损伤后的扫描时间等)和实验因素(例如独特的方向、数场强度)。文献综述的结果表明,31篇文章中以亚急性mTBI患者为独立样本,有13项研究报告称弥散减少、11项报告称弥散增加、2项报告为双向结果、5项报告称结果无变化。卡方分析表明,弥散加权(diffusion-weighted, DW)图像的数量与各向异性弥散变化趋势的增加(DW≥30)和降低(DW≤25)有显著差异。其他临床和实验的因素与各向异性弥散的变化方向没有显著统计学差异,但这些结果可能由于在某个域(例如儿科研究)纳入了较少的研究对象而受到限制。总之,目前的研究结果表明,在亚急性mTBI中,证明各向异性弥散的增加与减少的文章数量大致相当并且特殊弥散成像的数量与各向异性弥散变化趋势具有统计学意义。

（胡群亮）

41. 严重创伤性脑损伤后早期开始、持续链康复的成本效益分析

Andelic N, et al. J Neurotrauma, 2014, 31(14): 1313-1320

该项研究的目的是评估重型颅脑损伤(sTBI)后两种不同的康复轨迹的长期成本效益。决策树模型将连续康复和间断康复的住院费用、健康影响和增量成本效益比(ICER)进行了对比。采用诊断相关组的报销系统和基于残疾评定量表(DRS)的点估计来评估预期成本,通过曲线下面积(AUC)测量健康的影响。增量的健康效益估计为链之间的AUC差异。

DRS中的低值表明更健康。因此,较小的AUC是首选。模型人口队列为59例sTBI患者(30例连续链;29例间断链)在伤后6周、1年、5年进行随访。至于DRS估计,5年的AUC为19.40(连续链)和23.46(间断链)。5年后,连续链的康复有较低的成本和更好的健康效果。用连续链取代间断链,可以节省37挪威克朗,增加4.06DR得分。通过几率敏感性分析的手段,对大多数ICER评估(67%蒙特卡罗模拟)表明,一个连续康复链的成本更低、更有效。这些结果表明,连续康复的轨迹是优势的策略,因其在sTBI后合理的假设下可降低成本并改善预后。

(李建军)

42. 创伤性脑损伤患儿睡眠问题及其与认知和行为结局的关系

Shay N, et al. J Neurotrauma, 2014, 31(14): 1305-1312

该项研究旨在探讨创伤性脑损伤(TBI)影响儿童睡眠问题和睡眠问题的神经心理学和心理社会功能的关系。一个正在进行的儿童创伤的纵向研究,招募3~6岁的参与者。研究由3组构成:骨科损伤(OI; n=92)、并发轻、中度TBI(mTBI; n=55)和重度(sTBI; n=20)。由照顾者完成儿童睡眠习惯问卷(CSHQ)、行为的调整、适应功能,以及在伤后1、6、12和18个月的日常执行功能。在初步评估阶段,回顾性评价伤前的睡眠和心理社会功能的。儿童在所有场合完成神经心理测试。在伤后6个月,复杂mTBI的儿童比OI的孩子表现出更多的睡眠问题,而不是在12个月或18个月。在几个场合,儿童sTBI较复杂mTBI或OI儿童显示出更多的抗拒就寝和短睡眠时间。组间,在父母随访的情况下,总的睡眠问题,预测更多的情绪和行为问题和更糟糕的日常执行功能。相比之下,睡眠问题一般不与神经心理测试表现相关。结果表明,TBI儿童比不涉及头部受伤的儿童表现出更多的睡眠问题。反过来,睡眠问题显著增加不良心理结果的风险,但与更差的神经心理测试结果不相关。

(李建军)

43. Ⅰ、Ⅱ级创伤中心的转运模式和儿童创伤性脑损伤患者的存活率的相关性研究

Missios S, et al. J Neurotrauma, 2014, 31(14): 1321-1328

使用直升机为儿童创伤患者进行急救医疗服务(EMS)是一个有争论的问题。该作者对直升机转运与创伤性脑损伤(TBI)儿科患者存活率的关联进行了一项回顾性队列研究,统计了2009~2011年之间被转运到在国家创伤数据库注册(NTDB)的Ⅰ级和Ⅱ级创伤中心的TBI小儿患者。该项研究使用回归技术,求得倾向得分匹配的结果积分,与其调查直升机运输的生存率与地面EMS进行比较。15 704例小儿TBI患者符合纳入标准。其中,3142例通过直升机运送、12 562例通过地面EMS。转运至Ⅰ级创伤中心的儿童死亡率,直升机转运的为7.5%(183例死亡)和地面转运的为3.8%(337例死亡)。多变量Logistic回归分析表明,直升机转运与增加生存率相关(OR 1.76; 95% CI: 27.0~2.46; ARR 2.70%)。这里坚持匹配后评分倾向(OR 1.77; 95% CI: 1.25~2.52; ARR 2.73%)。转运到Ⅰ级创伤中心的儿童死亡率,直升机转运的是8%(52例死亡),地面运转运的是4.4%(163例死亡)。多变量Logistic回归分析表明,直升机转运与增加生存相关(OR 2.35; 95% CI: 1.30~4.25; ARR 5.36%)。这里仍坚持匹配后评分倾向(OR 2.56; 95% CI: 1.28~5.11; ARR 6.14)。与经地面EMS转运的同类

患儿比较,运送到Ⅰ级和Ⅱ级创伤中心的小儿TBI患者改善了生存率。

（李建军）

44. 运动脑震荡对退役澳大利亚足球运动员的长期影响: 一项经颅磁刺激的研究

Pearce AJ, et al. J Neurotrauma, 2014, 31(13): 1139-1145

该项研究调查了在运动生涯经常遭受脑震荡的澳大利亚足球(AF)退休专业和业余球员的皮层兴奋和抑制、认知功能和动作灵活性。40位男性AF球员,专业水平[n=20; 平均年龄(49.7±5.7)岁]和业余水平[n=20; 平均年龄(48.4±6.9)岁]。之前经历平均3.2次持续平均21.9年的脑震荡,与年龄相匹配的20名健康男性对照组相比[平均年龄(47.56±6.85)岁]。所有参加者完成精细灵巧的评估、视觉运动反应时间、空间工作记忆(SWM)和联想学习(AL)。经颅磁刺激(TMS)是用来衡量皮质兴奋性: 刺激-反应(SR)曲线和运动诱发电位(MEP)活动125%运动阈值(AMT); 皮层内抑制: 皮质沉默期(CSP),短时间隔皮质内抑制(SICI)和长时间隔皮质内抑制(LICI)。健康参与者比两个AF组表现出更好的灵巧度(P=0.003)、反应时间(P=0.003)和运动时间(P=0.037)。AF两组间存在差异。TMS检查表明两个AF组比健康对照组减少CSP持续时间125%运动阈值(AMT)($P>0.001$)并存在SR曲线差异($P>0.001$)。同样,AF组与对照组相比SICI(P=0.012)和LICI(P=0.009)降低。回归分析显示,3项皮质抑制检查运动功能的结果有明显差异。抑制检查方法的不同,依据检查方法所反映各种各样的参与者脑震荡损伤的显著性和唯一性的预测关系。该项研究第一次展示在20多年以前的职业生涯中遭受脑震荡的AF球员在的运动控制和皮层内抑制方面的差异。

（李建军）

45. 急性轻型创伤性脑损伤患者内侧颞叶结构的完整性

Holli-Helenius K, et al. J Neurotrauma, 2014, 31(13): 1153-1160

外伤后遗忘(PTA)是一种急性创伤性脑损伤(TBI)的特点。PTA的持续时间通常是用来评估脑损伤程度。在轻度创伤性脑损伤(mTBI)的背景下,PTA是常规临床评价的一个重要组成部分。颞叶,特别是海马区的宏观病变,被认为与记忆丧失有关。然而,传统的影像学检查不能发现mTBI神经病理学与PTA的关系。纹理分析是一种量化图像像素之间的轻微的磁共振成像信号变化的图像分析技术。因此,在图像中的亮度模式发生变化。该项研究的目的是在mTBI患者和对照组中应用磁共振图像的TA技术,评估明确的PTA mTBI患者内侧颞叶微结构损伤。在50例mTBI患者和50例年龄、性别相匹配的对照组间的杏仁核、海马和丘脑区域进行TA液体衰减反转恢复(FLAIR)。假设: ①mTBIs组与对照组之间的TA参数差异有统计学意义; ②mTBI患者PTA持续的时间与TA参数相关。患者和对照组的感兴趣区纹理无显著差异($P>0.01$)。PTA持续时间未观察到纹理特征。亚组分析,PTA>1小时的患者(n=33)与年龄和性别匹配的对照组进行4种TA参数比较,研究结果相似。该项研究并没有发现可能与PTA持续时间相关的内侧颞叶结构具有明显的纹理改变。

（李建军）

46. 严重创伤性脑损伤后CRASH及IMPACT预后模型的外部验证
Han J, et al. J Neurotrauma, 2014, 31(13): 1146-1152

一个精确的预测模型对于严重创伤性脑损伤（TBI）的患者管理和研究是极为重要的。临床预测模型在被广泛应用前,必须经过内部和外部的验证。该项研究目的是独立验证外部两种预测模型,一个模型来自显著的脑损伤后皮质类固醇随机化（CRASH）试验研究者,另一个模型来自国际项目的创伤性脑损伤（IMPACT）组的预后和临床试验分析。该作者采用在2006年2月至2009年12月间由新加坡国家神经科学研究所（NNI）提供的300例重型颅脑损伤（格拉斯哥昏迷评分[GCS]≤8）的队列研究。CRASH模型（基础和CT）预测14天死亡率和6个月的不良预后。IMPACT模型（核心、扩展和实验室）估计6个月的死亡率和不良预后。验证基于差异和校准措施。用接收操作特征曲线下面积（AUC）评估差异,用Hosmer-Lemeshow（H-L）拟合优度检验和Cox回归分析评估校准。在NNI数据库,整体观察14天的死亡率为47.7%,观察到的6个月的不良预后是71%。当用于预测预后时,在该研究队列里CRASH基础模型和所有3个IMPACT模型给出了低估的观察值。使用CRASH CT模型,预测14天死亡率的46.6%接近所观察到的结果,而预测的6个月的不良预后高估了74.8%。总的来说,CRASH和IMPACT模型具有良好的区别,AUCs0.80~0.89,以及良好的整体校准。该研究结论是CRASH和IMPACT模型可以很好地预测重型颅脑损伤患者预后。

（李建军）

47. 在退役的职业足球运动员中垂体激素障碍、代谢综合征和生活质量受损情况的前瞻性研究
Kelly DF, et al. J Neurotrauma, 2014, 31(13): 1161-1171

垂体功能减退在中度和重度创伤性脑损伤（TBI）是常见的。在此,该作者提出研究退役足球运动员中轻度创伤性脑损伤（mTBI）和垂体功能以及代谢功能之间的关联。对30~65岁的退休人员,具有1年或多年的美国国家足球联盟（NFL）比赛和欠佳的生活质量（QOL）,基于短表36（SF-36）心理成分得分（MCS）进行前瞻性研究。对垂体激素和代谢综合征（MetS）进行测试。使用胰高血糖素刺激试验,标准的切入点是3ng/mL的生长激素缺乏症（GHD）和更严格的身体质量指数（BMI）调整的切入点。有无激素缺乏者（HD）在生活质量、国际勃起功能指数（IIEF）评分、代谢参数和足球生涯数据等方面进行比较。74例中,6例被排除在外,因为其明显的非足球相关的TBIs。对其余的68例受试者[平均年龄（47.3 ± 10.2）岁; 中位NFL,5年; 中位NFL脑震荡,3年; 平均BMI（33.8 ± 6.0）],使用GH峰值小于3ng/mL定义的GHD者为28例（41.2%）。然而,以BMI调整定义GHD,68例中的13例（19.1%）是GHD。使用BMI调整定义,发现16例（23.5%）为HD、10例（14.7%）单纯GHD、3例（4.4%）单纯性腺功能减退、3例（4.4%）同时具有GHD和性腺功能减退。HD者有较低的平均的IIEF调查评分（P=0.016）和SF-36 MCS（P=0.113）得分较低的趋势。在50%的受试者中存在MetS,包括83%性腺功能减退,46.8%（P=0.087）无性腺功能减退。年龄、BMI、NFL中位年数、比赛、脑震荡数量以及承认使用兴奋剂类固醇的HD和非HD组之间相似。总之,在这个QOL差的退役NFL球员队列中,23.5%有HD,包括19%的GHD（使用BMI调整定义）、

9%性腺功能减退,50%有代谢综合征。虽然HD的病因尚不清楚,这些结果表明,生长激素缺乏症和性腺功能减退可能导致生活质量低下、勃起功能障碍并在这一人群中产生代谢综合征。在反复遭受mTBI的运动员的垂体功能还需进一步研究。

(李建军)

48. 创伤性脑损伤与慢性创伤性脑病的联系: 神经纤维缠结发展的潜在机制定位

Lucke-Wold BP, et al. J Neurotrauma, 2014, 31(13): 1129-1138

近期,头部创伤与被称为慢性创伤性脑病(CTE)的神经退行性疾病发展之间的潜在联系引起极大关注。急性神经创伤与运动相关的脑震荡运动员和爆炸引起的创伤性脑损伤的士兵增加了将来患慢性神经退行性疾病CTE的风险。CTE是一种渐进性疾病,具有特征性的tau神经原纤维缠结(NFTS),以及偶尔交互作用DNA结合蛋白43(TDP43)低聚物,这两种物质在血管周围和皮质下区域具有近反应性星形胶质细胞和小胶质细胞的偏好。该病目前确诊仅依据尸检对NFTS的病理鉴定。最近一个由国家神经疾病和卒中研究所赞助的研讨会强调生前确诊的需要,以更好地了解疾病的病理生理机制,制订有针对性的治疗。为了达到这个目的,发现急性神经创伤和慢性神经退行性疾病和神经精神疾病如CTE之间的联系是十分必要的。该综述简要地总结一下目前已知的关于CTE的发展过程及病理,并探讨损伤诱导途径,值得进一步研究。了解急性脑损伤和慢性神经退行性疾病之间的联系将有助于对CTE和其他相关的疾病进行恰当诊断和治疗的发展。

(李建军)

49. 创伤性脑损伤的营养治疗

Scrimgeour AG, et al. J Neurotrauma, 2014, 31(11): 989-999

创伤性脑损伤(TBI)是一个重要的公共卫生问题。平均而言,每年大约有170万人罹患TBI,530万美国人过着颅脑创伤相关的残疾生活。TBI作为年龄在45岁以下的死亡和残疾的主要原因,需要基于证据的干预措施,以减少TBI的发病率。到目前为止,尽管取得了令人鼓舞的前期临床结果,在临床脑外伤患者的治疗中,几乎所有的神经保护作用的临床试验未能显示出任何显著的疗效。TBI后分子和细胞变化的级联效应涉及众多不同的神经化学系统的可塑性,这代表神经治疗干预的假定靶点。因此,一个成功的TBI治疗可能同时减轻许多损伤因素。该综述的目的是突出4个有前途的营养干预方案,即omega-3、锌、维生素D和谷氨酰胺,并提供关于他们影响TBI明显疗效的最新总结。

(李建军)

50. 经颅后、红/近红外发光二极管治疗慢性轻型创伤性脑损伤,认知能力显著改善: 开放协议研究

Naeser MA, et al. J Neurotrauma, 2014, 31(11): 1008-1017

该项试验性的开放协议研究是考察在头皮应用红/近红外(NIR)发光二极管(LED)能

否改善慢性轻型创伤性脑损伤（mTBI）患者的认知。应用红/近红外光源改善线粒体功能（特别是在缺氧/受损细胞）促进三磷酸腺苷（ATP）对细胞代谢。局部释放一氧化氮，增加局部脑血流。LED治疗是无创、无痛并且不产热（美国食品和药品管理局[FDA]，一个风险极小的设备）。11例慢性mTBI患者（26~62岁，男性6例），非穿透性脑损伤并伴有持续性认知功能障碍，门诊治疗18次（星期一、星期三、星期五，共计6周），从mTBI后10个月至8年（机动车事故[MVA]或运动相关；1例简易爆炸装置炸伤[IED]）。4例有多次脑震荡的病史。每个LED簇头（5.35cm直径，500mW，22.2mW/cm^2），在11个头皮位置应用10min（13J/cm^2）。LED放置在发际线从前到后的中线、双侧额叶、顶叶和颞区。于LED治疗前以及第18次治疗后1周、1个月和2个月后进行神经心理测试。可以观察到随着时间的延长，LED治疗对斯特鲁普测试执行功能具有一个明显的线性趋势，试验3的抑制作用（P=0.004）；斯特鲁普，试验4抑制开关（P=0.003）；加利福尼亚言语学习测试（CVLT）Ⅱ，总实验1~5（P=0.003）；CVLT-Ⅱ，长时间的延迟自由回忆（P=0.006）。参与者报告改善睡眠，如果有创伤后应激障碍（PTSD）症状也是很少的。患者和家庭有更好的社会执行力、人际关系和职业能力。这些开放的协议数据表明，有必要开展安慰剂对照研究。

（李建军）

51. 创伤性脑损伤研究中强调获得性功能性结局的挑战：数据缺失模式、随访时间和3个预测模型

Zelnick LR，et al. J Neurotrauma，2014，31（11）：1029-1033

创伤性脑损伤（TBI）较常见。在TBI干预的随机试验中，理想的干预效果通常采用长期的神经功能恢复结局来评估，但这样的结果成本高而且很难获得。如果患者在出院时的结果与6个月时的功能状态之间比较变化不大，则短期结果可以使用于未来的临床试验中。在以前发表的多中心、随机、安慰剂对照的TBI的临床试验中，评估了缺失结果数据、出院时和出院后6个月时功能状态改变，同时对预测长期功能结局的3个预后模型进行评估，该预后模型来自于出院时可用的协变量（功能性措施、人口统计和损伤特点）。复苏联合高渗盐水试验入选中纳入1282例TBI患者，85%的患者获得了出院后6个月格拉斯哥结局量表扩展（GOSE）的主要结果，而其余15%的患者未能获得主要结果。数据缺失的患者受伤程度不太严重，出院时神经功能的恢复较好（GOSE）并且住院时间比获得GOSE主要结果的患者短。1066例（83%）在出院时获得GOSE的患者在6个月亦获得GOSE，其中71%的患者出院时的功能状态和出院后6个月时相同（重度残疾/死亡与中/无残疾比较），28%的患者的功能状态改善，而1%的患者出现恶化。上述3个预后模型的性能优良（C-统计值在0.88~0.91之间），而且校准适合两个模型（P=0.22和0.85）。该项研究结果表明，在TBI研究中，如果没有其他方法获得主要结果，出院后6个月时的标准GOSE多重填补方法可能是最合理的。

（赵永青）

52. 创伤性脑损伤严重程度指数

Corrigan JD，et al. J Neurotrauma，2014，31（11）：1000-1007

该项研究的目的是确定在传统创伤性脑损伤（TBI）的严重程度指标中是否存在共同

的基本参数,如果存在,在预测TBI短期结局中,这些参数在何种程度上可互换。该研究进行一个观察性的设计,研究来自美国创伤中心的国家创伤数据库(NTDB)报告。样本包括NTDB中2007~2010年77470例未加权的成人病例,参照临床修订TBI码国际分类第9版(ICD-9-CM),无任何干预。使用的严重性指标为急诊格拉斯哥昏迷量表(GCS),包括总分和各项评分即睁眼(4级)、口头答复(5级)和运动反应(6级);最差的头部严重程度评分的简明损伤量表(AIS)(6级);和最坏Barell指数(3类)。采用计算机对下列数据建立预测模型,包括急性护理的时间(天)、重症监护病房住院时间(天)、出院时状态(存活还是死亡)、如果存活情况下出院的处置情况(在家还是在机构)。多个对应分析(MCA)显示出严重程度索引项中的二维关系。主要维度全面反映损伤程度,次要维度似乎捕捉意志行为,不涉及实际响应的能力。两者结合在一起,围绕大部分指标定义两个矢量。该模型被证明是预测短期健康状况最稳定的指标。MCA提供了理解传统TBI严重程度指标之间的关系有益的见解。两个矢量模式可能反映不同皮层和皮层下网络损伤的影响,最后根据分数替代和填补缺失值的能力讨论结果。

(赵永青)

53. 血清标志物预测儿童脑震荡后急性症状: 一项初步研究
Mannix R, et al. J Neurotrauma, 2014, 31(11): 1072-1075

在过去的10年,小儿急诊科(ED)脑震荡就诊人次增加了3倍。尽管如此,对脑震荡的客观诊断和预后判断的简易工具非常有限。该研究中采用一项基本的评估方法,即评估胶质纤维酸性蛋白(GFAP)的效用来预测儿童和年龄在11~21岁之间的年轻脑震荡患者在就诊于ED时原发和继发性症状以及对预后的影响。该研究纳入13例儿童和青少年脑震荡患者,就诊于ED 24小时,并在受伤的24~72小时内,采用就诊当时最初的血清样本,以及受伤后24~72小时内的样本。结果显示,最初GFAP水平与脑震荡原发性症状和损伤持续到1个月继发性症状有关,而后来的GAFP的水平与症状变化无相关性。这些初步数据表明,小儿脑震荡之后,GFAP可以提供损伤和恢复的客观指标,这一结论为临床医师对常见脑震荡的损伤管理提供一种新的工具。

(赵永青)

54. 轻度脑外伤纵向和预后评价: 1H-磁共振波谱研究
George EO, et al. J Neurotrauma, 2014, 31(11): 1018-1028

在大多数轻度颅脑损伤(mTBI)中,计算机断层扫描和(或)结构磁共振成像无法检测脑组织的结构性损伤。即使是在头部受伤的确诊病例,在预测患者神经心理学变化中,常规的神经影像学方法缺乏灵敏度。该项研究目的: ①使用严格控制的检查窗口,在mTBI后的同阶段,对神经代谢采用横截面判断偏差,以正常健康人为对照; ②确定mTBI的急性神经代谢标记物和慢性神经认知表现之间的关联性。该研究的观察分为三个时间点,即mTBI早期亚急性期[$n=43$; 损伤后(5.44±3.15)天(DPI)]、后期亚急性期[$n=33$; (37.00±12.26)DPI]和慢性期[$n=27$; (195.30±19.60)DPI]。选择21例神经学上完全正常的受试者作为对照。采用质子磁共振波谱成像[(1)H-MRSI]获得不同脑区的神经代谢变化。采用自动化神经心理学评估指标（ANAM）评估mTBI慢性阶段患者的认知功能。在丘脑和半卵圆中心（CSV）的测量值为评估损伤最具有价值的指标值,用于预测神经认知结果。该研究的主要发现是:①在mTBI后期亚急性阶段,在丘脑（$P=0.042$）和CSV（$P=0.017$）Cho/Cre（胆碱/肌酸）比值减少;②在mTBI早期亚急性阶段,CSV的Cre值与慢性ANAM中延迟（$r=0.497$, $P=0.019$）和立即执行功能（$r=0.391$, $P=0.072$）的得分呈正相关。这些研究结果表明,在丘脑和CSV代谢的测量有可能成为mTBI诊断和预后的标志。

（赵永青）

55. 血浆脱氧核糖核酸水平对急性创伤性脑损伤结果的预测

Wang HC, et al. J Neurotrauma, 2014, 31（11）: 1039-1045

急性创伤性脑损伤（TBI）时血浆脱氧核糖核酸（DNA）水平的增高可能与疾病的严重程度相关联。该研究推测,在急性TBI中血浆DNA水平增高可以预测TBI结果。对连续的88例急性TBI患者和66例对照组人群行核DNA（nDNA）和线粒体DNA（mtDNA）水平检测。同时检测第4天与第7天样本。结果显示,TBI患者入院时血浆nDNA和mtDNA水平均显著高于对照组。急性TBI患者血浆nDNA与格拉斯哥昏迷量表（GCS）评分和损伤严重程度评分（ISS）明显相关,而mtDNA与GCS和ISS无明显相关性。在预后差的TBI患者中,从损伤后1~7天,血浆nDNA水平明显升高,且成为独立的预后判断因素,nDNA水平越高,预后越差。该研究结果表明,血浆nDNA的水平反映脑损伤的严重程度,可以被认为是急性TBI患者神经病理学标记物。为了更好地进行无偏倚的比较,进一步研究有必要纳入更大的患者群体。

（赵永青）

56. 1980~2012年期间奥地利儿童和青少年人群致命性创伤性脑损伤的模式和长期趋势: 33年分析

Majdan M, et al. J Neurotrauma, 2014, 31（11）: 1046-1055

创伤性脑损伤（TBIs）在儿童和青少年人群受到特别关注,因为TBIs在该类人群中具有高发病率、高死亡率和潜在寿命损失（PYLL）。对导致TBIs的原因和死亡率趋势的了解是有效预防TBIs的关键所在。该项研究的目的是分析1980~2012年间奥地利儿童和青少年人群中与TBIs相关死亡的原因和长期趋势。0~19岁的儿童和青少年以及详细的人口数中与TBI有关的死亡数据来自于奥地利统计局。数据分为5个年龄组。对死亡率趋势及脑外伤的原因进行分析。PYLL通常显示对公共健康的影响。结果显示,5319例与TBI相关的死亡者中75%为男性受害者。从1980~2012期间,每10万人口的年死亡率逐渐降低,其中男性从25/10万下降到2.6/10万,女性从8.5/10万下降到1.0/10万,总人群中TBIs相关的死亡率从16.8/10万下降到1.8/10万。15~19岁和0~2岁的TBIs患者超过80%的死亡是由意外事故造成的,其中0~2岁TBIs多为被动致伤,而15~19岁TBIs则以交通事故最为常见。在研究期间,295 793例PYLL归因于TBIs。该研究得出结论,采取措施防止交通事故可显著降低患者的死亡率,有效延长生命,特别是在15~19岁年龄段的男性。与TBI相关死亡率的原因和趋势表现出年龄组特定模式,而这方面的知识可能有助于规划进一步的预防措施,以减少研究人口中TBI的死亡。

（赵永青）

57. 童年创伤性脑损伤后16年患者长期社会心理发展的预测因子和调节性

Rosema S, et al. J Neurotrauma, 2014, 31(10): 899-905

儿童创伤性脑损伤(CTBI)是儿童最常见的疾病之一,也是导致儿童死亡最常见的原因。社会心理障碍为最常见的长期功能障碍。CTBI幸存者缺乏自尊性而且出现精神障碍的风险高。至今,在大多数的研究中,对患者心理领域的研究结果主要基于父母的描述,儿童或青少年患者直接咨询的很少。如果对父母与孩子描述的症状和行为的认定存在差异,通常被解释为孩子受损的自我意识所导致的。该项研究的目的:①比较患者长期心理预后的自查结果和检查报告之间的一致性;②研究分析CTBI患者16年后的临床结局的预测因子。33例1~7岁时出现CTBI的年轻人(年龄均数21.36岁;标准差2.75),采用一个显著问卷评估其社会和心理功能。结果显示,年轻人具有优秀的交流能力并能较好地把握酒精和药物使用尺度,但对整体内在症状、焦虑/抑郁、孤僻、思想和违规行为方面协调性较差。协调性差与受伤前因素无相关性。受伤前的适应行为部分性预测孤僻行为和整体内在的症状,同时也对有焦虑/抑郁和违反规则的行为有一定的预测性。研究得出结论,CTBI年轻人对不明显的症状调节性差,如果不及时识别,其发展为更严重的症状或疾病的风险较高。

(赵永青)

58. 院前心率和血压变化增加了格拉斯哥昏迷量表对创伤性脑损伤高死亡率的预测价值

Reisner A, et al. J Neurotrauma, 2014, 31(10): 906-913

该项研究假设稳定生命体征可以改善创伤患者院前格拉斯哥昏迷量表(GCS)评分和患者临床状况之间的关联性。前期,该研究组对1384例院前创伤成人患者进行了回顾性分析,将生命体征数据进行电子存档和分析,结果显示异常低和高的血压变化均与创伤性脑损伤(TBI)高死亡率相关。该研究采用简明损伤分析量表(AIS)5~6、GCS评分、收缩压(SBP)、心率(HR)和呼吸频率(RR)为相对危险因素。研究建立多变量回归模型,采用德隆测试对3个方面包括头部AIS 5~6、全因死亡率以及神经外科操作的ROC曲线下面积进行比较分析。结果提示头部AIS 5~6与SBP和HR之间存在明显的双峰关系,而与RR之间无相关性。当GCS<15时,采用多变量回归模型(GCS,SBP和HR)ROC曲线下面积均明显高于单独使用GCS组。特别是在所有参数(GCS,SBP和HR)明显异常情况下,TBI患者的死亡率明显高于单独使用GCS组。该研究结果利于有效利用神经外科医生和接受患者医院的手术室等资源对面临高死亡率的TBI患者实施新的院前管理。

(赵永青)

59. 渗透疗法对颅内压增高患者视神经鞘直径的影响

Launey Y, et al. J Neurotrauma, 2014, 31(10): 984-988

经眼超声扫描测量视神经鞘直径(ONSD)是评估颅内压(ICP)的一种最新的非侵入性的方法。在ICP持续增高的渗透疗法的治疗中,采用观察ONSD的变化来评估临床效果的研究报道很少。该研究目的旨在确定对ICP增高的患者给予甘露醇后ONSD变化的速率。采用连续前瞻性观察研究,研究对象为重度急性颅脑损伤并行有创ICP监测的患者。在持续ICP升高的每一阶段,采用7.5MHz的回波描记术探针测量患者左右眼的ONSD。同时,记录患者的ICP和脑灌注压(CPP)。所有的测量均在输液之前和给予20%甘露醇输液之后20分钟内完成。数据均采用中位数和四分位距表示。13例被纳入分析(颅脑创伤10例;蛛网膜下腔出血3例)。甘露醇剂量的中位数为0.54(0.49~0.80)g/kg。渗透疗法之前,所有患者的ONSD值>5.8mm。而给予甘露醇输液后ONSD值显著下降,从6.3(6.1~6.7)mm降至5(5.5~6.3)mm(*P*=0.0007)。伴随着ICP从35(32~41)mmHg降至25(22~29)mmHg(*P*=0.001),CPP从47(50~60)mmHg增加至66(59~69)mmHg(*P*=0.003)。在急性颅脑损伤患者出现ICP升高时,ONSD的变化是评估渗透疗法疗效的非常有价值的参数。

(赵永青)

60. 疏散后美国军人爆炸性创伤性脑损伤的功能状态

MacDonald CL, et al. J Neurotrauma, 2014, 31(10): 889-898

在伊拉克和阿富汗战争中,有关爆炸性创伤性脑损伤对患者的长期影响至今仍然悬而未决。该研究采用前瞻性观察研究方法,对美国疏散到德国兰施图尔地区医疗中心(LRMC)因爆炸导致脑震荡的TBIs军人进行了临床观察。伤后6~12个月对患者进行格拉斯哥预后评分扩展量表(GOSE)的评估结果显示,因爆炸所致TBI患者87%(41/47)存在中等程度的残疾,而其他原因导致脑震荡中等残疾发生率则明显降低(61%,11/18,*P*=0.018)。采用神经心理学量表对认知功能的评估结果显示,与对照组相比,两组均未发现局灶性神经功能缺损,执行能力均在正常范围内且无明显差异。然而,29/47(57%)的爆炸伤导致的TBIs患者出现创伤后应激障碍(PTSD),对照组中有5/18(28%)(*P*=0.014)出现PTSD。PTSD与患者的残疾程度高度相关,91%(31/34)伴有PTSD的TBI患者和61%(19/31)不伴有PTSD的TBI患者存在中度至重度残疾(*P*=0.0003)。伴有PTSD的TBI患者抑郁症的症状更严重(*P*=0.05),严重程度与PTSD严重程度高度相关(R=0.86,*P*<0.0001)。总之,在爆炸性TBIs后6~12个月,PTSD和抑郁症的发病率明显增高,而认知功能的损害和局灶性脑损伤无明显变化。在爆炸导致的损伤中,总体残疾率明显高于一般报道的非爆炸导致的脑震荡或多发伤患者。目前为止,爆炸导致脑损伤与战争相关脑损伤的临床结局之间的关系尚不十分清楚。

(赵永青)

61. 轻型颅脑创伤早期后遗症: 情感和神经心理学改变

McCauley SR, et al. J Neurotrauma, 2014, 31(10): 914-925

目的: 研究轻型颅脑创伤后患者早期后遗症。尽管目前轻型颅脑创伤(mTBI)被认为是影响健康的主要问题,但对急性期出现的并发症研究较少。以往报道认为轻型颅脑创伤在损伤后1周或更短的时间内可出现不同并发症,但没有功能性障碍研究报道。研究结果的差异反映了研究的异质性,比如对轻型颅脑创伤诊断和对照组选择标准不同。基于这些问题,该项研究选择12~30岁的轻型颅脑创伤青少年和成人患者73例,对照组选择整形手术

（OI）患者65例和正常对照组（TDC）40例,调查他们在受伤后或术后96小时内出现的事件。结果:轻型颅脑创伤组患者、整形手术患者组和正常对照组患者承受着更大的心理压力、脑震荡后遗症和创伤后应激反应（$P<0.0001$）,而整形手术患者组和正常对照组结果相差不大;在脑震荡综合征患者问卷调查中发现,轻型颅脑创伤患者情感和神经心理学改变严重程度症状与年龄有关,其中总评分与其他组有显著差异（$P<0.009$）,认知评分（$P=0.01$）和躯体形式症状评分（$P<0.032$）差异也有统计学意义,而在短暂的视觉空间记忆测试评分（记忆延迟,$P<0.04$）、语言流利程度（$P<0.02$）和类别转换（$P<0.04$）指标中正常对照组患者与轻型颅脑创伤组的结果差异也有统计学意义。在神经心理学评估中,轻型颅脑创伤组患者与整形手术患者相比口头选择性提醒测试（回忆延迟,$P=0.0003$）和符号位模式测试（书写能力评分,$P=0.03$;口头表达能力,$P=0.001$）均出现下降;正常对照组的符号位模式测试和语言流利程度结果也好于整形手术患者。对轻型颅脑创伤损伤后研究发现患者出现急性记忆障碍和动作流利程度下降结果与以往研究一致。但是由于对照组病例选择不同,正常对照组和整形手术间结果也出现差异从而引起研究结果不一致。

（杨　程）

62. 酒精中毒对创伤性脊髓损伤患者的影响

Crutcher CL, et al. J Neurotrauma, 2014, 31(9): 798-802

目的:研究酒精对创伤性脊髓损伤（TSCI）患者的影响。目前很少有研究报道酒精对创伤性脊髓损伤后患者住院期间并发症的影响,该作者通过量表调查研究酒精对创伤性脊髓损伤患者并发症、医疗成本和病床使用率等指标,所有病例均来源于2007~2009年,数据用国际创伤数据库（NTDB）7.2版本（2000~2006）统计。所选创伤性脊髓损伤病例诊断采用ICD-9-CM,临床修订代码806并排除脑创伤患者。患者死亡率、住院时间、ICU住院天数、机械通气时间、并发症等被选作该研究的统计指标,这些指标通过线性回归方程统计分析,而风险调整后死亡率和并发症发生率等危险因素采用多因素逻辑分析。结果:在国际创伤数据库中10611例创伤性脊髓损伤患者被诊断为酒精中毒,约占1/4（20.76%）,大部分创伤性脊髓损伤患者为年轻（平均年龄39岁）、男性（75.93%）、白种人（65.07%）。而且钝器伤是最常见的损伤原因,是否有酒精中毒对患者死亡率或神经系统并发症无显著影响,而血液内的酒精浓度可增加患者住院时间、ICU住院天数、机械通气时间和其他各种并发症,而且值得注意的是酒精中毒明显增加患肺部疾病的风险,如肺炎、深静脉血栓、肺栓塞、感染、皮肤溃疡等并发症。因此酒精中毒会增加脊髓损伤后患者住院几率和并发症发生率,浪费社会医疗卫生资源。

（杨　程）

63. 体育振荡评估法2用于评估普通人轻型颅脑创伤效果的研究

Luoto TM, et al. J Neurotrauma, 2014, 31(8): 728-38

目的:评估第2版体育振荡评估法（SCAT）用于普通群体急性轻型颅脑创伤的实用性,并与军用急性脑震荡评估法（MACE）作比较。该研究试验对象为芬兰坦佩雷大学附属医院急诊科收入的患者,其中,颅脑创伤患者49例,年龄在18~60岁之间,不合并其他病史或精神类疾病,且符合世界卫生组织对轻型颅脑创伤的标准。创伤对照组(*n*=33)也符合以上研究标准。研究的主要内容包括SCAT2、MACE以及轻型颅脑创伤严重程度的标志如神经影像学(CT和常规磁共振成像MRI)和伤后1个月临床预后(脑震荡后遗症、重返工作)。其中,SACT2可评分部分受5部分变异因素(诊断、标准、异质性、预测效度、向应力)的影响。结果:与对照组相比,轻型颅脑创伤患者的脑震荡标准化评估结果与MRI病灶相关,并会逐渐好转甚至可以评估预后。轻型颅脑创伤患者的症状评分与对照组的差别很大,且初始症状评分高的脑创伤患者其后续发生后遗症的危险性更大。其中,SACT2优于MACE,且SACT2可用于检测急性轻型颅脑创伤相关并发症、认知障碍,改善预后,监测恢复情况。

(杨　程)

64. 急性颅脑创伤后尿液中的信号:一种新的分子诊断方法

Ottens AK, et al. J Neurotrauma, 2014, 31(8): 782-788

颅脑损伤的异质性使其分子诊断技术的发展出现了挑战。最近的一些研究有了新进展,可以通过生物标记物的靶向标记,尤其是在脑脊液可检测到一种或几种结构蛋白。而在外周,蛋白质的这种靶向标记却不容易实现,一方面是因为标记物的结合受到限制或不易进入;另一方面是因为脑损伤本身就是多因子参与的过程,在不同的病理阶段,会有大量各种各样的分子的释放。最近发现外周液体内的一类代谢副产物可以导致脑的持续性的病理改变。急性颅脑损伤患者从入院到康复,一直收集其尿液标本,非创伤对照组也同样收集尿液标本。应用新型的质谱分析技术,量化尿液标本中的分子。通过分析,急性颅脑创伤患者尿液样本中包含2476种分子变量。多个分子的变化趋势与损伤的严重程度即格拉斯哥昏迷评分和行为认知功能评分、患者能力评定量表和额叶系统行为量表综合的评定结果有一定的关联。已知的肽类有一些累积的产物、细胞外基质成分、突出后密度蛋白等,这些都参与了神经重塑的整个病理变化过程。综合分析,这些发现支持了可通过对脑损伤患者尿液样本相关分子进行联合定量或模式识别的方法进行诊断的假设,更为重要的是,这些发现填补了脑损伤修复医学诊断及治疗方法的空缺。

(杨　程)

65. 儿童颅脑创伤、创伤位置及严重程度对其10年后即青春期及成年早期专注力的影响:一项临床研究

Cooper JM, et al. J Neurotrauma, 2014, 31(8): 713-721

目的:有关儿童颅脑创伤与之后其专注力关系的研究并不多。该研究对一组曾有儿童颅脑创伤史10余年的年轻人进行研究,旨在研究儿童颅脑创伤、创伤位置及严重程度对其专注力的影响。该实验的研究对象为31例在创伤后持续接受后续随访评估10年之久的青春期及成年早期患者。其中,男21例,女10例,平均年龄15.4(15.4±0.6)岁。研究显示,颅脑创伤对专注力的影响会随着专注力评估方法的不同而不同。当使用标准化的儿童日常注意力测验(TEA-ch)时,曾受过颅脑创伤与未曾受过颅脑创伤的年轻人在10年后专注力没有太大的差别。然而,使用标准化的行为测量方法如执行功能行为评定量表(BRIEF量表),通过父母问卷的形式获得时,有儿童颅脑创伤病史的患者,其青春期晚期及成年早期自我调节能力和

行为监测能力受到损坏。通过实验结果,该作者认为专注力与大脑的某些区域呈网络状联系,广泛性的颅脑创伤将会极大地影响专注力。

(杨 程)

66. 脑脊液内皮质醇和黄体酮的变化趋势与重度颅脑创伤预后关系的一项临床研究

Santarsieri M, et al. J Neurotrauma, 2014, 31(8): 699-712

尽管最近几年对头部创伤的管理有了重大进展,但临床上对于颅脑创伤仍缺乏有效的药物治疗方法。黄体酮的临床试验已证明了它的前景,但皮质醇的试验却失败了。该项研究的目的是:①观察颅脑创伤后,脑脊液内产生的内源性黄体酮及皮质醇的水平;②得出脑脊液和血清内黄体酮及皮质醇水平之间的关系;③并评价这两种激素作为长期预后标记物的实用性。该项研究纳入颅脑创伤成年患者130例,并收集其创伤后6天的血清样本($n=538$)和脑脊液样本($n=746$),并分析皮质醇和黄体酮的变化趋势,并与健康对照组($n=13$)进行比较。其中,激素的水平与临床数据相关联,包括创伤后6~12个月的格拉斯哥预后评分。各组通过轨迹分析(TRAJ)描绘出两种激素在创伤后的变化趋势。结果:与健康对照组相比,创伤组患者脑脊液内皮质醇的水平显著增高,并在创伤后1周内持续增高,而脑脊液内高水平的皮质醇与差的预后相关。作为皮质醇的前体,黄体酮调节这些作用。与对照组相比,颅脑创伤后,血清和脑脊液内两种激素的水平高度相关,这可能与颅脑创伤损伤了血-脑屏障有关。同时,颅脑创伤后,两种激素的转运和代谢途径受到不同程度的破坏,大脑内皮质醇的从头合成能力,以及皮质醇与促炎性细胞因子之间复杂的相互作用,可以解释两种激素水平的急性改变。综合考虑分析这些,会有助于理解之前的皮质醇试验失败而术后用黄体酮治疗却有效的原因。

(杨 程)

67. 孤立性轻度创伤性脑损伤的孩子功能低下的发病率和危险因素

Zonfrillo MR, et al. J Neurotrauma, 2014, 31(8): 722-727

目的:该项研究旨在确定一组孤立性轻度创伤性脑损伤的儿科患者在3个月和12个月功能低下的患病率及危险因素,进行了一项针对<18岁的儿童和青少年均为孤立性轻度创伤性脑损伤治疗的前瞻性队列研究,定义为无放射学上明显的颅内损伤或一个孤立性颅骨骨折,并且没有其他的临床意义的非脑损伤。通过测量儿童生活质量指数(PedsQL)在损伤后3个月和12个月基线的生活质量的变化得出结果。功能低下被定义为PedsQL总分的跌幅在基线和随后的3个月和12个月随访评分>15点。329例(12.9%)符合纳入标准(95% CI: 9.6~17.2)在损伤后3个月,11.3%(95% CI: 8.3~15.3)在损伤后12个月相对功能低下。功能低下的重要危险因素包括父母教育水平低、西班牙裔美国人(在损伤后3个月而不是损伤后12个月)、家庭收入低(在3个月和12个月)和医疗保险(仅12个月)。遭受轻度创伤性脑损伤的儿童和青少年是社会经济弱势群体,可能需要额外的干预来减轻轻度创伤性脑损伤对其功能的影响。

(杨 程)

68. 重度颅脑创伤后缺氧与随后脑细胞相关因子的释放、血清生物标记物水平的增高、患者不良预后有关

Yan EB, et al. J Neurotrauma, 2014, 31(7): 618-629

目的: 颅脑创伤后继发性的缺氧不利于患者的预后已是个公认的结论,单独的缺氧或颅脑创伤都会导致神经的炎症反应,该试验则是研究颅脑创伤后继发性缺氧是否会增加脑细胞因子的释放,同时研究了颅脑创伤后缺氧组(Hx)患者体内的损伤标记物浓度是否高于颅脑创伤后正常氧供组(Nx),损伤标记物浓度的增高是否会导致更差的预后以及是否依赖于血-脑屏障的功能障碍。该项试验的研究对象为42例格拉斯哥昏迷指数评分≤8分的颅脑创伤患者。颅脑创伤后连续6天收集其脑脊液和血清样本,研究对象分为颅脑创伤后缺氧组(Hx, n=22)和颅脑创伤后正常氧供组(Nx, n=20)。其中,脑脊液样本共检测8种细胞因子,血清样本中测定白蛋白、S100、髓鞘碱性蛋白(MBP)和神经元特异性烯醇化酶(NSE)的含量。计算出脑脊液和血清内白蛋白的比值,用于评估血-脑屏障的功能。脑创伤6个月后依照格拉斯哥预后扩展量表对其进行评分。结果: 颅脑创伤后缺氧组患者的脑脊液中巨噬细胞集落刺激因子(GM-CSF)的水平是较高的,并且在创伤后4~5天,巨噬细胞集落刺激因子(GM-CSF)、干扰素(IFN-γ)和肿瘤坏死因子(TNF)的变化曲线有一定的延迟,而创伤后正常氧供组则没有这些变化。两组中,白介素(IL)-2、IL-4、IL-6和IL-10的变化趋势没有差别,而创伤后缺氧组的S100、MBP和NSE较创伤后正常氧供组显著升高,且预后不良。3种生物标记物中,颅脑创伤后缺氧组的S100与格拉斯哥预后扩展评分的相关性最大。脑创伤后,脑脊液和血清内白蛋白比值的增高会持续5天,且其变化趋势两组中没有明显差别。该项试验是第一个证实了创伤后缺氧会诱发之后的神经炎症反应,增加生物标记物的外泄,并最终影响预后;同时监测血清中的S100和MBP变化趋势可以及时发现创伤后缺氧的发生,可迅速给予相应的治疗。

(杨　程)

69. 颅脑创伤后精神症状的早期轨迹: 与患者及损伤特点的关系

Hart T, et al. J Neurotrauma, 2014, 31(7): 610-617

目的: 精神障碍是常见的致残性颅脑创伤(TBI)。当监测和早期治疗可以预防持续性障碍时,很少有研究在伤后6个月内对精神症状的轨迹作出调查。该项研究旨在探讨颅脑创伤后1~6个月精神病症状的轨迹,患者/损伤与变化特点并预测持续症状特点。从采集的临床试验的数据进行二次分析。对全国8个中心872例并发轻、重度TBI患者在伤后30、90和180天进行了简明症状问卷(BSI)。混合效应模型被用来评估BSI全球严重程度指数(GSI)的纵向变化。多元Logistic回归分析是用来评估预测TBI6个月GSI持续升高的临床意义。总的来说, GSI评分随着时间的推移而改善。女性改善速度快于男性,与种族变化也有明显的相关性,西班牙人改善最快,非洲裔美国人改善最慢。42%的病例6个月内在临床上有明显的精神症状并且1种以上的症状是共存的。显著的预测作用的案例包括非洲裔美国种族、年龄30~60岁、不再创伤后失忆(PTA)的时间、预TBI失业和前TBI危险使用酒精。该研究结果表明TBI后的前6个月精神症状是常见的,经常出现可能是最常用来筛选的精神症状即抑郁和焦虑症状。较长的PTA和伤前酒精滥用患者可能会因症状的持续需要更密集的监测。

(杨　程)

70. 创伤性脑损伤对心理创伤预后的影响: 攻击与运动损伤

Mathias JL, et al. J Neurotrauma, 2014, 31(7): 658-669

目的: 临床研究结果显示,创伤性颅脑损伤(TBI)经常合并不同的损伤(例如车祸、袭击和坠落伤),而这对颅脑创伤预后的影响作用还不是很清楚。该项研究考察了损伤相关的心理创伤的作用——这常常与特定类型的损伤联系在一起,以确定它是否可能会在含有非穿透性颅脑损伤混合损伤样本的不同影响。对来自两大的前瞻性研究的三组数据进行比较: 3组分别为物理攻击(心理创伤)持续的颅脑损伤,运动损伤(非心理创伤)以及骨科对照组(OC)。对社会心理和情感(脑震荡症状、损伤相关的压力和抑郁),认知(记忆、抽象推理、解决问题和言语流畅性),和功能(家庭、社会和工作角色恢复)的结果进行评估。与TBI(运动)组和大约伤后6个月OC组相比,TBI(攻击)组有显著较差的社会心理和情感结果和较高的诉讼率(刑事而非民事),但在3组的认知或功能结果无显著性差异。调查结果显示,创伤性颅脑损伤的原因可能有助于解释一些有相似损伤的患者结果的差异。参与诉讼和损伤的原因也可能被混淆,这可能会导致错误的结论即当事人有较差的预后。

(杨　程)

71. 急性颅脑创伤患者脑氧研究的生理复杂性: 一项动态机制预测模型的符号回归分析的应用

Narotam PK, et al. J Neurotrauma, 2014, 31(7): 630-641

突发行为的预测,固有于复杂的生理系统,需要对ICU内产生的大量复杂的临床数据进行分析。急性颅脑创伤脑氧研究已经取得了一定的可喜成果,但是低脑氧关键生理阈值还未确定,这个阈值将导致动态的病理生理变化的出现。对29例多模态神经临床监护和脑氧研究的重型颅脑创伤的高频率、多模态的临床数据集进行分析。用符号回归分析确定急性生理参数之间的相互关系,作为计算框架。患者的平均年龄为(44.4±15)岁,入院时平均GCS评分为(6.6±3.9)分。63%的患者遭遇机动车交通事故,最常见的病理变化是颅内出血(50%)。出院死亡率为21%,不良预后发生率为24%,预后良好率为56%。低脑氧的临界颅内压(ICP)≥22.8mmHg, ICP≥37.1mmHg就可能导致死亡。脑灌注压的上限治疗阈值为75mmHg。不管颅内压高低,低氧血症均显著影响脑组织局部氧分压。最佳脑温(Tbr)为34~35℃,当Tbr≥38℃就会出现不良反应。存活者的$PbtO_2 \approx 25mmHg$,而不能存活者的$PbtO_2 \approx 18mmHg$。对于ICP来说两类死亡率较高: 高ICP/低$PbtO_2$和低ICP/低$PbtO_2$。存活者相对于死亡者,不管平均动脉压怎样都能保证$PbtO_2$处于正常。脑氧合的最后共振方程为$PbtO_2 = 6.32774 + \cos 67(-12.9753 \times CPP) + 23.2796/FiO_2 - 1.32622 \times ICP$。急性颅脑创伤SR模式提出了急性颅脑创伤管理新的生理阈值或临界条件: $PbtO_2 \geq 25mmHg$、$ICP \leq 22mmHg$、$CPP \approx 60~75mmHg$和$Tbr \approx 34~37℃$。SR适合于复杂学科新兴领域动态生理机制研究,尤其适合于病理生理状态下。TBI的SR模型可以推广到探索物理定律。熵的增加降低不确定性和提高预测能力。SR是一个适合的计算框架,使未来的智能监测装备成为可能。

(商崇智)

72. 重型颅脑创伤后帕金森综合征是由于辅助运动区域激活受损

Péran P, et al. J Neurotrauma, 2014, 31(7): 642-648

重型颅脑创伤存活者中表现为弥漫性轴索损伤和锥体外系症状的比例较高。弥漫性脑损伤与帕金森病症状的关系可能是由于黑质-纹状体-额叶通路受损。功能磁共振成像(fMRI)已广泛应用于研究特发性帕金森病的帕金森症状,但对创伤后帕金森症状(PTP)相关的脑功能改变知之甚少。该项研究的目的是评估PTP患者动作相关的神经网络的脑活动并与相匹配的健康对照者进行比较。在进行fMRI扫描时,该作者向12例PTP患者和12例健康对照者提出了一连串连续的任务,包括动作相关的文字产生、动作的心理模拟和动作模拟,动作的产生由外部刺激物比如图画激发产生。在所有任务中,PTP患者同健康对照者主要效应相似。通过直接比较表明PTP患者动作相关神经网络区域存在低活化。所有任务在动作模拟期间,其中包括时间运动,低活化被定位于运动神经网络。该项研究结果支持PTP患者完成运动任务时存在脑功能重组,同在特发性帕金森病患者中观察到的脑功能重组一致。对于PTP患者,辅助运动区域受损在帕金森症状的出现中扮演重要角色,符合动作相关任务的脑功能重组。

（商崇智）

73. 小儿颅脑创伤后长期的社会认知功能预测因素: 不成熟"社会脑"脆弱性的证据支持

Ryan NP, et al. J Neurotrauma, 2014, 31(7): 649-657

情绪感知(EP)是社会交际不可缺少的一部分,是实现相关目标的关键。这种技能在发育过程中出现得较早,受分散式的社会认知神经网络区域之间逐渐增加的连通性的驱动,可能因为儿童时期的颅脑创伤而中断。该项研究的目的旨在评估儿童TBI对EP的长期影响,以及损伤和非损伤因素的影响和社会认知结果变化的弹性因素。24例儿童期遭遇TBI的青年存活者,平均年龄20.62岁,平均受伤时间在16.55岁以前,选取16例年龄、性别、社会经济地位相匹配的年轻人作为对照组,对他们完成的任务进行评估,这些任务包括面部表情和韵律情感线索的识别和解释。儿童重型TBI存活者的情绪感知能力明显差于对照组和轻中型TBI者。进一步分析发现,情绪感知较差与胼胝体的体积缩小、额叶病变、社会经济地位较低和少亲密的家庭环境有关。研究发现支持不成熟的"社会脑"神经网络对早期破坏的脆弱性,强调有必要进行早期康复治疗,优化早期家庭环境以提高儿童TBI患者EP能力的恢复。

（商崇智）

74. 成人轻型颅脑创伤基于图谱序列扩散张量成像研究

Hasan KM, et al. J Neurotrauma, 2014, 31(5): 466-475

在报告中,该作者对36例轻型颅脑创伤(mTBI)和37例骨科损伤的对照组应用弥散张量(DTI)法进行比较。该项研究的目的是描述白质(WM)、灰质(GM)局部和整体宏观和微观结构特征,除此之外,通过测定脑脊液的量和扩散能力来鉴定和区分急性或短期内恢复形式。鉴于以往成人mTBI的DTI研究都是应用一种感兴趣部位的方法,主要部位是放射冠

（CR）、胼胝体和海马,该研究应用基于图谱的方法来分析和定量这些区域的DTI。不管是在基点还是在随访的各时间点,mTBI和骨科损伤对照组（OC组）统一化的全脑脑脊液、GM、WM的体积百分比无差异,OC组基点和随访各时间点上述各指标也无差异（$P>0.17$；未进行多重校正）。DTI指标组间各时间点无差异。然而,在对OC组随访时发现全脑GM（未校正$P=0.003$）和WM（未校正$P=0.02$）全脑平均扩散能力均提高,与基线扫描相比,表明伤后3个月扩散能力下降。通过对OC组放射冠（CR）的DTI纵向收集的数据进行分析表明DTI无明显变化（$P>0.08$；$n=37$）。基线水平组间的CR放射状扩散能力提高了（mTBI1比OC1）,组间比较无差异（mTBI1比mTBI2；$n=19$）,提示水肿可能已经得到解决。该研究通过横断面和随访数据分析,未进行多重校正比较,表明体积（宏观）和组织完整性（微观）属性上存在分离,表明DTI具有潜在应用价值用来捕获CR短暂脑水肿。

（商崇智）

75. 在伊拉克和阿富汗战争中退伍军人中反复遭受联合爆炸/冲击性轻型颅脑损伤的神经影像学、行为和心理后遗症

Petrie EC, et al. J Neurotrauma, 2014, 31(5): 425-436

在伊拉克和阿富汗战争中,曾遭受过爆炸和(或)联合爆炸/冲击相关的轻型颅脑损伤退伍军人,持续存在的认知障碍和创伤后症状（PCS）与遭受的脑结构和(或)功能异常相关还是与并存的抑郁或创伤后应激障碍相关目前还不清楚。该作者试图弄清楚这些变量的关系,选取伊拉克和阿富汗军人方便样本进行分析,34例存在1次或多次复合爆炸/冲击相关的轻型颅脑创伤,18例无相关脑损伤。参与者行MRI测定各异向分数（FA）和大分子质子分数（MPF）来评估脑白质（WM）完整性。18-氟脱氧葡萄糖正电子发射断层扫描成像测定脑葡萄糖代谢（CMRglu）；爆炸暴露、心理诊断和创伤后应激障碍症状的结构性临床评估；神经系统评价和创伤后症状（PCS）个人评估量表,战斗暴露、抑郁、睡眠质量和酒精使用。遭受爆炸/冲击损伤的轻型颅脑创伤患者同未遭受损伤者相比胼胝体的FA值更低；顶叶下回、纵向的和皮层/皮层下白质传导束和灰白质交界区域MPF值降低（爆炸性轻型脑损伤的开始效应的阈值是20）；顶叶、体感和视觉皮质区域的CMRglu降低；PCS、PTSD、战斗暴露、抑郁、睡眠障碍和酒精使用的评估分值均较高。参与者有无创伤后应激障碍神经影像特征无差异。伊拉克和阿富汗退伍军人中遭受一次或多次爆炸相关的轻型颅脑创伤WM结构完整性、大分子组织和CMRglu发生改变,与共存的PTSD无关。这些发现与该研究队列中退伍军人中慢性脑损伤近期神经病理学证据是相一致的。

（商崇智）

76. 1250例道路交通事故导致的重型颅脑创伤患者的损伤形式、医院分诊和死亡率

Leijdesdorff HA, et al. J Neurotrauma, 2014, 31(5): 459-465

该篇流行病学研究分析荷兰西部创伤中心（TCWN）救治的道路交通事故（RTAs）导致重型颅脑创伤（sTBIs）患者的发病率、危险因素、医院分诊和预后。使用荷兰中西部地区2003~2011年间创伤登记处的数据来确定在RTA受害者中TBI患者。颅脑损伤的类型和严重

程度均使用简明损伤定级标准（AIS）来进行分类。AIS评分≥3分脑损伤患者定性为sTBI。12503例RTA受伤者中10%遭受sTBI，5.4%骑摩托车，7.4%驾驶机动车，9.6%骑自行车，12.7%骑轻便摩托车，15.1%行人（$P<0.0001$）。在所有RTA受伤住院患者中，sTBI最多的是行人（OR: 2.25；95% CI: 1.78~2.86）和轻便摩托车骑手（OR: 1.86；95% CI: 1.51~2.30）。各道路使用者群体之间损伤形式不同。脑挫裂伤发生率从骑自行车的46.6%到骑摩托车的74.2%，而颅底和颅盖骨开放性骨折在骑摩托车者中最少（22.6%）和骑轻便摩托车者最高（51.5%）。颅内出血的发病率从44.9%（机动车驾驶者）到63.6%（行人）不等。硬膜下和蛛网膜下腔出血是最常见的。年龄、格拉斯哥昏迷量表和出血的类型是sTBI患者住院死亡率的独立预后因素。住院死亡率从轻便摩托车骑手的4.2%至机动车驾驶者的14.1%不等。行人遭受sTBI风险最高，最常见的导致颅内出血。sTBI患者中超过50%的患者同时存在出血和脑挫裂伤。特定的脑损伤模式可以用来区分特定道路用户群体和确定sTBI患者独立的预后的危险因素。这方面的信息可以用来帮助为特定的患者群体的特定伤害提高警惕并刺激有针对性的诊治策略的发展。

（商崇智）

77. 小儿重型颅脑创伤感染发生率、发热及其相关因素

Alharfi IM, et al. J Neurotrauma, 2014, 31(5): 452-458

感染可以增加医疗费用和使患者的预后恶化。该作者对小儿重型颅脑损伤（sTBI）患者进行研究，旨在确定感染和发热的发生率，并对相关的临床、影像学、治疗和预后因素进行报告。收集到收住本院儿科ICU的180例重型颅脑损伤患者（镇静前的GCS评分≤8和最大的AIS≥4）。17%（30/180）的重型颅脑损伤患者出现36个部位感染，主要是尿路感染（UTIs；$n=13$）和呼吸机相关肺炎（$n=11$）。大部分感染是医院内感染，发生于入院2天后。36%的sTBI患者在住院的前几天出现发热，但存在感染者<7%。感染多见于sTBI患者中年龄偏大、病情偏重和损伤严重程度评分较高者（ISS；$P<0.05$）。入院时头颅CT有异常（蛛网膜下腔出血、脑室出血和弥漫性轴索损伤）、置入颅内压（ICP）监测探头和降ICP治疗措施（高渗盐水，甘露醇和硫喷妥钠）的使用均与感染有关（$P<0.05$）。那些合并感染者呼吸机使用时间更长，住院时间更长，好转出院回家可能更低。回归分析表明，感染与高渗盐水的使用（OR: 4.46，$P=0.001$）和较高的ISS评分独立相关（OR: 1.05，$P=0.028$）。总的来说，sTBI患者的感染比较常见，感染与头部影像学异常严重程度和使用降ICP治疗措施相关。高渗盐水使用与感染密切相关，但需要进一步的分析来确定这种关系的性质。发热是sTBI后感染的一个较差的指标。

（商崇智）

78. 运动相关脑震荡后青年工作记忆的功能磁共振研究：仍在工作吗

Keightley ML, et al. J Neurotrauma, 2014, 31(5): 437-451

在儿童中，及时发现轻型颅脑创伤（mTBI）或脑震荡后功能障碍的重要性也随着休闲体育活动和接触运动的流行普及逐渐得到发展。然而大多数脑震荡后症状（PCS）在儿童和成人中表现相似，但是对儿童的影响的广度仍然未知。为了研究mTBI对脑功能的影响，该

项研究利用血氧水平依赖（BOLD）功能磁共振（fMRI）比较15例脑震荡青年和15例健康的年龄相匹配的对照者的功能记忆表现和相关的脑活动。同样评估神经心理测试、自我感知的PCS、焦虑和抑郁水平。该研究的结果表明,在行为上,脑震荡青年在工作记忆任务的表现相当差,同样也表现在雷伊图延迟回忆和语言的流畅性方面。功能磁共振结果表明,与健康儿童相比,在完成语言和非语言工作记忆任务期间,在双侧背外侧前额叶皮层、左侧运动前区皮层、辅助运动区域和左侧顶上小叶任务相关的脑活动显著降低。此外,脑震荡儿童在非语言任务上背侧前扣带回皮层、左侧丘脑、左侧尾状核激活低于健康对照者。回归分析表明,双侧背外侧前额叶皮层BOLD信号改变与这些区域如此之大的活动表现是密切相关的,相对控制条件,相关性会更准确。该研究结果证实了脑震荡儿童脑活动的功能改变,结果与在成人中观察到的结果相似。然而,也注意到一些显著不同之处。特别是,观察到工作记忆精确性降低,表明年轻人不可能通过补偿策略来保持mTBI后认知能力。这对于安全返回日常活动,包括竞技运动有显著意义。

（商崇智）

79. 铁在轻型颅脑创伤中的存在和作用: 从影像角度去看

Nisenbaum EJ, et al. J Neurotrauma, 2014, 31(4): 301-307

轻型颅脑创伤(mTBI),虽然不像重型颅脑损伤那样有显而易见的结构异常,伴随着脑结构和功能的轻微改变,但它可导致挥之不去的认知和行为异常。反复损伤可导致以慢性创伤性脑病(CTE)形式存在的脑萎缩和痴呆。对这些功能障碍的机制知之甚少。越来越多的证据表明,TBI后脑铁存在异常,同样脑铁也参与到许多神经退行性疾病中。该文的目的是对铁在mTBI病理生理中的作用的证据进行回顾,进一步阐明先进的成像方式在上述功能中的作用。MRI技术具有组织不均一敏感性,这能为mTBI后导致的脑深部灰质非血红素铁的聚集和局部微出血提供证据支持。此外,有证据表明,铁通过一些机制参与mTBI后病理变化,包括活性氧(ROS)的产生、其他原因导致氧化应激的加剧、tau蛋白的磷酸化和神经纤维缠结的形成。最近动物实验表明,铁可以作为减轻mTBI影响的一个治疗靶点。然而,对于铁在mTBI和CTE中的存在和作用的研究相当少,有必要开展进一步的工作来阐明一些问题,比如高铁的来源和继发性损伤的链性机制。

（商崇智）

80. 日本神经创伤数据库中颅脑创伤患者脑温管理调查

Suehiro E, et al. J Neurotrauma, 2014, 31(4): 315-320

该研究的目的是评价重型颅脑创伤(TBI)患者脑温管理临床特征和效果。日本神经创伤数据库2009年共登记1091例。排除那些GCS≥9分、GCS3分、双瞳散大或入院时呼吸心跳停止者。共剩下401例。患者被分成3组: 未进行温度管理脑温干预组(225例,56.1%)、强化正常体温组(129例,32.2%)和亚低温组(47例,11.7%)。患者年龄、GCS评分、瞳孔异常、损伤严重程度评分(ISS)、颅内压(ICP)监测和根据入院时CT分类(外伤性昏迷数据库分类)进行结果评估。未进行温度管理组患者年龄(61.5岁)明显高于正常体温组(53.6岁)和亚低温组(46.9岁)。85.1%亚低温组、42.6%正常体温组、14.7%未进行温度管理组ICP监测显示

ICP明显降低。弥漫性损伤中清除主要病变者预后良好率亚低温组（52.4%）明显高于正常体温组（26.9%）和未进行温度管理组（20.7%）。对于清除主要病变患者进行多因素分析显示GCS（≥6分）和亚低温是预后良好相关的独立因素。对于各种类型的TBI患者中的个别患者进行适当的脑温管理是非常重要的。

（商崇智）

81. 大学生脑损伤的心理测量学特性研究: 有或无颅脑创伤

Kennedy MR, et al. Brain Inj, 2014, 28(13-14): 1748-1757

目的: 大学挑战的心理测量学特性部分内容来自脑损伤大学生评估量表,用于调查成年人有或无颅脑创伤性脑损伤。方法: 有或无颅脑创伤病史的成年人完成大学生脑损伤评估量表。对一部分有颅脑创伤病史的参与者进行有意的正当调查,用探索性要素或主要组成来分析大学挑战的内部结构。结果: 有颅脑创伤病史的受访者用刻意的证据描述大学挑战。更多的有颅脑创伤病史的个体比对照组在大学挑战中多8/13。健康的问题越多,大学挑战越多,证明了初步一致的趋势。克朗巴哈系数法>0.85显示了内部可靠性可接受。要素分析显示有颅脑创伤病史的调查者的四要素模型: 研究和学习（要素1）,时间管理和组织（要素2）,社会（要素3）和紧张或焦虑（要素4）。这个模型解释了有路脑外伤和无路脑外伤的变异的分别为72%和69%。结论: 部分来自脑损伤大学生调查的挑战与当即将上大学的所面对的挑战是一致的。在模型中,一些挑战是相关的两个因素,表明这些经历有内部联系。

（王延民）

82. 颅脑创伤后第一年认知的轨迹: 生物心理社会因素的作用

Richardson C, et al. Brain Inj, 2014, 28(13-14): 1711-1720

目的: 调查颅脑创伤后第一年自我意识和人口统计、生物性、社会认知、心理性的关联和社会环境因素在意识上的改变。研究设计: 对意识的发展变化、人口统计协会和生物-心理-社会因素及其轨迹采用纵向设计分析随机回归效应。方法及过程: 在损伤后的第3、6和（或）12个月对60例中、重度的颅脑创伤患者完成评估。对意识的检测（自我意识缺陷的调查）,人口统计（损伤时的年龄及性别）、损伤的严重性（创伤后遗忘持续的时间）、认知（连线测试B部分）、心理（医院焦虑和抑郁量表）和社会环境（恢复伤前活动）这些因素进行管理。结论: 损伤后的时间对认知的发展有巨大的影响。这种理解可能是在确定最佳时机的康复干预起到重要作用。

（王延民）

83. 症状有效性测试,性能测试和创伤性脑损伤

Bigler ED. Brain Inj, 2014, 28(13-14): 1623-1638

背景: 为了解颅脑损伤对神经认知的影响,有效的神经心理学测试结果是最重要的。回顾: 该文调查了关于症状有效性试验相关的研究。在设计划分线以上表示"通行"症状效应

检测可能是有效的神经心理测验结果的最佳指标。同样,大幅低于划分线能接近偶然或是随机状态意味着无效的测试性能。显著的低几率是神经心理学指标必不可少的诈病。然而,该文指出关于症状效应检测性能低于划分线而远高于随机问题的解释是实质。症状效应检测边界区域实质性的解释存在质疑。案例研究是用来突出许多需要额外研究领域。回顾的历史观点一直伴随着神经生物学。对绩效有效性测试可能比症状效应检测的更好的原因进行了综述。结论:神经影像学技术的进步可能是更好地了解症状有效性试验成败的关键。该文证实了解释已建立的划分线的严格问题。如何更好地理解某些类型的神经逻辑,神经精神病学的和(或)测试环境条件可能影响症状效应检测性能是必要的。

（王延民）

84. 瑞典西部重型颅脑创伤10年死亡率: 病例对照研究

Ulfarsson T, et al. Brain Inj, 2014, 28(13-14): 1675-1681

主要目的:多年来重型颅脑创伤后预期寿命大大降低。该研究探讨了短期和长期所有死亡率和严重颅脑创伤患者的主要死亡原因。研究对象:该研究的病例组为1999~2002年来自于瑞典哥德堡的萨赫尔格雷斯卡大学医院的166例(6~82岁)重度TBI患者对照组809例来自社会,依据年龄、性别、邮政编码区域及损伤时间匹配颅脑创伤队列。方法:损伤10年后,从瑞典国家卫生和福利登记委员会对伤害死亡的生存结果和死亡原因进行了确定。比较病例组和对照组的累计死亡率及死亡原因。结果:重度颅脑创伤至少10年后死亡的风险增加。死亡原因的分布在第一年的随访中病例组和对照组不同,但在1年损伤的幸存者和对照组无区别。结论:如何改善治疗以降低重度脑外伤的患者患者晚期死亡率还需要进一步的研究。

（王延民）

85. 儿童获得性脑损伤评估的信度和效度

Wong RK, et al. Brain Inj, 2014, 28(13-14): 1734-1743

主要目的:获得性脑损伤质疑评估的设立是为了填补一个测量分歧和评价儿童获得性脑损伤晚期运动功能缺陷。研究目标是完善应对方案及评价,包括相互之间/内部可信度,同期效度和难易程度与社区平衡和流动性比例具有相关性。研究方法:测量研究。第一阶段参与获得性脑损伤质疑评估的修订。第二阶段对15例一般发展中国家与15例获得性脑损伤的儿童进行现场/视频评分来评估信度和效度。结果:在获得性脑损伤组和一般发展中国家中,获得性脑损伤质疑评估修订后的20项示整个样本的可靠性好(等级内相关系数>0.90,95% CI: 0.92~1.00,均数标准误≤3.60)。获得性脑损伤质疑评估和社区的平衡和流动规模密切相关(r=0.75, P<0.0001)。获得性脑损伤质疑评估的平均得分11.3分(满分100分)(P<0.0001)比社区的平衡和流动规模的平均得分低。结论:获得性颅脑损伤质疑评估表现出良好的可靠性和有效性的初步证据。得分总体上较低,说明其可能有更大的效力来评估儿童获得性脑损伤晚期高级运动技能。多中心的研究需要确认其重复测信度和可接受性,评估对于变化的反应。

（王延民）

86. 盐酸托莫西汀治疗创伤性脑损伤后注意力障碍: 源自随机对照试验的结果

Ripley DL , et al. Brain Inj , 2014 , 28(12): 1514-1522

目的: 探究盐酸托莫西汀是否能改善创伤性脑损伤(TBI)导致的注意力障碍。设置: 一家独立的、民营的非营利性康复医院的门诊患者。人员数量: 55例有中、重度创伤性脑损伤病史的成年参与者,他们至少有1年病史且进行过注意力障碍自我报告。干预: 盐酸托莫西汀是经严格筛选的去甲肾上腺素再吸收抑制剂。注意力障碍初期,患者每天服用总剂量为40mg,分2次服用,连服2周。与安慰剂进行对照。设计: 进行随机双盲安慰剂对照试验,安慰剂作为前期准备。方法: 认知药物研究、计算机认知评估系统、斯特鲁色词测验、成人多动症自陈量表(ASRS-v1.1),神经行为功能量表。结果: 盐酸托莫西汀对主体样本具有良好的耐受性。创伤性脑损伤造成注意力障碍的患者在服用盐酸托莫西汀后,并未明显改善注意力集中程度、CDR注意力领域或史楚普干扰效应。另外,在使用盐酸托莫西汀与注意力障碍或抑郁症患者的自述症状间并未发现明显关系。结论: 盐酸托莫西汀并不能有效提高TBI后注意力障碍患者的注意力。该研究跟随了其他药理学的研究趋势,并未通过对有TBI病史的人的研究得出有意义的结果。该文探讨了多种可能性,包括创建一个基于TBI类别的、更加先进的系统的必要性。

（吴焕成）

87. 临床特点对有爆炸相关轻度创伤性脑损伤病史的现役军人及退役军人认知能力的影响

Neipert L , et al. Brain Inj , 2014 , 28(13-14): 1667-1674

目的: 确定临床特点与有爆炸相关轻度创伤性脑损伤(mBTI)病史的现役军人及退伍军人的认知能力的关系。设计: 本次研究的受试者包括40例参与持久自由行动/伊拉克自由行动的现役军人及退伍军人; 其中20例受试者有爆炸伤并伴有轻度创伤性脑损伤相关的精神状态变化,另20例无爆炸伤或创伤性脑损伤,但可能有过额外颅脑损伤。采用简单反应时间、处理速度、视觉注意力、工作记忆和数学处理等措施评估轻度创伤性脑损伤带来的长期影响。测试时,也应用了创伤后应激症状严重程度、疼痛强度、睡眠困难及主观认知评价等措施。该文还基于临床特征及mTBI历史进行了多元分析,以预测认知能力。结果: 该样本中,没有证据论证mTBI病史对患者的认知能力有影响。然而,创伤后应激症状严重程度与认知能力的两种测量方式明显相关。结论: 该项研究基于当前临床症状的效果可能比mTBI病史对认知功能的影响更大,论证了考虑当前临床症状的效果(如创伤后应激障碍)对于目前认知功能影响的重要性。

（吴焕成）

88. 获得性脑损伤后自我调节机制和驾驶行为的行为评价

Rike PO , et al. Brain Inj , 2014 , 28(13-14): 1687-1699

目的: 探究自我调节机制与认知测量是否能预测获得性脑损伤(ABI)后的驾驶行为。设计: 连续的随访研究。受试者: 基线受试者包括77例脑卒中患者和32例创伤性脑损伤患者,他们都完成了多学科驾驶评估。受试者还包括继多学科驾驶评估之后的一个34例队列随访小组。基线测量: 神经心理测验和自我调节机制的测量(图标A和UPPS冲动行为量表)、驾驶行为、受伤前驾驶员的驾驶特性(里程、补偿性驾驶策略和事故发生率)。后续测量: 对完成了多学科驾驶评估的受试者进行网上问卷,收集受伤后驾驶员的驾驶特性。方法: 包括体格检查、神经心理测验及道路驾驶考试在内的多学科驾驶评估是评判是否授予驾驶执照的标准。自我调节机制和驾驶行为的考察仅为研究之用。结果: 在基线时,自我调节机制与异常驾驶行为密切相关,与神经心理数据及道路驾驶测试的结果无关。自我调节的方向与后续驾驶行为相关联。结论: 建议在进行获得性脑损伤的驾驶评估时将自我调节测量考虑在内。

（吴焕成）

89. 语音语言病理学家就成人创伤性脑损伤导致的认知交际障碍所做的评估实践: 一项国际调查
Frith M, et al. Brain Inj, 2014, 28(13-14): 1657-1666

主要目的: 该项研究的目标在于考察当前语音语言病理学家针对患有创伤性脑损伤导致的获得性认知交际障碍的成年人的评估实践。方法及程序: 来自英国、美国、加拿大、澳大利亚和新西兰的265名语音语言病理学家填写了在线问卷调查,陈述了他们经常评估的通信领域及所使用的评估工具。主要成果和结果: 语音语言病理学家称,他们经常性评估功能性沟通领域(78.8%),而对其他领域如演讲的评估则不足该群体的一半(44.3%)。临床医生对失语症和认知沟通/高级别语言工具,功能性能、话语、语用能力或非正式评估的评估工具的使用不到10%。国家和服务交付的设置会影响临床试验中评估工具的选择。结论: 上述发现认为,临床组中语音语言病理学家的培训应在更加多样化的评估工具下进行。这些发现提出了当前临床实践中评估的数据有效性和可靠性问题,强调了有必要进一步研究如何支持语音语言病理学家将当前使用的评估工具转换到临床实践中。

（吴焕成）

90. 再视神经功能疗法: 使恢复日常生活技能的核心部分概念化
Clark-Wilson J, et al. Brain Inj, 2014, 28(13-14): 1646-1656

背景: 神经功能疗法初创于20世纪80年代,是治疗创伤性脑损伤后严重缺陷的少数方法之一。具体来说,神经功能疗法主要是针对那些不能独立解决新问题、不会归纳总结以及因领悟能力的缺失导致康复过程参与度降低的个人。方法描述: 神经功能疗法以客户为中心,以目标为动力的方法,包含了技能学习的原则,促进了日常生活中实践活动套路和技能的发展。以神经功能疗法为基础,特别开发了一套程序,以满足不同客户的具体需求,这套程序使用一系列以证据为基础的干预法。近期研究: 近来的研究表明,对于日常生活自理能力缺失的中、重度创伤性脑损伤患者,神经功能疗法比认知疗法更有效。该文旨在确定神经功能疗法的核心特征,概述了其赖以建立的理论基础以及创伤性脑损伤康复的启示。神经功能疗法与该群体的客户密切相关。这些客户需要个案管理员确定一个完整的康复方案,或为长期维护技能提供结构化的输入端。

(吴焕成)

91. 外伤后嗅觉丧失: 基于心理物理学、电生理学和神经放射学的3个案例研究的发现

Caminiti F, et al. Brain Inj, 2014, 28(13-14): 1776-1780

背景: 创伤性脑损伤是导致嗅觉障碍的主要原因之一。嗅觉丧失的程度取决于受伤的严重程度、性质以及其在嗅觉系统中的位置。嗅觉障碍的诊断是基于医疗史和临床数据,临床数据由嗅觉心理物理学测试、电生理学和神经影像措施得出。方法: 本次研究通过Sniffin′ Sticks检测法、嗅觉事件相关电位和磁共振成像检查,描述了3个外伤后嗅觉丧失的临床个例。结果: 嗅觉事件相关电位的发现证实了3个创伤后患者都存在嗅觉功能障碍,这与心理物理测试有着极大的相关性。Sniffin′ Sticks检测法和嗅觉事件相关电位很好地论证了创伤后嗅觉丧失的功能属性,而通过磁共振成像确定了与嗅觉障碍相通的损伤部位和损伤程度。结论: 嗅觉事件相关电位可能在创伤后嗅觉缺失症的客观诊断中发挥良好的临床应用效果,尤其是当神经放射检查无法检测出与嗅觉丧失相关的损伤时。

(吴焕成)

92. 创伤性脑损伤的模型研究有何进展? 继发性脑损伤使模型恶化

Wang HC, et al. Brain Inj, 2014, 28(12): 1491-1503

背景: 创伤性脑损伤导致了相当数量的死亡和残疾。虽然建立了行之有效的实验模型,并进行了多年的精心研究,创伤性脑损伤的临床治疗已经滞后。究其原因,一部分是因为经常用的实验模型与临床情景存在差异。方法: 二次脑损伤,如低血压和低氧血症,已被证明是创伤性脑损伤的后果强有力的决定因素。尽管创伤性脑损伤患者继发性损伤的频率较高,他们几乎没有纳入到绝大多数现有的创伤性脑损伤模型中。该文着眼于复合伤模型,特别是与全身继发性损伤相结合。该文旨在提供一个新观点,以指导这个领域今后的研究工作。结果: 越来越多因继发性脑损伤导致的TBI实验模型正在被逐渐引进并刻画。相应地,针对复合伤后病理生理变化及原发性损伤与继发性损伤的交互影响,可以进行更深层次的研究。结论: 对于脑损伤与继发性损伤交互作用的全方位理解象征着一条潜在的富有成效的途径,可能提高开发有效疗法的可能性。创伤性脑损伤的实验模型不仅应着眼于外力导致的局灶性或弥漫性变化,还应在适当条件下使人类继发性损伤记忆一体化。

(吴焕成)

93. 在急诊室样本中通过King-Devick测试评估轻度创伤性脑外伤

Silverberg ND, et al. Brain Inj, 2014, 28(12): 1590-1593

目的: King-Devick测试(K-D)是测试认知速度和快速视线转移的简单方法,对运动相关性脑震荡产生的影响很敏感。该项研究评估了King-Devick测试对轻度创伤性脑损伤

（mTBI）的普通患者中诊断效果和预测效度。方法：从急诊科选取轻度创伤性脑损伤患者（26例）和非头部受伤者（33例）作为受试者，他们接受了包括K-D测试和运动脑震荡评估工具2（SCAT2）测试在内的临床评估。磁共振成像于受伤后10天内进行。结果：根据运动脑震荡评估工具2评估——包括症状量表（Cohen's d=1.02~1.15，$P<0.001$）和脑震荡标准化评估（d=0.81，$P=0.004$），但不包括K-D测验——轻度创伤性脑损伤患者区别于无轻度创伤性脑损伤患者。在一项逻辑回归分析中，在预测成员身份（mTBI与对照性成员）时，K-D测试在这两种方法上并没有发挥很大效果（其中$P=0.19$）。mTBI小组中K-D测试分数偏低与SCAT2的较差表现、意识丧失或MRI创伤性异常不相关。这说明，这些案例可能不具参考价值。结论：目前的研究发现不支持用K-D测验对急诊室的普通轻度创伤性脑损伤患者的评估。

（吴焕成）

94. 专业神经康复诊所的流行病研究：对临床实践和区域性服务发展的影响

Seeley H, et al. Brain Inj, 2014, 28(12): 1559-1567

目的：检查专业神经外伤诊所的流行病，探究并强调其对颅脑损伤/创伤性脑损伤患者的临床实践和服务发展的影响。设计和方法：针对一个有9年多历史的专业神经外伤诊所，进行一项回顾性的、以群体为基础的队列研究。并对一个专业的颅脑损伤数据库（该数据库囊括了所有去医院就诊的创伤性脑损伤患者）的数据进行了分析。结果：共计1235例不同年龄段、不同损伤程度的患者，接收入院和未接收入院的病例都考虑在内。转诊患者有所增加，这是由于其与新业务开发的完美融合，以及其对资源进行了最佳利用。结论：队列研究中收集的数据加深了对康复患者特征和数量的了解，也增加了实证依据。与新的互补性服务发展的融和，优化了该诊所的职能/目标，强化了它在患者服务与结果上的作用，这同时也是一项研究资源。该模型提出了一系列原则，这些原则可以用来为颅脑损伤/创伤性脑损伤患者设计、组织并提供后续/康复服务。

（吴焕成）

95. 双侧闭塞与基底向内三棱镜对轻度创伤性脑损伤的视觉诱发电位的影响

Yadav NK, et al. Brain Inj, 2014, 28(12): 1568-1580

以视觉运动灵敏的轻度创伤性脑损伤患者及视觉正常者为临床对象，定量评估双侧闭塞（BNO）和基底向内三棱镜对视觉诱发电位（VEP）灵敏度的影响及相对作用。受试者包括20例视觉正常者及15例视觉运动灵敏的轻度创伤性脑损伤患者。有4种测试条件：①传统型VEP——基线对照条件；②仅包括双侧闭塞的VEP；③双眼有2个电位差基底向内三棱镜的VEP；④既有双侧闭塞又有基底向内三棱镜的VEP。在轻度创伤性脑损伤中，仅有双侧闭塞的VEP的几乎所有的受试者（约90%）平均VEP振幅明显增加了。相反，视觉正常者，仅有双侧闭塞的VEP的所有受试者（100%）振幅明显下降，这与其他3类测试相对照。这些客观发现与轻度创伤性脑损伤组的视觉印象和感觉运动有所改善相一致。两组中，任何测试条件下的延迟都保持在正常限制范围内。只有双侧闭塞条件下的延迟较为明显，另一方面，两组中VEP振幅有其定向影响。临床上可利用BNO-VEP测试条件对疑似视觉运动灵敏的轻度创伤性脑损伤患者和视觉正常者作出客观地鉴别诊断。

（吴焕成）

96. 轻度创伤性脑损伤中的细胞毒性水肿和血管源性脑水肿: 通过FLAIR和DWI成像进行评估

Hudak AM, et al. Brain Inj, 2014, 28(12): 1602-1609

脑水肿是创伤性脑损伤一种常见的并发症。液体衰减反转恢复成像与弥散加权成像结合使用,有可能区分细胞毒性水肿和血管源性水肿。该文假设细胞毒素病变体积与病变结果间有重要关系。这项观察性研究就便利抽样(基于该便利抽样获得了临床用途的磁共振成像)进行概述,并对创伤性脑损伤后液体衰减反转恢复成像(FLAIR)及弥散加权成像(DWI)进行了分析。该项研究中,如果液体衰减反转恢复与弥散加权成像病变体积的比率<2,则该病变主要是细胞毒性水肿。如果液体衰减反转恢复与弥散加权成像病变体积的比率≥2,则水肿主要为血管源性水肿。样本主要包括创伤性脑损伤男性患者,其损伤程度从轻微到严重不等。分析显示,两种水肿类型都是较常见的创伤性脑损伤并发症类型,且都与受伤后6个月功能障碍紧密相关。急性磁共振成像可用于评估创伤性脑损伤后组织的病理学变化。以细胞毒性和血管源性水肿的形成机制为对象的临床试验可能受益于使用液体衰减反转恢复成像及弥散加权成像——将DWI和FLAIR磁共振成像作为区分TBI后主要水肿类型的手段。

（吴焕成）

97. 记忆康复疗法的功效: 创伤性脑外伤和脑卒中认知康复文献元分析

Elliott M, et al. Brain Inj, 2014, 28(12): 1610-1616

该文将对专门为提高创伤性脑损伤及脑卒中后记忆力而设计的认知康复策略进行功效评估,并将其与随着时间的流逝记忆力的提高作对比。对1985~2013年间发表的26项记忆力培训及恢复的研究进行元分析。每项研究中的效应值通过计算,转换成皮尔森r值,然后进行分析,评估总的效应值,以及效应值、患者统计数据以及干预治疗方法间的关系。研究结果显示在干预治疗条件下的平均效应值($r=0.51$),以及参照条件下的平均值($r=0.31$),在对照条件下,受试者并不接受任何治疗。最大的效应值出现于脑卒中患者研究及工作记忆康复研究中。研究结果表明,记忆康复疗法是一种有效的干预治疗法,尤其适用于脑卒中患者和工作记忆治疗领域。然而,研究结果也指出,记忆力的明显提高会随着时间的推移自发出现。

（吴焕成）

98. 创伤性脑损伤后5年情绪困扰症状的纵向轨迹识别

Sigurdardottir S, et al. Brain Inj, 2014, 28(12): 1542-1550

评估创伤性脑损伤后情绪困扰症状的纵向轨迹。本研究为纵向研究,受试者为轻重度创伤性脑损伤患者,其中对118例受试者进行了为期3个月的调查,对109例进行1年期调查,对89例进行5年随访调查。情绪困扰的判定是根据事件影响量表修订版进行。同时也会对患者的应对方式、焦虑及抑郁情绪、药物滥用及创伤严重程度方面进行评估。基于增长混合模型,确定了情绪困扰症状的四种轨迹,分别是:73.5%的患者表现为弹性轨迹,6.8%为延迟窘迫轨迹,14.6%为恢复轨迹,5.1%为慢性窘迫轨迹。相对于弹性轨迹,回避型应对方式和精神症状与恢复轨迹和慢性轨迹相关联。延迟轨迹与弹性轨迹类似,1年和5年的重度抑郁和焦虑的情况不包括在内。人口统计数据和损害相关变量并不完全与情感困扰轨迹相关。弹性轨迹是创伤性脑损伤后最常见的轨迹。表现为恢复和慢性轨迹的患者需密切关注自己的症状并进行长期临床监测。今后的研究会借助纵向研究法,分析情感困扰轨迹及不同时间下的弹性强度,并从中获益。

(吴焕成)

99. 对于轻度创伤性脑损伤患者的书面出院建议评估应该注意什么

Kempe CB, et al. Brain Inj, 2014, 28(12): 1551-1558

该文旨在对轻度创伤性脑损伤患者的书面出院建议进行正式评估。以下为11种出版物须符合的标准:①由成年人提出;②≤两张A4纸;③用英语出版;④可自由阅读;⑤目前用于(或适用于)澳大利亚医院急诊室或其他类似部门。两个独立的评估者按照既定标准对每个出版的内容和风格进行了评估。同时也对出版物的可读性、其中包含的诊断术语以及修正后的患者文学效用指数(mPLUI)进行了评估。内容平均分为19.18 ± 8.53(最大值=31),风格平均分为6.8 ± 1.34(最大值=8)。Flesch-Kincaid轻松阅读平均分为66.42 ± 4.3。mPLUI平均分为65.86 ± 14.97(最大值=100)。这些指标的得分越高表示属性越理想。80%以上的出版物使用的是混合诊断术语。针对某一份出版物,4个指标中的2个评分较适当,而另外2个评分偏高。轻度创伤性脑损伤患者书面出院建议的内容、风格、可读性及有用性的评估变化较大。建议给出轻度创伤性脑损伤患者书面资料的标准,但因为书面资料标准差别大,所以有必要在发行之前对其进行评估。目前已进行了区域界定以指导mTBI书面出院建议的改进工作。

(吴焕成)

100. 钢筋穿透性颅脑损伤引发颈静脉球损伤: 病例报告及文献综述

Grossbach AJ, et al. Brain Inj, 2014, 28(12): 1617-1621

穿透性脑损伤(PBIS)是创伤性脑损伤的一种类型,可分为火器伤和非火器伤两类。其中,火器伤是物体以大于100m/s速率穿透大脑时产生动能、热能所致的脑损伤,而非火器伤则是因为各种机动车事故、跌倒、暴力、自我伤害和工作事故所致的脑损伤,这些伤害往往是致命性的,因此规范其治疗管理非常有必要。非火器穿透性颅脑创伤的管理极具挑战性,尤其是在涉及血管结构时。脑血管造影是初步评估血管损伤的重要工具,因为标准化的非侵入式成像受到外来物的限制尤其是金属物体的限制。该项研究对钢筋穿透性颅脑损伤导致左颈静脉球和后颞叶损伤的案例进行了研究,概述了患者的最初症状、放射学、管理和成果,并对类似损伤的研究进行了文献综述。

(吴焕成)

101. 与颅脑外伤相关的注意力缺乏: 甲磺酸赖氨酸苯丙胺的治疗结果

Tramontana MG, et al. Brain Inj, 2014, 28(11): 1461-1472

注意力缺乏是颅脑创伤(TBI)所致的最持久和最使人衰弱的损伤。该研究调查了甲磺酸赖氨酸安非他命(赖氨酸苯丙胺)在中型至重型颅脑创伤所致的注意力缺乏中的疗效。这是甲磺酸赖氨酸安非他命治疗该类注意力缺乏患者的首次研究。事实上,这也是该领域中首次选择另一种兴奋剂药物而不是苯哌啶醋酸甲酯的对照试验。该研究是一个为期12周、随机、双盲、安慰剂对照的交叉试验。共有22例纳入该试验,其中13例完成了该试验。这些患者年龄在16~42岁,新发的注意力缺乏在颅脑创伤后持续6~34个月。对这些患者在干预前、干预后6周、12周进行一系列的神经心理学和行为学的测量评估。该研究发现一些疗效,包括: 持续性注意力、工作记忆、反应速度的稳定性和耐受力的选择性测量,以及执行功能方面。该研究并没有观察到安全性和耐受性主要问题。同时,该研究也从一系列治疗前学科特征和检查的损伤变量中,发现一些调节性的治疗效果。赖氨酸苯丙胺在该领域中的更进一步研究和治疗应用还值得继续探讨。

（彭定伟）

102. 成人颅脑创伤的掩蔽释放、处理速度和听音效应指标

Krause MO, et al. Brain Inj, 2014, 28(11): 1473-1484

这项初步研究探讨了有和无颅脑创伤的成人在各种干扰条件下,在语言处理的准确性、处理速度和努力度方面的不同之处。10例颅脑创伤成人和6例没有颅脑创伤成人参与研究。语言处理的研究是在6种不同的听力干扰形式下,应用句子跟读的方法来完成的,包括噪声和两人同时说话。参与者重复句子并评估其努力程度,同时,参与者也要完成认知标准测试,包括工作记忆和语言处理措施。两组之间在句子跟读的准确性方面没有差异。但是,颅脑创伤组在处理速度上要比对照组慢。在两人同时说话条件下,颅脑创伤组在努力程度上要比对照组更明显,快速处理速度也与更准确性相关。该研究的结果提示两组在同等听力条件下,重复的准确性是相似的,但是两组在处理速度和努力度方面是不相同的。这项关于处理速度和重复准确性关系方面的初步研究,提示只有在十分复杂的听力条件下,颅脑创伤的影响才可能显示出来。

（彭定伟）

103. 一名轻型颅脑创伤患者受损穹隆的变化: 弥散张量纤维素成像的随访研究

Lee HD, et al. Brain Inj, 2014, 28(11): 1485-1488

应用弥散张量纤维素成像(DTT)来研究一名轻型颅脑创伤患者受损伤的穹隆从早期到慢性期的变化。一例25岁女性患者因一场行人与轿车的交通事故导致头部创伤。应用记忆量表对患者记忆受损情况评分,伤后2周为86分; 伤后9个月,她的记忆逐步恢复到正常水平,评分为105分。在伤后9个月的DTT与2周的DTT相比,右侧穹隆脚中段变窄,与之不

相连的左侧穹隆脚变短。在伤后9个月的DTT上,发现从右侧穹隆柱和右侧穹隆体分出来两个分支;相反,在伤后9个月和2周的DTT上,左侧穹隆柱和左侧穹隆体的两个分支是瘦长的和短小的。右侧穹隆脚的中段狭窄病变和与之不相连的左侧穹隆脚的短小病变预示着创伤性轴索损伤后的退化。相反,从两侧穹隆发出的神经分支与受损穹隆的功能恢复机制有关。

(彭定伟)

104. 太平洋岛国重型颅脑创伤住院率和在院病死率: 一项5年回顾性研究

Morisse E, et al. Brain Inj, 2014, 28(11): 1436-1440

在太平洋地区,包括新苏格兰,重型颅脑创伤的流行病学是很缺乏的。该研究的目的是评估在整个新苏格兰人群中住院重型颅脑创伤的发生率、病因和结局。该研究是对一个创伤中心5年(2008~2012年)收治的重型颅脑创伤患者进行回顾性研究。在电子病例登记机构中,通过筛选颅内损伤诊断来确定患者。在伤后24小时格拉斯哥昏迷评分≤8分者定义为重型颅脑创伤。重型颅脑创伤的年发生率从2010年10/10 000至2011年15/10 000。重型颅脑创伤的致病原因有道路交通事故(n=109;71%)、高处坠落(n=26;17%)和击打伤(n=19;12%)。美拉尼西亚青年人(平均年龄26[19~36]岁)是受影响最大的。在重症监护室,总的死亡率为25%。击打伤的死亡率是最高的(47%)。该研究中重型颅脑创伤患者高的住院发生率与高的重症监护室死亡率是相结合的,这也支持在这个脆弱的人群中,需要以公共卫生行动为目标来预防击打伤和道路交通事故。

(彭定伟)

105. 轻型颅脑创伤后失访真的没关系吗

Vikane E, et al. Brain Inj, 2014, 28(11): 1374-1380

该研究目的是为了明确轻型颅脑创伤患者在有无计划性随访的情况下,出现的可能临床特征差异。该研究探讨了临床特征和出席伤后2个月跟踪服务计划是否和伤后1年重返工作岗位(RTW)有关。对2009~2011年神经外科连续收治的343例轻型颅脑创伤患者进行前瞻性队列研究。人口统计学和临床数据是从医院档案以及挪威劳动和福利服务病假数据中获得的。根据参与随访情况,将患者分成两组。161例(67%)参与了随访(AG),80例(33%)未参与随访(NAG)。在CT扫描上颅内病理变化,在随访组(AG)明显更加常见。同时,随访组(AG)消耗酒精更少且年龄更大。逻辑回归提示,随访和受伤前的病假与12个月后重返工作岗位有很不利的相关性。颅骨骨折和受伤原因对预后没有影响。轻型颅脑创伤后,未参与随访者有很好的预后,这也提示轻型颅脑创伤患者应减少药物和康复治疗。

(彭定伟)

106. 颅脑创伤后注意力缺乏患者与声音无关的主动抑制及其神经基础

Sawamura D, et al. Brain Inj, 2014, 28(11): 1455-1460

该研究的目的是在颅脑创伤后注意力缺乏患者中,应用功能近红外光谱探讨无相关刺激的主动抑制和评估它的神经基础。该研究是病例对照研究,共有10例颅脑创伤患者和10例健康对照者参与。通过对每例参与者应用有或无分散注意力的日本假名语音字符,进行同步听觉系列加法测验(PASAT)。应用分组实验设计。受试者轮流完成3次测试。与颅脑创伤组患者相比,健康对照组完成各项任务要好。完成同步听觉系列加法测验(PASAT)时,健康对照组在除了右侧前额叶皮质(PFC)外的各个感兴趣区都表现出明显的活跃性,但是,颅脑创伤患者仅仅在左前方的前额叶皮质和左侧前额叶皮质表现出明显的活跃性。在分散注意力的同步听觉系列加法测验(PASAT)时,健康对照组在右侧前额叶皮质表现出活跃,但是在颅脑创伤组没有。该研究结果证实,中度至重度颅脑创伤患者受处理流程的分心影响。该研究提示,颅脑创伤患者工作记忆受分散注意力的刺激影响,但是健康者不会受影响。

（彭定伟）

107. 希望之窗的跨文化适应: 一种心理干预减少患颅脑创伤的美国退伍老兵的绝望感

Matarazzo BB, et al. Brain Inj, 2014, 28(10): 1238-1247

该研究是为了介绍希望之窗的跨文化适应,一种减少颅脑创伤后绝望感的治疗方法,该治疗方法在从澳大利亚平民到美国退伍老兵中都有应用。三阶段混合方法。第一阶段: 与利益相关者达成共识会议,修改指南。第二阶段: 已修订的美国退伍老兵指南的试点研究,检查其可接受性、可行性和高度保真性。第三阶段: 回顾共识会议参会者达成的结果,更进一步修订。第一阶段: 参会者对指南的修改达成100%共识。第二阶段: 定性结果得出的结论表明参会者从干预中获益以及多重因素有助于成功实施(干预采访的叙述评价,用户反馈的、测量修改的、治疗后采访)。治疗专家获得100%的治疗高度保真性。从客户满意度调查问卷-8中得出的定量结果表明,干预是可接受的。第三阶段: 文化适应指南最终确定。该研究的结果表明,修订的希望之窗指南是可接受的和可行的。美国治疗专家遵守该协议。三阶段方法学成功用于跨文化适应干预,这种干预非常适合于美国军队退伍老兵中的第二阶段随机对照研究。

（彭定伟）

108. 轻型颅脑创伤中的光敏感性: 一项回顾性分析

Truong JQ, et al. Brain Inj, 2014, 28(10): 1283-1287

该研究目的是为了确定在轻型颅脑创伤中,光敏感性是否随时间变化; 如果随时间变化的话,哪些因素可能与光敏感性变化相关; 此外,还为了确定色彩密度是否随时间变化。一项研究对62名轻型颅脑创伤患者(年龄18~40岁)进行回顾性分析,对光敏感性进行统计学分析。所有图表都是从2004~2011年纽约州立大学眼科学院诊所获得的。50%的患者光敏感性随时间降低,大多数(40%)发生在伤后1年。促进光敏感性降低似乎与缺乏场景色彩使用($P=0.01$)和隐形眼镜的使用($P=0.03$)有关。抑制光敏感性降低似乎与染色镜片($P=0.06$)、听力减退($P=0.03$)、干眼症($P=0.04$)、偏头痛($P=0.03$)以及受伤时意识丧失($P=0.05$)有关。关于色彩密度随时间变化,71%的患者($P=0.002$)随时间推移仍保持相同程度,而27%的患者（$P=0.002$）出现降低,2%的患者出现跌宕起伏。神经中枢对光敏感性的适应似乎是一个长期的过程。色彩使用可能抑制这种适应过程,而使用隐形眼镜可能促进这种适应过程。这些研究发现可能对轻型颅脑创伤患者光敏感性的临床治疗提供指导。

（彭定伟）

109. 颅脑创伤患者亲属中述情障碍对倦怠的影响

Katsifaraki M, et al. Brain Inj, 2014, 28(11): 1389-1395

　　虽然早期研究表明述情障碍和倦怠有一定的联系,但是该研究是首次探讨颅脑创伤亲属述情障碍和倦怠两个变量的关系。该研究目的是为了探讨亲属们经历倦怠的程度和述情障碍作为预处理因素、控制抑郁症以及应对策略的程度。从一个第三级头部创伤诊所中选取60名颅脑创伤患者亲属,这些亲属都完成了多伦多述情障碍量表-20、人类服务倦怠量表、爱沙尼亚COPE倾向性量表和贝克抑郁量表-Ⅱ。有情绪障碍的亲属组,在情绪衰竭的水平、降低的个人成就感和压抑感方面,要比没有情绪障碍的亲属组明显更高。描述情感困难和外部导向思维方式是情绪衰竭的重要预测因子,而确定情感困难和描述情感困难是人格解体的重要预测因子。为了减少倦怠导致患者与护理者关系不利影响的风险,必须在早期确定表现为述情障碍的亲属。

（彭定伟）

110. 女性退伍军人轻型颅脑创伤后卫生保健利用

Rogers TJ, et al. Brain Inj, 2014, 28(11): 1406-1412

　　轻型颅脑创伤对退伍军人来说是一个重要问题。性别差异在轻型颅脑创伤预后（如返回工作岗位）、症状的解决和心理健康的诊断方面已有报道。该研究的目的是为了描述诊断为轻型颅脑创伤后退伍军人卫生保健利用方面的性别差异。该研究回顾了2008年度共计12144名轻型颅脑创伤退伍军人的资料,以及他们在随后的时间里卫生保健利用情况。平均年龄（43.6 ± 17）岁,主要为男性（94.1%）。总体来说,轻型颅脑创伤女性在门诊利用方面要比男性多（平均48:37, $P \leqslant 0.001$）。调整分析表明,女性利用门诊方面要比男性高25%（IRR=1.25,95% CI: 1.17~1.33）。研究发现,由性别所致的门诊利用方面差异,这种差异的13.6%可以用其他因素来解释,如民族、年龄、婚姻状况、地理位置以及疾病负担。诊断轻型颅脑创伤后,男性退伍军人门诊利用方面要比女性少。性别和其他因素仅仅是所发现的一小部分差异的原因。因此,性别仅仅是轻型颅脑创伤后卫生保健利用差异方面的部分原因。

（彭定伟）

111. 轻型颅脑创伤患者随访模型和预测因子

Crandall M, et al. Brain Inj, 2014, 28(11): 1359-1364

　　该研究目的是为了明确影响轻型颅脑创伤患者随访的因素。在一个创伤中心,监测了连续199例轻型颅脑创伤患者在出院后1名颅脑创伤专家对其护理的建立情况。学科特征将影响到是否从事与颅脑创伤有关的特殊护理的决定,应用双变量统计计算决定该学科特征。

共随访了创伤中心119例（59.8%）常规的伤后护理情况。随访患者年龄较大（年龄＞40岁：OR=2.48，P=0.01，95% CI: 1.03~8.96），且住院时间长（住院时间＞3天：OR=2.99，P<0.001，95% CI: 1.33~7.67）。根据随访情况，确定有20例有持续的神经功能症状（16.8%），3例就诊了颅脑创伤专家（3.5%）。没有保险的患者在创伤中心随访的可能性和颅脑创伤专家对其建立护理的可能性明显降低（OR=0.76，P=0.01，95% CI: 0.62~0.95）。有保险强烈地预测出轻型颅脑创伤患者将在创伤中心随访和颅脑创伤专家为其建立护理。创伤中心伤后随访者是有持续症状的轻型颅脑创伤患者，表明创伤中心后随访对轻型颅脑创伤后遗症的筛选和转诊来说，是一个重要的场所。

（彭定伟）

112. 洞察力采访：一种测量颅脑创伤后意识缺失的新工具

Malouf T, et al. Brain Inj, 2014, 28(12): 1523-1541

意识缺失在颅脑创伤后很常见。然而，对伤后早期意识缺失的了解较少。该研究概述了一种新工具的发展——洞察力采访。该工具用于颅脑创伤后3个月通过不同领域（意识变化、缺失程度、当今和今后的功能性结果）来测量意识。至少为重型颅脑创伤的43例患者，他们委托的家庭成员以及主治医师，在住院期间都执行不同的洞察力采访方案。意识的测量有：①计算患者、他们的家庭被调查者以及临床医生对患者能力的评价之间的差异分数；②应用以采访为基础评价患者对采访问题的反应能力。患者在当今功能性结果领域中展示出最好的意识，根据被评估的领域，患者的意识是不尽相同的。研究结果发现了当今和今后损害性功能结果之间的差异的证据。差异分数和以采访为基础的评价有很好的一致性。研究结果展示出了足够的可靠性和正确性。洞察力采访是一种实用的和有效的测量颅脑创伤后急性期意识的工具，同时也突出了意识取决于被评估的领域。

（彭定伟）

113. 颅脑创伤慢性患者中，认知和从受损伤的扣带回到脑干胆碱核群的神经连接的关系

Yoo JS, et al. Brain Inj, 2014, 28(10): 1257-1261

该研究应用弥散张量纤维素成像（DTT），研究颅脑创伤患者中认知和从受损伤的扣带回到脑干胆碱核群的神经连接之间的关系。353例颅脑创伤患者中，20例慢性患者在弥散张量纤维素成像上显示从基底前脑处的双侧前扣带回终止了，这20例慢性患者纳入了该研究。韦氏智力量表和记忆评估量表（MAS；短期、语言的、视觉的和总体记忆）用于评估认知。根据是否存在受损伤的扣带回到脑干胆碱核群之间的神经连接，将患者分成两组。8例有从受损伤的扣带回到脑干胆碱核群之间的神经连接，该部分患者在记忆评估量表上要比没有该类神经连接的12例，表现出更好的短期记忆（P<0.05）。然而，神经心理学测试的其他结果未见明显的差异性（P>0.05）。存在从受损伤的扣带回到脑干胆碱核群之间的神经连接的患者有更好的短期记忆，这似乎归因于存在胆碱能神经通过神经连接而不是受损伤的前扣带回来支配大脑皮层。神经连接似乎在获取胆碱能神经支配方面可代偿受损伤的前扣带回。

（彭定伟）

114. S-100β不能预测轻型颅脑创伤的预后

Ryb GE, et al. Brain Inj, 2014, 28(11): 1430-1435

S-100β是中枢神经系统损伤的标记物,为证明S-100β不能预测轻型颅脑创伤(mTBI)预后,假设以伤前、受伤原因和S-100β为基础可以预测轻型颅脑创伤中长期预后(如伤后3个月、6个月及12个月,和返回工作或学校)。在1级创伤中心,颅脑CT有异常且需要干预、局部神经功能缺损、癫痫和记忆缺失24小时以上,有上述情况的轻型颅脑创伤患者以及重型损伤或复合伤患者纳入该研究。获得S-100β测量方法和脑震荡症状列表。随访后(3~10天、3个月、6个月和12个月)对有症状者和返回工作或学校者进行重新评估。预后包括随访后有症状者数量以及返回工作或学校情况。应用卡方检验、线性和逻辑回归模型,$P<0.05$为差异有统计学意义。150/180受试者有S-100β。11%受试者在伤后12个月不能返回工作或学校。S-100β水平和随访后有脑震荡症状情况不相关。另外,S-100β水平和返回工作或学校情况不相关。在轻型颅脑创伤中,S-100β水平与长期脑震荡症状以及不能返回工作或学校没有相关性。

(彭定伟)

115. 创伤后垂体功能减退症状患者生活质量

Nourollahi S, et al. Brain Inj, 2014, 28(11): 1425-1429

垂体功能减退症是颅脑创伤患者常见并发症。颅脑创伤和垂体功能减退症都能导致复杂的认知和情感缺失。该研究目的是为了探讨颅脑创伤后垂体功能减退症(PTH)患者生活质量和认识内分泌紊乱对颅脑创伤患者总体预后,包括收入能力的影响。研究方法: 回归性分析临床资料。对97例颅脑创伤后有症状患者进行筛查颅脑创伤后垂体功能减退症。应用SF-36(一个标准的生活质量调查表)来检测结果,并对有无颅脑创伤后垂体功能减退症两组进行比较。对6个月激素替代(必须时)患者进行SF-36重新评估。46例诊断为颅脑创伤后垂体功能减退症(47.5%)。与对照组比较,所有患者生活质量都明显减低。颅脑创伤后垂体功能减退症患者生活治疗明显更低,但收入能力没有明显差异。虽然两组SF-36结果没有统计学差异,但是激素替代治疗后患者结果更好。垂体功能减退症在颅脑创伤后很常见。颅脑创伤后垂体功能减退症更进一步减低生活质量,但不影响收入能力。激素替代可能提高颅脑创伤后垂体功能减退症患者生活质量,但是还需更进一步研究。

(彭定伟)

116. Ⅰ级城市创伤中心中违反医嘱出院的急性颅脑创伤患者的特点

De Guise E, et al. Brain Inj, 2014, 28(10): 1288-1294

目的: 预测哪些特征与有可能违反医嘱(against medical advice, AMA)出院的急性颅脑创伤患者有关联。方法: 该研究对5642例符合MUHC-MGH的颅脑创伤诊断程序的病例进行回顾性分析。观察指标为住院时间(length of stay, LOS)、扩展的格拉斯哥预后评分

（the extended glasgow outcome scale，GOSE）以及功能独立性评定（functional independence measure，FIM）。结果：AMA出院的患者为1.9%（*n*=108）。年龄与AMA出院率成反比（95% CI OR=[0.966,0.991]）。有药物滥用史的AMA出院患者比受伤之前没有药物滥用史的患者多2倍有余（95% CI OR=[1.172；3.314]），无家可归的AMA出院患者更是比有家庭的患者多3倍（95% CI OR=[1.260；7.138]）。AMA出院患者的住院时间更短（*P*<0.001）并显示有较好的预后（GOSE：*P*<0.001；FIM：*P*=0.032）。结论：了解Ⅰ级城市创伤中心中违反医嘱出院的急性颅脑创伤患者的特点将有助于根据患者需求、价值观和伤前心理状况制订更有效的治疗策略以帮助他们完成住院疗程。

（杨细平）

117. 大学生颅脑创伤患病率及就医率调查：一项试点研究

Krause M, et al. Brain Inj, 2014, 28(10): 1301-1310

目的：本试点研究旨在确定大学生人群的颅脑创伤的患病率，并比较有颅脑创伤病史和没有颅脑创伤病史学生的常见颅脑创伤症状以及两者的就医时间。方法：通过校园网电子邮件招募志愿者并在线完成问卷调查，采集信息包括是否有颅脑创伤病史、临床症状及就医信息。结果：在201名大学生中，55.7%无颅脑创伤病史或住院史，27.9%无颅脑创伤病史但有住院史，16.4%有颅脑创伤病史。各组间的生理及心理症状（如眩晕、交流障碍）差异均有统计学意义。健康和颅脑创伤组的临床症状明显多于住院治疗组，但前两者之间并无差别。大多数志愿者报告并无就医史，并且就医组与非就医组相比，临床症状的平均数量也并无差异。大部分大学生表示颅脑创伤病史及相关临床症状并不会影响其学业。结论：影响大学生颅脑创伤的就医因素还需要进一步的研究。

（杨细平）

118. 症状评估方法影响认知、情感和躯体性类脑震荡后症状发生的基础几率

Edmed SL, et al. Brain Inj, 2014, 28(10): 1277-1282

目的：确定评估方法是否影响类脑震荡后症状的类型。方法：志愿者为73名澳大利亚在校大学生（男性=24.14，SD=8.84；75.3%的女性），无轻型颅脑创伤史（mild traumatic brain injury，mTBI）。所有志愿者在2周之内完成开放式问卷、面试和标准化检查表BC-PSI（British columbia post-concussion symptom inventory，英国哥伦比亚脑震荡后症状详表）。结果：采用问卷调查和标准化检查表所采集的信息显示认知症状出现的频率远远低于情感症状（free report：*P*<0.001；checklist：*P*<0.001）和躯体症状（free report：*P*<0.001；checklist；*P*=0.004）。然而，面试所采集的信息则显示认知和躯体症状出现的频率低于情感症状（both *P*<0.001）。采用问卷调查时，没有志愿者的症状涵盖了全部3类症状，而采用标准化面试和标准化检查表的方法时，分别有75%和90%的志愿者所报告的症状涵盖了全部3类症状。结论：之前的研究表明症状评估方法会影响类脑震荡后症状的报告数量，而该研究表明，评估方法还会影响类脑震荡后症状的类型。

（杨细平）

119. 用频谱功率、溯源分析和微观状态量化"轻型"闭合性脑损伤的慢性损伤: 与经典神经心理学测验的相关性

Corradini PL, et al. Brain Inj, 2014, 28(10): 1317-1327

目的: 探讨数年后"不能适应"的轻型闭合性脑损伤患者的神经心理损伤和定量脑电图频谱功率、脑电信号溯源分析(标准低分辨率电磁断层扫描standard low-resolution electromagnetic tomography, sLORETA)、微观状态持续时间之间的量化关系。方法: 对轻型闭合性脑损伤后6年(平均)以上患者的神经心理损害进行评估,使用经典心理测试、定量脑电图(quantitative electroencephalo-graph, QEEG)检测、s-LORETA指标和微观状态持续时间4种方法并对其结果进行比较。结果: 轻型闭合性脑损伤后中至重度神经心理障碍的典型表现为较短的微观持续状态、α频段及尾侧区的θ和δ频段均降低。微观持续状态的类型、脑电信号来源及频段上均有显著性的差异。结论: 在神经心理损害评估的方法中,需要几十个小时收集信息的经典心理测试和最多需要30分钟的大脑活动现代构型分析方法间具有系统关联性,提示后者可能在轻型闭合性脑损伤患者伤后数年的功能障碍定位及提供潜在的治疗靶点方面更具优势。

(杨细平)

120. 轻型颅脑创伤后的持续性后果: 一项5个急诊科联合的纵向研究的结果

Kraus JF, et al. Brain Inj, 2014, 28(10): 1248-1256

目的: 该研究旨在报告轻型颅脑创伤(mild traumatic brain injury, mTBI)后出现的持续性后果,包括脑震荡后遗症、就医情况及社交能力障碍。方法: 采用双向性队列研究的方法,选择mTBI急诊患者和对照组的无颅脑创伤的急诊患者,收集其急诊过程中及出院后3个月和6个月的脑震荡后综合征问卷(rivermeadpost-concussion symptoms questionnaire, RPQ)结果、就医情况及社交能力障碍等信息。"持续性"意味着出院后3个月和6个月随访时仍坚持对上述测量指标作出反馈,并对测量指标进行人口统计学分析描述。结果: mTBI急诊患者出院后的3~6个月其RPQ平均得分和症状均多于无颅脑创伤的对照组。mTBI急诊患者出院后也更容易继续接受医疗服务,并且也更容易出现社交能力障碍。结论: 该研究结果表明轻型颅脑创伤后,患者确实会受到病痛的持续困扰,至少持续3~6个月。但这些症状的特异性还需要通过与对照组对比进行进一步的分析。

(杨细平)

121. 轻型颅脑创伤后大脑运动皮层功能的急性改变及纵向变化

Miller NR, et al. Brain Inj, 2014, 28(10): 1270-1276

目的: 评估轻型颅脑创伤(mild traumatic brain injury, mTBI)后大脑运动皮层兴奋性和抑制性离子的急性期及纵向变化。方法: 对相关纵向资料进行配对病例对照设计来检测皮质兴奋性和抑制性,研究对象中病例组包括15例轻型颅脑创伤患者(平均年龄20.8 ± 1.2岁)和配对15例无颅脑创伤者(平均年龄21.1 ± 1.3岁)作为对照组与之匹配。各组在伤后72小时、

1周、2周、4周和8周接受经颅磁刺激（transcranial magnetic stimulation，TMS）检测静息运动阈值（resting motor threshold，RMT）、运动诱发电位峰间振幅（motor evoked potential peak-to-peak amplitude，MEPamp）以及第一背侧骨间肌皮质静息期（cortical silent period，CSP）的持续时间。结果：两组间在伤后72小时所检测的RMT（$P=0.10$）或MEPamp（$P=0.22$）均无统计学差异，之后随访的近2个月内的各检测时间点的结果差异也无统计学意义（$P \geqslant 0.68$），提示了两组间具有相似的大脑皮层兴奋性。而mTBI组CSP的持续时间在伤后72小时（$P=0.03$）及其后2个月内的恢复期（$P=0.009$）均大于同期对照组，显示mTBI组的大脑皮层抑制更明显。结论：该研究结果表明mTBI似乎对皮质兴奋性影响甚微，但对皮质抑制性具有急性和长期的影响。

（杨细平）

122. 重型颅脑创伤男性患者的激素水平对住院死亡率的影响

Hohl A, et al. Brain Inj, 2014, 28(10): 1262-1269

目的：颅脑创伤（traumatic brain injury，TBI）急性期的水平变化在文献中均有描述。该研究的目的在于探讨严重TBI男性患者急性期几种血浆激素水平与住院死亡率的相关性。方法：选择就诊的严重TBI男性患者60例，检测其伤后10小时及30小时外周血促甲状腺激素（thyroid stimulating hormone，TSH）、促黄体生成素（luteinizing hormone，LH）、促卵泡生成素（follicle-stimulating hormone，FSH）、生长激素（growth hormone，GH）、游离甲状腺素T4（free T4）、皮质醇（Cortisol）、胰岛素样生长因子1（insulin-like growth factor-1，IGF-1）及总睾酮（Testosterone）等激素水平，并记录住院死亡率情况，研究两者之间是否存在独立联系。结果：3.6%~73.1%的患者具有至少一个激素水平的异常（at least one hormonal level abnormality was demonstrated in 3.6%~73.1% of patients）。多元逻辑回归分析显示伤后10小时（OR=3.7，95% CI: 0.8~16.3，$P=0.08$）及30小时（OR=3.9，95% CI: 0.9~16.7，$P=0.06$）正常或升高的LH水平会增加住院死亡风险。同时发现瞳孔异常和低格拉斯哥昏迷评分（glasgow coma score，GCS）也是患者住院死亡的独立危险因素。结论：虽然严重TBI患者急性期血浆激素水平变化很常见，但是该研究显示除了LH，其他激素的变化水平与男性患者住院死亡率之间的相关性并无统计学意义。

（杨细平）

123. 奥地利本地居民与外地游客因颅脑创伤入院情况的比较

Mauritz W, et al. Brain Inj, 2014, 28(10): 1295-1300

目的：该研究的目的在于比较奥地利本地居民与外地游客因颅脑创伤（traumatic brain injury，TBI）入院的流行病学特点。方法：所用数据来源于奥地利统计局提供的2009~2011年间因TBI入院的患者资料（ICD-10的编码为S06.0-S06.9），奥地利外地游客信息可从www.statistik.at检索（游客数量、滞留时间）。利用所搜集数据对奥地利本地居民与外地游客的年龄、性别、受伤机制、季节和死亡率进行对比分析。结果：游客占总分析人数的3.9%，占总TBI病例的9.2%。住院率分别为：奥地利居民292/（100000·年）和游客727（100000·年）。男女比例分别为：奥地利居民1.39:1，游客1.55:1。本地居民病例的年龄大于游客（平均年龄41岁 vs. 28岁）。本地居民病例季节的分布较为均匀，而75%的游客病例发生在冬季和春季。本地居民TBI的最常见原因是交通事故,而几乎一半的游客TBI是运动伤造成的）。游客的住院死亡率低于本地居民的住院死亡率(0.8%vs. 2.1%)。结论: 游客运动伤相关的TBI给奥地利医院造成了重大工作负载,更好的预防是必要的。

（杨细平）

124. 白介素-6、8和10水平的升高与重型颅脑创伤预后的相关性分析

Ferreira LC, et al. Brain Inj, 2014, 28(10): 1311-1316

目的: 神经创伤存在细胞因子的参与,但细胞因子水平是否影响重型颅脑创伤(severe traumatic brain injury, sTBI)后的临床转归仍存在争议。该研究的目的在于探讨细胞因子水平(IL-1β、IL-6、IL-8、IL-10、IL-12p70及TNF-α)是否与sTBI的预后（死亡或生存）有关。方法: 对24例男性sTBI患者进行前瞻性观察: 采集患者进入重症监护室(ICU)时及之后24、48小时的静脉血标本,流式细胞术检测血浆细胞因子水平。结果: sTBI的死亡率为42%,与对照组相比, sTBI患者血浆中除IL-1β,检测的其他细胞因子水平均升高,而最终死亡的sTBI患者入ICU时及24小时后的血浆IL-10、IL-8和IL-6的水平明显高于最终幸存的患者,而两亚组的IL-1β、TNF-α和IL-12p70的水平并无明显差别。结论: 该研究结果表明,升高的血浆IL-10、IL-8和IL-6水平或可成为sTBI患者不良预后的早期预测指标。

（杨细平）

125. 探索颅脑创伤研究参与者的研究经验

Theadom A, et al. Brain Inj, 2014, 28(7): 995-1002

目的: 通过研究颅脑创伤(traumatic brain injury, TBI)研究参与者的亲身感受和体会以期确定影响参与者的因素。方法: 采用半结构式访谈法收集了30人(15人为TBI研究的参与者,15人曾拒绝参与研究或没有入选参与研究)的关于研究的亲身感受和体会资料,将访谈录音资料逐字转录并分析。结果: 研究参与者的亲身感受和体会受研究者以及参与体验的强烈影响,包括研究的时间、操作过程、对研究的理解及研究后续处理(如接受新的治疗方案或获得报销)。人们想要有权自己决定是否参与TBI后的研究。结论: 该研究结果给了脑创伤研究领域的研究过程及研究者一些启示,并且建议增加研究经验。

（杨细平）

126. 对颅脑创伤恢复期患者行为问题进行积极心理学干预的探索

Andrewes HE, et al. Brain Inj, 2014, 28(7): 965-971

目的: 该研究的目的是在神经康复医院探讨运用积极心理学干预措施改善颅脑创伤(traumatic brain injury, TBI)恢复期患者的情绪和自我意识的可行性和有效性。方法: 10例TBI患者随机分为干预组和对照组,第一项干预的有效性评估通过在基线、直接干预后及12周后整个项目结束时以 "生活中三个积极的事情" 用塞利格曼的真正幸福指数(Seligman's authentic happiness index, AHI)来完成。第二干预是通过在基线及12周后整个项目结束时用脑损伤语义区分量表(the head injury semantic differential scale, HISDS)评估优势行动价

值。结果：干预组的AHI指数在直接干预后及12周后整个项目结束时均高于基线和对照组，虽然后者的增高并无统计学意义。第二干预的HISDS并没有显示出干预组从现在、未来和过去看有明显的自我意识的改善和自我极化的改善。事实证据表明干预后有明确的情绪改善。结论：这项研究显示了积极心理学干预措施的有效性和在医院机构内应用这种疗法时提高可行性的良好前景。

（杨细平）

127. 颅脑创伤后早期会话话语能力：一项急性预测研究

LeBlanc J, et al. Brain Inj, 2014, 28（7）: 951-958

目的：迄今为止，颅脑创伤（TBI）后急救阶段的关于沟通和会话话语熟练程度的研究鲜见报道。该研究的主要目的是考察TBI后会话能力损伤以预测早期疗效以及探索影响会话能力的因素。方法：采集一家三级急性创伤中心3周内195例成年TBI患者Protocole Montréal d'évaluation de la communication（D-MEC）谈话语段检查表的结果，并用残疾程度评分（disability rating scale, DRS）、扩展的格拉斯哥预后评分（the extended glasgow outcome scale, GOS-E）及最终的出院情况评估疗效。结果：线性回归结果表明DRS得分的50%由D-MEC总分、年龄和初始GCS评分决定。总D-MEC得分越高、越年轻、初始GCS评分越高的患者其DRS得分越低，就意味着其有更好的预后。此外，D-MEC得分能够预测GOS-E的中度和重度残疾类别及能够康复的几率（$P<0.05$）。结论：该研究结果为指导医护专业人员预测TBI患者的早期疗效提供了新的参考信息。

（杨细平）

128. 轻型颅脑创伤中的视觉眼追踪：眼球运动训练的效果

Thiagarajan P, et al. Brain Inj, 2014, 28（7）: 930-943

目的：通过与安慰剂对照培训组（placebotraining, P）比较，在眼球运动训练（oculomotor training, OMT）前后对轻型颅脑创伤（mild traumatic brain injury, mTBI）患者进行眼球运动的一系列的客观评估。方法：选取12例患有基于眼球运动障碍的近视症状的mTBI患者（平均年龄29±3岁），分别在OMT训练（固定、可预测扫视、模拟阅读）前后和P训练前后（训练共持续6周，每周2次，每次45分钟）客观记录眼球运动情况。结果：经过OMT训练后，患者凝视时眼球运动障碍明显减少（$P<0.05$），扫视范围从水平和垂直方向上都有所扩展（$P<0.05$），模拟阅读的扫视率和多行模式均显著降低（$P<0.05$）。而经过P训练后，各项指标均无明显变化。结论：该研究结果显示mTBI患者经过OMT训练后其扫视的韵律性、准确性和顺序性均得到了改善，说明OMT训练能够多方面显著改善视觉眼追踪能力。

（杨细平）

129. 爆震性颅脑创伤调查

Taylor PA, et al. Brain Inj, 2014, 28（7）: 879-895

目的：部署在伊拉克和阿富汗的许多部队伤员都有非致命距离爆炸引起的闭合性脑损

伤。然而,对爆炸引起的颅脑创伤(traumatic brain injury,TBI)的相关机制却所知甚少。该研究试图确定由爆炸所产生的大脑内的集中应力波能量与持续性脑损伤阈值间的关系。方法:该研究使用经验证的一组造建模工具来模拟颅脑受到的爆炸载荷,使用这些工具,可模拟由爆炸引起的早期颅内波能量所致的局灶性脑损伤。结果:利用该模型可预测分析构成波能量的3种不同的成分,其中两个——空穴现象和剪切力,与损伤诱发机制有关。此外,结果表明这些破坏性的能量成分的空间分布是独立于爆炸方向的。结论:该研究结果有助于将模拟预测与临床处理联系起来,并可指导保护性头盔的研发。

（杨细平）

130. 运动员脑震荡的披露与否: 社会生态学范畴的回顾及应用
Kerr ZY, et al. Brain Inj, 2014, 28(8): 1009-1021

目的: 该研究旨在总结影响运动员的运动相关脑震荡信息披露与否的相关因素,以及脑震荡在社会生态学范畴内的研究范围以确定当前相关研究的不足。方法: 利用电子数据库搜索用英语写的、发表在2013年10月披露脑震荡及脑震荡相关的文献,力求纳入的文献广泛且全面。结果:30项研究大多数来源于美国。随机抽取10所中学和9所大学的运动员(n=21)、教练(n=9)。所确定的脑震荡不被披露的原因依据社会生态学体系分为4个层次: 个人的内在特质(如缺乏知识、内在的压力、性别、脑震荡史; n=20); 人际关系(如别人的知识/态度、外部压力、外部支持; n=15); 环境(如是否有脑震荡预防措施、体育文化; n=4); 政策(如脑震荡相关法规; n=3),但没有研究包括了全部4个水平。而影响运动员的运动相关脑震荡信息披露与否的相关因素尚没有研究涉及。结论: 这项研究显示了在该领域,与环境和政策相比,研究者们更重视个人的内在及人际因素。

（杨细平）

131. 奥地利1980~2012年由于创伤性脑损伤死亡人数
Mauritz W, et al. Brain Inj, 2014, 28(8): 1096-1101

该研究的目的是了解1980~2012年奥地利由于TBI导致死亡的变化和明确其造成原因。统计学资料收集1980~2012年由于TBI造成死亡的人数。资料包括各年龄组患者死亡时间(年、月)、年龄、性别、住院原因和受伤机制。计算各年龄组男女患者死亡率,评估TBI受伤机制变化。交通事故所致死亡率由62%降至9%。年轻TBI患者死亡率明显降低,由高处坠落致伤的老年患者死亡率维持不变。在所有TBI患者中坠落伤成为主要原因,比例由22%增高至64%。因此致死性的TBI患者平均年龄增加20岁,<60岁患者死亡率从71%降至28%。另一主要原因是持枪自伤,其比例由10%提高至28%。结果证实最好的防护就是防止老年人的坠落及自杀。

（令狐海瑞）

132. 在印第安及黑人社区,暴力是导致其创伤性脑损伤主要原因
Linton KF, et al. Brain Inj, 2014, 28(8): 1076-1081

该研究的目的是对比不同的种族、性别、年龄导致TBI的原因,进而了解TBI人口统计学

特征。其次分析2008~2010年美国亚利桑那州、亚洲及其他种族18868例TBI患者,收集患者是0~79岁的白人、黑人及印第安人组成。通过较差制表、卡方及逻辑回归分析。标准差结果提示在相同性别及年龄组($P<0.01$)印第安人及黑人的TBI更倾向于暴力所致。逻辑回归结果提示相对于白人,印第安人(OR=3.13)、黑人(OR=1.95)及其他民族(OR=1.56)患者遭受暴力所致TBI具有明显高的几率($P<0.01$)。此外女性(OR=0.40)、儿童(OR=0.75)及老年人(OR=0.17)所遭受暴力性TBI几率较低($P<0.01$)。针对遭受暴力的印第安人及黑人患者更鼓励其接受评估及治疗。

(令狐海瑞)

133. TBI后性功能与就业率相关性

Bellamkonda E, et al. Brain Inj, 2014, 28(8): 1063-1069

该研究的目的是明确创伤性脑损伤(TBI)患者性功能与就业率之间是否存在相关性。对于一项集体进行描性的横断面研究,146例讲英语的、对该研究结果无影响的神经精神病社区成人被纳入TBI模型系统性研究资料或收录2004~2006年芝加哥康复研究所第一诊断为TBI患者。收集资料包括就业率、平均年收入、Derogatis访谈性功能的自我评分(DISF-SR)及子量表评分和全球性满意指数(GSSI)。通过比较发现,被雇佣者、失业者、学生/志愿者GSSI评分无显著差异($P=0.20$);然而,低收入者GSSI评分具有密切相关性($P=0.09$)。失业者相对被雇佣者DISF-SR性认识评分更低。研究发现失业者与就业者相比存在极低的DISF-SR性认知亚组评分($P=0.09$)。年收入较低的者存在更低的DISF-SR总分($P=0.06$)、性认知/幻想($P=0.07$)、性高潮和射精($P=0.003$)、性欲和关系($P=0.01$)得分。低质量的性功能和满意度出现在TBI患者和即将失业或低收入人员。需要努力提高TBI患者和潜在影响失业或经济压力的康复专业人员对性功能和满意度的认知。

(令狐海瑞)

134. 急诊科的社会干预工作对于轻度创伤性脑损伤:一项初步研究

Moore M, et al. Brain Inj, 2014, 28(4): 448-455

为初步确定急诊科(ED)社会干预工作对于轻型创伤性脑损伤(SWIFT-Acute)饮酒、社会功能、抑郁、焦虑、脑震荡后症状,创伤后应激障碍的可接受性和有效性。该研究纳入轻型创伤性脑损伤后(mTBI)行头颅CT检查,同时24小时内从1级创伤中心急诊科出院的64例患者。通过队列研究比较创伤后3个月SWIFT-Acute组($n=32$)和常规治疗组($n=32$)结果。SWIFT-Acute干预包括饮酒后症状和减少饮酒应对策略、保障的教育,同时包括对恢复过程和后续指导的教育。酒精使用障碍的识别测试(AUDIT)、社区整合问卷(CIQ)、患者健康问卷、Rivermead脑震荡后症状问卷、创伤后应激障碍量表的接受及使用的调查。CIQ通过配对t检验证实SWIFT-Acute组保持受伤前的社区功能;常规治疗组在其功能明显降低。两组报道AUDIT显示创伤前饮酒存在"危险"。Wilcoxon符号秩检验证实SWIFT-Acute组显著减少饮酒,常规治疗组则不能。两组显著增加医疗服务使用。其他措施未发现明显统计学差异。可接受性评级非常高。对于患者而言SWIFT-Acute是可以接受的。这是减少酒精使用和预防功能下降有效性的初步证据。未来的随机研究是必要的。

（令狐海瑞）

135. 基于游戏的虚拟现实对继发性TBI的体位和协调异常治疗：一项初步研究

Ustinova KI, et al. Brain Inj, 2014, 28(4): 486-495

该研究目的是测试虚拟现实(VR)的游戏治疗在个人脑损伤创伤后纠正姿势和协调异常的有效性。治疗是利用Xbox Kinect传感器,并且采用交互式定制VR游戏和场景。这项研究是一项试点项目,采用Ⅱ期临床试验的结构。15例与平衡和运动协调障碍相关的轻至中度慢性损伤参与者,参加15个阶段,每次持续50~55分钟,预定每周2~3次,超过5~6周。参与者完成最终一阶段实验后立即进行评估,同时应用一系列的临床试验(测量姿势的稳定性、步态和协调)和运动性随访1个月。运动参数是通过Xbox Kinect传感器记录运动数据,再行计算,包括臂腿协调、精度、动态稳定性。静态和动态姿势的稳定性以及步态和手臂运动得到改善,这些效果能够在治疗间歇期持续存在。为生产具有成本效益的目标,这些结果将被用于提高虚拟现实程序以方便和易于个性化的治疗方法。试点数据将被用于设计一项更大范围的临床试验。

（令狐海瑞）

136. 创伤性脑损伤后面部及声音影响的识别

Zupan B , et al. Brain Inj, 2014, 28(8): 1087-1095

目的: 创伤性脑损伤(TBI)患者面部表情识别的研究已经证明这是一项重大的问题。同样,声音影响的识别也具有挑战性,但几乎无人知道与其他形式对比这种形态的强度。这项研究是比较中度至重度TBI患者高、低强度的情绪表达在面部和声音影响的识别。方法: 对203名TBI参与者行DANVA-2(成人脸; 声音)诊断性分析。结果: 确定成人TBI患者声音情感表达比面部情感表达更为准确。受损后面部影响识别确定占据参与者的34%,22%被归类为有声影响识别,15%显示两种形态同时存在。两种形态中,与高强度情感表达相比,鉴别低强度情感表达时参与者准确性更低。快乐的面部表情明显比其他任何情绪都易于鉴别。情感类的声音表达处处存在错误。结论: 在中至中度TBI患者的这个样本中,受损后面部面部表情影响的程度显著大于声音影响。结果提示低强度的情绪表达是特别有问题的,积极的情绪表达存在明显优势。

（令狐海瑞）

137. 中至重度创伤性脑损伤年轻参与者言语流畅性的成分分析

Cralidis A , et al. Brain Inj, 2014, 28(4): 456-464

主要目的: 研究年轻参与者有无创伤性脑损伤的音位和语义流畅性表现。研究设计: 组间比较。方法和步骤: 25例中至重度TBI患者和25例无脑损伤(NBD)参与者进行音位和语义流畅性任务。对反应进行定量和定性分析。主要成果及结果:与对照组相比,中至重度TBI年轻患者产生更少的正确词语和子类别的流利性。对于动物语音范畴,它所产生的正确单词总数量与任务种类开关数量呈正相关。结论:与对照组比较,在言语流畅性的条件下中至重度TBI参与者产生更少正确的词语,这些差异在音位条件下更明显。与对照组比较,中至重度TBI参与者在流畅任务情况下很少停顿,而只有在音位任务下产生不流畅。与以往调查不同,这些结果显示音位任务下年龄相关性比语义任务下更为降低。

（令狐海瑞）

138. 爆炸伤性脑损伤急性期: 急性应激反应部分介导意识丧失与症状的关系

Norris JN , et al. Brain Inj , 2014 , 28(8): 1052-1062

　　主要目的:比较爆炸相关轻型创伤性脑损伤(mTBI)患者伴或不伴随意识丧失(LOC)临床症状。研究设计:临床医师接诊遭受爆炸72小时以内相关的mTBI美国军事人员(n=210),同时继续随访48~72小时。方法和步骤:人口统计,脑震荡后症状,急性应激反应(ASR)和简单反应时间,数据均来自自动神经心理学评估指标(NAM)。主要成果及结果:相对于无意识丧失患者,伴随意识丧失这更易于出现明显ASRS。在第一次受伤后的访问,LOC主要是入睡困难,相关的听力损失,记忆问题和更多的症状。后续分析探讨是否ASR影响症状差异。调整ASR后LOC与症状差异统计学关系降低(即减少的比率)。在随访中,入睡困难与LOC存在相关性,无论ASR调整前后。ASR和LOC同时存在的患者,其简单反应时间最慢。结论:结果表明,ASR可能部分介导爆炸相关mTBI急性期症状和认知功能障碍。未来的研究是必要的。

（令狐海瑞）

139. 意识障碍患儿自身相关刺激因素的神经功能影像学

Nicholas CR , et al. Brain Inj , 2014 , 28(8): 1135-1138

　　通过功能神经影像学(fMRI)研究发现,意识障碍患者自身存在保护性神经活动。多数研究只注意意识障碍的成年人,而很少报道意识受损的小儿发育期大脑的保护活动。病例研究:此研究目的是通过fMRI评估机动车事故后18个月持续最小意识状态的TBI和缺血缺氧性脑病患儿自身相关性神经活动(事物名称及相似声音)。对比发现听见事物名称冲动源于右侧额中回,而听见熟悉声音冲动源于缘上回。结论:此研究为fMRI作为评估意识障碍患儿保护性认知功能的方法提供初步证明。

（令狐海瑞）

140. 创伤性脑损伤中几种预后工具比较包括S100β

Lesko MM , et al. Brain Inj , 2014 , 28(7): 987-894

　　主要目标:确定哪种工具(模型、生物标记物或几种联合)对创伤性脑损伤(TBI)预后存在确切预测。设计和方法:收集100例患者相关资料并分析,TBI预后模型B是在创伤审计和研究网络(TARN)基础上构建而成,涉及相关资料组,同时S100β附加其上。另一种模型构建只包括S100β。随后其他重要预测因素也被应用于预测能力的改善。这种措施是仅存并且有利的。结果:预后模型或S100β独立存在时是无明显差异的。S100β联合预后模型可明显提高结果[e.g. AUC, R(2)Nagelkerke和TARN模型B比例分级预测患者存活分别从0.66、0.11和70%到0.77,0.25和75%]。相同的,附加其他预测因素的S100β预测能力也提高存活预测[e.g. AUC(0.69 vs. 0.79), R(2)Nagelkerke(0.15 vs. 0.30),比例分级(73%vs. 77%)]。结论:目前临床预测联合一种生物标记可能是更好的预后预测工具。

(令狐海瑞)

141. 儿童/青少年和成人严重创伤性脑损伤后认知恢复: 类似的积极结果,但不同的基本途径?

Tavano A, et al. Brain Inj, 2014, 28(7): 900-905

主要目的:年轻的时候严重创伤性脑损伤(sTBI)能对认知起保护作用吗?为回答这个问题,作者比较了学龄儿童/青少年和年轻成人患者的中期和长期恢复阶段神经心理学特征的(sTBI后6个月和12个月)。方法和步骤:对28例儿童/青少年和26例临床匹配的成年人实施考核,主要包括一般智力、注意力、执行功能、视知觉测试、视觉空间和视觉构建能力。对昏迷时间及急性期后格拉斯哥预后评分(GOS)评分进行一系列的回归预测变量分析。主要成果及结果:儿童/青少年和成年人在大多数方面同样有所改善,除了空间和视觉构建技能,而儿童/青少年阶段次能力是较差的。智商和视知觉得分是预测昏迷持续时间的主要措施。GOS评分可显著预测言语智商,持续关注,视觉构建和长期记忆能力。在两个年龄组进行昏迷时间预测执行功能。结论:①没有发现年轻sTBI患者具有神经保护效应的证据;②昏迷持续时间和GOS评分可分别预测儿童/青少年和成年人神经心理康复。这表明sTBI后不同年龄组存在潜在的恢复进程。

(令狐海瑞)

142. 创伤性脑损伤后1、2、5年就业几率轨迹的多层次模型与就业稳定性

Forslund MV, et al. Brain Inj, 2014, 28(7): 980-986

主要目的:采用多层模型和多元逻辑回归分析来检验TBI后第一项5年就业几率轨迹和稳定性。研究设计:纵向队列研究。方法和步骤:对挪威东南部地区创伤治疗中心105例中至重型颅脑损伤者进行伤后随访1、2和5年。主要成果及结果:损伤后1、2和5年就业,就业状况被分为就业和失业,就业稳定性分为稳定就业、不稳定就业和失业。单身,受伤前失业,蓝领职业,住院患者较低的格拉斯哥评分和更长时间的伤后失忆都与失业存在显著相关性。此外,低GCS、住院时间更长的年轻PTA患者,与就业稳定性呈负相关。结论:针对伤后统计学人口和损伤特点确定的这些目标患者给予更广泛的随访和职业稳定,帮助改善就业是明智的。

(令狐海瑞)

143. 创伤性脑损伤后的决策受损: 爱荷华赌博任务

Cotrena C, et al. Brain Inj, 2014, 28(8): 1070-1075

概述: 该研究的目的是利用爱荷华赌博任务(IGT)探讨曾经经受TBI和健康者之间不同的决策(DM)能力,控制因素包括年龄、教育、性别。方法: 110名参与者中,有一半的人有严重的或轻微的脑外伤病史,完成了IGT。结果: 对照参与者与TBI患者的损伤后总净得分、受损评分,挑选来自每个样本的人数和是否损伤其能力的区分都存在差异。有无额叶损伤的轻型或重型TBI患者其IGT完成无显著差异。结论: TBI患者无论病变部位和严重程度,在完成IGT时DM能力都是较差的。该手段被证明在额叶及额叶以外的病变是同样敏感的,并不能区分轻度和重度TBI患者。

(令狐海瑞)

144. 中型创伤性脑损伤对新鲜事物夸大反应的亚临床结果

Suchy Y, et al. Brain Inj, 2014, 28(7): 972-979

目的: 评估曾经mTBI亚临床认知功能障碍的患者对新鲜事物夸大反应的行为标志。背景和假说: 尽管传统神经心理评估其行为正常,但mTBI患者集体仍存在认知困难。mTBI后轻微神经影像学异常仍可致其主观不适。然而行为学异常的证据仍是有限的。该研究是检测mTBI患者是否对新鲜任务的行为反应(NE)是夸大的。假说是曾经经受mTBI患者相对于对照组将展现出明显NE,尽管传统神经心理学上认为其是正常行为。方法: 38名曾经mTBI的男性刑事违法者完成半结构式访谈,传统神经心理测试和量化NE的电脑自动化任务。结果: 正如料想的,曾经mTBI患者尽管在传统神经心理测试实验中无明显组间差异,但仍展现出明显NE。大量伤者与NE反应存在积极相关性,而与传统无关。结论: NE反应增大提示mTBI后亚临床后遗症和可能代表中度神经系统功能障碍的一项总标记。

(令狐海瑞)

145. 创伤性脑损伤中视觉诱发电位及视觉关注在动眼神经视觉康复中的作用

Yadav NK, et al. Brain Inj, 2014, 28(7): 922-929

主要目的: 明确视觉诱发电位(VEP)和视觉关注在mTBI人群中动眼神经视觉康复(OVR)的作用。研究设计和方法: 7例曾经mTBI成人患者。每例都接受9小时的OVR,时间为6周以上。应用OVR的VEP的波幅和潜伏期的作用,与注意力相关的α波(8~13Hz)功率[μV(2)]及临床视觉寻找和注意力测试(VSAT)在OVR之前和之后作出评估。结果: OVR后,VEP波幅增高而其可变性降低。VEP潜伏期正常无明显改变。OVR后行VSAT评分时α波增高。结论: 大多数的测试参数的显著变化表明,在早期视觉皮层水平OVR影响视觉系统,同时其他途径也参与视觉注意。

(令狐海瑞)

146. 利用NEISS检测儿童颅脑创伤: 选择恰当的病例定义

Thompson MC, et al. Brain Inj, 2014, 28(4): 431-437

目的: 评价国立电子损伤检测系统(NEISS)对创伤性颅脑损伤定义的准确性,并比较NEISS和ICD-9-CM诊断编码确定的创伤性颅脑损伤病例。方法: 比较2008年参加NEISS的急诊室的两个数据样本: ①NEISS记录符合NEISS推荐的TBI的定义; ②医院急诊室记录符合ICD-9-CM推荐的TBI的定义。以ICD-9-CM的定义为金标准,计算NEISS定义的敏感性和阳性预测值,对两个数据库均定义为TBI的病例进行进一步分析,并寻找某些病例没有在两个数据库中均定义为TBI的原因。结果: NEISS记录1834例TBI病例,急诊室ICD-9-CM记录1836例TBI病例,但仅有1542例适合编入NEISS。NEISS和ICD-9-CM诊断编码均定义为TBI的病例有1403例, NEISS对TBI定义的敏感度为91.0%、阳性预测值为76.5%。结论: 采用该文献中提及的NEISS关于TBI的定义将规范和提高应用NEISS进行TBI研究的准确性。

(李迪彬)

147. 创伤性颅脑损伤后疲劳的神经心理和生理上的相关性

Zgaljardic DJ, et al. Brain Inj, 2014, 28(4): 389-397

背景: 疲劳是TBI患者经常感受到的虚弱现象,它通过减少脑损伤修复和增加不适应生活习惯的方式对功能恢复产生消极影响。TBI相关疲劳的潜在机制尚不明了,且针对症状减轻及预防的研究非常有限。目前文献回顾显示: TBI相关疲劳的病因是复杂的、多方面的,并且可影响包括内分泌、骨骼肌肉和心血管呼吸系统在内的生理系统,这些系统又受到包括认知在内的神经心理相关事件和精神障碍的影响。区分中枢性和外周性疲劳是有益的,并且讨论了有益于减少疲劳的潜在治疗措施及药物。

(李迪彬)

148. 对急诊室轻型创伤性颅脑损伤患者出现脑震荡后持续症状的风险进行预测

Wojcik SM, et al. Brain Inj, 2014, 28(4): 422-430

目的: 识别能够预测急诊室mTBI患者出现脑震荡后持续症状(PPCS)的相关因素。设计: 2006年6月至2009年7月,在一家一级创伤中心进行一项病例对照研究。实验组为符合脑震荡管理计划中至少一项PPCS诊断的85例急诊室mTBI患者,对照组为340例急诊室mTBI患者,两组比较确定急诊室评估的症状是否能预测患者易于出现脑震荡后持续症状。结果: 包括增加PPCS发生风险在内的变量(既往mTBI病史、抑郁症史、焦虑史、多发伤、健忘/记忆力差、对噪声敏感或光敏感)的多变量回归分析的结果显示一项最终的预测模型: 既往mTBI病史、焦虑史、健忘/记忆力差、光敏感。最终预测模型的预测的特异度为87.9%、敏感度为69.9%。结论: 建立了急诊室mTBI患者易于出现PPCS的预测模型,并且便于急诊室应用;因此有利于确定那些能够从密切观察中受益的患者。

(李迪彬)

149. 创伤性颅脑损伤患者入院时血糖和凝血病的发生

Alexiou GA , et al. Brain Inj , 2014 , 28(4): 438-441

　　介绍: TBI后凝血病经常出现,并且与患者预后有关。TBI也和包括高血糖在内的应激反应有关。该研究旨在研究TBI患者凝血病的发生是否与入院时血糖水平有关。方法: 该研究对既往4年间入住神经外科病区的TBI患者进行回顾性分析。凝血病定义为: APTT>40秒和(或)INR和(或)血小板计数<120×10^9/L。结果: 该研究纳入149例患者,其中34例出现凝血病。出现凝血病的患者血红蛋白水平明显下降、INR明显延长、APTT明显延长。sTBI患者更容易出现凝血病。与mTBI患者相比,sTBI患者血浆血糖水平更高。ROC曲线显示血浆血糖水平为151mg/dL是区分患者是否发生凝血病的阈值。回归分析显示: 血糖水平>151mg/dL和血红蛋白水平<12.4mg/dL与凝血病的发生明显相关。结论: TBI后凝血病经常出现。入院时患者GCS评分越低、血红蛋白水平越高、血糖水平越高,出现凝血病的风险越大。

（李迪彬）

150. 一例mTBI患者皮层网状通路损伤导致迟发型步态不稳的报道

Kwon HG , et al. Brain Inj , 2014 , 28(4): 511-514

　　背景: 借助弥散张量技术,许多研究证实mTBI患者会出现神经损伤,但对皮层网状通路损伤的了解甚少。该研究报道了1例mTBI患者CRP损伤导致迟发型不太不稳的病例,并且借助DTI证实了CRP的损伤。方法: 14岁女性患者,其所乘轿车在转弯时被另一辆轿车从侧方撞击导致头部过伸撞击到后座上致伤。伤后最初出现四肢轻瘫,伤后第29天出现步态不稳、近端关节虚弱无力导致四肢轻瘫加重。结果: 伤后10周的脑MRI及肌电图未显示异常。伤后10周的双侧CRP均显示在中脑水平不连续。结论: 该患者近端无力可能是由于头部受伤后双侧CRP损伤造成的。假设头部外伤后出现的轻瘫是由于原发性轴索损伤造成的,则第29天出现的无力加重可能是由于继发性轴索损伤造成的。

（李迪彬）

151. 国家足球俱乐部退休队员记忆力与外伤史的关系

Strain JF , et al. JAMA Neurol , 2015 , 72(7): 773-780

　　意义: 据了解,这是首次阐明前国家足球俱乐部队员创伤、认知及脑解剖结构改变之间关系。目的: 旨在评价前国家足球俱乐部队员的海马体积、记忆力与创伤史之间的关系,这些队员伴或不伴有轻度认知功能损害(MCI)。设计及研究对象: 利用回顾性队列研究对组间、平均海马体积及记忆力间的差异进行分析,这些差异是利用改良的针对多比较的组间特异性回归分析对队员及志愿者的年龄进行五分位得到的。该研究于2010年11月在得克萨斯州北部区域的一项研究中心进行,该研究分析起于2013年10月9日止于2014年8月21日,研究对象为28名国家足球俱乐部退休队员,其中8人有轻度认知功能损害及创伤史,对照组包括21名认知功能正常的队员及6名无创伤史但有轻度认知功能损害的队员。主要测量项目: 海马体积、年龄、加州语言学习测试得分、3级创伤次数,此外,比赛次数被认为是与足球有关的客观变量。结果：28名退休队员的平均年龄为28岁，对照组27名队员的平均年龄为59.0。与对照组相比，有创伤史但无认知损害的退休队员的加州语言学习测试得分正常但明显降低（均数[标准差]，52.5[8]：60.24[7]，$P=0.02$），有创伤史且合并认知损害的退休队员得分（均数[标准差]，37[8.62]）明显低于对照组（$P<0.001$）及无认知损害的退休队员（$P<0.001$）。退休队员中有17例有3级创伤史，11例无创伤史。与对照组相比，有至少一次3级创伤的年长退休队员的双侧海马体积明显减小：40岁时（左，$P=0.04$；右，$P=0.03$），60岁时（左，$P=0.009$；右，$P=0.01$），80岁时（左，$P=0.001$；右，$P=0.002$）；与无3级创伤史的退休队员相比，有至少1次3级创伤的年长退休队员的右侧海马体积明显减小：40岁时（$P=0.03$），60岁时（$P=0.02$），80岁时（$P=0.02$）。与无3级创伤史的退休队员相比，年龄超过63岁的有3级创伤史的退休队员更容易出现轻度认知损害（$P=0.01$），此外，有创伤史且合并轻度认知损害的退休队员的左侧海马体积比有轻度认知损害的对照组明显减小（$P=0.03$）。结论及意义：导致意识丧失的创伤史是海马萎缩及轻度认知损害发生的危险因素。对有轻度认知损害的人来说，那些合并创伤史的人海马体积缩小的更明显。

（李迪彬）

152. 运动相关创伤后脑血流的恢复

Meier TB, et al. JAMA Neurol, 2015, 72(5): 530-538

意义：动物实验显示：脑血流减少是创伤后持续时间最长的生理缺陷之一。然而，有关人类创伤后局部脑血流系列变化的纵向研究有待证实。目的：从大学运动员中筛选出样本，纵向评价其脑血流的恢复及比较脑血流恢复过程与认知及行为症状之间的关系。设计及参加者：大学足球运动员参加这项纵向、横断面研究，该研究于2012年3月至2013年12月在一项私人神经影像学研究所完成。收集一项小组（$n=17$）大约伤后1天、1周及1个月的系列影像资料。所有队员发病前均无情绪失调、焦虑、药物滥用及酗酒史。主要检测项目：利用磁共振动脉自旋标记序列记录体素相关的脑血流，在上述3个时间点分别进行神经精神评估及简洁认知测试。从事运动医学的临床医生对创伤后结果进行独立评估。结果：示伤后1天出现的认知（反应时间）及神经精神症状在伤后1周（认知：$P<0.05$）或伤后1个月（神经精神症状：$P<0.05$）得到缓解。影像学资料显示在岛叶及颞上回皮质脑血流恢复的横断面（健康志愿者：受伤运动员；$P<0.05$）及纵向（伤后1天：1周：1月）研究证据。更重要的是，恢复缓慢的运动员的岛叶被部皮质的脑血流在伤后1个月减少（$t=3.45$；$P=0.05$）并且与伤后最初出现的精神症状（哈密尔顿抑郁量表$r=-0.64$，$P=0.02$；哈密尔顿焦虑量表$r=-0.56$，$P=0.046$）呈负相关，提示作为脑血流的潜在预测指标。结论：据了解，该研究结果首次为人类创伤后及随后恢复过程中脑血流减少提供了前瞻性证据。解决脑血流异常的措施与既往动物实验报道相似，这对创伤后结果预测具有现实意义。

（李迪彬）

153. 颅脑创伤的炎症反应及神经保护作用

CorPs KN, et al. JAMA Neurol, 2015, 72(3): 355-362

重要性：创伤性脑损伤（TBI）是一项重要的影响所有个体的公共健康问题。随着医学和社会公众研究兴趣的高涨,了解炎症机制导致的病理及伴随的认知结果可以为TBI患者进行预测未来的研究和临床决策。目的:回顾TBI已知的炎症机制,并突出颅脑损伤的临床试验和神经保护性治疗的病理和炎症机制。证据回顾:该文搜索了1960年至2014年8月1日之间在PubMed发表的文章,使用了以下的关键词:创伤性脑损伤,无菌损伤,炎症,星形胶质细胞,小胶质细胞、单核细胞、巨噬细胞、中性粒细胞、T细胞、活性氧、警报素、危险相关分子模式、嘌呤受体、神经保护和临床试验。以往的临床试验或涉及讨论机制的操作的治疗研究被认为存在包含关系。最终选定的研究是基于文章的新颖性和主要观点的直接相关性而汇总起来。结果:创伤性脑损伤是由原发性和继发性机制引起的一组不同的无菌性损伤,该机制引起患者细胞死亡,炎症和神经功能障碍。发病机制是由复杂而相互作用的机制所介导,包括活性氧、离子通道和缝隙连接的信号,嘌呤能受体信号转导,兴奋性神经递质信号,钙稳态的扰动和损伤相关分子模式分子等。TBI引发的中枢神经系统和外周炎性细胞反应可以提供神经保护或参与不良继发损伤反应。炎性细胞对TBI损伤的确切作用取决于其解剖定位以及损伤的暴露部位。结论与相关性:介导TBI损伤的发展以及促进修复的机制是非常复杂的,且往往是叠加的。致病机制可因时间、不同类型的损伤存在多样性,而它对于神经保护疗法的开发和管理变量的思想因其复杂性而显得尤为重要,TBI已被证明治疗极具挑战性;然而,许多有前景的治疗方法目前正处于临床前开发阶段,而最近的临床试验已经取得了一些成功。鉴于TBI对人类群体的世界范围内的影响,当务之急是研究仍活跃在这一领域,继续开发疗法以改善患者的预后。

(李迪彬)

154. 颅脑外伤和非颅脑外伤后痴呆发生的风险:年龄和颅脑创伤严重性的作用

Gardner RC, et al. JAMA Neurol, 2014, 1(12): 1490-1497

重要性:颅脑创伤的重要性作为痴呆的危险因素的流行病学证据是相互矛盾的。既往研究鲜有以非颅脑创伤患者作为对照来研究年龄和颅脑创伤严重性的作用。目的:量化新近颅脑创伤和非颅脑创伤患者痴呆的发生风险。设计及参加者:在2005年1月1日至2011年12月31日期间进行一项回顾性队列研究(随访5~7年)。所有患者(n=164,661)在2005~2006年诊断为颅脑创伤或是非颅脑创伤、年龄≥55岁且入院时无痴呆及死亡发生,所有患者资料来自加州急诊室及住院随访患者健康数据库。标准:疾控中心根据国际疾病分类标准(ICD-9)将颅脑创伤分为轻、中、重3型。非颅脑创伤定义为除外头颈部骨折以外的骨折(根据ICD-9诊断)。主要结果和措施:将急诊室和住院的颅脑创伤或非颅脑创伤后1年及1年以上诊断为痴呆(ICD-9)作为一项事件。利用Cox比例风险模型评估TBI与痴呆发生风险之间的关系,同时根据TBI严重性及年龄阶段分层(55~64,65~74,75~84,≥85岁)。结果:总计51799例创伤患者(31.5%)合并颅脑创伤,其中4361例(8.4%)出现痴呆,而非颅脑创伤组有6610例(5.9%)出现痴呆(P<0.001)。该研究发现TBI与增加痴呆发生风险有关(HR: 1.46;95% CI: 1.41~1.52;P<0.001)。除年龄外的协变量的调整作用有限(总调整模型HR: 1.26;95% CI: 1.21~1.32;P<0.001)。在分层调整分析中,中重度颅脑创伤与增加各年龄阶段痴呆发生风险有关(55~64岁: HR: 1.72;95% CI: 1.40~2.10;P<0.001。65~74岁: HR: 1.46;95%CI: 1.30~1.64;P<0.001)。而轻型颅脑创伤随年龄增长增加痴呆的风险的重要性更大

（55~64岁：HR：1.11；95% CI：0.80~1.53；P=0.55。65~74岁：HR：1.25；95% CI：1.04~1.51；P<0.02；年龄交互作用P<0.001）。结论：该研究评估的急诊室及住院患者中，那些年龄55岁及以上的中重型颅脑创伤患者及年龄65岁及以上的轻型颅脑创伤患者痴呆的发生风险增加，年龄较小的成人对轻型颅脑创伤的耐受性可能比老年患者好。

（李迪彬）

155. 急性中枢神经系统损伤转化研究的经验教训及未来发展
Warner DS, et al. JAMA Neurol, 2014, 71(10): 1311-1318

重要性：改善急性中枢神经系统损伤结局的研究目前没有太大进展，虽然有限的例子（例如诱导低温治疗院外室颤心搏骤停和胎儿产时窒息；组织型纤溶酶原激活剂治疗缺血性卒中）已经证明有可能较好的改变结局。目的：记录目前研究的发展情况，为急性中枢神经系统损伤提供治疗方法。证据审查：对临床前研究引用的主要的临床干预实验在依据尊重实验的原则下进行系统评估。结果：目前急性中枢神经系统损伤的临床前研究实验设计的基本原则不够完善，包括随机、分配隐藏、持续效应的判定和临床疾病的仿真实验设计。主要的临床试验在证据薄弱的临床前试验基础上仍在进行。发表临床前研究指南和科学期刊的认可已经不足以改变现状。临床前治疗发展的新途径，包括多中心Ⅲ期临床试验和临床前试验注册文件（包括先验的实验设计和主要的因变量），这样也许可以克服现阶段的问题并提高治疗突破的可能性。结论与相关性：目前对急性中枢神经系统损伤的认识要求新疗法的发现和转化应用原则应以实验设计和临床疾病为主进行有针对性的治疗。同行评审系统在文章被推荐的时候必须要求质量，而且录用文章时需要评估研究的可临床转化性和有效性。

（李迪彬）

156. 一项前瞻性评估关于美国撤离军事人员爆炸与非爆炸创伤性脑损伤的临床结局
Mac Donald CL, et al. JAMA Neurol, 2014, 71(8): 994-1002

重要性：爆炸伤害已被认定为在伊拉克和阿富汗冲突中的标志性伤害。然而其是否在冲击相关创伤性脑损伤（TBI）和其他机制引起的TBI之间存在根本的差异仍有待确定。目的：确定美国军事人员爆炸相关的TBI和与爆炸不相关的TBI临床结局之间的异同，振荡TBI和识别障碍，确定与整体残疾相关的具体范围。设计、设置和参与者：前瞻性队列研究，涉及从伊拉克或阿富汗兰施图尔地区医疗中心撤离的美国现役军事人员。2010~2013年4组患者：①爆破和冲击复杂的TBI（n=53）；②由于其他机制损伤的非爆破TBI（n=29）；③由于其他原因暴露爆炸因素撤离（n=27）；④由于其他原因并没有爆炸暴露因素撤离（n=69）。所有的TBI患者均依据国防门诊断标准诊断为轻度TBI。研究参与者被损伤后6~12个月在圣路易斯华盛顿大学接受评价。总共有255名受试者参加了这项研究，183名参加了随访评估，其中5名被取消资格。主要结果和措施：在一项临床检查包括整体残疾评估，标准化的神经系统检查，头痛问卷调查，神经心理测试，战斗暴露，酒精使用调查，结构化面试评估创伤后应激障碍（创伤后应激障碍）和抑郁症。结果：全面的研究结果显示，头痛程度、神经心理学表现、创伤后应激障碍的严重程度和抑郁症情况两组之间无显著差异，这是令人十分惊讶的，与损伤机制不相关。TBI组中重度残疾率较高,比各自的对照组:77%(41/53)爆炸冲击TBI和79%(23/29)的非爆炸冲击TBI和59%(16/27)比爆炸暴露者和41%(28/69)非爆炸暴露组。此外,对于非爆炸暴露组,爆炸暴露组有更严重的头痛和更严重的创伤后应激障碍。自我报告中,爆炸冲击TBI组比非爆炸冲击TBI组战斗曝光强度更高,明显高于非暴露组爆炸暴露组。然而,战斗曝光强度没有与TBI组创伤后应激障碍的严重程度相关,但在对照组中呈现适度的正相关。总的结果最密切相关是抑郁症、头痛的严重程度、神经心理测试数量的异常。然而,结局无法得到充分解释。结论与相关性:这些结果的一项可能的解释是,TBI本身,作为独立作战曝光强度的损伤机制,是预后不良的一项主要驱动力。许多其他重要的因素可能是不可测的,和战争受伤后不良后果难以完全解释。

(李迪彬)

157. 职业冰球运动员脑震荡脑损伤血的液标志物

Shahim P, et al. JAMA Neurol, 2014, 71(6): 684-692

重要性:对于脑损伤的急性诊断和运动相关脑震荡之后回流运动的临床决策缺乏客观的生物标志物。目标:确定运动相关脑震荡是否与中枢神经系统损伤的血生化指标水平升高有关,并评估这些生物标志物的血浆水平是否能预测职业冰球运动员与运动相关脑震荡的回流运动。设计、设置和参与者:多中心前瞻性队列研究,涉及在瑞典曲棍球联赛的所有12队的顶级职业冰球联赛。从12支球队争夺2012~2013赛季期间的288名职业冰球运动员,同意参加研究。所有的球员都接受了临床的季前赛基线测试有关脑震荡评估措施。12名冰球队中的2队选手407名球员在赛季开始前接受了血液采样。2012年9月13日,305名球员患有脑震荡,到2013年1月31日,这些球员中的28人在返回比赛的1、12、36、和144小时接受重复采血。主要结局和措施:在血浆和血清中得到测定总tau蛋白、S100钙结合蛋白B,和神经元特异性烯醇化酶。结果:脑震荡的球员有轴突损伤生物标志物总tau蛋白水平升高(中位数为10pg/ml;范围:2.0~102pg/ml)与季前赛值相比(平均4.5pg/ml;范围:0.06~22.7pg/ml)($P<0.001$)。星形胶质细胞损伤的生物标志物S-100钙结合蛋白B水平,体育有关的脑震荡的球员也是增加的(平均0.075μg/L;范围:0.037~0.24μg/L)与季前赛值相比(平均0.045μg/L;范围:0.005~0.45μg/L)($P<0.01$)。脑震荡后立即测量总tau蛋白和S-100钙结合蛋白生物标志物B的浓度最高,康复时减少。神经元特异性烯醇化酶水平季前赛值(中位数为6.5μg/L;范围:3.45~18.0μg/L)较脑震荡后的值(中位数为6.1μg/L;范围:3.6~12.8μg/L)无显著改变($P=10$)。结论与相关性:职业冰球运动员运动相关的脑震荡与急性轴突和胶质细胞损伤相关。可以监测使用血液生物标志物,这可能发展成临床工具,以指导体育医生在运动员的医疗咨询,发挥决策。

(李迪彬)

158. 肉毒毒素A治疗脑卒中或TBI后上肢痉挛偏瘫患者的临床疗效和安全性: 一项双盲随机对照试验

Gracies JM, et al. Lancet Neurol, 2015, 14(10): 992-1001

背景:拮抗肌群的抵抗可能是慢性偏瘫功能降低的一项关键因素。通过注射肉毒杆菌毒素可能会减小肌肉痉挛造成抵抗。该文评估了在上肢肌内注射肉毒毒素A后对肌张力、强直痉挛、主动运动和功能的影响。方法：这是一项随机双盲、安慰剂对照研究，该研究纳入了来自欧洲和美国34个神经科或康复诊所、脑卒中或脑外伤后至少6个月成年患者（年龄18~80岁），符合资格参与者按照计算机生成的列表以1：1：1的比例随机分配接受肉毒毒素A500U、1000U或安慰剂单一次性注射，注射部位为肘部、腕部或手指屈肌中肌张力最高的肌群（主要目标肌群[PTMG]）和肘、腕、手指屈肌或肩伸肌中的至少两个的肌肉群。患者和调查人员对治疗实施盲法。主要终点是PTMG从基线到4周时肌张力的改变（改良阿什沃思量表[MAS]）。次要终点为治疗4周时医师整体评估（PGA）和主要治疗目标中感知功能（残疾评定量表[DAS]）从基线到治疗4周时的变化，主要治疗目标是患者与医生共同从4个功能域（穿衣、卫生、肢体的位置和痛苦）选择的。由意向治疗进行分析。该研究已在临床试验中注册，编号为NCT01313299。结果：243例被随机分配到安慰剂组（$n=81$），肉毒毒素A500U组（$n=81$），或肉毒毒素A1000U组（$n=81$）。主要目标肌群（PTMG）的MAS评分从基线到4周时的平均变化在安慰剂组（$n=79$）为-0.3（SD0.6）、在肉毒毒素A500U组（$n=80$；差异-0.9，95% CI：1.2~0.6；$P<0.0001$）为-1.2（SD 1.0）、在肉毒毒素A1000U组（$n=79$；差异-1.1，95% CI：-1.4~0.8；$P<0.0001$）为-1.4（SD 1.1）。第4周PGA平均评分在安慰剂组（$n=78$）为0.6（SD1.0），在肉毒毒素A500U组（$n=80$；$P=0.0003$）为1.4（SD 1.1），在的肉毒毒素A1000U组（$n=78$；$P<0.0001$）为1.8（SD 1.1）。主要治疗目标DAS评分从基线到第4周的平均变化在安慰剂组（$n=79$）为-0.5（SD -0.7）、在肉毒毒素A500U组（$n=80$；$P=0.2560$）为-0.7（SD 0.8）、在肉毒毒素A1000U组（$n=78$；$P=0.0772$）为-0.7（SD 0.7）。每组均出现3例与治疗无关的严重不良事件；出现2例死亡（在安慰剂组源于肺水肿、在肉毒毒素A500U组源于事先存在但未被发现的心血管疾病）。被认为与治疗相关的不良反应在安慰剂组、肉毒毒素A500U组、肉毒毒素A1000U分别出现2例（2%）、6例（7%）、7例（9%）。最常见的治疗相关的不良事件为轻度肌肉无力。所有不良事件均为轻度或中度。解释：在上肢肌内注射肉毒毒素A剂量500U或1000U使轻偏瘫患者肌张力减低并从临床获益。未来的研究痉挛性轻瘫与肉毒杆菌毒素治疗应采用主动运动和功能作为主要观察指标。

（李迪彬）

159. 创伤性脑损伤后的睡眠-觉醒障碍

Ouellet MC, et al. Lancet Neurol, 2015, 14(7): 746-757

睡眠障碍在创伤性脑损伤（TBI）后极为常见。最常见的障碍是失眠（入睡困难）、增加睡眠的需要和白天过度嗜睡，可能是由于与TBI或其他睡眠障碍，如睡眠呼吸障碍或创伤后嗜睡症。睡眠紊乱可能主要影响TBI后功能预后和恢复进程。这些负面影响可能会加剧其他常见的脑外伤后遗症，如疲劳、疼痛、认知障碍、心理障碍（如抑郁和焦虑）。睡眠紊乱与TBI后相关必要支持治疗相关。虽然明确的颅脑外伤患者的证据仍然是稀缺的，认知行为疗法和药物治疗可能有助于缓解脑外伤患者睡眠障碍。

（李迪彬）

160. 轻度创伤性脑损伤的诊断、预后及临床治疗

Levin HS, et al. Lancet Neurol, 2015, 14(5): 506-517

脑震荡和轻度创伤性脑损伤（TBI）是一种常见的疾病，作为术语通常可以互换，其对公

共卫生有实质性的影响。在过去15年中,脑成像技术、非成像生物标志物、神经病理学的进展已经要求研究者、临床医师、政策制定者改变他们关于轻度TBI可以完全治愈的观点:轻度TBI会反复发生。这些进展已经产生了对平民、军事人员、运动员轻度TBI的治疗指南,但对其在急诊科和以社区为基础的医疗保健临床管理的广泛宣传仍然是需要的。对轻度TBI缺乏统一定义、缺少对反复轻度TBI和低振荡冲击长期影响的前瞻性数据、需要进一步发展询证干预减轻长期后遗症,这些都是未来研究的领域,可有助于改善结局、降低发病率和费用、减轻近期才显露的延误的后果。

(李迪彬)

161. 头部外伤的神经眼科

Ventura RE, et al. Lancet Neurol, 2014, 13(10): 1006-1016

创伤性脑损伤(TBI)是发病和致死的主要原因。脑震荡,一种轻度TBI可能与长期的神经症状有关; TBI和脑震荡的影响并不局限于认知和平衡, TBI也会影响视觉的多方面。轻度TBI经常导致视觉功能障碍,而中度或重度TBI常引起结构性损害;轻度TBI的患者,可能会有异常的扫视、追随、适应和前庭眼反射;此外,中度和重度TBI可能导致眼球运动麻痹、视神经病变、眼眶疾病。视觉的检测对所有形式的TBI的管理都至关重要,它为脑震荡伤后的筛查提供敏感的方法。一项副试验、King-Devick试验,采用快速数字命名,已在多个运动员队列测试。

(李迪彬)

162. 严重急性脑损伤患者的生命终结

Geurts M, et al. Lancet Neurol, 2014, 13(5): 515-524

大多数脑卒中、创伤性脑损伤、心搏骤停后缺氧性脑病的住院患者的死亡发生在决定终止或撤销生命支持治疗后。对这些患者的治疗限制的决定通常是复杂的,只有部分的证据来自于已发表的著作。在这一决定过程中使用的预后模式应该有一项强大的辨别力。然而,对于大多数急性脑损伤的原因,预后模式作为限制治疗的唯一依据不够精确。这些决定也很复杂,因为患者往往没有能力沟通自己的意向;此外,代理决定者可能无法准确地代表患者的意向。最后,在急性期,很难预测一项患者将如何适应一项重大残疾的生活。

(李迪彬)

163. 颅脑创伤合并脊髓损伤: 发生几率及危险因素分析

Budisin B, et al. J Head Trauma Rehabil, 2015

背景:目前颅脑创伤(TBI)合并发生创伤性脊髓损伤(tSCI)研究尚未明确,而且对脊髓损伤患者产生颅脑创伤的预测研究有限。目的: ①总结以往TBI合并TSCI双重诊断的文献以避免设计研究方法的局限性;②比较双重诊断的几率,排除不确定性诊断;③分析颅脑创伤并发脊髓损伤的危险因素。方法: 135例tSCI患者中91例合格入选,并于损伤后3~6个月进行脊髓损伤康复计划。TBI诊断基于临床神经学和神经影像学综合检查。结果: tSCI患者持续合并有TBI的比例为39.6%,但若包括一些不确定TBI诊断病例时比例上升到58.1%。其中,机动车碰撞是最有可能产生tSCI并存TBI诊断的危险因素,此外有31.6%的TBI是由跌落致伤。颈椎和胸椎损伤的患者出现TBI的几率相似。结论: 不同的方法,特别是决定包括/排除不确定诊断的情况下,可能解释与过去估计的不一致。即使该项研究的估计几率较低(近40%),仍存在重要的临床意义。该研究发现胸椎合并颅脑创伤的双重诊断较颈椎少见,tSCI同时伴发TBI最常见于汽车碰撞,另有近1/3是由于坠落致伤。

(郎胜坤)

164. 有或无创伤性脑损伤史的青少年之间物质使用及相关危害的研究
Ilie G, et al. J Head Trauma Rehabil, 2015, 30(5): 293-301

目的: 该文通过加拿大青少年的流行病学样本,对报告式终身性创伤性脑损伤(TBI)与药物和酒精的使用及相关危害之间的关系进行了调查研究。实验方法: 以2011年的人口基数对具有代表性的在校生进行调查研究,包括安大略省9~12年级的6383名学生,由这些学生在教室独自完成匿名自填问卷。意识丧失的症状至少持续5分钟,或因此至少住院1天者,将被诊断为创伤性脑损伤。结果: 相对于无TBI史的高中生,那些确认有过TBI史的学生酗酒带来的危害增加了2倍(在过去4周每次酗酒为5+),每日都吸烟带来的危害增加了2.5倍,非医疗使用处方药的危害增加了2.9倍,而在过去12个月里使用过毒品所带来的危害增加了2.7倍。所以与无TBI史的青少年相比,有TBI史的青少年饮酒后危害性更大(调整发上比[aOR]=2.4),而药物问题(aOR=2.1)。结论: TBI与物质使用之间存在很大的关系。这些关系可能不仅增加患TBI的几率,还影响着伤后的恢复质量。

(郎胜坤)

165. 老年人因跌倒而患TBI的风险
Hwang HF, et al. J Head Trauma Rehabil, 2015, 30(6): E9-E17

目的: 确定中国台湾老年人因跌倒而患创伤性脑损伤(TBI)的风险。参与者: 因跌倒而致中、重度TBI的60岁以上的老年患者。2个对照组: ①339例60岁以上软组织挫伤的老年患者,②113例因跌倒而致轻度TBI的60岁老年患者。为一定数量的患者而提供信息需要一项代理。实验设计: 匹配对照研究组。实验地点: 第三中心医院急诊室。记录范围: 社会人口统计、生活方式、有无慢性疾病、药物的使用、活动能力及跌倒的特征。结果: 软组织挫伤患者划分到对照组的,男性患中、重度TBI的可能性比女性高2.06倍。跌倒之前4小时内服用过抗心律失常药物的受试者患中、重度TBI的可能性比未服用过的受试者高2.59倍。在上下楼梯和床(或椅子)时跌倒的受试者患中、重度TBI的可能性比走路向后跌倒的患者分别高3.12倍和2.97倍。向后跌倒和向一旁跌倒的受试者患中重度TBI的可能性比向前跌倒的受试者分别高4.07倍和2.30倍。将轻度TBI患者划分到对照组的,结果相似,不同之处在于抗心律失常药物的使用效果变得不明显,而且服用2种或2种以上药物的受试者患TBI的可能性,比不服用任何药物的受试者高3.07倍。结论: 向后或向一旁跌倒时避免头部的撞击,减少多重用药和抗心律失常药不必要的使用及上下楼梯和床(或椅子)时保持安全性警惕,可以降低老年人因跌倒而患TBI的风险。

(郎胜坤)

166. 全球神经创伤研究的机遇和挑战

Rubiano AM, et al. Nature, 2015, 527(7578): S193-197

创伤性脑损伤和脊髓损伤是全世界最严重的公共健康问题之一。作为有破坏性影响的"创伤",是用来定义全球所有与外伤相关的疾病负担的术语,是导致人类最首要的致残的主要原因,尤其是在中低收入国家。创新的神经创伤研究将面临巨大的挑战,特别是在欠发达和严峻的环境。高水平的神经创伤研究需要实际化,因为不同的地区有自己的需求和阻碍。在某些地区不被认为是一项优先事项的干预可能是其他地区的优先事项;不昂贵的和创新的措施的引进,包括移动技术和电子健康应用,政策管理集中的改进是必要的,应适用于当地环境的需要。把临床问题从环境资源丰富的国家向低收入和中等收入国家的简单转移以解决这些国家的需求,干预措施缺乏经验,可能是一般的策略。强调促进真正的"生态"研究的设计,包括对护理过程中的人为因素的评价。卫生系统的分析说明,什么样的组织关系是协调整个医疗社区和社会最实用的将变得至关重要。

(郎胜坤)

167. 创伤性脑损伤后的网络功能障碍

SharP DJ, et al. Nat Rev Neurol, 2014, 10(3): 156-166

创伤性脑损伤(TBI)后的弥漫性轴索损伤是因为脑网络断开产生神经损伤。这种结构的损伤可以使用扩散磁共振成像技术来观察,而且其功能的影响可以用大规模的内在连通网络(ICNs)来研究。在这里查到的证据表明,TBI大幅破坏ICN功能,这种破坏可预测认知障碍。专注于两个ICN——凸显网络和默认模式网络,这些ICN的活动通常是紧耦合的,这对注意力的控制非常重要。这些网络的结构连接的损害产生网络功能和认知控制的预测异常。例如,大脑通常会显示一项"小世界结构"以优化信息处理,但TBI可以将网络功能移出这个组织。TBI对网络功能的影响可能是复杂的,探讨如何建立先进的模脑动力学的模型以深入了解网络功能障碍。强调通过轴突损伤引起的网络结构损伤可能与阿尔茨海默病和慢性创伤性脑神经炎症和神经退行性疾病之间的相互作用的病理机制有关,这是脑损伤的晚期并发症。最后讨论网络诊断如何预测颅脑损伤诊断、预后和治疗的发展。

(郎胜坤)

168. 血清S100β的继发峰值与创伤性脑损伤后放射病理学的关系

Thelin EP, et al. Neurocrit Care, 2014, 20(2): 217-229

严重的创伤性脑损伤(TBI)患者常继发脑损伤,可能产生恶化结局。S100β是脑损伤的一种生物标志物,已证实在继发脑退化时会升高。该研究的目的是分析血清中S100β继发性升高的发生以及它和随后CT/MRI扫描影像学的关系。方法:对神经ICU1级医院250例脑外伤住院患者的回顾性研究,纳入最少2次影像学检查和至少3份血清S100β,其中至少有一份样本在外伤后48小时之内获得。结果:39%(n=98)的患者CT/MRI发现继发损害,与S100β继发增高高度相关($P<0.0001$, Pseudo-R^2=0.532)。意义仍然在调整已知重

要TBI的预测。此外,继发影像学结果与结局[格拉斯哥预后评分(GOS)]单($P<0.0001$, Pseudo-R^2=0.111)和多变量分析显著相关。继发影像学检查的敏感性和特异性在3个S100β 点水平上: 0.05、0.1、0.5μg/L进行了研究。继发影像学S100β继发增高,≥0.05μg/L多有较高 的灵敏度(80%),但特异度较低(89%),与之相比S100β继发增高≥0.5μg/L,≥0.5μg/L(敏感 度16%,特异度98%)。结论: 血清S100β的继发性增高,甚至低至≥0.05μg/L,在TBI超出48小 时后,与临床上显著的继发影像的发展密切相关。

(郎胜坤)

169. 创伤性脑损伤脑微透析和蛛网膜下腔出血: 有如艺术一般
de Lima Oliveira M, et al. Neurocrit Care, 2014, 21(1): 152-162

脑微透析(CMD)是一项实验室的工具,通过一项薄的、有孔、双腔透析导管插入到脑间 质提供实时大脑生物化学分析。溶质以恒定的速度缓慢注入导管,在导管尖端的孔膜允许脑 间质和灌注液之间分子自由扩散,并随后送往实验室分析。使用该方法研究的主要分子是葡 萄糖、乳酸、丙酮酸、谷氨酸和甘油。收集到的物质提供创性脑损伤(TBI)和蛛网膜下腔出血 (SAH)继发损伤的神经化学特性,和短时间内脑内代谢变化的有价值的信息。这篇综述中详 述了CMD技术及其相关的标记,并描述CMD在TBI和SAH临床应用的相关的研究结果。

(郎胜坤)

170. 急性创伤性脑损伤β受体阻滞剂的系统回顾和meta分析
Alali AS, et al. Neurocrit Care, 2014, 20(3): 514-523

背景: 创伤性脑损伤(TBI)与系统交感神经兴奋相关。通过激活β受体,儿茶酚胺可 能诱导代谢加快,增加心脏和脑的氧需求。该研究进行了一项系统回顾现有证据以评价β- 受体阻滞剂对急性TBI患者的安全性和有效性。方法: 对从数据库开始到2013年3月19日, MEDLINE、EMBASE和参考文献列表的相关文章进行检索。评估包括住院死亡率、功能结 果和生活质量。检查包括临床上显著的低血压、心动过缓、支气管痉挛和充血性心脏衰竭等 β-受体阻滞剂常见的副作用。研究结果和质量数据被抽象为2倍。对结果进行了描述性和 定量的总结。结果: 一项随机对照试验发现有高风险的倾向。8个回顾性队列研究发现适度 风险的倾向,但是,在不重叠的情况下,只有4个研究被认定为是独特的。队列研究报告死亡 率的结果; 然而,没有1项研究评估功能结果或生活质量。队列研究的meta分析(n=4782)表 明, TBI后使用β受体阻滞剂与住院死亡率的降低(65%)有关(合并调整后的比值比为0.35; 95% CI: 0.27~0.45)。结论: 目前的证据显示β受体阻滞剂对TBI有益。但是,方法可靠的随 机对照试验证实β受体阻滞剂对TBI患者的疗效。

(郎胜坤)

171. 成年人重度脑外伤的脑脊液间歇性与持续引流管理: 评估颅内压
Nwachuku EL, et al. Neurocrit Care, 2014, 20(1): 49-53

临床上目前对于神经重症监护室中的重型颅脑损伤患者是否需要留置一根开放脑室

外引流管持续脑室外引流还是留置一根封闭的脑室外引流管在必要的时候间断引流脑脊液仍在存在争议,在匹配队列的设计中,评估了连续与间断脑脊液引流时,分别对成人重症TBI的颅内压的相对影响。方法:评估了62例重型颅脑损伤患者。根据性别、年龄、损伤程度(GCS评分)排列分组31例患者行开放的脑室外持续引流,31例行闭合的脑室外间断引流,开放的脑室外引流组还有一项实质的颅内压(ICP)显示器通过相邻钻孔放置,可以实时记录ICP及其他有关数据,如在重症监护病房(LOS-ICU)的住院时间,损伤严重程度评分以及生存状态都可以从这些前瞻性的数据提取出来。结果:随着年龄的增长,伤病的严重程度(初始GCS评分)和神经外科干预调整,开放的脑室外引流和封闭的脑室外引流在平均ICP相差5.66mmHg,具有明显的差异,封闭的脑室外显示出更高的颅压,间断脑室外引流组颅压明显高于持续引流组。结论:持续脑室外引流对重型TBI患者的颅压管理更有积极的意义。

（郎胜坤）

172. 脑损伤生物标志物作为儿童严重创伤性脑损伤预后的预测指标

Daoud H, et al. Neurocrit Care, 2014, 20(3): 427-435

背景:系统回顾了一些关于创伤生物标志物的文献,确定所有在早期脑实质表达在脑脊液和血液中的所有生物标志物以验证小儿颅脑创伤的预测结果。方法:文献主要来自于从MEDLINE、PsycINFO、Pubme、Cochrane数据库,也有一些其他来源的文献,包括个人的、手动检索到的以及一些相关的词条,使用的搜索关键字主要是颅脑创伤、生物标志物、预后及儿童,没有对语言、出版物类型或出版日期强加限制。所有文章都由两名临床医生严格独立回顾。结果:最初总共识别出7150篇文献,对其中16篇进行回顾。共检测出18种生物标志物,11种在脑脊液里,7中在血液里,结果评估包括了无论是在院内死亡的或功能状态的(出院,3个月或6个月;格拉斯哥预后评分或儿童脑能功能范畴)。结果显示STBC的预后与脑脊液(IL-6, IL-8, IL-1β, S100β, NGF, NSE, DCX, ET-1, HMGB1,细胞色素C)及血中(GFAP, NF-H, UCH-L1, SBDP-145,瘦素)生物标志物有明显的关联,还有一些相互交叉的结果,如血中S100β,也有几种与预后无任何关联的标志物,如CSF(BDNF, GDNF, α-SYN)或血液(NSE,MBP)。这个证据的等级在一篇文献中是被认为是Ⅱ类,剩余的15篇文章中认为Ⅲ类。结论:基于目前的TBI的生物标志物研究的现状,建议今后的研究应着重在去发现新的生物标志物及为大量生物标志物的验证进行设计良好的纵向研究。

（郎胜坤）

173. 吲哚美辛在重型颅脑创伤脑灌注压和颅内压实验中的生理作用

Godoy DA, et al. Neurocrit Care, 2014, 20(2): 230-239

背景:重型颅脑创伤中难治性颅高压与高死亡率密切相关。吲哚美辛可以降低颅内压以提高脑灌注压。该文的研究目的是确定吲哚美辛应用于重型颅脑创伤继发的颅高压患者其颅内压和灌注压的变化。方法:吲哚美辛开始采用一负荷剂量[0.8mg/(kg·15min)],随后以0.5mg/(kg·h)速度持续静滴2小时。其临床结果采用格拉斯哥预后评分在30天内进行评估。颅内压和脑灌注压数值上的差异采用重复测量方差分析进行评估。采用ROC

曲线对预测30天生存率和良好预后(GOS4分或5分)进行鉴别。对吲哚美辛的安全性进行分析。结论: 格拉斯哥评分中位数为6(四分位距: 4~7)。根据马歇尔分类方法最常见的CT发现是颅内出血性占位。死亡率为34.4%。给予15分钟的吲哚美辛静脉输注,颅内压下降(Δ%: -54.6%; P<0.0001),脑灌注压升高(Δ%: +44.0%; P<0.0001),在整个用药期间其余的都比较平稳。在吲哚美辛实验中预后好的患者表现出比较明显的脑灌注压升高。吲哚美辛实验对应的脑灌注压变化分别恰当的辨别了生存下来的患者(AUC=0.751; P=0.0098)与死亡的患者,以及预后良好的患者(AUC=0.763; P=0.0035)与预后不良的患者。无不良事件发生。结论: 吲哚美辛可以降低颅高压患者的颅内压和提高其灌注压。吲哚美辛实验可以作为鉴别高颅压患者良好预后的有用工具。未来仍需进一步研究论证。

(魏正军)

174. 重型颅脑损伤患者血-脑屏障的特异性破坏
Saw MM, et al. Neurocrit Care, 2014, 20(2): 209-216

背景: 颅脑创伤是青壮年致残和致死的一项重要原因。但对这一部分患者的血-脑屏障功能障碍发病率及其特征知之甚少。本研究致力于对重型颅脑损伤患者量化其血-脑屏障功能障碍[定义为一项脑脊液(CSF)/血浆白蛋白系数≥0.007]发病率及检测血浆和脑脊液中蛋白与电解质水平之间的关系。方法: 招募了30例,所有患者都采用了20%高渗盐水治疗高颅压并同时进行了脑室外引流术。分别对钠、渗透压、钾、糖、蛋白、免疫球蛋白G和总蛋白进行生化检测。结论: 11例表现出继发性血-脑屏障破坏的证据。脑脊液/血浆白蛋白比值≥0.007。脑脊液/血浆白蛋白比值、免疫球蛋白G比值以及总蛋白比值有着密切关系(r=0.967, P<0.001; r=0.995, P<0.001,各组间)。也发现了这些血-脑屏障破坏患者颅内压最高值以及死亡率(27% vs.11%, P=0.33)升高的趋势。结论: 总之,继发性血-脑屏障破坏在重型颅脑损伤患者比较常见。其可能对渗透疗法与长期预后有重要的预示。同时,结果也揭示了脑脊液/血浆总蛋白比值,一项常用的检测方法,可以用来取代脑脊液/血浆白蛋白比值来评估血-脑屏障功能障碍。

(魏正军)

175. 采用脑实质电极对损伤脑组织去极化扩散的检测
Jeffcote T, et al. Neurocrit Care, 2014, 20(1): 21-31

背景: 脑缺血和脑损伤后去极化扩散与不良预后密切相关。目前,对这一现象的检测仅限于患者开颅手术时放置于硬膜下的电极。该研究旨在评价能否采用钻孔放置脑实质内电极来检测这些现象。方法: 此项动物实验是在实验室内选用SD大鼠来探究记录这些去极化现象的可行性。然后,选择8例因颅脑损伤或动脉瘤开颅手术的患者,采用放置条形(硬膜下)和深部(脑实质内)记录电极,在监护室内监测其去极化现象。结果: ①通过脑皮层内部放置记录电极确实可以探测到去极化现象。②通过深部的皮层内电极可以监测到一项反复的缓慢电位波形变化。③众所周知的去极化现象后大脑皮层受抑制在皮层内和皮层下电极都始终能被监测到。结论: 脑实质内放置电极可以用来持续监测人类去极化现象。这种技术大扩展了监测受伤患者去极化扩散现象的能力,因为放置电极不再需要去开颅了。这种方法为评估去极化现象对人类继发性颅脑损伤的价值提供了一种新的研究工具。

(魏正军)

176. 全面无反应性量表评分和格拉斯哥评分预测颅脑损伤的预后

McNett M, et al. Neurocrit Care, 2014, 21(1): 52-57

背景:格拉斯哥昏迷评分是一种临床上颅脑创伤神经系统查体常用的评分量表,但其因不能准确描述气管插管患者语言功能或者不包含脑干反射而被批判。全面无反应性量表评分的初步研究揭示了它可克服这些限制。与患者预后的相关性有待进一步研究。该研究的目的是:①调查外伤后24小时和72小时FOUR和GCS评分与功能预后或者认知预后的关联;②确定伤后24小时和72小时FOUR评分与死亡率的关系。方法:前瞻性队列研究。在1级创伤中心搜集成人创伤性脑损伤患者数据。限制于24小时和72小时的FOUR评分。功能预后采用功能独立性评定在康复出院时进行测定。认知状况在伤后3个月采用Weschler记忆量表进行评分。结果:总共136例,平均年龄53.1岁。72小时全面无反应性评分和格拉斯哥评分与功能预后有关联,但与认知状况无关联。采用受试者操作特征曲线(ROC曲线)对全面无反应性评分和格拉斯哥评分与功能状态(24小时FOUR=0.625,GCS=0.602,组间;72小时FOUR=0.640,GCS=0.688)、认知状态(24小时FOUR=0.703,GCS=0.731;72小时FOUR=0.837,GCS=0.674)以及死亡率进行比较(24小时FOUR=0.913,GCS=0.935;72小时FOUR=0.837,GCS=0.884)。结论:全面无反应性评分在伤后3个月功能状态、认知预后及在院死亡率的预测功能上与格拉斯哥昏迷评分相当。

(魏正军)

177. 氯胺酮对创伤性颅脑损伤颅内压的影响

Zeiler FA, et al. Neurocrit Care, 2014, 21(1): 163-173

研究目的是进行一项关于氯胺酮在颅脑创伤方面的使用及其对颅内压的作用的系统性文献回顾。所有来自MEDLINE、BIOSIS、EMBASE、GlobalHealth、HealthStar、斯高帕斯数据库、考克兰图书馆以及国际临床试验注册平台(始于2013年11月)的文章,包括相关文章的参考文献,以及灰色文献。2名文献查阅员分别鉴别所有关于氯胺酮在颅脑创伤患者上的应用的文献原文,并记录它们对颅内压的作用。同时也记录其对脑灌注压、平均动脉压、患者预后和不良反应的作用等次要指标。2名审阅员分别提取包括人口特征和治疗特征的数据。采用Oxford和GRADE方法论裁定这些证据的强度。检索方法搜集到总共371篇相关引文。在所有查阅的应用氯胺酮,同时监测重型颅脑创伤颅内压文献中有7篇文章、6篇手稿和1篇会议纪要。所有的研究均是前瞻性研究。与成人和小儿科相关的研究分别有5个和2个。通过所有的研究,其中记述的101例成年和55例小儿患者,在应用氯胺酮治疗时颅内压在任何一项研究中均无明显升高。3个研究报道了应用氯胺酮药丸后颅内压有明显的下降。有2个研究报道了脑灌注压和平均动脉压均有升高,并且其中一项研究减少了升压药的应用。所有研究中均未报道与应用氯胺酮相关的任何明显不良反应。预后数据鲜有记录。目前存在

Oxford2b级,C级证据支持氯胺酮对镇静及开通气道的重型颅脑创伤患者无升高其颅内压作用,并且在某些情况下可以降低颅内压。

(魏正军)

178. 神经重病监护室内的颅脑创伤患者是否应该根据自身调节状态和损伤次级分类进行个性化管理

Johnson U, et al.Neurocrit Care, 2014, 21(2): 259-265

自动调节的状况是颅脑创伤影响预后的一项重要因素,在对颅脑创伤患者管理中考虑到自动调节状况是很重要的。压力反应系数(PRx)作为一种自动调节的指标已经进行了深入研究,但它们在颅脑损伤亚型中的变化知之甚少。该研究检验了PRx和脑灌注压(CPP)在不同颅脑损伤亚型中对预后的影响。方法:收集数据库中107例患者的PRx、CPP和预后进行回顾性研究,并对第一次CT扫描进行Marshall分级。患者被分为"弥漫"(Marshall分级:1,2和3级)或"局灶"(Marshall分级:4级,占位性病变,非占位性病变病变)。2×2表格计算出PRx和CPP的不同组合产生有利/不利结果的比例。结果:结合组(P=0.002)和弥漫组(P=0.04)的低PRx与有利结果显著相关,局灶组的高CPP值与较差预后明显相关(P=0.02)。弥漫组损伤患者自动调节(PRx>0.1,CPP>70mmHg)与较好预后显著相关(P=0.03)。结论:弥漫损伤组、占位病变组有所不同,后者CPP高水平可能对预后有害,这可能归因于血-脑屏障的破坏。而弥漫损伤组和自动调节CPP较高水平可能是有益的。

(魏正军)

179. 创伤性椎动脉夹层的发病率及预后: 国家创伤数据库的分析

Majidi S, et al. Neurocrit Care, 2014, 21(2): 253-258

背景:创伤性椎动脉夹层(VAD)史和流行病学特点并未完全清楚。该文探讨椎动脉夹层的患病率以及合并头部或颈部创伤对患者预后的影响。方法:所有被确诊患有创伤性脑损伤或头和颈部创伤的患者利用数据文件从2009~2010年,国家创伤数据库内采用ICD-9-CM编码进行鉴别。国家创伤数据库是一项最大的创伤数据库,它涵盖了美国超过900个创伤中心的数据。通过利用ICD-9-CM编码在这些患者中鉴别存在的椎动脉夹层。对存在和不存在椎动脉夹层的患者分别比较他们的格拉斯格评分、损伤严重性评分,院内并发病和治疗的预后。结果:共搜集到84例椎动脉夹层患者,占所有确诊合并头部和颈部创伤患者的0.01%。存在VAD患者的平均年龄明显高于不存在VAD的患者。VAD患者格拉斯格评分<9分所占比例明显高于对照组。颈椎骨折发生率在VAD患者组也明显高于对照组。VAD患者发生院内卒中几率明显高于对照组。VAD患者ICU住院天数、机械通气天数以及总住院天数均明显高于对照组。调整人口统计特征、格拉斯哥评分和损伤严重性评分后这些差别仍明显存在。其中7%的VAD患者进行了介入治疗,从而未再出现院内卒中。与无VAD的头外伤患者相比,VAD患者具有较高的机会。结论:尽管VAD少见,头颈外伤患VAD与较高的院内卒中发生率和较长的ICU住院天数以及总的住院天数密切相关的。早期诊断和早期进行介入治疗可能是降低这些患者院内卒中发生率的一项可替代性选择。

(魏正军)

180. 创伤性脑损伤后血管壁张力与自动调节之间的关系

Varsos GV, et al. Neurocrit Care, 2014, 21（2）: 266-274

背景: 小的脑血管壁张力可以通过所谓临界关闭压进行定量估算, 临界关闭压表示的是动脉压的下限。待动脉压力低于临界关闭压时, 小的脑动脉血管会塌陷, 血流停止。血管壁张力可以表示为临界关闭压和颅内压之间的差别可以代表活跃的血管壁紧张度。通过该研究, 该文旨在研究大批创伤性脑损伤其具有自动调节能力的血管壁张力和临界关闭压与预后的关系。方法: 该文回顾性分析了280例创伤性脑损伤患者动脉血压、颅内压与多普勒血流速度的记录。临界关闭压和血管壁张力通过脑血管阻抗方法进行计算。结果: 临界关闭压力和任何自动调整指数之间没有发现有任何关系。临界关闭压力和血管壁张力都没有发现与预后相关。结论: 自身调节功能受损被发现与低血管壁张力相关, 论证了自身调节功能丧失后血管麻痹的作用。相反, 没有发现临界关闭压与自身调节之间有任何关联。

（魏正军）

181. 颅脑损伤后严重脑白质疏松预示着预后不良

Henninger N, et al. Neurocrit Care, 2014, 21（3）: 483-495

背景与目的: 目前已知创伤性脑白质损伤是构成创伤后功能障碍的关键决定因素。然而, 原有脑白质疏松在创伤性脑损伤预后方面的作用尚不知晓。因此, 该文力求确定原有假定缺血导致的脑白质疏松是否与颅脑创伤预后有独立的因素关系。方法: 该文回顾性分析连续50年的入组的患者, 这些患者被收入单纯神经病或创伤重症监护室。头颅CT幕上脑白质低密度程度被分成5个等级（0~4级）来反映日益严重的脑白质疏松。分别在3个月和12个月根据改良Rankin量表（mRS）和格拉斯哥预后评分确定其预后。结果: 通过调整其他因素, 在3个月和12个月时脑白质疏松严重程度与不良预后密切相关, mRS为3~6以及GOS为1~3。当这一分析仅限于生存超过3个月, 分别在有中到重度脑损伤（入院GCS≤12; P=0.001, 或有轻度脑损伤（GCS13~15; P=0.002）患者时, 脑白质疏松与不良预后之间的独立关联仍存在。结论: 该文提供了第一份证据证明原有的颅内小血管病变可以独立预测闭合性脑损伤功能恢复不良。这一关联独立于其他既定的预后影响因素如年龄、并发症如重症监护室并发症及干预措施。这些知识有可能帮助提高预测准确度、临床管理和资源利用。

（魏正军）

182. 小儿重型颅脑创伤后蛛网膜下腔出血患病率及其与近期疗效的关系

Hochstadter E, et al. Neurocrit Care, 2014, 21（3）: 505-513

背景: 蛛网膜下腔出血是成人重型颅脑创伤独立的预后预测指标。但在小儿重型颅脑创伤后蛛网膜下腔出血方面少有研究。该文的研究目的旨在确定小儿重型颅脑创伤后蛛网膜下腔出血发病率、影响因素, 以及他们与近期疗效的关系。方法: 该文回顾性分析了171例重型颅脑创伤患者（镇静前CCS≤8分, 及头部MAIS≥4分）。这些患者在入院后24小时内进行了头部CT扫描。数据采用单变量和多变量分析。结果: 所有颅脑创伤患者中, 42%的患者发现有蛛网膜下腔出血。并且它与颅骨骨折、脑水肿、弥漫性轴索损伤、脑挫伤和脑室内出血密切相关（$P<0.05$）。蛛网膜下腔出血患者有较高的ISS评分（$P=0.032$）以及较高固定瞳孔的频次（$P=0.001$）。在病因上重型颅脑损伤有无蛛网膜下腔出血之间并无区别。具有蛛网膜下腔出血的重型颅脑损伤可发生更糟糕的倾向，包括死亡率升高（$P=0.009$），中枢性尿崩发生升高（$P=0.002$），高的感染率（$P=0.002$），少的自主通气天数（$P=0.001$）。重型颅脑创伤幸存者蛛网膜下腔出血患者需要更长的住院天数，以及出院后更高水平的护理（$P=0.004$）。尽管通过单变量分析蛛网膜下腔出血与预后不良相关（$P=0.969$）。但多变量分析并没有证明蛛网膜下腔出血与死亡率之间存在独立的关联。结论：几乎一半重型颅脑创伤患儿存在蛛网膜下腔出血。同时颅脑创伤严重程度代表着出院后高水平的护理。蛛网膜下腔出血与增加死亡的风险之间并无独立的相关性。

（魏正军）

183. FOUR评分可预测颅脑创伤后死亡率、气管插管和ICU住院天数

Okasha AS, et al. Neurocrit Care, 2014, 21(3): 496-504

背景：GCS评分是最为广泛用来评估意识水平、临床状态，以及颅脑创伤患者预后。FOUR评分是一种新型昏迷评分标准，可以用来改善GCS评分的局限性。该文这项前瞻性群组研究目的旨在比较FOUR分与GCS评分在预测颅脑损伤预后方面的效果。方法：2011年4月至7月，连续60例颅脑损伤成年患者入住亚历山大大学附属医院ICU被录入该项研究。GCS和FOUR评分在到达急诊室时即予以记录。结果包括在院死亡率，预后不良（GOS-E1~4分），气管插管，以及ICU住院天数。结果：15例（25%）患者死亡，35例（58%）预后不良。预测死亡率时，FOUR评分比GCS评分表现出较高的ROC曲线下面积（0.850 vs. 0.796，$P=0.025$）。FOUR评分与GCS评分对预测不良预后（AUC 0.813 vs. 0.779，$P=0.136$）和气管插管（AUC 0.961 vs. 0.982，$P=0.06$）之间并无差别。二者对ICU住院天数都有较好的预测作用（$R^2=0.40$ [FOUR评分] vs. 0.41 [GCS评分]）。结论：FOUR评分在预测颅脑创伤患者在院死亡率方面优越于GCS评分。但二者在预测不良预后、气管插管和ICU住院天数方面并无差别。

（魏正军）

184. 重型颅脑创伤患者视神经鞘直径与死亡率之间的关系

Sekhon MS, et al. Neurocrit Care, 2014, 21(2): 245-252

目的：重型颅脑创伤后颅内压升高预示着预后不良。已有研究证实颅内压与超声中视神经鞘（ONSD）直径密切相关。该研究目的旨在评价通过CT扫描视神经鞘直径与确诊重型颅脑损伤患者群体死亡率之间的独立性关系。方法：该文对颅脑损伤患者进行了回顾性队列研究，这些患者要求为两个神经创伤中心的，从2006年至2012年5月在ICU内进行了颅内压监测。选用对患者预后不知情的两位医师分别独立的对视神经鞘直径进行测量。采用多变量逻辑回归模型来评价视神经鞘直径与院内死亡率之间的相关性。结果：该研究分析了总共220例患者。所有患者平均年龄35岁，其中171例（79%）为男性。入院时GCS评分中位数为6分。对于两组视神经鞘直径测量结果组内相关系数为0.92（95% CI: 0.90~0.94，

P<0.0001）。通过多变量分析,视神经鞘直径每增加1mm,与之相关联的院内死亡率呈双倍增长（OR2.0,95% CI: 1.2~3.2, P=0.007）。通过线性回归分析,视神经鞘直径与入院48小时内ICP增长具有独立的相关性（β=4.4,95% CI: 2.5~6.3, P<0.0001）。结论: 对于颅脑损伤患者,通过CT扫描测得的视神经鞘直径与颅内压和死亡率具有独立相关性。

（魏正军）

185. 监测重型颅脑创伤患者脑组织氧代谢,乳酸-丙酮酸比值,以及血管反应性压力: 系统性回顾

Lazaridis C, et al. Neurocrit Care, 2014, 21(2): 345-355

背景: 通过多模态神经监控预防和监测二次脑损伤对重型创伤性颅脑损伤患者是一项主要目标。目的: 探讨潜在的病理生理过程和临床结果,通过至少以下两个变量进行综合监测: 局部脑组织氧含量[PbtO(2)],压力反应性指数（PRx）,乳酸-丙酮酸比值（LPR）。方法: 数据来源包括Medline、EMBASE以及循证数据库（CochraneDSR, ACPJournalClub, DARE, the Cochrane Controlled Trials Register）。遵循PRISMA的推荐规范。两位该文的作者根据入选标准独立挑选文献。该研究入选了创伤性颅脑损伤需要重症监护和监测环境的成年患者。收录的研究报告了监控变量之间的联系和（或）报告这些变量与临床预后之间的关联。结果: 该研究包括34篇报道（32篇为观察性研究,2篇为随机对照研究）,其平均样本含量为34（6~223）例,总观察患者量为1161例。整体方法论质量是适中的。结论: 一些文献的局限性在于小的样本例数,缺乏临床结果的相关性,不一致的调查方向,这些限制排除任何明确的结论。尽管如此,建议脑血管反应状态不只是对于脑灌注压最优化重要,还应该对局部脑组织氧含量和乳酸-丙酮酸比值的解释和干预措施进行报告。反应性评价可以是探讨脑血流、氧传递、需求和细胞代谢之间的关系的第一步。

（魏正军）

186. 创伤性脑损伤相关的凝血障碍

de Oliveira Manoel AL, et al. Neurocrit Care, 2015, 22(1): 34-44

背景: 重型创伤后凝血功能紊乱的出现是比较常见的。该研究的目的旨在确认单独的重型颅脑损伤是凝血功能障碍的一项独立危险因素。目的: 受伤后6小时内收入Ⅰ级创伤中心的成年患者进行前瞻性队列观察研究。通过伤害等级简易分类方法（AIS）对这些患者进行分类: 组1单纯重型颅脑损伤（AIS头部≥3,且其他部位AIS<3）;组2严重多系统创伤合并重型颅脑创伤（AIS头部≥3,且其他部位≥3）;组3重型多系统创伤,但无颅脑损伤（头部AIS<3分,非头部≥3）。主要研究结果是凝血功能障碍的进展。次要指标为院内死亡率。结果: 该研究涵盖145例（组148例,组2137例,组3160例）。组1发生凝血功能障碍和弥散性血管内凝血的几率最低,通常表现为较好的凝血状态,可以通过传统凝血实验、血栓弹力图也可以通过凝血因子进行监测。单纯重型颅脑损伤对凝血功能障碍而言不是一项独立的危险因素（OR 1.06; 95% CI: 0.35~3.22, P=0.92）,但单纯重型颅脑损伤患者出现凝血功能障碍患者比没有出现凝血功能障碍者死亡率要高（66 vs.16.6%, P<0.05）。凝血功能障碍（OR 5.61; 95% CI: 2.65~11.86, P<0.0001）的发生和单纯重型颅脑损伤（OR 11.51; 95% CI: 3.9~34.2,

$P<0.0001$）是院内死亡率的独立危险因素。结论：单纯重型颅脑损伤对凝血障碍的发展来说不是独立的危险因素。然而，重型颅脑损伤合并凝血功能障碍患者有着极其高的死亡率。

（魏正军）

187. 生物标记物提高非穿透性重型颅脑损伤后临床结果之死亡率的预测

PaPa L，et al. Neurocrit Care，2015，22（1）：52-64

目的：该研究目的旨在评价重型颅脑损伤后24小时内脑脊液早期生物标记物水平是否可以提高6个月死亡率临床结果预测。方法：该前瞻性研究是在两个Ⅰ级创伤中心收住的成年重型颅脑损伤患者（GCS≤8），需要进行脑室外引流作为控制因素。伤后24小时内留取脑室内脑脊液标本，并分析7项备选生物标记物（UCH-L1、MAP-2、SBDP150、SBDP145、SBDP120、MBP和S100β）。采用颅脑损伤临床试验的预测和分析对每例患者计算其6个月死亡率风险程度。模型和生物标记物单独进行分析以及组合分析。结果：总共收录152例，其中131例颅脑创伤患者，21例对照患者。36例（27%）生存期没有超过6个月。颅脑损伤组较对照组生物标记物均显著性升高（$P<0.001$）。存活下来患者较未存活（$P<0.05$）患者UCH-L1，SBDP145，MAP-2，以及M血压最高水平均有明显升高。伤后12小时h7项生物标记物检测中MAP-2（$P=0.004$）、UCH-L1（$P=0.024$）和MBP（$P=0.037$）具有显著的未调整的风险比率。7项生物标记物监测最早的24小时内MAP-2（$P=0.002$）、UCH-L1（$P=0.016$），MBP（$P=0.021$）以及SBDP145（0.029）有最明显的高峰值。当IMPACT扩展模型联合生物标记物，MAP-2非常显著地有助于生存模型，其敏感率达97%~100%。结论：这些数据表明结合临床早期MAP-2可以很好地预测患者在6个月内的死亡率。

（魏正军）

188. 前列环素影响患者的压力反应与ICP的靶向治疗重型颅脑损伤

Koskinen LO，et al. Neurocrit Care，2015，22（1）：26-33

这项前瞻性连续性随机双盲实验研究了在重型颅脑创伤患者中前列环素在压力反应中的作用。实验的另一个目的是描述PR随时间的变化及其结果。通过纳入闭合性TBI患者，GCS评分≤8，年龄15~70岁，将他们随机分为治疗组（23例）和安慰剂组（25例）。3个月后，使用格拉斯哥预后量表（GOS-E）评估效果。PR值为计算ICP和MAP之间每小时平均值的回归系数。将压力稳定定义为PR≤0。结果显示，超过96小时的平均PR值为0.077±0.168，前列环素组为0.030±0.153，安慰剂组为0.120±0.173（$P<0.02$）。前列环素组比安慰剂组中压力稳定的比例大很多（$P<0.05$）。随着时间的推移个体内的变化很常见。PRtot与GOS-E评分呈负相关（$P<0.04$）。PRtot值为0.117±0.182是不利的结果（GOS-E 1~4），0.029±0.140是有利的结果（GOS-E 5~8）。死亡预测曲线为0.742，有利的结果是0.628。结果：前列环素影响PR增加压力稳定性，并且较低的PRtot数值与好的预后相关。个体的PR随时间变化很大。对PRtot的预测不够稳定，还不足以在临床中应用。

（徐　超）

189. 血糖增高与颅脑创伤后的脑血管压力反应有关

Donnelly J, et al. Neurocrit Care, 2015, 22(1): 20-25

众所周知，TBI后血糖升高和压力反应（PRx）对患者病情是不利的。然而，这两者之间的关系未知。为了验证血糖导升高致PRx升高的假设，作者回顾性分析重症监护室内86例TBI病例。数据分析血糖浓度、ICP、CPP和呼气末CO_2。PRx为计算的10秒内动脉血压和ICP滑动相关系数的平均值。对于每1例患者从TBI第1天开始直到TBI后第5天，每天都测动脉血糖浓度和PRx数值。结果：TBI发生后第5天平均动脉血糖浓度与PRx数值呈正相关（Pearson相关系数=0.25，$P=0.02$）。在伤后第一天相关性最强（Pearson相关系数=0.47，$P=0.008$）。结论：研究结果初步表明，血糖升高可能会损害脑血管反应性，伤后血糖升高与预后较差相关。

（徐　超）

190. 血栓弹力图确定TBI后晚期高凝状态：一个初步研究

Massaro AM, et al. Neurocrit Care, 2015, 22(1): 45-51

创伤性脑损伤（TBI）与高凝状态有关，其机制和持续时间仍不清楚。作者试图确定血栓弹力图（TEG）分析是否与最大幅度（MA）、血栓生成（TG）、G值（G）和α角（αA）升高一样，可以鉴别TBI后的高凝状态。这项前瞻性队列研究纳入2012年1月至2013年8月的中、重度TBI患者，GCS<12。TEG曲线在纳入后0~24小时（T1）、24~48小时（T2）、48~72小时（T3）、72~96小时（T4），和96~120小时（T5）后获得。早期的TEG定义为0~48小时，后期TEG定义为>48小时。结果显示，25例患者（80%的男性）和7例年龄性别匹配的对照组进行了研究。年龄中位数为38岁（18~85岁）。早期MA[63.6（60.5~67.4）mm]与后期MA[69.9（65.2~73.9）mm; $P=0.02$]，早期TG[763.3（712.8~816.2）mm/min]与晚期TG[835.9（791.2~888.3）mm/min; $P=0.02$]，和早期的G[8.8（7.7~10.4）d/cm²]与晚期G[11.6（9.4~14.1）d/cm²; $P=0.02$]。T5组患者相比对照组，有较高的MA（$P=0.02$）、TG（$P=0.03$）和G（$P=0.02$）。当聚集在回归分析时，MA、TG和G值以每天2.6mm/d（$P=0.001$）、31.9mm/min（$P \leqslant 0.001$）和1.3d/cm²（$P \leqslant 0.001$）线性增加。较低mA值的患者趋于出院（$P=0.08$）。数据显示在最初TBI后数天出现渐进和延迟的高凝状态。高凝状态可能反映了血小板活性亢进。

（徐　超）

191. 重度颅脑创伤后常压氧与增加脑兴奋性毒性相关

Quintard H, et al. Neurocrit Care, 2015, 22(2): 243-250

常压氧疗法常用于重症监护。然而，补充FiO_2是否有益脑功能仍有争议。作者研究了增加的FiO_2对重型颅脑损伤（sTBI）患者脑兴奋性中毒的影响，采用脑微透析（CMD）将谷氨酸量化。这是一项采用脑微量透析和脑组织氧（$PbtO_2$）监测重度颅脑损伤患者数据库的回顾性分析。分为4个独立范围（<40%，41%~60%，61%~80%，和>80%）的FiO_2和微量透析谷氨酸的相关性采用ANOVA分析。结果显示，共有来自（监测中位数为4天）36例患者的1130个样品被检测。脑($PbtO_2$、颅内压、脑灌注压,乳酸/丙酮酸比值,马歇尔CT评分)和全身($PaCO_2$、PaO_2、血红蛋白、APACHE Ⅱ评分)的变量调整后,高FiO_2与CMD谷氨酸的递增相关[FiO_2<40%时8.8(95%CI: 7.4~10.2)μmol/L vs. 41%~60% FiO_2时12.8(10.9~14.7)μmol/L,61%~80% FiO_2时19.3(15.6~23)μmol/L和FiO_2>80%时22.6(16.7~28.5)μmol/L;多因素调整后的P<0.05]。FiO_2相关的CMD增加起始值与低$PbtO_2$<20mmHg的样品相比较低(FiO_2>40% vs. FiO_2>60%)。高氧(FiO_2>150mmHg)也与增加的CMD谷氨酸相关(调整后的P<0.001)。他们得出结论,sTBI患者增加的FiO_2水平与增加的脑兴奋性毒性相关,不依赖于$PbtO_2$和其他重要的脑和系统性决定因素。这些数据表明超常氧疗可能加重sTBI后的继发性损伤。

（徐　超）

192. 神经肌肉阻滞剂对颅脑创伤患者作用的系统评价

SanfiliPPo F, et al. Neurocrit Care, 2015, 22(2): 325-334

颅脑创伤(TBI)管理重点为控制颅内压(ICP),而其他的治疗方法需要科学的依据,如使用神经肌肉阻滞剂(NMBAS)。该团队对TBI和(或)出现颅内压增高的情况进行了一项NMBAS有效性的系统回顾研究。该研究检索了2014年1月31日前的MEDLINE和EMBASE数据库,其中包括临床和实验研究。共发现了34篇文章,其中22篇为前瞻性临床试验。没有发现系统的回顾或荟萃分析。有7项研究是评估NMBA预防刺激相关的ICP:麻痹作用在吸痰和理疗期间有效,在纤维支气管镜检查时无用。14项小样本研究(8~25例患者)是评估NMBA在预防刺激相关ICP增高方面的影响。2项研究表明,用琥珀胆碱增加ICP,阿曲库铵降低ICP。在其他研究中没有观察到颅内压变化。一项前瞻性研究证实,停止麻痹作用会提高能量消耗。2项回顾性研究死亡率和发病率:一方面发现早期麻痹(持续>12小时)不利于颅外相关并发症,而另一方面显示NMBA持续推注和使ICP达到>20mmHg所用时间之间的关系研究。该团队还检索了8项动物研究。在大多数研究中,NMBA推注有益于ICP控制,尤其是有刺激性因素。然而,回顾研究发现持续推注NMBA会有潜在危害。对颅脑创伤患者,该研究讨论了麻痹负面影响中的潜在积极意义。良好的随机对照试验和(或)药物流行病学的研究是必要的。

（徐　超）

193. 急性脑创伤的电生理监测

Claassen J, et al. Neurocrit Care, 2014, 21 Suppl 2: S129-147

该研究旨在确定急性颅脑创伤危重症患者护理时的最佳脑电图(EEG)指征。利用电子文献检索1990年1月至2013年8月关于神经电生理监测的中英文文章,共有165项研究。EEG是一种监测癫痫发作和缺血的有效方法。脑电图能有效地表现出惊厥性癫痫持续状态和心搏骤停(CA)。数据显示,EEG应被考虑用于所有重症监护病房(ICU)昏迷的ABI患者和不明原因出现持续性意识状态的患者中,这些患者虽没有急性原发性脑状态,但却出现不明原因的心理障碍。但技术细节仍有一定的不明确性,例如,脑电图最短检测时间、安置和电极方面。从EEG和EP中获取的数据有助于判断ABI患者预后,特别是CA合并颅脑创伤。支持这些建议的数据很少,并且仍需要高质量的研究。EEG有助于监测和发现ICU患者的癫痫发作和脑缺血情况,脑电图在某些疾病状态是明确的,但是,在其他应用仍是不确定的。

(徐　超)

194. 急性脑损伤细胞损伤与死亡的监测指标

Chou SH, et al. Neurocrit Care, 2014, 21 Suppl 2: S187-214

分子生物标志物革新了许多疾病的诊断和治疗,如心肌梗死使用肌钙蛋白。重症监护室迫切需要高保真的生物标志物,许多研究报告了候选生物标志物。通过进行电子文献检索与结局相关细胞/分子生物标志物的英文文献,以及疾病特异并发症,如急性缺血性卒中(AIS)、脑出血(ICH)、蛛网膜下腔出血(SAH),创伤性脑损伤(TBI)和心搏骤停后缺氧缺血性脑病的损伤(HIE)。总共有135篇文章被收录。虽然各种各样的潜在生物标志物已被确定,但只有神经元特异性烯醇化酶已经过大样本验证,并且表明未进行低温治疗的HIE患者中预后不良的特异度是100%。在SAH、AIS、ICH和TBI中有许多有前景的血和脑脊液候选标记物,但还没有满足临床常规使用的标准。目前的研究中,在诸多方面有明显的不同,比如患者的选择,生物样品的采集、处理和生物标志物的测量标准,限制了整体结果的普遍性。未来的大型前瞻性研究中需要规范治疗、生物样品的采集和生物标志物的测量验证方案。

(徐　超)

195. 在神经功能完整的轻度创伤性脑损伤患者中消除不必要的常规头颅CT扫描: 新协议的实施和评价

Anandalwar SP, et al. J Neurosur, 2016: 1-7

在管理轻型头部损伤(MHI)和颅内出血(ICH)患者时常规进行重复头颅CT(HCT)的效用已在多个研究中受到质疑。这些研究分析通过获得重复的HCT,并没有证明在神经功能完整的患者中消除这些常规HCT会产生影响。作者单位实施了新的"无重复HCT神经功能观察(NORH)"协议,确认MHI和ICH患者在入院24小时神经状态保持或提高到GCS 15的不进行重复HCT扫描。本研究的目的是评估这一新的协议的结果和安全性。他们从Ⅰ级创伤中心创伤注册表检索2009年1月1日至2012年12月31日之间持续钝挫伤导致初始HCT显示MHI、ICH和(或)颅骨骨折的患者记录。作者分析了95例(NORH)协议患者,结果包括死亡、急诊再入院、手术干预、延迟重复HCT、住院天数。结果显示,在95例(NORH)协议的患者中,83%为男性,平均年龄(38±16)岁,造成创伤的最常见原因是攻击(35%)。在95例(NORH)协议的患者中,8例(8%)入院后有一项延迟重复HCT研究(>24小时),但因为脑出血未恶化没有进行神经外科干预。没有再入院患者,平均住院时间为(4±7.2)天。结论: 建立NORH协议(除常规随访HCT)发生迟发性神经功能恶化概率很低,没有需要后期进行外科干预的ICH,急救科回访较少,并且没有再住院。对一组选定的MHI和ICH患者来说,NORH协议是安全有效的,可以有效减少辐射和成本。

(徐　超)

196. 建立TBI的护理方案——基于循证指南制度后的基准测试结果
Tarapore PE, et al. J Neurotrauma. 2016

颅脑创伤(TBI)是一种普遍的、全球性的、常伴有不同预后的疾病。标准化的护理以及遵守既定的治疗方针是改善患者预后的核心。该创伤中心制订和实施一个联合委员会认证的2011脑外伤的护理方案,通过比较实施后的患者与既往患者的病例资料进行对比,应用预测模型来评估患者的预后是否得到改善。对照组的数据来自1987~1996年就诊于旧金山总医院创伤昏迷数据库(SFGH/TCDB)。当前的患者来自于NeuroTracker数据库,这是用于临床实践定制的电子病例系统。进行描述性统计。追踪2011~2013年沿用的4个护理标准的临床服务。应用IMPACT预测模型来计算当前以及既往患者的预期以及观察到的实际死亡率。在历史对照组共有832例被确定,6个月死亡率例数为592。观察6个月的死亡率为49%。当前患者中有211例患者被确定,6个月的死亡率为38%。影响预后的模型应用于每个患者组。每个分析曲线下面积>0.85,拟合优度良好,说明影响模型性能好。在当前组和历史组中通过比较预期与观察的死亡率发现,患者早期的死亡率下降了59%。在预测患者死亡率≤50%的患者组中观察到最大死亡率的减少。在降低颅脑损伤患者意外死亡的百分比中重大进展已被证明。更积极的管理和对脑损伤患者的管理准则实施情况的跟踪可能是降低患者死亡率的主要因素。

(徐　超)

197. 小儿轻度创伤性脑损伤后健康相关生活质量的系统评价
Fineblit S, et al. J Neurotrauma, 2016

健康相关生活质量(HRQOL)是在临床实践以及研究中量化小儿轻度创伤性脑损伤(mTBI)后果的一种新方法。然而,利用HRQOL量表测量患者在mTBI/脑震荡恢复期的潜能,需要一个在这些创伤后的更好的理解健康相关生活质量的典型过程。该研究的目的是总结现有的儿童mTBI/脑震荡后HRQOL的知识,以期确定需要进一步的研究领域。检索截止到2015年6月1日的数据库:MEDLINE、PubMed、EMBASE、Scopus、护理和联合卫生文献累积索引(CINAHL)、经互联网、Cochrane临床对照试验资料库(CENTRAL)、物理证据数据库(PEDro)、儿童发展与青少年研究(CDAS)。研究必须使用经过验证的健康相关生活质量的测量工具来检查和报告儿童mTBI/脑震荡后的HRQOL。1660个记录中的8个确定最终符合纳入标准。似乎患者中存在一个重要的亚组,在创伤后1年或更长时间后HRQOL结果较差。HRQOL较差潜在影响因子包括年龄、社会经济地位较低、既往头痛或失眠。通过荟萃分析排除了mTBI的不同定义。生活质量量表是在临床试验和研究中儿童mTBI/脑震荡后一个重要的测量结果。有证据表明,在一小部分患者在创伤后1年或者更长时间出现HRQOL的降低。该研究仍需要进一步确定小儿脑震荡后健康相关生活质量的典型的纵向进展。

(徐　超)

198. 经颅超声在严重脑外伤患者中的应用
Ziegler DW, et al. J Neurotrauma, 2016

严重的颅脑创伤(sTBI)有很高死亡率和致残率。经颅多普勒超声(TCD)可以非侵入性地测量脑血流量。该研究的目的是确定重度TBI患者中TCD的作用。研究人员对2008年4月至2013年4月的255例严重TBI患者行TCD，患者入院时的格拉斯哥昏迷评分≤8分。于患者入院后第1天、第2天、第3天和第7天行TCD检查。将低灌注定义为以下3个方面：①大脑中动脉平均流速＜35cm/s。②大脑中动脉舒张速度＜20cm/s。③＞1.4的血管搏动指数，这个指数定义为：大脑中动脉平均＞120cm/s和（或）Landegaarde指数＞3。结果显示，114例（45%）得到正常的测量；92例（80.7%）有良好的结果；6例（5.3%）有中度残疾；16例（14%）死亡；4例来自脑死亡；72例（28%）有低灌注；71例（98.6%）死亡；65例存在中等程度的残疾；69例（27%）有血管痉挛中，有31例（44.9%）有良好的结果；16例（23.2%）有严重残疾，22例（31.9%）死亡，其中13例死于脑死亡。入院第1天检查发现存在脑血管痉挛的患者为8例，第2天为23例，第3天为22例，第7天为16例。他们得出结论，测量值正常的患者可以存活。缺血患者预后很差。脑血管痉挛的患者死亡率高，致残率高，TCD在确定早期预后是有益的。

（徐　超）

199. 研究相关的轻度创伤性脑损伤后持续性振荡症状的预后指标：一项对美军士兵的前瞻性纵向研究

Stein MB, et al. J Neurotrauma, 2016

轻度创伤性脑损伤（mTBI）或脑震荡是军队中常见的，但其恢复过程是高度可变的。本研究探讨了国外驻兵导致mTBI与脑震荡后综合征（PCS）的出现和严重程度的相关性；并在驻兵阿富汗的美国陆军人员中间确定预测长时程PCS的指标。该前瞻性纵向调查评估研究使用的数据来自驻守阿富汗的士兵，这些士兵驻守时间为10个月，分别在驻守结束前1~2个月（T0），结束驻守换防至美国（T1），约3个月后（T2），和大约9个月后（T3）采集数据。重点放在T2和T3两个时期的PCS。考虑预测指标为：社会人口学因素、前期驻守人数、驻守前的心理健康和TBI病史，和其他军事相关的压力。研究样本包括了4518名士兵，822名（18.2%）经历了mTBI。通过对人口统计学、临床和驻守相关因素调整后发现，驻兵导致mTBI者，发生PCS的风险比其他因素导致的PCS高近3倍，且PCS更为严重。随访发现，在持续mTBI患者中，后续的PCS严重程度与驻兵前TBI史，驻兵前的心理问题，更严重的驻兵压力，以及驻兵导致mTBI后发生的意识丧失或记忆错乱（与"头晕"相对）相关。综上所述，研究发现，持续mTBI增加了长期PCS的风险。TBI史、驻兵前的心理困扰、严重的驻守压力以及驻兵导致mTBI引起的意识丧失或记忆错乱是提示mTBI后持久PCS的预后指标。这些研究结果可能在预防军事行动或其他因素导致的mTBI的慢性后遗症方便有所帮助。

（徐　超）

200. 治疗强度等级量表的可靠性和有效性：对一种新型评估颅脑损伤颅内压力管理方法的临床计量学特征分析

ZuercherP, et al. J Neurotrauma, 2016

该研究的目的是通过评估治疗强度等级量表用于颅内压（ICP）管理的可靠性和有效性（TIL）。该研究回顾了31例创伤性脑损伤（TBI）患者的医疗记录，他们来自欧洲的两个重症监护病房（ICU）。ICP治疗强度等级量来自于一段4小时（TIL4）和24小时（TIL24）的数据,这一数据是从持续了4天的数据中选取的。评分与之前的TIL管理数据进行比较,评分之间也相互比较,还与临床变量进行比较分析：重症监护室内TBI患者的24小时评分与两组对照组进行比较：TIL颅外创伤需要重症监护患者（n=20）和不需要重症监护患者（n=19）,进一步确定ICP相关ICU干预TIL的区分效度。评分者和观察者对于TIL4和TIL24一致程度非常好（Cohen κ: 0.98~0.99；组内相关系数: 0.99~1；$P<0.0005$）。ICU TBI组TIL24明显高于Trauma_ICU患者和TBI_WARD患者[（8.2 ± 3.2）vs.（2.2 ± 0.9）和（0.1 ± 0.1）；$P<0.005$]。TIL评分和历史成绩之间的相关性,TIL24和格拉斯哥昏迷量表和其之间的距离度量,TIL度量范围和TIL在4天内ICP总测量结果,均极显著（$P<0.01$）。结果与预期方向一致。线性混合效应分析,重复测量,TIL4和4小时ICP间显示出很强的相关性（$P<0.000\,000\,5$）。TIL的规模是一项可靠的测量仪器,具有高度的有效性评估与TBI患者ICP管理的治疗强度水平。

（徐　超）

201. 附加在严重儿童创伤性脑损伤指南上的与供应商相关因素的定性研究
BrolliarSM, et al. J Neurotrauma, 2016

尽管通过使用儿童TBI指南可以改善预后,但是不同的患者有着不同的依从性。但是供应商方面的障碍之前未有阐述。这一研究的目的是通过19组护士和医师确认和深入探索依从性相关因子,这些医师和护士为5所大学附属一级创伤中心提供急性期管理。数据通过演绎和归纳分析。结果显示3个内在相关的领域与临床依从性相关。①感知的指导原则适用于个别患者；②实施,传播和执行策略；③文化,沟通方式和态度。具体而言,指南的实用性是确定的个体患者的年龄、损伤的病因、严重程度和强度的证据。制度方法的正式支持、编纂,并融入当地文化实施的指导方针是非常重要的。促进坚持、提供培训和经验,以及对其他规范化的护理协议的态度,反映了对指南的使用和态度。坚持的相互作用,这些指引、机构和供应商的因素。供应商与医院和团队协议的整合对于提高依从性和改善最终预后是非常重要的一步。

（徐　超）

202. 轻度颅脑创伤患者皮质脊髓束损伤: 扩散张量纤维束成像研究
Jang SH, et al. J Neurotrauma, 2016

运动障碍是颅脑创伤（TBI）的一种重要的后遗症。尽管多数TBI病例轻度脑外伤,但是关于轻度TBI伴有运动缺陷的了解非常少。在这项研究中,研究人员试图通过扩散张量纤维束成像（DTT）研究轻度颅脑创伤患者皮质脊髓束（调节运动功能的重要神经束）损伤（CST）。53例轻度颅脑创伤患者和36例健康对照者被纳入研究。根据患者右手（优势侧）在精细运动和握力方面手功能异常表现将患者分为两组：A组右手功能异常,B组右手功能正常。左侧CST进行重建,评估DTT参数（各向异性分数[FA]和纤维数）和外形。35例（66%）右手功能异常。A组患者的FA值和纤维数量显著低于B组和对照组（$P<0.001$）。在用DTT对A组患者左侧CST进行形态分析时,80%的患者皮质下白质部分撕裂,20%的患者皮质下

白质缩小。该研究发现根据DTT参数和外形分析,大部分轻度TBI患者有CST损伤。这些结果表明,轻度脑外伤后使用DTT能够在检测CST损伤中提供有用的信息,用DTT评估CST将会成为患有轻度TBI伴发手部运动障碍的患者必要的检查。

(徐 超)

203. 创伤性脑损伤后焦虑和抑郁障碍的患病率及危险因素分析
Scholten AC, et al. J Neurotrauma, 2016

该综述通过基于结构性诊断访谈,检测了颅脑创伤(TBI)前后继发产生焦虑和抑郁的发生率和危险因素。在MEDLINE、Cochrane中心、EMBASE、PubMed、PsycINFO和谷歌学术中进行系统性文献检索。研究人员找出用结构性诊断访谈研究平民成人TBI患者患病后出现焦虑和抑郁症的发生率的研究报告,并评估其质量。对汇总的TBI前后的焦虑和抑郁发生率进行计算。在68部出版物中描述的34项研究中,焦虑症9例,抑郁障碍7例,合并疾病6例。精神障碍的发生率差异很大。汇总数据显示,在TBI前焦虑和抑郁患病率分别为19%和13%,TBI后第1年焦虑和抑郁患病率分别为21%和17%。汇总的焦虑和抑郁发病率随着时间的推移,提示Axis I较高的长期发病率(54%),包括焦虑症(36%)或抑郁(43%)。没有工作的女性和在TBI前有精神病病史的患者在TBI后发生焦虑和抑郁的风险更高。该研究得出的结论是,有大量患者在TBI后出现焦虑和抑郁并持续很长时间。所有医疗机构应重视TBI后精神症状的发生使这些患者得到早期诊断和早期治疗,提高TBI后存活患者的生活质量。

(徐 超)

204. 颅脑创伤临床试验预后分析的外部验证: 颅脑创伤的预后模型研究
Sun H, et al. J Neurotrauma, 2016

颅脑创伤(TBI)患者的预测模型对于包括病例组合调整、试验设计和护理质量基准评价的多种因素是十分重要的。模型应该通用,因此需要定期的外部验证。该研究的目的是在近期的随机对照研究中验证TBI预后和分析的临床试验国际委员会(IMPACT)制定针对中、重度TBI的预测模型。该课题将1124例患者纳入多中心随机对照研究孕激素在sTBI中的神经保护作用(SyNAPSe)试验,这项试验是为了评估黄体酮在sTBI中的疗效。将治疗组和安慰剂组合并进行分析。该研究对3例来自IMPACT预后模型(核心、扩展和实验室)的预测性能和差别(ROC曲线下面积AUC)进行评估和校准(比较观察到预测的风险)。在IMPACT和SyNAPSe病例混合和结果分布发现存在实质性的差异。在临床试验中,与同质性更强的病例组合为例,其误差表现是合理的。在核心模型中,6个月的死亡率和不利结果的AUC分别为0.677和0.684。核心模型性能略有优于的扩展模型(0.693和0.705)和实验室模型(分别0.689和0.711)。该研究组发现,该模型的校准当中,死亡率被高估,特别是高风险的预测;不利结果的低估,特别是在较低的风险预测。这3个模型的校准误差模式是一致的。在同期的实验设定中,如果纳入标准严格,IMPACT的模型误差比较合理。该研究观察到的变化提示结果分布有必要更新以前开发的预后模型。

(徐 超)

205. 过度兴奋和代谢危机与创伤性重型脑损伤患者去极化传导有关
Hinzman J, et al. J Neurotrauma, 2015

脑微量渗析使得过度兴奋(谷氨酸盐＞10μmol)和非缺血性代谢危机(乳酸/丙酮酸比, LPR＞40)成为创伤性重型脑损伤的继发损伤的重要方面。去极化传导(SD)是很多患者受伤后出现的病理波,并且在动物模型中可以导致细胞外谷氨酸增加,增加无氧代谢和能量底物的消耗。这里,该实验通过16例需要手术的患者的病灶周围硬膜下放置一项微量渗析探针电极条来检测去极化传导和大脑神经化学的关系。在107(76~117)小时监测过程中,6例可以监测到去极化传导。与不存在去极化传导的患者相比,存在去极化传导的患者伤后当时的谷氨酸盐(50μmol/L)和乳酸盐(3.7mmol/L)比随后的时间内明显增高,而在后一组患者中当天和后一天的丙酮酸盐却是降低的(双因素方差分析, $P<0.05$)。对于存在去极化传导的患者,谷氨酸和LPR在微量透析采样周期遵照剂量依赖性的方式随着去极化传导的数量而增高,(0,1,≥2SD)[谷氨酸盐: 2.1、7.0、52.3μmol/L; LPR: 27.8、29.9、45.0, $P<0.05$]。在这些患者中,当谷氨酸盐和LPR在正常范围内时,去极化传导大概有10%的发生几率,但是当两个变量均为异常时发生的几率为60%。(分别＞10μmol/L和40μmol/L,)。综合前面的研究,这些初步临床预示着去极化传导是与非缺血性谷氨酸过度兴奋相关的继发性脑损伤以及重型颅脑创伤患者严重代谢危机病理生理过程的关键。

(王延民)

206. 创伤性脑损伤后的酒精应用模式
Pagulayan KF, et al. J Neurotrauma, 2016

酒精滥用和创伤性脑损伤经常同时发生。这种相互作用的负面后果都有所记载,但是创伤后酒精长期应用的具体模式仍不清楚。该文研究了170例曾经发生轻度到中度复杂脑外伤的患者的酒精应用模式。参与者在伤后就在第一创伤中心登记,分别在伤后第1、6、12个月和第3~5年完成评估。受伤前酒精应用也要在评估时1个月进行。在每个时间点计算修订的饮酒量频率指数。患者伤后第6、12个月和第3~5年时间点酒精应用情况与正常人群对照显示,受伤前大量应用酒精,在伤后1个月出现酒精应用量下降,伤后6个月时酒精应用明显增加,在1年时增加更加明显。这些显示在伤后最初6个月可能是干预酒精应用的最佳时期。

(王延民)

207. 用于改善老年颅脑创伤患者生活质量适应性的脑损伤仪器
Lin YN, et al. J Neurotrauma, 2016

该实验前瞻性研究老龄患者脑损伤后生活质量心理属性仪器。37项生活质量心理属性仪器组成6个领域(认知、自我、日常生活和自主权、社会关系、情感和物理问题)。该实验选取在中国台湾台北市的3家医院的神经外科和急诊科登记的333例年龄＞60岁的颅脑创伤患者。生活质量心理属性仪器的最高和最低的价值范围<5%,内部一致性和两次试验法的可

靠性区间分别为0.84~0.97和0.83~0.96。与软组织损伤相比,除了身体问题,从已知的有效性、创伤性脑损伤患者在生活质量心理属性仪器范围内获得较低分数。与对照组相比,具有完整认识的患者中,GOS扩大评分和GCS评分水平较高的,在所有的生活质量心理属性仪器范围内日常生活中活动限制较少、更少的慢性疾病会获得较高评分。在聚合效度上,生活质量心理属性仪器范围相关系数以及选择性功能措施相关的概念领域均≥0.4。一项验证性因素分析揭示了初始的6个领域结构通过一项比较恰当的指数≥0.9与数据吻合。在6个月随访期间,GOSE变化效果除了情感之外,其余生活质量心理属性仪器各个领域都有临床意义(≥0.2)。老年颅脑创伤患者,应用生活质量心理属性仪器是比较恰当的,并且添加环境标尺域是有益的。

(王延民)

208. 颅脑创伤后卒中风险的增加导致颅脑创伤相关性急性呼吸窘迫综合征

Chen GS, et al. J Neurotrauma, 2016

该文在分别除外其他变量情况下来判定急性呼吸窘迫综合征是否是颅脑创伤后随访3个月、1年、5年一项独立危险因素。该研究分析了国家健康数据库2000中从2001年1月1日至2005年12月31日之间住院的患者资料,其中覆盖2121例创伤性脑损伤患者和101例诊断为颅脑创伤后合并ARDS(TBI-ARDS)的患者。每例被追踪5年来观察出院后卒中的发生情况。颅脑创伤后合并ARDS的预测价值用多变量Cox比例风险模型来进行评估。大致表明颅脑创伤合并ARDS患者中大概接近40%会发生卒中,在调整了其他变量后该风险比在5年内增加了4倍。在ARDS组患者中出血性卒中的风险明显比单纯颅脑创伤组患者。这是关于颅脑创伤后合并ARDS患者卒中风险较单纯颅脑创伤组患者增加接近4倍的首次研究。该实验建议对于颅脑创伤后合并ARDS患者出院初期进行强化和适合的医疗管理以及加强随访。

(王延民)

209. 儿童颅脑创伤后嗅觉功能的恢复: 一项纵向随访

Bakker K, et al. J Neurotrauma, 2015

越来越多的证据表明儿童颅脑创伤后嗅觉功能障碍非常普遍。嗅觉功能障碍在健康、安全及生活质量等方面造成重大影响。但是对于嗅觉功能障碍恢复的纵向研究较少。该研究旨在探索儿童颅脑创伤后嗅觉恢复情况以及探索嗅觉恢复的早期和晚期预测因素。该实验通过宾夕法尼亚大学嗅觉识别测试,该测试对37例年龄在8~16岁之间的儿童颅脑创伤患者的嗅觉在伤后1.5、8.0和18个月分别进行评估。急性嗅觉功能障碍患者的嗅觉随着时间有明显进步,但是在这些严重嗅觉功能障碍患者中,仅有16%的患者嗅觉恢复正常,其余患者在随后随访的18个月内持续存在嗅觉功能障碍。早期(0~3个月)和晚期(18个月)嗅觉功能障碍预后预测因素因受伤部位不同而异,这也是晚期嗅觉功能障碍恢复的重要预测因素。总之,有证据表明在儿童颅脑创伤后嗅觉功能恢复方面,绝大多数患者的嗅觉功能没有明显恢复。考虑到存在严重功能障碍的孩子功能恢复有限,适当教育和实施康复管理策略的重要性尤为重要。

(王延民)

210. 蛛网膜下腔出血发病早期意识丧失是脑损伤的重要标志

Suwatcharangkoon S, et al. JAMA Neurol, 2016, 73(1): 28-35

蛛网膜下腔出血引起意识障碍推测是由于短时脑脊液循环障碍引起。目的: 进一步探究蛛网膜下腔出血早期意识障碍、住院期间并发症及长期预后之间的关系。该研究设计及参与者对在一项市区大型医疗中心(哥伦比亚大学SAH项目)接受治疗的1460例自发性SAH患者进行了回顾性分析和前瞻性队列研究,收录患者时间从1996年8月6日开始至2012年7月23日。从2012年7月23日至2013年12月1日开始进行分析。暴露丧失由对患者和响应者的结构化采访进行区分。80.5%的患者通过接近1年时间来评估患者脑功能的恢复情况。主要措施: 该实验用改良Rankin量表分别对患者、家庭成员和陪护人员进行电话或者面对面的测定。研究团队提前对在院期间的并发症进行定义和判定。590例(40.4%)在蛛网膜下腔出血发病时存在早期意识障碍。临床分级严重程度、CT显示蛛网膜下腔及脑室内积血多少以及大脑半球的水肿与早期意识障碍有相关性($P<0.001$)。与没有意识障碍的患者相比,存在意识障碍的患者与院前强直阵挛(22.7% vs. 4.2%, $P<0.001$)和心跳呼吸停止(9.7% vs. 0.5%, $P<0.001$)存在关联。在多变量分析中,在调整包括低级别临床分级等导致不良预后的危险因素后,12个月的死亡或严重残疾发生率与LOC独立相关。发病时的意识障碍与延迟的脑缺血或者动脉瘤的再出血之间无相关性。发病时的意识障碍是蛛网膜下腔出血后脑损伤一项重要表现,同时也是12个月后死亡和不良功能预后的一项指标。

(王延民)

211. 原发性进行性多发性硬化症皮层深部灰质损伤和脊髓变性之间的关联

Ruggieri S, et al. JAMA Neurol, 2015, 72(12): 1466-1474

对原发性进展性多发性硬化症患者皮层灰质、灰质深部核团以及脊髓损伤的研究提供了对多发性硬化临床进展引发的神经变性的认识。目的: 探索磁共振图像皮层测量、灰质深部核团以及脊髓损伤之间的关联,以及对于临床残疾的作用。设计及参与者横截面分析入选一项US独立机构的26例原发性进行性多发性硬化症患者(平均年龄50.9岁;范围31~65岁; 14例女性)以及20例健康对照志愿者(平均年龄51.1岁;范围34~63岁; 11例女性)。通过扩展残疾状况评分量表、9洞桩测试以及25英尺行走测试对临床残疾进行评分。该实验收集了从2012年1月1日到2013年12月31日的资料,2015年1月21日到4月10日进行数据分析。主要测试皮层病变组织的负荷、深部核团体积、脊髓的体积以及扩展残疾状况评分量表得分(0~10分,评分越高代表残疾越重)、9洞桩测试(测量秒数时间越长提示残疾越重)和25英尺行走测试(测试要超过7.5m,用秒计数,时间越长预示残疾越重)。结果: 26例原发性进展性多发性硬化症患者平均大脑及脊髓体积较20例志愿者明显变小。深部核团结构(正常脑体积[标准差], 1377.81[65.48]cm^3 vs.1434.06[53.67]cm^3, [$P=0.003$]; 标准脑白质体积[标准差], 650.61[46.38]cm^3 vs.676.75[37.02]cm^3, [$P=0.045$]; 标准灰质体积[标准差], 727.20[40.74]cm^3 vs. 757.31[38.95]cm^3; [$P=0.02$]; 标准皮层体积[标准差], 567.88[85.55]cm^3 vs. 645.00[42.84]cm^3, [$P=0.001$]; C_{2-5}标准脊髓体积[标准差], 72.71[7.89]mm^3 vs. 82.70[7.83]mm^3, [$P<0.001$], C_{2-3}标准脊髓体积[标准差], 64.86[7.78]mm^3 vs. 72.26[7.79]mm^3, [$P=0.002$]),

特别是丘脑损伤的数量与皮层病变组织数量和体积分别相关(平均丘脑体积[标准差],8.89[1.10]cm³；皮层病变数量[标准差],12.6[11.7],皮层病变体积[标准差],0.65[0.58]cm³, r=-0.52, P<0.01)丘脑萎缩也提示与额叶皮层病变数量有关(平均丘脑体积[标准差],8.89[1.1]cm³；额叶皮层的病变数量[标准差],5.0[5.7], r=-0.60；P<0.01)脑和脊髓损伤部位的磁共振成像测量之间不存在关联。该研究中,原发性进展性多发性硬化症患者发生的进展性神经变性在脑内表现为扩散性而在脊髓内表现为独立性。这些支持多发性硬化疾病损伤在原发性进行性多发性硬化症中的表现与解剖相关联的观点。

(王延民)

212. 在脊髓损伤患者脊柱内的压力监测显示存在硬膜下的不同分隔: 脊髓损伤压力评估研究

Phang I, et al. Neurocrit Care, 2015, 23(3): 414-418

　　该实验最近发明了一项监测损伤后脊髓内压力的技术。该项技术类似于颅脑创伤后颅内压监测。该实验发现脊髓损伤后,受伤部位的脊髓内压力随着肿胀的神经束压迫硬脊膜而增高。该实验监测了1例胸椎脊髓损伤患者受伤后以及手术时脊髓内受伤部位的压力。手术后该实验同时监测受伤部位硬脊膜下及脊髓实质内压力,并且比较这两组信号快速变换光谱。发现损伤部位硬脊膜下脊髓压力比受伤部位以上或以下部位脊髓压力高出10mmHg左右。受伤部位记录的硬脊膜下和脊髓实质内压力信号存在类似的振幅和快速变换光谱。实质内脉压比硬膜下压力高出2倍。由此得出重型脊髓损伤后硬脊膜下存在2个脊髓压力不同的分隔(损伤部位之上、损伤部位以及损伤部位以下)。在(受伤部位)脊髓神经束水肿高峰时,硬脊膜下脊髓内压力与脊髓实质内压力相当。

(王延民)

213. 颅脑创伤患者去骨瓣减压术常规指南与临床试验中的评估一致吗?

Kramer AH, et al. Neurocrit Care, 2016

　　多中心随机对照研究对颅脑创伤患者降低颅内高压去骨瓣减压治疗进行评估。去骨瓣减压可以降低颅内压,但是不能改善预后。但是有些患者为了避免发生或者已经发生的脑疝进行去骨瓣减压治疗,而没有考虑颅内压。该实验通过评估中度颅脑创伤患者进行以人群为基础的队列研究。去骨瓣减压术的指南及入选DECRA和RESCUE-ICP试验的标准进行对比。在连续644例患者中,51例(8%)进行了去骨瓣减压手术。所有进行去骨瓣减压的患者都存在基底池受压,82%的患者至少在手术前存在一侧或双侧瞳孔短暂光反射消失,80%的患者中线移位5mm以上。大多数(67%)去骨瓣减压程序是初级的,去除了存在占位效应的病变,ICP测量对18%的患者进行去骨瓣减压手术的决定起到作用。分别只有10%和16%的患者有资格入选DECRA和RESCUE-ICP实验。去骨瓣减压改善了76%患者的基底池受压的情况以及94%患者的中线移位情况。在存在至少一侧瞳孔对光反应消失的患者中,去骨瓣减压与低死亡率相关(46%: 68%, P=0.03),特别是在入选时患者马歇尔CT评分在3~4之间(P=0.0005)。进行去骨瓣减压手术的患者没有进展到脑死亡。去骨瓣减压手术后预测的各种不良预后包括瞳孔对光反应消失、运动评分过低、中线移位超过11mm以及围术期脑梗死的进展。相对于难治性高颅压而言,去骨瓣减压手术常用于临床以及影像学提示脑疝的患者。事实上目前已完成的随机试验不能直接适用于大部分进行去骨瓣减压手术的患者。

(王延民)

214. 纵向扩散张量成像检测创伤性轴突损伤病灶向异性分数恢复

Edlow BL , et al.Neurocrit Care , 2015

创伤性轴索损伤或许是可逆的,尽管目前没有临床影像学工具来检测颅脑创伤患者神经轴索的恢复。该实验应用弥散张量成像来描述大脑胼胝体部位轴索损伤向异性分数的一系列变化。该实验强调轴索损伤病变部位向异性分数的恢复与良好预后相关。对同一项研究所的患者进行急性期弥散张量成像扫描(≤7天)和亚急性期扫描(从第14天到患者出院),对其进行对照分析。创伤性轴索损伤病变在急性弥散加权图像上进行追踪。在每一项时间点在病变部位对向异性分数(FA)、表面传播系数(ADC)、轴向扩散系数(AD)以及径向扩散系数(RD)进行测量。向异性分数恢复通过超过了基于健康对照组FA的变异系数的CCFA纵向增长来定义。在有或者没有向异性分数恢复的部位进行急性向异性分数(FA)、表面传播系数(ADC)、轴向扩散系数(AD)以及径向扩散系数(RD)之间的比较,并且进行向异性分数(FA)和功能恢复之间的测试,同样在康复出院时进行残疾评定量表得分。该实验在7例中发现7处创伤性轴索损伤病变。在11例创伤性轴索损伤病变弥散张量成像中检测到2例向异性分数有恢复。向异性分数的恢复在急性向异性分数(FA)、表面传播系数(ADC)、轴向扩散系数(AD)以及径向扩散系数(RD)之间没有产生差别。病灶向异性分数的恢复与残疾评定量表得分情况无关。在这项回顾性纵向研究中,该实验提供了在创伤性轴索损伤病灶内向异性分数可以恢复的初步证据。但是,向异性分数FA恢复与功能预后的改善无关。需要通过预期的组织病理学和临床研究进一步阐明是否病变处FA恢复具有表明轴突康复和预后的意义。

(王延民)

215. 红细胞输注对长期残疾的颅脑创伤患者的影响

Leal-Noval SR , et al. Neurocrit Care , 2015

3年的前瞻性研究通过对神经病加强监护病房(neurologicalintensivecareunit, NICU)收治的309例颅脑创伤(traumaticbraininjury, TBI)患者给予红细胞输注(redbloodcelltransfusion, RBCT)后,观察其1年内神经认知和残疾等级的变化,以探讨两者关系。采用基于电话随访的调查,使用格拉斯哥预后评分(GOS)、认知功能量表(LCFS)和残疾评定量表(DRS)评估功能并分为有利与无利两种情况(因变量)。RBCT对不利的调整的影响,通过传统的回归评估,控制了病情的严重程度和倾向评分(作为一项连续变量,并通过倾向得分匹配的患者)。总体而言,164例(53%)在NICU期间接受≥1单位的RBCT。伤后1年,输血患者表现出不利结局GOS评分(46.0% vs.22.0%),RLCFS(37.4% vs.15.4%)且DRS(39.6% vs.18.7%)得分高于未接受输血患者。虽然输血的患者在入院时病情更重, GOS、RLCFS和DRS调整比值比(95% CI)后的分数分别为2.5(1.2~5.1)、3.0(1.4~6.3)、2.3(1.1~4.8)。当计算倾向分数被合并了作为一项独立的连续变量到多变量分析这些优势比该保持不变。此外,在76对倾向得分匹配的患者,不利RLCFS的得分率在1年(而不是6个月)随访时间内显著高于未接受输血患者[95% CI: 3.0 (1.1~8.2)]。该实验的研究强烈建议RBC与TBI患者的长期不利功能结局独立相关。

(李晓红)

216. 小儿创伤中心的结构、运行过程、文化差异参与小儿重型颅脑损伤的国际比较研究

Larsen GY, et al. Neurocrit Care, 2015

创伤性脑损伤(TBI)是全球儿童死亡和残疾的一项重要原因。急性小儿TBI的途径和决定试验(ADAPT)是一项观察性队列研究来比较TBI护理等6个方面的成效。了解临床试验点,包括它们的结构,临床过程和文化的差异不同,将有必要评估从研究成果中的差异,可以通知有关跨学科中心的差异整体社区。该实验开发了一项调查,询问ADAPT网站主要调查重点放在6个领域: ①医院,②儿科重症监护病房(PICU),③医务人员的特点,④医疗质量,⑤的用药安全,⑥安全文化。汇总统计被用来描述中心之间的差异。ADAPT的登记第一项1年内受到临床中心(32个美型,11个国际)进行了研究。在医院和ICU的特点,观察现场特征的变化很大,包括在ICU大小(8~55床)和总的ICU(537~2623)超过5倍范围,甚至-倍范围。护理工作人员(主要是11或12)和药剂师的ICU(79%)中存在不定变量,大多数网站"强烈同意"或"同意"神经外科和重症护理团队合作得很好(81.4%)。但是,少数的(46%)网站使用了明确的协议,用于治疗重度颅脑损伤照顾孩子。该实验发现了各种中心间的结构,工艺和文化的差异。网站之间的这些内在的差异可能会开始解释为什么介入的研究未能证明实验性疗法的功效。了解这些差异可以是在分析未来ADAPT试验和在确定用于儿童严重TBI最佳实践的重要因素。

(李晓红)

217. 深部脑刺激改善慢性严重颅脑创伤后神经功能

Rezai AR, et al. Neurosurgery, 2015

严重颅脑创伤(sTBI)破坏额叶和纤维联络网,导致自我约束等行为功能的损伤。尽管损伤后慢性期有严重的致残效应,但是能够选择的治疗手段较少。为了研究深部脑刺激(DBS)治疗慢性致残性的TBI、有行为和情绪自控能力问题的患者的安全性和潜在作用,Rezai AR等采用前瞻性开放标记实验,在置入DBS两年后进行一系列行为评估和PET。4例车祸sTBI后6~21年的参加者被纳入实验。虽然警觉性和意志力受到严重的损伤,包括冲动或是激动减少。将DBS置入双侧伏核和内囊前肢,来调节前额皮层。他们发现,这个过程是安全的,所有的受试者得到了良好的功能改善。置入DBS后2年,3例达到Mayo-Portland适应性目录-4中的评价标准。改善主要集中在较好的情绪调整,虽然1例在多项指标上明显增高。在一项综合功能评分上显著的改善提示在自我护理和日常活动当中独立性的改善。在一系列扫描中发现,认知功能的改变和额叶皮层激活的改变是一致的。他们由此得出,这是第一项定位于sTBI的DBS研究,它支持这种治疗的安全性,提示它对于改善sTBI后数年的功能具有潜在的价值。它主要影响行为和情感的调节,并改善患者功能性活动的独立性。

(李晓红)

218. sTBI患者的结局与持续脑血管自动调节功能的损伤相关

Preiksaitis A , et al. Neurosurgery , 2015

脑血管自动调节(CA)是保护大脑免受由脑灌注压改变引起的异常脑血流波动损害的重要的血流动力学机制。暂时的CA失败与多种急性神经疾病的较差的结局相关。根据现存的与短暂CA损伤结局相关的范例,一项一体化的现在正应用于颅脑创伤(TBI)患者。PreiksaitisA等为了探寻持续的CA损伤时间对sTBI患者的影响,进行了一项前瞻性的临床数据研究,并将患者的年龄纳入研究。将33例sTBI患者纳入CA监测。持续监测压力反应指数[PRx(t)],收集CA动力学状况得信息,并分析最长的CA损伤持续时间和患者预后的相关性。他们发现,格拉斯哥结局评分和最长的CA损伤持续时间具有负相关。自动调节损伤的持续时间与较差的预后显著相关。格拉斯哥结局评分多维表达图显示年轻的患者(<47岁)更容易获得较好的预后,如果在损伤事件中,PRx(t)低于0.7,最长的CA损害事件持续时间不超过40分钟也更易得到较好的预后。他们得出,TBI患者不良的结局与高PRx(t)值下独立的最长的CA损害持续时间密切相关,而与平均PRx(t)值或平均损害时间关系不密切。

(李晓红)

219. 美国犹他州地区小轮车所致颅脑创伤的流行病学调查

Majercik S , et al. Neurosurgery , 2015 , 77(6): 927-930

在美国,滑板、长板、非机动滑板车、溜冰鞋、轮式旱冰鞋、直排轮滑鞋这些娱乐性小轮车(SWVs),导致了大量创伤的发生。目的: 描述犹他州地区由于使用SWVs而导致的颅脑创伤(TBI)的性质和损伤程度。将犹他州地区所有医院2001年~2010年间SWVs所致颅脑创伤的患者纳入到研究范围内,这些病例均在犹他州创伤注册表内。这些TBI患者是根据国际疾病分类规范第9版确诊的。纳入SWVs损伤患者907例,其中,392例(43%)患有TBI(85%为男性)。平均年龄为(19.8±0.5)岁,包括234例(60%)年龄≤18岁,119例(30%)年龄在19~29岁。大部分患者由于使用溜冰鞋或长板(87%)而导致TBI。急诊格拉斯哥评分平均为12.8±0.2。39%的患者进入特护病房进行看护,23例(6%)进行了神经外科的手术治疗。33例(8.4%)为脑震荡; 剩余部分出现了轻微的颅内出血,不需要手术清除。这些患者中也有戴着钢盔的,291例TBI患者中只有8例(2.7%)是戴着钢盔的,而190例非TBI患者中有24例(12.6%)是戴着钢盔的($P<0.001$)。TBI患者比非TBI患者的总死亡率要高(2.3%vs. 0.2%,$P=0.003$)。犹他州地区玩SWVs的年轻人尤其是男性,具有患TBI的风险,且可能需要进入特护病房、接受神经外科的手术,或者死亡。这些患者中使用钢盔的少之又少,但是钢盔可能会降低TBI患者死亡的风险。

(李晓红)

第二部分
颅脑创伤的基础研究

编者按

　　颅脑创伤临床工作的不断进步与完善离不开相关实验研究来提供必要的理论基础，基础研究可以说是临床工作开展的试金石或是风向标。因此，了解和掌握国际上颅脑创伤的基础理论研究显得尤为重要。目前，国际国内在脑科学的基础研究方面都投入了大量的人力、物力，期盼能获得可喜的成果，了解人类高级神经活动的奥秘。该部分内容介绍的是近2年以来在国际神经创伤相关10余种权威性专业学术刊物上公开发表的文献和国际性专业学术研讨会上论文集精粹，内容涉及颅脑创伤实验方法、动物模型制备、病理学分析、细胞与代谢变化、基因及其基因组学改变、蛋白质及其蛋白质组学改变等分子水平的变化，通过对这部分内容仔细研读分析理解，希望对读者临床救治颅脑创伤患者给予一定的启迪和帮助。对于有开创意义有前景的实验结论，是我们进一步将其转化到临床应用的理论基础，能指导我们更好地开展临床研究。另外，了解国际前沿、相关领域的最新动态和信息，对于我们的科研工作是十分有必要的，为读者开展科学研究提供新思路。

1. 大鼠TBI后增加血管内皮生长因子的表达降低挫伤坏死程度但对挫伤水肿的形成没有影响

Tado M, *et al. J Neurotrauma*, 2014, 31(7): 691-698

为了阐明血管内皮生长因子（VEGF）在受到创伤后对形成脑水肿和挫伤坏死的影响,作者调查了VEGF表达随时间进程的变化（酶联免疫吸附试验）,脑血管渗透性（伊文氏蓝的溢出）和用老鼠做成的皮质受损模型的挫伤脑组织的含水量（干湿重法）。此外,还测试了贝伐单抗（VEGF单克隆抗体）的变化对于挫伤脑组织的脑血管通透性和含水量的影响,以及神经功能缺陷（旋转试验）和挫伤坏死的体积。VEGF在损伤72小时后达到最大值（$P<0.003$）,相对的是在损伤（$P<0.01$）24小时（$P<0.001$）以内,血管通透性及血容量增加到最大。贝伐单抗的干预并没有影响脑血管通透性和含水量的变化,但其导致72小时~14天（$P<0.05$或0.01）神经功能缺陷和受伤后21天（$P<0.001$）挫伤坏死的体积显著增加。该研究表明,伤后VEGF增加不会引起挫伤水肿,反而会减弱挫伤坏死的形成。这大概是因为挫伤核心周围区域的血管再生的加强与微循环的改善。

（李伟平）

2. 对小鼠颅脑外伤的爆破诱导导致血浆中朊病毒蛋白质的增加: 诱导颅脑外伤的可能的生物标志物

Tado M, *et al. J Neurotrauma*, 2014, 31(7): 691-698

颅脑外伤（TBI）在近代阿富汗和伊拉克的战争中被称为信号损伤,主要是因为爆炸性暴露的增加。颅脑外伤往往是错误的诊断,这一误诊会导致将来进一步的并发症发生。因此,蛋白质生物标志物对筛查和诊断TBI是迫切必需的。目前的研究已经发现血浆中作为一项异常生物标志物的朊蛋白浓度,可用于诊断爆炸诱导的颅脑外伤（bTBI）。作者推测主要的冲击波会破坏大脑并使细胞外的朊蛋白移动,从而导致体循环中的浓度上升。成年男性大鼠被暴露于用高级爆炸模拟器发出的不同强度（15~30psi或103.4~206.8kPa）的单脉冲高压冲击波,收集创伤后的24小时血液,用针对PrPC的改良的商用ELISA试验确定PrPC的浓度。本研究提供的第一份报告显示暴露于基本爆炸的大鼠的PrPC浓度显著高于对照组的（2.46 ± 0.14）ng/ml（双尾检验$P<0.0001$）。此外还报告了PrPC浓度与在较高压力时增加爆炸强度引起达到平行的反应之间呈正相关,这可能对暴露于冲击波的所有军人有影响。综上所述,血浆中PrPC浓度可能是bTBI检查的一项生物标志物。

（李伟平）

3. 颅脑外伤后mTORC1基因激活导致神经认知结局恶化

Redell JB, *et al. J Neurotrauma*, 2015, 32(2): 149-158

尽管有助于颅脑外伤相关缺陷的发展的机制并不被完全理解,但是改变能量利用可能是一项影响因素,这一结论被推崇。结节性脑硬化症,一项由错构瘤蛋白/Tsc-1和马铃薯球蛋白/Tsc-2组成的异质二聚体,一项将营养的和成长信号整合在一起通过调节mTORC1

活动来管理能量利用过程的关键临界节点。mTORC1激活导致蛋白质合成增加,这是一项能量消耗的过程。结果表明,老鼠有一项Tsc2杂合缺失,在大脑皮层和海马体提高基础的mTORC1激活还能表现出正常的神经活动和神经认知功能。此外,野生型大鼠闭合性脑损伤后并不激活mTORC1,导致Tsc2(+/KO)大鼠mTORC1激活进一步增加,在活动观察中的未受伤的Tsc2(+/KO)大鼠水平以上。这会提高与采用Morris水迷宫和环境辨别任务对认知功能恶化进行评估相关的mTORC1激活增加的水平。这个结果提出,存在一项对TBI后神经行为表现有害的mTORC1激活增加的阈值,并且干预抑制过度的mTORC1激活对神经认知是有利的。

(李伟平)

4. 小猪快速旋转头部后颈动脉血液流动减少

Clevenger AC, et al. J Neurotrauma, 2015, 32(2): 120-126

脑灌注压和脑血流量的诱发变异是颅脑外伤后减少二期损伤的治疗方案的重要部分。以前曾记录过在分散性TBI动物模型矢状旋转头部后血液流动大量减少。这个对于CBF来说立即的(<10分钟)和持久的(~24h)减少的可靠机制还未被发现。因为颈动脉是CBF的主要来源,作者假设在无颈椎损伤情况下非击打式地快速旋转头部,血液完全流过颈动脉时会减少。4周龄小母猪经过快速(<20ms)矢状旋转头部未受到影响,先前证实的弥漫性TBI的发生随着CBF的减少而减少。双侧颈动脉的超声图片被记录在基线(伤前),且是在旋转头部受伤后的15、30、45、60分钟后快速地记录下来。直径(D)和速度波形(V)通过采用公式$Q=(0.25)\pi D^2 V$。D、V被用来计算血液流过颈动脉的血流量,且伤前基线Q经标准化对左右颈动脉损伤后获得的相关变化有价值。方差的3种分析方法和post-hoc Tukey-Kramer分析法用于评定创伤、时间的统计学意义。颈动脉直径和血流量的相关变化在受伤的动物($P<0.0001$)和未受伤对照组($P=0.0093$)相比是明显减少的且不随之变化($P>0.39$)。颈动脉平均血流速度在假设和受伤组之间无差异。这些数据表明,在迅速矢状旋转头部后可能是通过减少颈动脉血流量的部分调节使得CBF减少,通过血管收缩。

(李伟平)

5. 对小鼠用亚甲蓝减弱颅脑外伤相关的神经炎症和类抑郁行为

Fenn AM, et al. J Neurotrauma, 2015, 32(2): 127-138

颅脑外伤(TBI)涉及脑水肿、血-脑屏障破坏,神经炎症对损伤严重程度和功能恢复程度是有影响的。不幸的是,对于TBI,并没有对当下和预后有效的前瞻性治疗。因此,这个研究的目的就是确定亚甲蓝(MB)的疗效,一种抗氧化剂,减弱与弥漫性脑损伤有关的神经炎症和行为并发症。作者证实立即输注MB(静脉输注; TBI后15~30分钟)可减轻脑水肿,减弱小胶质细胞激活和减轻炎症,并促进小鼠中线流体冲击损伤后的行为恢复。特别是在损伤后1天,与TBI相关的水肿和在海马体的炎症因子表达被MB明显减弱。而且,MB干预减弱TBI诱发的炎症因子表达(白介素[IL]-1β, TNFα),使损伤后1天后小胶质细胞/巨噬细胞浓缩。脂多糖活化BV2小胶质细胞的细胞培养实验证实MB治疗可直接减弱IL-1β且可使小胶质细胞中的信使核糖核酸增多。最后,TBI后1周后评估了功能恢复和类抑郁行为。MB干预并不能防止TBI诱发的体重减轻或损伤后1~7动作协调问题。但是，MB可减弱损伤后7天的急性类抑郁行为的发展。综上所述，MB直接干预可减轻炎症和促进弥漫性脑损伤后的行为恢复。因此，MB干预可减轻TBI的威胁生命的并发症，包括水肿和神经炎症，且可防止神经精神系统并发症的发展。

（李伟平）

6. 正常或脑损伤的主动参与工作记忆任务的动物的内侧前额叶皮质的蛋白激酶活化的改变调整

Kobori N, et al. J Neurotrauma, 2015, 32(2): 139-148

环腺苷酸（cAMP）依赖的蛋白激酶A（PKA）的信号需要短期和长期的记忆。相比之下，增强PKA活化已被证实会减弱工作记忆，即前额皮质（PFC）端，认知和目标导向行为的临界记忆的瞬时形态。PFC未受到明显损伤的情况下，TBI损伤后工作记忆会受到损伤。导致这种缺失的细胞分子机制在很大程度上是未知的。本研究目的是研究TBI后PFC的PKA信号改变是否是有用的机制。作者由假设组和14天前受损伤的老鼠制备的PFC内侧组织匀浆测出PKA活性。当动物不主动和主动参与工作记忆任务时都要测出PKA活性。该结果第一次表明，未受伤的动物参与工作记忆任务时PKA活性在mPFC受到明显抑制。相比之下，TBI动物的基底PKA活性和与工作记忆相关的PKA活性均增高。经过Rp-cAMPS的内部mPFC的干预PKA活性受到抑制，输液30分钟的TBI动物工作记忆不受任何影响，但24小时后再次测试工作记忆明显提高。这种改变和谷氨酸脱羧酶67信使RNA水平降低有关。综上所述，结果显示TBI相关的工作记忆功能障碍可产生，在某种程度上，通过增强PKA活性，可能导致mPFC的可塑性相关基因表达的改变。

（李伟平）

7. 毒毛旋花苷改善颅脑外伤后的功能恢复

Dvela-Levitt M, et al. J Neurotrauma, 2014, 31(23): 1942-1947

强心苷和Na^+，K^+-ATP酶结合抑制其活性。化合物调控可增强动物、人类的心肌强力收缩和心率稳定。另外，这种类固醇能促进体内外的心脏、血管，包括神经细胞的生长发育。作者研究毒毛旋花苷对闭合性脑损伤（CHI）的老鼠恢复的效果，即颅脑创伤的模型。作者证实慢性的（每周3次），但不严重的，腹腔内注射低剂量的毒毛旋花苷（1μg/kg）能明显促进老鼠恢复和改善功能结局。老鼠的性能伴随着损伤范围的减小有所改善，估计在受到创伤后43天。此外，经历了CHI的老鼠经过毒毛旋花苷的治疗显示在脑室下区和创伤区域周围增殖细胞的数量有所增长。测定创伤区域周围的增殖细胞的性质显示出内皮细胞或星形胶质细胞的增殖并没有变化，经过毒毛旋花苷治疗的老鼠的神经元细胞的增殖与对照动物的相比翻了1倍。这个结果指出低剂量的毒毛旋花苷具有神经保护作用，且参与大脑恢复和神经元再生。这表明毒毛旋花苷和其他一些心脏类固醇或许可以治疗创伤性脑损伤。

（李伟平）

8. 用渗透性转运装置减轻创伤性脑损伤后脑水肿

McBride DW, et al. J Neurotrauma, 2014, 31(23): 1948-1954

从公共健康的角度来看,创伤性脑损伤(TBI)是很重要的,因为它是年轻人的发病率和死亡率的主要成因。TBI后脑水肿,如果不予以治疗,将会导致剩余组织的致命性破坏。当前重症创伤性脑损伤的治疗方法,是依据脑创伤基金会的概述,然而这通常是无效的,因此治疗sTBI的新方法是必要的。在这方面,使用渗透性转运装置治疗TBI后脑水肿还有待评估。用成年雌性CD-1小鼠做成控制性皮质撞击(controlled cortical impact, CCI)损伤模型,使其脑水肿3小时,随后治疗2小时。治疗组仅行颅骨切除术,水凝胶,去牛血清白蛋白(BSA)渗透性转运装置(osmotic transport device, OTD),以及OTD。CCI后,大脑含水量明显高于经过颅骨切除术、水凝胶颅骨切除术、去BSA的OTD治疗的对照组动物。然而,用OTD治疗的TBI动物,大脑含水量并没有明显高于对照组。此外,用OTD治疗的TBI动物的大脑水含量与未经治疗的TBI动物、经水凝胶颅骨切除术治疗的TBI动物、经去BSA的OTD治疗的动物相比明显降低。该研究证实了在TBI后使用OTD,由大脑含水量来确定脑水肿成功减轻。通过这些结果证明通过采用OTD直接渗透疗法将水从水肿的脑组织中直接取出的原理。

(李伟平)

9. 丁螺环酮与环境强化联合治疗方法比单独使用任何一项更能增强脑损伤小鼠的空间学习

Monaco CM, et al. J Neurotrauma, 2014, 31(23): 1934-1941

在成年大鼠,丁螺环酮、5-HT1A受体激动剂和环境强化可增强认知能力并减轻创伤性脑损伤(TBI)后的病理变化,但在小儿TBI后尚未得到充分的评估,这也是导致儿童死亡的主要原因。因此,本研究的目的是评估对产后17天TBI雄鼠仅使用丁螺环酮(实验1)和丁螺环酮与EE联合治疗(实验2)的疗效。假设两种方法单独使用时都会带来认知和组织学方面的好处,但是它们的结合会更有效。经过麻醉的小鼠接受皮层的撞击或损伤被随机分配,腹腔内注射丁螺环酮(剂量分别为0.08mg/kg,0.1mg/kg,0.3mg/kg)或者术后24小时输注溶媒,每天1次,应用16天(实验1)。术后11~16天采用Morris水迷宫(MWM)评估空间学习和记忆,在第17天量化皮质病灶体积。对照组各方面情况都要明显好于TBI组。TBI组,丁螺环酮(0.1mg/kg)可使MWM性能与溶媒增强,丁螺环酮(0.08mg/kg和0.3mg/kg)($P<0.05$)可使与溶媒有关的病灶体积减小。实验2,TBI后丁螺环酮或溶媒与EE结合,将其数据与实验1标准实验剂量(STD)进行对比。EE导致空间学习明显增强且降低病灶大小与STD。此外,联合治疗组(丁螺环酮+EE)效果明显优于丁螺环酮+STD和溶媒+EE组,这表明这是累加效应并支持假设。重复之前研究的数据评估成年小鼠的治疗方法。这些新的发现也许对临床上小儿TBI的相关恢复有重要意义。

(李伟平)

10. 急性轻度脑损伤以距离相关的神经元活动减退为特点

Johnstone VP, et al. J Neurotrauma, 2014, 31(22): 1881-1895

轻度创伤性脑损伤的神经功能的后果现在才被阐明清楚。作者检查了晶状皮质层和诱导TBI（$n=9$）急性期（24小时）脑组织损伤的感觉编码的变化,同时实验组只接受手术。使用侧方液压冲击方法诱导脑损伤,导致病灶融合和弥漫性脑损伤。所有群体和单个细胞的神经元反应都是由简单的或复杂的晶体刺激诱导的,它显示减少从半球内外到损伤点的距离,其活性受到抑制,身体同侧的桶皮层与身体对侧同层相比活动大范围减退。这是加上5层自发的输出,但是只在同侧身体损伤的部位。也有身体同侧各区域轴突完整性的破坏,但对侧半球没有。这些结果补充了之前采用重力加速创伤方法诱导的轻度弥漫性脑损伤后的发现。损伤后期同样严重,在感觉皮层发现了与深度有关的活动减退。这表明,这是常见的并发症,弥漫性脑损伤和病灶融合/弥漫性脑损伤随着创伤后时间的延长都会引起不同的功能结果。

（李伟平）

11. 麻醉所致安乐死对健康小鼠和脑损伤后小鼠mRNA表达的影响

Staib-Lasarzik I, et al. J Neurotrauma, 2014, 31(19): 1664-1671

用于基因表达分析的组织采样通常是在全麻下进行的。众所周知,麻醉剂用以血流动力学调节、受体介导信号传递和结果参数。本研究在于确定麻醉范例经典地应用于安乐死和组织采样对小鼠大脑mRNA表达的影响。经控制性皮质撞击损伤诱导的急性创伤性脑损伤并首次接受试验的小鼠被随机分配到下列安乐死组（每组10~11只）：无麻醉（NA）,1分钟4%异氟烷（ISO）,3分钟5 mg/kg咪唑仑联合应用,0.05mg/kg芬太尼,0.5 mg/kg美托嘧啶腹腔内注射（COMB）,或3分钟360mg/kg水合氯醛腹腔内注射（CH）。在海马体样本中采用聚合酶链反应（PCR）测定肌动蛋白-1相关基因（Act1）、FBJ小鼠骨肉瘤病毒致癌基因同族体B（FosB）、肿瘤坏死因子α（TNFα）、热休克蛋白beta 1（HspB1）、白介素（IL）-6、紧密连接蛋白1（ZO-1）、IL-1β、亲环素A、微RNA 497（miR497）、小卡哈尔RNA17的mRNA表达测定。第一次接受试验的动物,CH组与NA组相比,Act1的表达下调。COMB、CH组与NA组相比FosB表达下调。CCI使得Act1和FosB表达下调,而HspB1和TNFα表达上调。CCI后,HspB1表达明显高于ISO、COMB和CH组,且在ISO和COMB组TNFα表达上调。除了受到麻醉的影响,CCI后MiR497、IL-6和IL-1β的表达上调。其效果不依赖于mRNA复制。数据表明,在组织取样前予以麻醉剂足以引起mRNA的改变,在基因簇似乎占据绝对优势。对基因表达有关麻醉的影响也许可以解释为在研究小组之间PCR重复受限,因此也应考虑定量PCR数据。

（李伟平）

12. 小胶质细胞急性减少不会改变反复振荡性颅脑外伤小鼠模型的轴突损伤

Bennett RE, et al. J Neurotrauma, 2014, 31(19): 1647-1663

导致多次脑震荡的长期后果的病理过程尚不清楚。脑震荡时主要轴突损伤有可能导致功能障碍。炎症有可能导致或加重二次损伤。大脑中的主要炎性细胞是小胶质细胞,一种巨噬细胞。这项研究旨在通过CD11b-TK（胸苷激酶）小鼠,一项由缬更昔洛韦诱导的巨噬细胞损耗的模型来确定小胶质细胞对反复闭合性颅脑损伤（rcTBI）后轴索退行性变的作用。研究发现低剂量的缬更昔洛韦可减少35%的CD11b-TK小鼠rcTBI后胼胝体和外囊的小胶质细胞的种群。rcTBI后急性期（7天）和亚急性期（21天），小胶质细胞种群的减少不会改变经银染色可直观的轴索损伤的程度。用一项中间剂量（10mg/ml）进一步减少56%的小胶质细胞，也没有改变银染色程度、淀粉样前体蛋白积累、神经纤维标记，或受伤前7天通过电子显微镜发现轴索损伤明显。长期用中等剂量缬更昔洛韦治疗CD11b-TK小鼠和大剂量（50mg/ml）缬更昔洛韦治疗14天均被发现对损伤模型具有毒性。总之，这些数据是最符合小胶质细胞对反复振荡性脑损伤后急性轴索退行性变没有作用的设想。但对轴突结构或功能的长期影响的可能性尚不能排除。尽管如此，选择直接定位轴索损伤与以小胶质细胞炎症的次级过程为目标相比，也许是治疗脑震荡更有益的方法。

（李伟平）

13. 独立创伤性脑损伤大鼠模型中大脑内局部凝固和血小板激活造成系统性血小板功能障碍

Ploplis VA, et al. J Neurotrauma, 2014, 31(19): 1672-1675

重症创伤性脑损伤后凝血功能障碍被广泛报道。临床研究已经确定了其与减少富含血小板血栓形成的关系、二磷酸腺苷激动反应和TBI的严重程度。但对导致TBI急性反应期血小板功能障碍的机制知之甚少。啮齿动物TBI模型模拟凝血障碍的临床观察的发展近期已被报道。利用免疫组织化学技术和血栓弹力图，目前的研究表明受伤的大脑凝结物（组织因子和纤维蛋白）的表达和血小板激活标志物与系统性血小板受体激动剂（即二磷酸腺苷和花生四烯酸）的改变是平行的。本研究的结果表明，受伤大脑的局部凝血对系统性血小板功能有深远的影响。

（李伟平）

14. 实验性创伤性脑损伤改变了对酒精的代谢和敏感性

Lowing JL, et al. J Neurotrauma, 2014, 31(20): 1700-1710

创伤性脑损伤（TBI）后改变饮酒模式会对TBI恢复造成严重影响。几乎没有用来检查伤前不同时期的酒精摄入的潜伏期模型。为了解决这个问题，这个研究的目的就是描述大鼠的非挫伤性闭合性脑损伤的组织学和行为结局，量化之后除了多巴胺信号标记外，酒精的摄入和敏感性。作者假设TBI改变饮酒模式和相关信号转导途径与临床观察是一致的。用C57BL/6J小鼠评价颅骨中缝损伤后，受伤后延迟、运动缺陷、轴索损伤，还有星形胶质细胞反应。TBI伤前6、24和72小时发现淀粉样前提蛋白（APP）在白质束累积。通过24小时观察胶质原纤维酸性蛋白（GFAP）免疫反应强度增加，主要是在碰撞区域和终纹床核下，一项纹状体区，在TBI后尽早在72小时内观察，并坚持到第7天。在伤前14天，对小鼠予以高剂量酒精（4 g/kg，腹腔内）后测试其酒精敏感性，脑损伤小鼠与未受伤小鼠相比表现出镇静时间延长，连同纹状体多巴胺缺失和与cAMP相关的神经元磷蛋白，32 kDa（DARPP-32）磷酸化作用一并增强。在伤前17天，用Drinking-in-the-Dark方法评估酒精摄入量。与对照组相比，TBI老鼠7天的饮酒量明显下降，这与受伤后最初时期饮酒量的减少是一致的。这些数据表明，当改变酒精摄入量的时候，TBI增加了酒精诱导的镇静作用的敏感性，并影响纹状体多巴胺能神经传递的下游信号载体。研究TBI影响酒精响应度将提高对人类TBI伤前摄入酒精的认识。

（李伟平）

15. CCR2不足对巨噬细胞浸润和改善创伤性脑损伤后的认知功能的影响

Hsieh CL, et al. J Neurotrauma, 2014, 31(20): 1677-1688

创伤性脑损伤（TBI）引起炎症反应,包括受伤区域的大脑巨噬细胞的异常增多。创伤性脑损伤的巨噬细胞浸润的通路和巨噬细胞对功能结果的影响尚不清楚。C-C-趋化因子受体2得知于炎症组织单核细胞趋化。评价TBI巨噬细胞和CCR2的作用,作者确定了控制性皮质损伤模型小鼠的CCR2缺陷（Ccr2(-/-)）。作者采用流式细胞量化TBI受伤前大脑髓样细胞数量,并发现与野生型小鼠相比,TBI伤前早期Ccr2(-/-)小鼠巨噬细胞数量大量减少。然后对运动神经、运动和认知功能进行评估。在开放性实验中,CCR2的缺乏以较低活动度改善自发运动,但是不影响TBI后3周的焦虑程度和运动协调。重要的是,Ccr2(-/-)小鼠表现出了较强的空间学习和记忆能力。尽管组织体积的损失并没有不同,但是在TBI后的海马体CA1-CA3区域,与野生型小鼠相比,Ccr2(-/-)小鼠的神经元密度明显增加。这些数据表明,在TBI早期,CCR2驱使大多数巨噬细胞归巢到大脑,且表明CCR2可能促进有害反应。CCR2缺乏促进功能恢复和神经元生存。这个结果表明,CCR2依赖反应的阻滞治疗可能改善TBI后期结局。

（李伟平）

16. 小鼠实验性脑损伤后失血性休克可将血清细胞因子转变为抗炎构型

Shein SL, et al. J Neurotrauma, 2014, 31(16): 1386-1395

失血性休克（HS）等继发损伤可使外伤性脑损伤（TBI）的结局更差。外伤性脑损伤和失血性休克都可以调整炎症介质的水平。作者评估了HS对TBI后炎症反应的附加作用。成年雄性C57BL6J小鼠被随机分为5组（naïve组n=4,其余各组n=8）,分别为naïve、sham和TBI（通过以5m/s,1mm深造成轻至中度可控皮质损伤[CCI]）、HS和CCI+HS组。所有非裸鼠组小鼠采用相同的监测和麻醉方法。HS和CCI+HS组进行了一项为期35分钟的压力控制出血（目标平均动脉压、25~27mmHg）和一项90分钟的使用乳酸钠林格注射液复苏和自体输血。在损伤后2小时和24小时处死小鼠。测定血清及5个脑组织区域的13个细胞因子,6个趋化因子和3个生长因子的水平。一些炎症介质（嗜酸性粒细胞趋化因子,干扰素诱导蛋白10[IP-10],角化细胞[KC],单核细胞趋化蛋白1[MCP-1],巨噬细胞炎性蛋白1α[MIP-1α],白介素（IL）-5、IL-6、肿瘤坏死因子-α和粒细胞集落刺激因子[G-CSF]）的血清水平仅在CCI后增加。少量炎症介质（IL-5、IL-6、调节激活正常T细胞表达和分泌的以及G-CSF）的血清水平在CCI+HS后有所增加。与CCI组相比,CCI+HS组抗炎IL-10的血清水平有显著增加。脑组织水平的嗜酸细胞活化趋化因子、IP-10、KC、MCP-1、MIP-1α、IL-6、G-CSF在CCI和CCI+HS后均有增加。但CCI和CCI+HS相比,没有任何一种介质有显著性差异。实验性TBI后合并HS可导致一种特异的血清抗炎构型的转变,使血清IL-10的水平显著提高。TBI后合并HS对脑组织中细胞因子和趋化因子的构型影响很小。

（张　超）

17. 小鼠外伤性脑损伤后脐带血CD45⁺造血细胞的神经治疗效果

Arien-Zakay H, et al. J Neurotrauma, 2014, 31(16): 1405-1416

创伤性脑损伤(TBI)的治疗需求仍未得到满足。使用人脐带血细胞(HUCB)治疗在TBI动物模型显示出可喜的成果,并正在行临床试验评估。脐血中含有不同的细胞群,但到目前为止,只有间充质干细胞对脑外伤的治疗作用被评估。该研究呈现在闭合性脑损伤小鼠造模后1天,经静脉注射单剂量的脐血单个核细胞(MNCs)对神经治疗的影响,采用神经功能评分进行评估。采用延迟(创伤后8天)侧脑室注射MNCs方法显示出改善神经行为缺损的作用,从而延长治疗脑外伤的治疗时间窗。此外,作者第一次证明,通过静脉注射采用磁选分类方法分离并以表达CD45和CD11b标记(96%~99%)为特征的人脐带血细胞衍生的CD45阳性细胞,能改善神经行为缺损,其作用持续35天。疗效与病灶体积的减小和减少人抗CD45抗体的细胞的预处理有直接关系。在移植后的1.5~2小时,通过近红外扫描和使用抗人CD45抗体和抗人核抗体的免疫组织化学法鉴定脑损伤区域的人脐带血衍生细胞。在闭合性脑损伤后35天,采用酶联免疫吸附试验测定显示神经生长因子和血管内皮生长因子在同侧和对侧大脑半球的表达水平都有差异。这些研究表明了人脐带血衍生的CD45阳性细胞群在小鼠脑外伤模型中的神经治疗潜力,可计划应用于临床人脑外伤。

(张　超)

18. 外伤性脑损伤诱导室管膜纤毛丢失可减少脑脊液流动

Xiong G, et al. J Neurotrauma, 2014, 31(16): 1396-1404

在美国,每年创伤性脑损伤(TBI)患者高达200万,是青年和儿童死亡和残疾的主要原因。以往的脑外伤研究主要集中在脑的形态学、生化和灰质结构如海马功能的改变。尽管事实上在脑病理学上已发现脑室功能的改变,然而很少关注脑室系统。本研究探讨了小鼠轻度脑损伤后脑室纤毛的解剖和功能学改变并证实了TBI导致纤毛明显减少。此外,使用粒子跟踪技术证明脑脊液流动减少,从而潜在地负面影响废物和营养交换。有趣的是,在损伤后30天,当室管膜细胞纤毛密度重建至未受伤时的水平,受累侧脑室因损伤诱导的脑室系统病理变化可完全修复。

(张　超)

19. 药物诱导的低体温对小鼠创伤性脑损伤的治疗作用

Lee JH, et al. J Neurotrauma, 2014, 31(16): 1417-1430

临床前和临床研究表明,轻至中度低温有治疗卒中和创伤性脑损伤(TBI)的潜力。然而,对人采用物理降温,通常是缓慢的、繁琐的,并需要镇静,阻碍了早期临床应用,并导致一些副作用。本课题组最近的研究表明,使用一种新的神经降压素受体1(NTR1)激动剂,HPI-201(也被称为ABS-201)药物诱导的低体温(PIH),是有效的诱导低温治疗和保护小鼠脑组织缺血性和出血性卒中的方法。本研究测试了另一种二代NTR1受体激动剂-hpi-363对TBI的低温效果和脑保护作用。成年雄性小鼠采用控制性皮质撞击法(CCI)(速度=3m/s,

深度=1mm,接触时间为150ms)来致伤。腹腔注射hpi-363(0.3mg/kg)以在30~60分钟降低体温3~5℃,且不引起震颤反应。额外注射2次以使清醒小鼠保持6小时持续低温。在脑外伤后15、60或120分钟后启动PIH治疗,可显著减少脑外伤后3天脑挫伤体积。HPI-363可减少围挫伤区域的caspase-3激活,BAX表达和TUNEL阳性细胞。在血-脑屏障的评估,HPI-363改善伊文思蓝和免疫球蛋白G渗出,抑制MMP-9的表达,并减少在外伤性脑损伤后的脑小胶质细胞的数量。HPI-363降低肿瘤坏死因子和白介素(IL)-1β的mRNA表达,但增加IL-6和IL-10水平。与TBI对照组相比,HPI-363治疗可改善TBI后感觉运动得功能恢复。这些结果表明第二代NTR-1受体激动剂,如HPI-363,是对TBI的治疗具有很强的潜力的高效的低温诱导化合物。

(张　超)

20. 创伤性脑损伤后突触连接蛋白的改变

Merlo L, et al. J Neurotrauma, 2014, 31(16): 1375-1385

大量的研究和科学的努力都集中于阐明创伤性脑损伤后的细胞和轴突损伤的病理生理学。相反,很少有研究专门讨论突触功能障碍的问题。突触连接蛋白可能参与了TBI后的改变,导致突触可塑性的损失或破坏。突触本体的突触蛋白数据库确定了109个与突触活动有关的区域和超过5000种蛋白质,但其中很少与脑外伤后突触功能障碍相关。这些蛋白神经重塑和神经调节相关,最重要的是,可能被作为脑外伤新的神经标记以特定干预。

(张　超)

21. 重复的轻度创伤性脑损伤后的神经行为后遗症波谱: 一种新的慢性创伤性脑病小鼠模型

Petraglia AL, et al. J Neurotrauma, 2014, 31(13): 1211-1224

人们越来越关注重复轻度创伤性脑损伤(TBI)的神经系统后遗症,特别是神经退行性疾病,如慢性创伤性脑病(CTE);然而,没有研究这种神经行为后遗症现象的动物模型。本研究旨在寻求开发一种CTE的动物模型。该模型是目前两种最流行的TBI模型的改良和融合,允许对清醒小鼠行可控制的闭合性脑损伤。280只12周大的小鼠被随机分为对照组,单纯轻度脑损伤组(mTBI)和重复轻度脑损伤组。重复mTBI组小鼠每日给予6次振荡损伤,持续7天。在不同时间点的对行为进行评估。计算神经缺损评分(NSS)和行抓线测试(WGT)检测平衡运动功能。采用Morris水迷宫实验评估认知功能,高架十字迷宫实验评估焦虑/冒险行为,强迫游泳/悬尾实验评估焦虑样行为。1个月后行睡眠脑电图/肌电图研究。与对照组相比,TBI组合mTBI组NSS评分都增高,且随着时间增加不断提高。重复mTBI组小鼠在WGT实验中出现暂时平衡功能缺损,且在水迷宫实验中亦出现认知功能减退。mTBI组和重复mTBI组小鼠在2周时均使焦虑行为增加,但重复mTBI组在一项月时表现出更高的冒险行为,并持续6个月。重复mTBI组小鼠在一项月时呈现出抑郁行为。重复mTBI组和TBI组均有睡眠障碍。本研究描述了一项新的小鼠模型的重复mTBI的神经系统后遗症,类似于临床持续重复轻度脑损伤患者所观察到的几个神经精神行为。

(张　超)

22. 用嗅觉系统作为一种活体模型研究创伤性脑损伤及修复

Steuer E, et al. J Neurotrauma, 2014, 31(14): 1277-1291

嗅觉功能丧失是创伤性脑损伤(TBI)的早期指标。哺乳动物嗅觉系统的再生能力和良好的神经映射能使其可用于损伤后的神经回路的变性和恢复的调查。该研究介绍一项独特的能再现人类脑外伤许多相关特征的嗅觉模型,对小鼠单侧嗅球行穿刺损伤,观察到损伤侧嗅上皮在损伤后有显著的嗅觉神经元丢失,而对侧没有。作为比较,在损伤侧和对侧嗅上皮均检测损伤标志物p75(NTR),β-APP,和活化的Caspase-3。在嗅球(转播),观察到一项分级的细胞损失,与对照组相比,损伤侧与对侧细胞均显著减少,且损伤侧较对侧减少更明显。与嗅上皮相似,主要检测损伤侧嗅球的损伤标记物,但同时也检测对侧。损伤后第4天行为实验测量也证明嗅觉功能丧失,尽管TBI相关标志物仍持续存在,但在30天的恢复期后观察到嗅觉功能有显著提高和嗅觉神经回路部分修复。有趣的是,通过使用M71-IRES-tauLacZ通路示踪OSN的组织,因此进一步确定,采用强烈嗅觉刺激方法诱导神经活动不能增强恢复进程。同时,这些数据确立小鼠嗅觉系统可作为研究TBI的新模型,可用于了解神经破坏和神经回路恢复的潜力。

(张 超)

23. 使用PEG-PDLLA微粒可提高创伤性脑损伤后胼胝体轴突功能

Ping X, et al. J Neurotrauma, 2014, 31(13): 1172-1179

脑外伤后轴索损伤的初始病理改变包括细胞膜破裂和失去离子的动态平衡,从而导致轴突传导功能障碍和轴突断开。因此再密封轴膜是早期治疗TBI的一项潜在的治疗策略。单甲氧基聚乙二醇(PEG)-聚(D, L-乳酸)嵌段共聚物胶束(mPEG-PDLLA)已被证明能修复脊髓轴突受抑制的复合动作电位(CAPS)和促进脊髓损伤后的功能恢复。在这里探讨了微粒对脑外伤后轴突损伤的修复作用。成年大鼠在控制性皮质损伤后0小时或4小时给予静脉注射微粒。损伤后2天记录胼胝体冠状皮质切片的诱发电位。控制性皮质损伤可明显降低2个复合电位波峰的振幅,其分别是由快速有髓鞘轴突产生和慢速无髓鞘轴突产生。在0小时和4小时注射微粒治疗均可明显增加2个复合电位波峰的振幅。注射荧光染料标记的微粒显示在皮质灰质和受损的白质下有荧光染色。在CCI损伤后2小时通过侧脑室注射不可渗透细胞膜的德克萨斯红标记的葡聚糖以标记多孔细胞膜神经元,可知损伤后立即注射微粒不能减少染色的皮质神经元数量和海马的齿状颗粒细胞,说明其不能修复神经元胞体质膜。由此得出的结论是脑损伤后立即或4小时后静脉注射mPEG-PDLLA微粒允许通过受损的血-脑屏障渗透入大脑,从而提高胼胝体的有髓鞘和无髓鞘的轴突功能。

(张 超)

24. 结合外伤性脑损伤与慢性创伤性脑病: 确定导致神经纤维缠结的发展的潜在机制

Lucke-Wold BP, et al. J Neurotrauma, 2014, 31(13): 1129-1138

最近许多研究集中于头外伤和神经变性疾病产生之间的潜在联系,即慢性创伤性脑病

（CTE）。与运动员中运动相关的脑震荡及士兵中爆炸导致的脑外伤相关的急性脑外伤可增加慢性神经变性疾病（如CTE）的患病风险。CTE是一种以出现tau神经纤维原缠结（NFTs）和偶尔有交互响应DNA结合蛋白43（TDP43）低聚物为特征的渐进性疾病,这两种物质均具有嗜血管周和皮层下的反应性星形细胞和小胶质细胞的特性。该病目前确诊仅依靠尸检鉴定NFTs。最近一项由国家神经疾病和卒中研究所发起的研讨会强调生前诊断的必要,以更好地理解疾病的病理生理机制,制订有针对性的治疗方案。为了达到这个目的,就要发现急性创伤和慢性神经退行性疾病和神经精神疾病如CTE的发展之间的联系。在这篇综述中简要地总结一下目前已知的关于CTE的发展过程和病理生理学,其次探讨值得进一步研究的损伤的途径。了解急性脑损伤和慢性神经变形疾病之间的联系将有助于发展更好的诊断和治疗CTE和其他相关的疾病的方案。

（张　超）

25. 活化的NF-κB介导κ星形胶质细胞肿胀和创伤性脑水肿

Jayakumar AR, et al. J Neurotrauma, 2014, 31(14): 1249-1257

脑水肿和相关的颅内压增高是创伤性脑损伤（TBI）的主要后果。而星形胶质细胞肿胀（细胞毒性水肿）是产生TBI早期脑水肿的一项重要组成部分,其机制尚不清楚。其中的一项已知被创伤激活的因子是核因子-κB（NF-κB）。因为此因子已知可在其他神经疾病中介导细胞水肿或脑肿胀,验证其是否也可能介导创伤后星型胶质细胞水肿或脑肿胀。研究发现在外伤后（液压冲击损伤,FPI）1小时和3小时,培养的星型胶质细胞中活化的NF-κB增加,同时BAY 11-7082κB,一种NF-κB抑制剂,可显著阻断外伤诱导的星形胶质细胞肿胀。在外伤后培养的星型胶质细胞中,可观察到烟酰胺腺嘌呤二核苷酸磷酸氧化酶和Na$^+$、K$^+$、2Cl$^-$协同转运蛋白活性增加,同时, BAY 11-7082可减少这些影响。此外还采用星形胶质细胞NF-κB的功能失活的转基因小鼠衍生的星型细胞验证了NF-κB在细胞肿胀的作用机制中的角色。从野生型小鼠培养的星形胶质细胞暴露在体外创伤（3小时）引起的细胞肿胀显著增加。相比之下,来自NF-κB转基因小鼠的受损星型细胞无明显肿胀。研究还发现大鼠FPI损伤后,NF-κB活化的星形胶质细胞和脑组织水含量增加,而BAY 11-7082显著降低这些影响。该研究结果强烈表明,NF-κB活化的星形胶质细胞是TBI后细胞毒性脑水肿发生的过程中的一项关键因素。

（张　超）

26. 胸部暴露非致死冲击波产生的脉冲可导致大脑小静脉周围炎

Simard JM, et al. J Neurotrauma, 2014, 31(14): 1292-1304

由爆炸引起的创伤性脑损伤,被假设可能部分从胸廓内大血管引起的流体动力脉冲（又名容量血液冲击、冲击压力波、静水压休克或液压冲击）导致的结果。目前这种爆炸脑创伤的机制还没明确。本研究假设冲击波冲击胸部会引起一项水力脉冲,可导致在大脑的病理变化。本研究构建了一项胸部爆炸伤器官（TOBIA）单颈静脉爆炸伤器官（JOBIA）。TOBIA将冲击波直接精准传导至大鼠右侧胸廓,避免直接影响头颅。JOBIA将冲击波传导至体外静脉输注装置的液体输注口,其探针逆行插入颈静脉,避免肺损伤。长Evans大鼠被随机分入TOBIA组和JOBIA组。TOBIA导致的爆炸伤以无呼吸和弥漫的双侧肺损伤为特征，肺损伤与短暂的脉搏血氧降低相关。TOBIA损伤后24小时的免疫标记提示大脑中静脉或小静脉周围组织中的肿瘤坏死因子α、ED-1、磺酰受体1（Sur1）、神经胶质原纤维酸性蛋白质有上调。结扎颈静脉可抑制TOBIA诱导的小静脉周围的炎性，通过使用JOBIA可复制其反应。因此得出结论：胸部爆炸伤可导致血管水力脉冲的改变，从而导致小静脉周围炎、Sur1上调和反应性星形胶质细胞增生。

（张　超）

27. MMP-9抑制剂SB-3CT可减弱大鼠脑外伤后的行为损害与海马丢失

Jia F, et al. J Neurotrauma, 2014, 31（13）: 1225-1234

本研究的目的是评价SB-3CT，一种基质金属蛋白酶9抑制剂，对创伤性脑损伤后（TBI）大鼠行为和组织学结局的潜在作用。成年雄性SD大鼠随机分为3组（每组15只）：SB-3CT治疗组、盐水治疗组和对照组。采用液压冲击装置造模。TBI后30分钟、6小时和12小时，腹腔注射SB-3CT（50mg/kg，10%甲基亚砜溶解）。分别在术后1~5天和11~15天评估运动功能（平衡木行走实验）和空间学习记忆能力（水迷宫实验）。在TBI后24小时、72小时和15天，分别行Fluoro-Jade染色、免疫荧光、甲酚紫染色进行组织病理学评价。结果表明，脑外伤可导致急性神经退行性病变，增加caspase-3的表达和长期的神经元的丢失，从而导致显著的行为障碍。脑外伤后，SB-3CT能提供强有力的行为保护和海马神经元保存作用。因此，SB-3CT对脑外伤预后的作用可以确定。根据目前增加的研究SB-3CT作用的文献，SB-3CT有潜力治疗人脑损伤。

（张　超）

28. 实时监测大鼠局部脑外伤后选择性抑制垂体后叶素-1a受体后脑细胞外的钠和钾的浓度和颅内压的变化

Filippidis AS, et al. J Neurotrauma, 2014, 31（14）: 1258-1267

创伤性脑损伤（TBI）后脑水肿和颅内压增高（ICP）可致预后变差。vasopressin-1a受体（V1aR）和水通道蛋白-4（AQP4）可能是部分通过调节阳离子的流动从而能调节水的转运和脑水肿的形成。局灶性脑外伤后，V1aR抑制剂能减少V1aR和AQP4，减少星形胶质细胞肿胀和脑水肿。研究确定V1aR抑制SR49059是否影响单侧控制性大脑皮质损伤（CCI）后细胞外Na^+和K^+的浓度（$[Na^+]$；$[K^+]$）。离子选择性Na^+和K^+电极（ISE）和ICP探针植入大鼠顶叶皮质，CCI后监测5小时后$[Na^+]$、$[K^+]$和生理参数。分为sham组，CCI组和CCI+SR49059组进行研究，伤后5分钟至5小时给予SR49059。作者发现CCI损伤后5分钟在CCI组和CCI+SR49059组，损伤可分别导致$[Na^+]$降低至（80.1±15）mM和（87.9±7.9）mM和$[K^+]$升高至（20.9±3.8）mM和（13.4±3.4）mM（与基线比较，$P<0.001$；组间无差异）。重点是，CCI+SR49059组$[Na^+]$在损伤后5~20分钟降低，在25分钟时可恢复至基线，而CCI组需要1小时才能恢复至基线，说明SR49059可加速$[Na^+]$恢复。相反，两组都需要45分钟恢复$[K^+]$。此外，CCI+SR49059组ICP更低。因此，选择性V1aR抑制剂能加快$[Na^+]$恢复并降低ICP。通过提高$[Na^+]$恢复速率，SR49059可减少外伤导致的离子失衡，钝化细胞水流

入和水肿。这些发现表明SR49059和V1aR抑制剂是治疗外伤性脑损伤后细胞水肿的潜在工具。

（张　超）

29. 被基因介导于皮质和海马的Nrf2抗氧化反应元件的时空动态对创伤性脑损伤小鼠的影响

Miller DM, et al. J Neurotrauma, 2014, 31(13): 1194-1201

创伤性脑损伤（TBI）后的氧化性损伤的病理生理重要性已被广泛证实。转录核心因子红细胞相关因子2（Nrf 2）通过结合到存在于核DNA的抗氧化反应元件（ARE）介导抗氧化剂和细胞保护基因。本研究使用单方面因素控制对TBI病灶的影响使Nrf 2-ARE介导在皮层和海马。同侧海马和皮质组织用免疫印迹蛋白分析收集（n=6/组）或者用mRNA的定量反转录-聚合酶链反应（n=3/组），在损伤后的3、6、12、24、48、72小时或1周。在TBI后通过Nrf 2介导的多基因被改变。具体地说，在TBI后48小时和72小时在皮质Nrf 2的mRNA显著增加，48小时、72小时和1周在海马中神经胶质原纤维酸性蛋白mRNA的重合增加，由此暗示这个反应可能存在于星形胶质细胞。大概相连Nrf 2的激活、血红素加氧酶-1、烟酰胺腺嘌呤二核苷酸磷酸醌氧化还原酶1、谷胱甘肽还原酶、过氧化氢酶基因重叠贯穿伤后时间过程。这项研究表明，局灶性脑外伤后的第1周Nrf 2-ARE介导的细胞保护基因没有观察到直到伤后24~48小时表达，这样的变化是第一个证据。不幸的是，这和之前的相当一致，发生了脂质过氧化损伤。在TBI后的第1周这是第一个已知过氧化损伤的时间过程和Nrf 2-ARE活化之间的比较。这些结果强调在TBI后的早期有必要发现药物制剂加速和放大的Nrf 2-ARE介导表达。

（张　超）

30. 实验性颅脑损伤后延迟增加的微血管病变与长期炎症、血-脑屏障破坏和渐进性白质损伤有关

Glushakova OY, et al. J Neurotrauma, 2014, 31(13): 1180-1193

创伤性脑损伤（TBI）是慢性创伤性脑病（CTE）、阿尔茨海默氏病（AD）和帕金森病（PD）一项显著危险因素。脑微出血、局灶性炎症和脑白质损伤与许多神经学和神经变性障碍，包括热CTE、AD、PD、血管性痴呆、卒中和脑外伤有关。本研究旨在探讨在大鼠脑外伤后急性期和慢性期观察微血管异常，并检查这些异常相关的病理过程。用皮层碰撞（CCI）诱导TBI成年大鼠，在损伤后的24小时到3个月内取胼胝体部的组织用免疫组织化学（IHC）的方法评估脑病变程度。TBI导致局部微出血均与损伤的程度有关。在幅度较低的损伤中，微出血逐渐增加，持续3个月。IHC显示TBI诱导的局部异常，包括血-脑屏障（BBB）的损害（IgG）、内皮损伤（细胞间黏附分子1[ICAM-1]）、反应性小胶质细胞（钙离子结合衔接分子1[Iba1]）的活化，胶质增生（胶质纤维酸性蛋白[GFAP]）和巨噬细胞介导的炎症（[CD68]），都呈现出不同的时间分布。在慢性期（3个月）发现有明显的髓鞘损失（Luxol快速蓝色）和微出血的分散堆积物。微出血由神经胶质瘢痕包围，并且用CD68和IgG染色共定位，提示局部血-脑屏障破裂和炎症反应与血管损伤相关联。该研究结果表明，在实验性TBI后不断发

展的脑白质变性与延迟的微血管损伤显著相关,在时间和区域上与点状血-脑屏障破裂和渐进炎症反应的发展有关。TBI后的延缓微血管损伤机制和基于TBI和神经退行性疾病的潜在共同机制可以对TBI的慢性病理反应提供新见解。

(张　超)

31. 单纯冲击波对海马体切片中神经细胞死亡及神经功能的影响

Effgen GB, et al. J Neurotrauma, 2014, 31(13): 1202-1210

越来越多的美国士兵被诊断为与爆炸有关的创伤性脑损伤(TBI)。爆炸致伤的生物力学是复杂多样的,这一过程不同阶段的受伤类型,如穿透伤或惯性驱动伤引起的病理学改变已被广泛研究。然而,单纯的冲击波是否会造成神经病理损害目前尚不清楚。之前对啮齿动物和猪的研究表明,造模时因头部惯性驱动的影响,很难进行仅有冲击波单一因素的干预实验。作者已经研发出一项良好的激波管和自动体外接收器,可对海马体切片进行单纯的冲击波实验。在这项单纯冲击波研究中,即使很严重的冲击波,也仅可引起少量海马细胞死亡(多点观察,平均低于14%)。与之相比,在较低压力(峰值压力: 336kPa,超压持续时间: 0.84ms,脉冲压: 86.5kPa·ms)时,神经功能有明显的改善,说明神经功能改善的阈值低于细胞死亡的阈值。这是对单纯冲击波引起脑细胞死亡的首次研究,以说明一系列爆炸参数下冲击波对神经功能缺失的影响和引起细胞死亡阈值。

(任登鹏)

32. 抑制Src-家族酪氨酸激酶可保护创伤性脑损伤后海马神经元并提高认知功能

Liu da Z, et al. J Neurotrauma, 2014, 31(14): 1268-1276

创伤性脑损伤(TBI)通常合并脑实质内或脑室内出血。损伤出血灶产生的凝血酶是一种神经毒素,其通过激活Src家族酪氨酸激酶(SFKs)导致神经细胞死亡,随后引起认识功能障碍。本研究通过抑制SFKs保护海马神经元,从而改善创伤性脑损伤后认知记忆功能。实验中使用中度液压冲击成年大鼠,使脑创伤并蛛网膜下腔出血,提高脑脊液中氧合血红蛋白和凝血酶的水平,进而激活SFK家庭成员Fyn,增加Rho-kinase 1(ROCK1)的表达。伤后立即静脉注射PP2(SFK抑制剂),抑制ROCK1的表达。结果显示其可以保护海马CA2/3神经元,并改善大鼠空间记忆功能。该研究结果表明,通过抑制创伤性脑损伤后SFKs,对临床愈后改善可能有帮助。

(任登鹏)

33. 亚甲蓝对轻度创伤性脑损伤的神经保护

Talley Watts L, et al. J Neurotrauma, 2014, 31(11): 1063-1071

创伤性脑损伤(TBI)在全球是死亡和残疾的主要原因。已知亚甲蓝(MB)有增强细胞活性及抗氧化特性。该研究结果表明,对轻度创伤性脑损伤大鼠模型通过MB治疗,可减轻其损伤体积和行为缺失。实验采用随机双盲对照设计,分为MB治疗实验组(*n*=5)和安慰剂对照组（*n*=6）。术中损伤前肢感觉皮质，分别于伤后0、1、2、7、14天进行评估。两组均表现为伤后1小时MRI显示病变不明显，3小时后MRI可见明显损伤，2天达到高峰。但每个时间点两组对比，MB治疗组病变体积均明显小于对照组病变体积，对前肢位置不对称放置及故障测试中，MB治疗组平均得分高于对照组。伤后14天切片染色，发现MB治疗组深染尼氏小细胞和Fluoro-Jade阳性细胞数较少。总之，轻度创伤性脑损伤后通过MB治疗，可减少损伤体积、行为缺失和神经元变性。MB已通过美国食品药品管理局（FDA）批准治疗部分症状，可能会加快未来在创伤性脑损伤的临床试验。

（任登鹏）

34. 改善环境可作为创伤性脑损伤神经康复的治疗策略

Bondi CO, et al. J Neurotrauma, 2014, 31(10): 873-888

从著名神经心理学家Donald O. Hebb偶然观察到大鼠在家中作为宠物饲养比在实验室饲养时能更好地完成一些任务之后，环境改进（EE）即成为能够影响行为结果的独立变量。并且大量研究证明EE也能够诱导正常大鼠的神经可塑性。这些行为和神经改变为EE作为治疗创伤性脑损伤（TBI）的方法研究提供动力，且过去的20年里，有部分研究成果。因此，本文的目的是将这些成果进行总结，并对EE作为创伤性脑损伤后神经康复治疗策略的现状进行阐述。使用特定的关键术语"创伤性脑损伤"和"环境改进"或"改善环境"，在PubMed和Scopus分别各搜索到30篇相关文献。其中27篇文章是相同的。在PubMed中使用关键词"改善环境"和"液压冲击"发现另1篇文章。34篇文章不产生相互的引用，其压倒性的共识是，EE在各种创伤性脑损伤模型中，均可提高组织学及行为学结果。而且，实验模型中涵盖了雌性、雄性、幼年及成年大鼠和小鼠。综上所述，这些研究对EE作为神经康复的临床前模型提供了有力的证据。然而，目前需要进一步研究，继续强化模型以便更准确地模拟临床，如时间长短的设定，同其他治疗方法的结合等。

（任登鹏）

35. 老办法新用途: 注意力集中实验对控制性皮层损伤后认知功能评估的应用

Bondi CO, et al. J Neurotrauma, 2014, 31(10): 926-937

前额叶皮质损害是创伤性脑损伤（TBI）幸存者认知障碍的主要原因。具体而言，不同损伤程度的患者均可表现为认知灵活性和注意力下降。尽管在许多TBI模型中，对空间学习能力的改变进行了广泛的描述，但对更复杂的认知功能缺陷的研究较少。因此，该实验通过对3种不同损伤程度模型进行执行功能和行为灵活性的评估来扩大对这一重要问题的研究。对使用异氟烷麻醉的雄性大鼠进行控制性皮质损伤（CCI）（皮层损伤深度分别为2.6、2.8和3.0mm，速度4m/s）及假损伤，且另有1组大鼠没有进行任何操作。4周后，对大鼠进行注意力集中实验（AST）评估，涉及一系列的任务，如简单辨别及复合辨别、刺激逆转、空间转变。病灶体积与损伤的深度呈正相关，3.0mm深度组的皮层损伤明显大于2.6mm深度组（$P<0.05$）。而且，在刺激逆转及空间转变的实验中，损伤程度越严重，错误率越高。这些新发现证明执行功能和行为灵活性测试的可行性，为今后TBI模型加用AST进行行为评估提供

证据。作者实验室正采用AST对TBI后药物及康复疗效进行评估,并研究其评估神经缺陷的可能机制。

(任登鹏)

36. 扩散张量成像显示脑白质损伤技术在重复冲击波致脑损伤大鼠模型中的应用

Calabrese E, et al. J Neurotrauma, 2014, 31(10): 938-950

在美国军人中,爆炸导致的脑损伤(bTBI)是最常见的一种战伤,但对其受伤机制研究较少,特别是对主要的冲击压力波造成的影响知之甚少。因为单纯冲击波几乎不可能单独发生在人类,所以对bTBI动物模型的研究非常宝贵。重复冲击波的损伤机制尚不明确,但有数据表明,二次爆炸可累积增加脑损伤。无论在临床还是临床前研究,MRI,特别是扩散张量成像(DTI),已经成为评估bTBI的重要工具。在该研究中,对重复单纯冲击波损伤大鼠模型使用DTI voxelwise量化分析白质损伤。结果显示两次冲击波损伤可显著损伤神经微观结构,提示原发bTBI可能使大脑耐损伤能力降低。

(任登鹏)

37. 米诺环素和辛伐他汀对创伤性脑损伤大鼠模型的神经功能恢复及基因表达的作用比较

Vonder Haar C, et al. J Neurotrauma, 2014, 31(10): 961-975

该研究的目的是比较米诺环素和辛伐他汀对脑皮层挫伤(CCI)后功能恢复和基因表达的不同影响。按照临床推荐血药浓度在大鼠模型上实施给药方案: 米诺环素,60mg/kg,q12h;辛伐他汀,10mg/kg, q12h,连续72小时。使用运动空间学习任务及神经病理测量对功能恢复进行评估。分别于皮层挫伤后24、72小时和7天,使用基因芯片转录谱分析基因表达的变化,使用基因本体分析来评估相关生物学途径的影响。结果显示米诺环素和辛伐他汀均可改善精细运动功能,但对大肌肉运动功能及认知功能无效。与辛伐他汀比较,米诺环素可适当减少损伤体积。通过基因本体分析发现,CCI后24小时,米诺环素对细胞趋化作用、血液循环、免疫应答、细胞信号通路有显著影响,只在CCI后72小时对炎症反应有影响。CCI后24小时,辛伐他汀对基因表达的影响极小,但在72小时和7天时影响增大。通过基因本体分析发现,在CCI后72小时和7天,辛伐他汀对炎症反应的影响较显著。总之,米诺环素和辛伐他汀可显著影响CCI后的基因表达,但对神经修复无明显的影响。

(任登鹏)

38. 粒细胞-巨噬细胞集落刺激因子在创伤性脑损伤模型中的神经保护作用

Shultz SR, et al. J Neurotrauma, 2014, 31(10): 976-983

创伤性脑损伤(TBI)因其复杂的病理生理机制,导致严重且长期的神经行为障碍、认知障碍、精神障碍,而备受国际关注。虽然神经炎性反应已被确定为创伤后重要的病理生理过程,但特异性炎症介质在TBI后的功能仍知之甚少。粒细胞-巨噬细胞集落刺激因子(GM-

CSF）是一种炎性细胞因子。已有报道,在退行性神经疾病动物模型研究中,其对神经有保护作用,虽然这种模型与TBI有相似的病理过程,但GM-CSF在创伤性脑损伤中的作用尚有待进一步研究。该实验中,作者对GM-CSF基因敲除[GM-CSF(-/-)]小鼠与野生型(WT)小鼠进行液压冲击损伤(LFP)及假损伤,伤后3个月,对小鼠进行影像学及行为学评估。结果显示,所有LFP损伤小鼠与假损伤组相比,脑萎缩明显;且GM-CSF(-/-)小鼠较WT小鼠脑萎缩更加明显,而且星形胶质细胞增生减少。该研究结果表明,炎症介质GM-CSF在TBI模型中有明显的神经保护作用,对以后进一步的研究提供帮助。

（任登鹏）

39. 重复单纯爆炸伤在体外模型中不增加血-脑屏障的损伤,但可延迟恢复

Hue CD, et al. J Neurotrauma, 2014, 31(10): 951-960

　　最近的研究表明,重复的创伤性脑损伤可增加脑血管破裂的敏感性。作者推测,在体外模型中,连续两次爆炸伤相比严重程度相同的一次爆炸伤对血-脑屏障(BBB)的破坏要相对严重。然而与假设相反,实验中,间隔24小时或72小时的重复轻度或中度单纯冲击波损伤与强度相似的单次冲击波损伤相比较,没有明显加剧脑血管内皮细胞的跨细胞电阻(TEER)。无论是一次爆炸伤后还是重复爆炸伤后,BBB对一定范围内不同大小溶质的通透性不变,可见重复爆炸伤不会增加BBB完整性的破坏。单次爆炸可明显减弱ZO-1和claudin-5紧密连接蛋白的免疫组织化学染色,但重复爆炸并没有加剧紧密连接蛋白已有的损伤。虽然重复冲击波没有进一步减弱TEER,但可延迟BBB中TEER的恢复,且血-脑屏障渗透系数的恢复也相应延迟。将重复损伤的时间间隔延长至72小时,血-脑屏障损伤的恢复需要更长的的时间。重复冲击波对BBB影响的研究可帮助确定损伤程度及BBB功能损害脆弱性的时间窗,从而改进重复爆炸对作战人员脑血管破裂的保护策略。

（任登鹏）

40. 亚低温或氧自由基清除剂对重复的轻度创伤性脑损伤后的神经保护

Miyauchi T, et al. J Neurotrauma, 2014, 31(8): 773-781

　　重复性的脑损伤,特别是与体育相关的伤害,最近引起临床及普通公众越来越多的关注。既往实验已经证明,重复的创伤性脑损伤对神经轴突和脑血管的损害,并表明在一个特定的时间窗内,亚低温和(或)FK506对重复的轻度创伤性脑损伤(mTBI)具有神经保护作用,说明通过一系列的治疗,可防止病情急剧恶化。该研究再次观察靶向治疗干预的效果,以寻求可实现神经保护所需最低限度的低温方案,同时观察氧自由基的作用和它们的治疗靶向。实验中,通过冲击加速损伤对雄性Sprague-Dawley大鼠进行重复的mTBI,将其分为无干预组(1组),亚低温组(35℃)(2组),超氧化物歧化酶组(3组),和Tempol(一种超氧化物清除剂)组(4组),伤后1小时开始干预。在重复的mTBI后3小时和4小时后,评价血管功能及脑血管对乙酰胆碱的反应,监测轴突损伤的程度,测量髓质淀粉样前体蛋白(APP)密度。结果显示,观察组血管反应性明显减弱,而其他组血管反应性无明显变化。同样,1组APP阳性轴突较其他组显著增加。该研究结果表明,对重复的mTBI,轻度低温或抑制自由基可有神经保护作用。

（任登鹏）

41. 创伤性脑损伤可降低血管平滑肌细胞之间的缝隙连接,而引起脑血管功能障碍

Yu GX, et al. J Neurotrauma, 2014, 31(8): 739-748

脑血管的扩张、收缩、自动调节等代偿,均有赖于缝隙连接(GJs)。为探讨创伤性脑损伤(TBI)后血管细胞间缝隙连接的变化,研究对离体的GJ耦合A7r5的血管平滑肌(VSM)细胞进行快速牵拉损伤(RSI),及对液压冲击TBI大鼠大脑中动脉(MCAs)血管平滑肌细胞进行研究。使用光脱色荧光恢复(FRAP)技术对缝隙连接进行评估。对体外轻度快速牵拉损伤(RSI)的血管平滑肌细胞,FRAP显著增加(与假损伤组比较, $P<0.05$),但中度或重度RSI,FRAP明显下降(与假损伤组比较, $P<0.05$)。RSI后30分钟和2小时,FRAP显著降低(与假损伤组比较, $P<0.05$),但24小时后显著增加(与假损伤组比较, $P<0.05$)。中度TBI大鼠大脑中动脉VSM细胞伤后30分钟,FRAP显著降低(与假损伤组比较, $P<0.05$)。对体外VSM细胞使用过氧亚硝基阴离子($ONOO^-$)清除剂预处理,可防止RSI导致的FRAP下降。使用过氧亚硝基阴离子($ONOO^-$)清除剂-青霉胺,对液压冲击TBI模型中MCAS进行处理,GJ耦合不会减弱。此外,青霉胺可增加中度TBI大鼠大脑中动脉的血管扩张反应性并降低血管阻力。这些结果表明,TBI后,过氧亚硝基阴离子($ONOO^-$)可降低血管平滑肌细胞的缝隙连接。

(任登鹏)

42. PARP-1抑制剂可降低创伤性脑损伤后神经元的丧失和小胶质细胞的激活,减少神经功能缺损

Stoica BA, et al. J Neurotrauma, 2014, 31(8): 758-772

创伤性脑损伤(TBI)引起神经细胞死亡、小胶质细胞活化及相关的神经毒性,导致随后的神经功能障碍。多聚(腺苷二磷酸核糖)聚合酶(PARP-1)通过激活半胱天冬酶独立机制诱导神经细胞死亡,包括细胞凋亡诱导因子(AIF)的释放和小胶质细胞的激活。将原代皮层神经元细胞加入AIF诱导剂N-甲基-N'-硝基-N-亚硝基胍(MNNG),再将选择性PARP-1抑制剂PJ34干扰,结果显示细胞凋亡减少。PJ34也可减少脂多糖和干扰素-γ介导的BV2细胞或小胶质细胞的活化,或可限制NF-κB的活性及iNOS的表达,降低活性氧和TNFα的产生。TBI小鼠伤后24小时静脉注射PJ34,可改善运动功能的恢复。体视学分析显示,TBI后给予PJ34可降低皮层损伤体积,减少皮层和丘脑神经元丢失,减弱小胶质细胞的激活,但对海马神经元的凋亡无明显影响,经Morris水迷宫测试,也没有改善小鼠认知功能。总的来说,该研究表明,在TBI模型中,PJ34对神经组织具有显著的选择性保护作用,可能是通过影响神经细胞凋亡及炎性反应多种途径起作用。

(任登鹏)

43. 控制性皮层损伤后海马神经元改变的分子机制: 短期基因表达的变化

Almeida-Suhett CP, et al. J Neurotrauma, 2014, 31(7): 683-690

轻度创伤性脑损伤(mTBI)往往对认知功能和社会行为有着长期的影响。基因表达的

改变可以预测mTBI对伤后长期精神心理的影响,即使损伤轻微且短暂。mTBI造模采用控制皮质损伤(CCI),造成脑震荡,皮层无损伤,但可导致海马突触功能的持久改变。对实验组和对照组雄性大鼠于造模后1天、7天和30天,进行全面的基因表达微阵列研究,并通过定量反转录聚合酶链反应证实。包括趋化因子,趋化因子配体(Ccl2、Ccl7),炎症介质载脂蛋白-2(Lcn2)和组织金属蛋白酶抑制剂1(Timp1),免疫细胞活化趋化因子受体5(Ccr5),IgG的Fc片段(Fcgr2b),主要组织相容性复合体II免疫反应相关基因(CD74和RT1-DA),补体C3,Kruppel样因子4(KLF4)。其中双侧海马早期转录编码的为Ccl2、Ccl7、Lcn2和Timp1,中期为Ccr5、Fcgr2b、Cd74、RT1-Da和C3,晚期为KLF4。CCI后24小时内Ccl2、Ccl7转录上调,1周内开始减弱。其他转录变化发生较晚,但较平稳,部分维持至少1个月。这表明,早期短期的炎症反应,可引起较长时间基因表达的改变及神经功能变化。这些转录反应的变化,可能是海马兴奋性神经元和抑制性神经元失衡的原因,从而影响mTBI后患者长期的精神心理及社会行为。

(任登鹏)

44. 儿童轻度创伤性脑损伤实验动物模型的评价

Mychasiuk R, et al. J Neurotrauma, 2014, 31(8): 749-757

儿童常因运动、交通事故、跌倒而易受到轻度创伤性脑损伤(mTBI)。此外,这些闭合性脑损伤使许多孩子经历挥之不去的症状(脑震荡后综合征)。虽然mTBI导致的后果已有描述,但轻度小儿脑损伤动物模型尚未报道。该研究对幼年大鼠mTBI造模采用改良重物坠击法,并将此种方法作为单一因素进行研究。分别将雄性大鼠和雌性大鼠分为mTBI组和假损伤组,并进行行为学测试。mTBI组幼年大鼠进行平衡木实验时,运动平衡能力下降,Morris水迷宫实验中探索及定位能力减弱。此外,雄性大鼠和雌性大鼠在水迷宫实验中均表现出抑郁样行为,且雄性大鼠在高架十字迷宫实验中也表现出焦虑相关的行为。该研究的结果表明,使用改良重物坠击法可改变幼年大鼠的行为表现,可为临床治疗mTBI提供可靠的动物研究模型。

(任登鹏)

45. 应激反应恢复与创伤性脑损伤后自愿运动的相关性研究

Griesbach GS, et al. J Neurotrauma, 2014, 31(7): 674-682

最近的研究表明,轻度创伤性脑损伤(TBI)后最初的2周,有一种强烈的应激反应。这一时期进行运动训练,可使脑源性神经营养因子(BDNF)分泌减少,并且使自主神经功能下降。以前认为运动训练有益。该实验的目的是观察损伤后的时间窗内,自愿运动和强迫运动对应激和自主神经反应的影响。实验中对大鼠进行了轻度冲击性损伤,于伤后28~32天,35~39天进行运动训练。对支配心脏和温度的自主神经功能进行评估。训练后立即获得海马组织,并定量分析BDNF。与亚急性期相比较,TBI组大鼠训练后皮质酮和促肾上腺皮质激素分泌变化不大。无论是损伤组还是对照组,强迫运动训练可显著刺激促肾上腺皮质轴的功能,但并不增加脑源性神经营养因子的分泌。所有自愿运动动物的BDNF水平均增加。强迫运动训练的大鼠在非运动期间BDNF水平较低。在TBI组大鼠中,这种反应更为明显。

延迟运动训练对支配心脏及体温的自主神经反应影响不明显。在TBI组大鼠进行强制运动训练时,其核心体温较高,从而表明有效地应激源可增强机体对于环境刺激的反应。

(任登鹏)

46. 在弹道贯穿性颅脑损伤的实验模型中血-脑屏障与神经炎症的关系

Cunningham TL, et al. J Neurotrauma, 2014, 31(5): 505-514

血-脑屏障(BBB)的破坏是重型颅脑创伤(TBI)的一个病理性特征,与神经炎症存在密切的关联,导致脑组织水肿及脑细胞死亡。该研究的目的是阐述弹道贯穿性颅脑损伤(PBBI)后血-脑屏障的破坏与神经炎症标志物的变化的关系。评估PBBI大鼠在伤后4、24、48、72小时脑组织对葡聚糖胺(BDA; 3kDa)、生物素-过氧化物酶(HRP; 44kDa)的摄取量,同时比较组织病理及分子学的炎性标志物。BDA和HRP均体现组织的外渗的情况,其最高峰出现在伤后24小时。HRP在伤后的48小时、BDA在伤后的7天内均有明显的升高。该指标与黏附(细胞间黏附因子-1mRNA)、外周粒细胞浸润(基质金属蛋白酶-9[MMP-9])和髓过氧化物酶的标志物存在十分密切的联系。血-脑屏障功能障碍的改善与组织修复及重塑标志物的表达增加存在一致性。该研究的结果揭示了PBBI后血-脑屏障的单相、梯度的开放,同时提示MMP-9及固有炎性细胞的活化可以作为PBBI神经治疗干预的候选指标。

(刘海玉)

47. 重复爆炸暴露导致小鼠脑DNA分裂

Wang Y, et al. J Neurotrauma, 2014, 31(5): 498-504

爆炸所致的重症颅脑创伤(TBI)的病理生理及进一步的行为学缺陷目前尚未明确,损伤机制对制订有效的神经损伤治疗至关重要。细胞DNA完整性的保护是细胞的功能和存活的关键。作者评估了重复爆炸暴露对脑DNA完整性的影响。检测血浆中脱细胞DNA(CFD)的功效作为一种生物性指标可以诊断和预测爆炸所导致的多发伤。实验结果提示不同大脑区域中细胞DNA的损伤具有时间依赖性,最严重的损伤出现在爆炸伤后24小时。血浆中的CFD水平出现了明显的瞬间增加,但是其独立于脑损伤的时间和严重程度。最高浓度出现在反复爆炸后暴露2小时,于24小时左右恢复至正常水平。翻正反射的时间和爆炸暴露2小时后血浆CFD浓度呈正相关性。继发于重复爆炸的脑DNA破坏与细胞凋亡指标如线粒体膜电位的降低、细胞色素C释放的增加以及caspase-3的上调具有相关性。因为重复爆炸暴露导致冲击波引起DNA破坏和脑内线粒体驱动细胞凋亡,所以抑制DNA的破坏和诱导DNA修复是重复爆炸暴露的有效治疗策略。

(刘海玉)

48. 逆转损伤迟发性神经免疫抑制后的颅脑创伤性焦虑样行为

Rodgers KM, et al. J Neurotrauma, 2014, 31(5): 487-497

创伤性脑损伤增加了神经性精神障碍的风险,尤其是抑郁症。然而,目前没有有效的治疗性干预措施来阻止伤后焦虑的发生发展。这很大程度是因为对这种疾病病理生理的不理解。最近研究表明,损伤所致的慢性神经性炎症反应可能在啮齿类动物模型的创伤后焦虑的发展起到一定的作用。免疫抑制化合物如异丁地特(MN166),在急性围损伤期的管理中应用显示可以阻止外伤免疫应答所导致的反应性神经胶质增生以及液压冲击大鼠的焦虑样行为。有证据证明,在人和啮齿动物中,外伤后焦虑一旦形成,将演变成一种慢性、持续性、药物难治性疾病。该文作者研究了抗炎性治疗在减少受伤1个月后焦虑样行为及反应性神经胶质细胞增生的有效性。延迟性治疗可以减少液压冲击损伤模型的冻结行为和焦虑相关的脑区的反应性神经胶质细胞增生,同时被证明在接受治疗6个月后仍继续存在神经保护性作用。以上结果均支持神经炎症与创伤性脑损伤后的焦虑样行为的发生及持续存在有关。

(刘海玉)

49. 半胱氨酸蛋白酶组织蛋白酶B作为关键药物靶点是一种创伤性颅脑损伤的潜在疗法

Hook GR, et al. J Neurotrauma, 2014, 31(5): 515-529

目前对于创伤性颅脑损伤(TBI)尚无有效的治疗性药物,但是可以通过确认新的药物靶点来开发TBI治疗药物,同时通过药品管理的临床相关路径证明化合物直接作用于靶点对于治疗TBI动物模型是有效的。半胱氨酸蛋白酶、组织蛋白酶B与TBI的调节有密切关系,但是该理论尚未在基因敲除研究中被证实。因此该项调查评估了接受控制性皮质损伤小鼠(组织蛋白酶B基因敲除)TBI模型。结果证明了该组织蛋白酶B基因敲除小鼠的TBI有所改善,运动功能障碍明显改善、脑组织体积缺损明显减少,脑内神经元密度更高,凋亡蛋白Bax增加水平有所降低。值得注意的是,TBI后立即口服小分子半胱氨酸与蛋白酶抑制剂(E64d)导致TBI影响的运动功能障碍有所改善,以及TBI介导的组织蛋白酶B活性增加情况有所降低。E64d的治疗结果在组织蛋白酶B基因敲除小鼠同样可以有效改善TBI。E64d的治疗在外伤后8小时给药仍然有效,其提示了临床急性治疗干预的合理时间。这些数据证实了TBI动物模型在损伤后临床相关的时间点口服半胱氨酸蛋白酶抑制剂是有效的。E64d主要是通过阻止组织蛋白酶B活性来改善TBI。这些结果均证实组织蛋白酶B是一种新型的TBI治疗靶点。

(刘海玉)

50. 创伤性颅脑损伤后神经源性前提化合物的神经保护性作用

Blaya MO, et al. J Neurotrauma, 2014, 31(5): 476-486

创伤性颅脑损伤的特点是组织病理的损坏以及长时间的运动感觉认知功能的障碍。目前的研究已经报道发现P7C3类的氨基咔唑类药物对成人海马区的新生神经前体细胞及其他中枢神经系统的成熟神经元细胞具有神经保护性作用。该研究第一次测试了高度活化的P7C3-A20化合物是否具有神经保护,促进实验TBI模型的海马神经形成,并改善其预后及功能。遭受到中等程度液压冲击致脑损伤的SD大鼠进行免疫组织化学定量分析及行为学改变评估。P7C3-A20(10mg/kg)或者安慰剂分别在术后30分钟予以腹腔注射,每天2次,持续7天。使用P7C3-A20组其整体的脑挫伤体积明显减小,保护了脆弱的挫伤灶周围皮质的抗神经元核抗原阳性（NeuN）的神经元,促进了外伤后1周的运动感觉功能的恢复。在创伤性脑损伤后1周, P7C3-A20的治疗也明显增加了同侧齿状回亚颗粒区的5-溴脱氧尿嘧啶核苷（BrdU）和微管相关蛋白（DCX）阳性细胞。在创伤性颅脑损伤后5周使用P7C3-A20治疗的动物,其BrdU/DCX双标的神经元明显增加(对比其对照组),同时其在水迷宫实验中的认知功能也明显有所改善。因此该文研究者认为以P7C3-A20为代表的化学支架提供了一个最为优化的基础,同时促进了保护患者免受TBI早晚期不良后果新药的发展。

（刘海玉）

51. 在发育的大脑中创伤性颅脑损伤后可塑性的研究
Li N, et al. J Neurotrauma, 2014, 31(4): 395-403

在大脑发育的过程中可塑性机制的稳定性对于突触的形成特别重要,而且对于感觉剥夺后的结局十分有益。然而可塑造性在儿童急性脑损伤恢复的过程中所起到的作用尚未能够得到较好的重视。创伤性颅脑损伤（TBI）是儿童致死及致残的主要原因,因为在儿童时期TBI导致的长期残疾的结局可能是毁灭性的。该文研究者研究了TBI模型幼鼠损伤后改变皮质可塑性2~3个星期。神经生理反应穿过TBI幼鼠的非损伤初级躯体感觉皮层（S1）区的深度较TBI成鼠明显减少,同时发现减少的还有多单元活性的电生理测定（86.4%减少）,局部场电位（75.3%减少）,以及功能磁共振成像（77.6%减少）。因为胼胝体是一种临床上重要的白质纤维素,其被认为参与了创伤后的轴突损伤,因此该实验研究了胼胝体在TBI后的解剖及功能性特征。事实上,利用扩散张量成像技术（DTI）检测TBI大鼠的胼胝体的异常（各向异性分数（FA）（减少9.3%）,利用组织病理学分析（14%髓鞘体积减少）。整个细胞膜片钳记录进一步显示TBI结果,自发性放电率（57%减少）明显减少,并且在刺激胼胝体时非损伤区S1的第V层的神经元出现潜在诱导长程增强（82%减少）。该实验结果表明TBI后可塑性可转化为不恰当的神经元连接并且神经网络功能上出现了戏剧性的改变。

（刘海玉）

52. 在钝性创伤性颅脑损伤啮齿类动物模型中早期血小板功能障碍反映了人类急性创伤性凝血病
Donahue DL, et al. J Neurotrauma, 2014, 31(4): 404-410

急性凝血病是创伤性颅脑损伤（TBI）的一种严重的并发症,由于TBI的复杂性,目前该并发症病因不明。然而,目前的工作已经显示死亡率与早期血小板功能障碍所导致的异常止血有关。该研究的主要目的是建立一个模拟人类凝血病啮齿类TBI模型,以便TBI早期凝血病的机制可以被更容易地评估。该实验使用高度可复制性约束性钝器脑损伤大鼠模型证实了人类TBI患者伤后可观察的重要的病理变化间存在很强的相关性,也就是说,血小板因为应答了一些激动剂导致其减少,特别是二磷酸腺苷（ADP）以及蛛网膜下腔出血。另外,在伤前直接使用凝血酶抑制剂可以致使受到ADP刺激的血小板恢复功能,表明其对TBI早期血小板功能障碍的情况下凝血酶过量生产起到了一个直接的作用。

（刘海玉）

53. 促红素可以改善创伤性颅脑损伤幼鼠的认知功能以及降低海马 caspase活性

Schober ME, et al. J Neurotrauma, 2014, 31(4): 358-369

创伤性颅脑损伤（TBI）是导致儿童获得性神经功能障碍的主要原因。EPO作为抗细胞凋亡因子，可以改善TBI成鼠的认知，据该研究人员调查，EPO尚无在正发育的TBI模型中进行研究。假说：该实验研究人员假设EPO可以改善通过控制性皮质损伤（CCI）造模的17日龄幼鼠的认知预后，并增加其海马神经元片段。方法：EPO或赋形剂（安慰剂）在CCI模型建立后的1、24、48小时以及7天给予。认知预后在伤后14天使用新事物识别（NOR）测试进行评估。在受伤后的第一个14天测量海马的EPO水平，caspase活性和Bcl2、Bax、Bcl-xl以及Bad的mRNA水平。在受伤后的第2天研究CA1，CA3，和DG区的神经元片段和caspase活性。结果：EPO能够促进CCI模型的认知记忆功能的正常化。EPO可以减弱CCI模型受伤后第1天的海马caspase活性的增加，但是在外伤后第2天无该项作用。在伤后第2天，EPO可以增加CA3区的神经元片段。脑内外源性EPO的含量与内源性具有较低的相关性。EPO的给药时间与海马EPO mRNA水平以及凋亡前体因子的暂存改变具有相关性。结论与猜测：EPO可以改善认知功能，增加特定区域海马的神经元片段，减少17日龄CCI模型幼鼠的caspase活性。本研究猜测EPO可以通过阻止损伤所引起的caspase依赖的早期细胞凋亡，从而增加CCI模型幼鼠神经元的存活数量，最终改善其认知预后。

（刘海玉）

54. 金刚烷胺可以改善液压冲击所致创伤性颅脑损伤大鼠模型的伤后认知预后及提高神经元生存率

Wang T, et al. J Neurotrauma, 2014, 31(4): 370-377

该研究评估了临床相关浓度的金刚烷胺（AMT）对于液压冲击所致创伤性颅脑损伤（TBI）的成鼠模型的认知预后以及海马细胞存活的影响。AMT是一种N-甲基-D-天（门）冬氨酸类谷氨酸受体拮抗剂，增加多巴胺的释放，阻断多巴胺的再吸收，同时具有抑制微小胶质细胞的活化及神经炎症的作用。目前AMT在临床上作为一种抗帕金森药物。金刚烷胺或者生理盐水对照组于TBI损伤后1小时进行腹腔注射，按照15、45、135mg/(kg·d)的计量给药，每天3次，持续16天。从最后一次金刚烷胺注射后不同时间点进行安乐死的TBI大鼠的终末血管进行抽血。药代动力学分析确定了AMT血清浓度类似于接受治疗剂量（100~400mg/kg）的人类。通过水迷宫测试（MWM）获得TBI模型伤后12~16天的空间学习及记忆力。脑组织被收集并且使用甲酚紫染色进行长程细胞生存分析。按照135mg/(kg·d)AMT的治疗组在MWM测试中学习能力及最终认知表现有所改善。按照135mg/(kg·d)AMT的治疗组在TBI伤后16天时CA2-CA3区的锥形神经元细胞的生存率增加。总体而言，根据数据所示，临床相关计量的AMT给药方案证实其在实验TBI模型中具有神经保护及改善认知预后的作用，说明其具有潜在发展为人类TBI治疗的新方案。

（刘海玉）

55. 亚低温治疗创伤性颅脑损伤大鼠对于TIMP-3表达的影响

Jia F , et al. J Neurotrauma , 2014 , 31(4): 387-394

　　该项研究人员调查了液压冲击所致创伤性脑损伤(TBI)大鼠亚低温治疗对于凋亡调控蛋白TIMP-3表达的影响。研究使用了210只成年雄性SD大鼠，随机分为3组：TBI亚低温(32℃)治疗组、TBI常温(37℃)治疗组和假损伤组。TBI模型使用了液压冲击TBI造模装置。亚低温(32℃)是将全身麻醉的大鼠部分浸润在水浴(0℃)中4小时实现的，大鼠在TBI伤后4、6、12、24、48、72小时及1周时被处死。每组受伤和未受伤的大脑半球的mRNA和蛋白TIMP-3的浓度使用RT-PCR和Western blotting进行检测。在TBI常温组，受伤和未受伤的半球的TIMP-3浓度均比假受伤组显著升高($P<0.01$)。相比之下，创伤后低温显著地降低了这一增加。根据RT-PCR和Western blot分析，TIMP-3的mRNA最大浓度降低到(60.60 ± 2.30)%、(55.83 ± 1.80)%、(66.03 ± 2.10)%和(64.51 ± 1.50)%，分别对应值是在伤侧及健侧半球常温组对应值(皮质、海马)的低温组($P<0.01$)，而各组TIMP-3蛋白的最大浓度减少到(57.50 ± 1.50)%、(52.67 ± 2.20)%、(60.31 ± 2.50)%和(54.76 ± 1.40)%($P<0.01$)。作者的数据表明，中度液压冲击所致颅脑损伤显著上调TIMP-3表达，而这种增加可被低温治疗所抑制。

（刘海玉）

56. 阻断电压门控钠离子通道Na$_v$1.3的上调可以改善实验创伤性颅脑损伤的预后

Huang XJ , et al. J Neurotrauma , 2014 , 31(4): 346-357

　　过度活化的电压门控钠通道导致了创伤性颅脑损伤的继发性脑损伤相关的细胞异常。之前该实验研究人员证实大鼠在TBI损伤后2小时和12小时后脑皮层的Na$_v$1.3表达明显出现上调，并且与脑外伤严重程度相关。在最近研究中，实验人员测试了他们的假设，在急性TBI损伤后，阻断体内Na$_v$1.3表达上调可以减弱TBI相关的继发性脑损伤。在TBI损伤后2、4、6和8小时给予反义寡核苷酸(ODN)针对Na$_v$1.3或人工脑脊液(aCSF)。控制性假损伤动物在同一时间点给予了人工脑脊液。TBI aCSF治疗组在损伤12小时后双侧海马区Na$_v$1.3信使核糖核酸(mRNA)的浓度比较假手术组及ODN组显著升高($P<0.01$)。然而，ODN组健侧海马区Na$_v$1.3mRNA浓度与假手术组相比明显降低($P<0.01$)。反义ODN治疗组明显降低了同侧海马CA3区及门区的退化神经元的数量($P<0.01$)。在TBI损伤后第1、3、7天，通过磁共振成像T$_2$像分析一组从左到右的比值显示TBI aCSF治疗组较ODN治疗组明显水肿($P<0.05$)。Morris水迷宫记忆测试表明，aCSF治疗组和ODN组与假手术组相比均需要较长时间来找到隐藏平台($P<0.01$)。然而，在aCSF治疗组潜伏期明显高于ODN组($P<0.05$)。该体内的Na$_v$1.3抑制作用的研究表明，阻断Na$_v$1.3表达上调的治疗策略可能提高TBI的预后。

（刘海玉）

57. 急性酒精中毒延长轻型颅脑创伤的神经炎症但并不加重神经行为功能障碍

Teng SX, et al. J Neurotrauma, 2014, 31(4): 378-386

　　创伤性颅脑损伤(TBI)是导致年轻人死亡和残疾的首要原因,美国每年有170万件案例报道。虽然急性酒精中毒(AAI)经常与TBI同时出现,但是动物和临床报告仍未能确定是否AAI会显著影响TBI的短期预后。该研究的目的是为了确定AAI是否能够使TBI的神经行为预后恶化,并加重TBI后的神经炎症后遗症。SD成年雄性大鼠在左侧开颅前先通过手术进行胃和血管的置管。恢复后,持续性向大鼠胃内灌入酒精[2.5g/kg+0.3g/(kg·h),持续15小时]或给予等热量(或等容)的葡萄糖注射液,同时予以液压打击形成创伤性颅脑损伤(~1.4J,~30MS)。TBI引起的窒息和翻正反射延迟。AAI进一步延长了由TBI引起的翻正反射时间延迟,但不改变原有窒息时间。观察TBI后6小时和24小时的神经和行为障碍,其并未因AAI而恶化。创伤性颅脑伤后6小时皮层的白介素(IL)-6及单核细胞趋化蛋白(MCP)-1的mRNA表达上调,在24小时恢复正。AAI不能调节伤后6小时的炎症反应,但可以阻止伤后24小时炎症的消退(IL-1、IL-6、肿瘤坏死因子-α和MCP-1的表达)。AAI不能延迟TBI的神经和神经行为功能的恢复,但是可以阻止TBI后炎症消退。

（刘海玉）

58. 脑活素可以改善轻度创伤性颅脑损伤大鼠模型的认知能力

Zhang Y, et al. J Neurosurg, 2015, 122(4): 843-855

　　研究对象:轻型创伤性颅脑损伤(mTBI)可导致长期记忆力障碍,目前尚无有效的治疗方案。脑活素,一种肽制剂功能类似神经营养因子,对于神经退行性病变及脑外伤有利。该研究调查了脑活素对于治疗轻型创伤性颅脑损伤大鼠模型的认知功能的长期影响。方法:建立轻型闭合性创伤性颅脑损伤大鼠模型,在伤后24小时开始给予生理盐水(*n*=11)或者脑活素(2.5ml/kg,*n*=11),并持续28天。Sham组动物进行手术,但无脑损伤(*n*=8)。使用修订版的水迷宫试验(MWM)以及社会气味新奇识别任务试验对轻型TBI模型进行测定。所有大鼠在mTBI后90天被处死,脑组织切片进行淀粉前体蛋白(APP),星形胶质细胞增生,神经母细胞以及神经形成的免疫组织化学染色。结果:在伤后90天,通过修订版的水迷宫试验(MWM)以及社会气味新奇识别任务试验可以证实mTBI导致长期的认知记忆力缺失。对比生理盐水治疗组,脑活素治疗组在伤后90天时可以明确改善在水迷宫实验中的长期空间学习及记忆能力,以及在社会气味新奇识别任务试验的非空间认知记忆(*P*<0.05)。脑活素可以显著增加齿状回的神经母细胞的数量以及可以促进该区域神经的新生,同时可以降低胼胝体,皮质、齿状回、海马CA1、CA3区APP的浓度以及抑制该区域星形神经细胞的增生(*P*<0.05)。结论:这些结果表明,脑活素治疗mTBI可以改善长期认知功能。该作用可能部分与脑活素降低了脑内APP累积,抑制了星形神经胶质细胞的增生,促使神经母细胞数量增加及促进神经新生有关。

（刘海玉）

59. 来源于多能间充质干细胞的外泌体对创伤性颅脑损伤大鼠模型功能性恢复及神经血管再塑性的影响

Zhang Y, et al. J Neurosurg, 2015, 122（4）: 856-867

研究对象: 移植多能间充质干细胞（MSCs）可以促进创伤性颅脑损伤大鼠模型的功能性恢复。在该项研究中作者检测了一种新的假设: MSCs产生的无细胞的外泌体通过全身性给药促TBI大鼠模型的进功能恢复和神经血管的重塑。方法: Wistar大鼠被分为2组，每组8只，进行TBI造模。受伤后24小时通过尾静脉注射100μg来源于MSCs的外泌体蛋白或是给予灯亮的赋形剂（安慰剂，磷酸盐-缓冲盐水），第三组8只大鼠作为假损伤组，假治疗控制组。评估认知和感觉运动功能的恢复，使用改良版水迷宫，改良版神经功能缺损程度评分以及足误测试。动物在伤后35天被处死。组织病理学及免疫组织化学分析将被用于缺损体积测量，神经血管的重塑（神经血管的再生）以及神经炎症的评估。结果: 对比盐水治疗组，外泌素治疗的TBI大鼠在伤后的34~35天进行修订版水迷宫测试时显示出明显的空间学习能力的改善（$P<0.05$）。并且在伤后14~35天观察感觉运动功能的恢复（即减少神经功能缺陷和脚故障频率）也存在明显的改善（$P<0.05$）。外泌体的治疗明显增加了损伤边界区、齿状回的新生内皮细胞数量，同时在齿状回明显增加了新生的未成熟及成熟的神经元细胞，降低了神经炎症的发展。结论: 该文作者首次阐释了MSC产生的外泌素有效的改善了TBI大鼠模型的神经功能的恢复，并至少部分地促进了内源性血管和神经的再生，并降低了神经炎症的发展。因此MSC产生的外泌素可以提供新的TBI无细胞治疗方案及其他可能的神经系统疾病。

（刘海玉）

60. 在健康大鼠脑内使用脉冲电磁场增加微血管灌注及组织氧供

Bragin DE, et al. J Neurosurg, 2015, 122（5）: 1239-1247

高频脉冲电磁场是一种新兴的非侵入性治疗方法，临床上常被用于促进骨骼及皮肤伤口的愈合。虽然脉冲电磁场（PEMF）的作用机制尚不清楚，一些研究认为其作用是由血管扩张剂一氧化氮（NO）的增加所介导的。本研究作者推测在脑内PEMF可以增加NO的含量，后者导致了脑血管的扩张，从而加强了微血管的灌注以及组织的氧供。因此PEMF可能成为在卒中及创伤性颅脑损伤方面一种有用的辅助治疗措施。为检验该推断，该文作者研究了（在或不在NO合成酶抑制剂的情况下）PEMF对健康大鼠脑组织的影响。方法: 体内双光子激光扫描显微镜（2PLSM）被用于测量大鼠顶叶皮层微血管的张力以及在直径3~50μm的微血管内（毛细血管、动脉及静脉）的红细胞流速。在使用美国药监局批准的Sof Puls仪进行PEMP治疗前及治疗后3小时，进行检测脑组织氧合（还原型烟酰胺腺嘌呤二核苷酸[NADH]荧光）。为了检测NO是否参与了该治疗机制的过程，NO合成酶抑制剂N(G)-硝基-I-精氨酸甲酯（L-NAME）通过静脉进行注射（10mg/kg）。在控制组，PEMF未被使用。监测多普勒流量（0.8mm探头直径）、大脑和直肠温度、动脉血压、血气分析、血细胞比容以及电解质。结果: 脉冲电磁场明显刺激扩张了在基线平均水平的脑动脉的直径[从（26.4±0.84）μm到（29.1±0.91）μm]（11只大鼠，$P<0.01$）。通过扩张动脉增加了血容量，从而增加了毛细血管的流量，表现为平均红细胞流速的增加了（5.5±1.3）%（$P<0.01$）。微血管血流量的增加导

致了组织氧供的升高,表现为NADH自发荧光减少到基线的(94.7±1.6)%(P<0.05)。一氧化碳合成酶抑制剂L-NAME组织了PEMF诱导的动脉血管直径的扩张、微血管的灌注以及组织的氧供(7只大鼠)。在未治疗时间控制组,这些研究的观察参数无变化。结论:本文是第一个阐述了PEMF急性期影响脑皮质微血管灌注代谢的研究。PEMF治疗30分钟导致了脑动脉的扩张,同时增加了微血管的血流量、组织氧供,并且可以持续至少3小时。通过NO合成酶抑制剂在该实验的使用证实了PEMF的作用受到NO的介导。这些结果表明PEMF可作为创伤性或缺血性脑损伤后的一种有效的治疗措施。PEMF对于损伤大脑的影响的研究需要继续进一步的研究。

（刘海玉）

61. 孕激素对青春期颅脑创伤小鼠作用的性别差异: 一项初步研究

Mannix R, et al. J Neurosurg, 2014, 121(6): 1337-1341

目的:在成年颅脑创伤实验模型中,黄体酮已经得到很好的研究。对儿童颅脑创伤的研究是非常有前景且重要的,因为儿童拥有最多的公共卫生负担,比如创伤。对于成人有益的治疗方法,对儿童来说未必是必要和有效的。本研究的目的在于评估青春期颅脑创伤实验模型中黄体酮治疗能否改善其预后。方法:作者认为黄体酮对4周小鼠可控性皮层损伤的管理能够改善其功能和组织病理学预后。雌雄小鼠共58只应用于本研究中,先前的大多数研究只是使用雄鼠或者衰老的雌鼠。损伤组和假手术组随机的使用黄体酮或空白对照载体进行治疗。为评估颅脑创伤后黄体酮的效果,采用拉线器测试评估运动功能,Morris水迷宫评估其记忆功能,同时对损伤提及也进行了评估。结果:在颅脑损伤组,与空白对照载体治疗组相比,黄体酮组雄鼠的运动功能得到改善(P<0.001)。相反,黄体酮治疗的雌鼠运动功能非但没改善,而且更严重(P=0.001)。在损伤雌雄小鼠中,黄体酮治疗对于其空间记忆功能与损伤体积没有影响。结论:这些数据提示,青春期小鼠颅脑创伤后,黄体酮特有的性别差异治疗作用可以用于颅脑创伤儿童的临床试验。

（王景景）

62. 重复轻度颅脑创伤后小鼠慢性胶质增生和行为缺陷

Mannix R, et al. J Neurosurg, 2014, 121(6): 1342-1350

目前,随着对重复轻度颅脑创伤(简称rmTBI)预后越来越多的关注,例如运动冲击伤,有些rmTBI模型已经建立。这些模型描述是根据其行为和组织病理学预后,这对于评价他们的临床可译性至关重要。本研究的目的是为了提供一个临床相关的,比较深入的行为和组织病理学表型的rmTBI模型。作者采用先前的重物坠落制备2~3个月小鼠rmTBI模型(9天损伤7次),模型小鼠产生认知缺陷但不伴随持久的意识丧失、癫痫、严重结构影像学改变或微观结构脑损伤的证据。损伤组和假手术组(只是麻醉)小鼠要经受一连串的行为学测试,包括平衡测试(旋转法),空间记忆测试(Morris水迷宫),焦虑测试(旷场试验),探索性行为测试(孔板测试)。然后对小鼠大脑进行组织病理学检测,包括脑损伤体积,小胶质细胞和星形胶质细胞的免疫标记。与单纯损伤组小鼠相比,rmTBI小鼠表现出探索行为增强,平衡功能受损,空间记忆破坏,并且一直持续到损伤后3个月。长期的行为缺陷与慢性星形胶质细胞和小胶质细胞增生有关,但损伤体积没有改变。作者证明他们的rmTBI模型能够造成一种与脑震荡临床综合征和重复脑震荡相关的特征行为表型。

(王景景)

63. 颅脑创伤的神经电刺激

Shin SS, et al. J Neurosurg, 2014, 121(5): 1219-1231

颅脑创伤仍然是一个值得注意的公共健康问题,在许多国家是导致死亡和残疾的主要原因。颅脑创伤后神经功能缺损的持久治疗一直不明确,因为目前FDA尚未批准对于减轻颅脑创伤后果的治疗模式。各种形式的神经电刺激策略最近被应用于治疗卒中功能缺陷的动物模型和卒中临床试验。这些研究的结果显示神经电刺激可能增加颅脑创伤后运动和认知障碍的恢复。许多研究已经将这种方法应用于颅脑创伤的动物模型,结果显示其行为活动增强和功能恢复的生物学证据。只有一小部分研究在TBI患者使用了脑深部电刺激术,接下来的研究来验证这种方法在颅脑创伤临床治疗的可行性是必要的。本综述中,作者从脑创伤使用神经电刺激的研究中总结了深刻的见解。此外,作者描述了这些发现对于未来使用DBS改善TBI患者运动和认知障碍的应用前景。

(王景景)

64. 促红细胞生成素治疗实验性颅脑创伤的疗效: 一项动物模型对照试验的系统回顾

Peng W, et al. J Neurosurg, 2014, 121(3): 653-664

促红细胞生成素(EPO)在颅脑创伤动物模型中显示是一种有前景的神经保护剂。然而EPO对TBI患者疗效的临床试验显示了与其冲突的结果。作者进行了一项系统回顾和荟萃分析来评估EPO在TBI实验动物模型中的作用,目的是为设计将来的临床试验。作者通过搜索文献服务检索系统、科学网、美国医学索引数据库、医学文摘数据库和谷歌学术搜索筛选了至2013年10月合格的研究。数据集中使用随机效应模型,结果均以均数标准差的形式表示。统计异质性采用I^2检验和卡方检验,小样本研究差异的存在采用漏斗图和Egger检验。对损伤体积和神经行为预后进行了深入分析,对研究所用方法也进行了质量评估。在290项研究中,13项研究结果显示EPO治疗对损伤体积和神经行为预后起作用。总体而言,研究采用的方法质量较差,比如各项研究统计之间的异质性以及小型研究的影响。尽管如此,深入分析显示EPO对TBI具有积极有益的作用。尽管这个系统回顾的局限性可能影响研究结果,作者认为EPO治疗实验性颅脑创伤可能对减少损伤体积和改善神经行为预后是有益的。然而,本综述也表明仍然需要纳入更多更好的实验设计和报道的动物实验。

(王景景)

65. 血小板介导的实验性蛛网膜下腔出血后微血栓形成部位神经元谷氨酸栓受体表达的改变

Bell JD, et al. J Neurosurg, 2014, 121(6): 1424-1431

谷氨酸在脑缺血和颅脑创伤后脑损伤的发病机制中是极其重要的。实验或临床颅脑创伤后,尤其是大脑细胞外基质、脑脊液和血液中谷氨酸浓度会增高。神经元是谷氨酸一个潜在的来源之一,血小板同时也释放谷氨酸,后者可能介导了神经元的损伤。本研究假设蛛网膜下腔出血(SAH)后血小板微血栓释放谷氨酸介导了兴奋毒性脑损伤和神经元功能障碍。作者采用了两种模型:一是原代神经元进行活化的血小板干预,二是SAH动物实验的准备。碘化丙啶用于评估神经元生存能力,表面谷氨酸受体染色被用来评估血小板干预神经元的表型。作者证明凝血酶激活富血小板血浆释放谷氨酸,浓度可以超过300μM。当作用于神经元时,活化的血浆具有神经毒性,这种毒性随着谷氨酸受体拮抗剂的使用而衰减。作者也证明了凝血酶活化血小板可诱导兴奋毒性标志物表面谷氨酸受体2显著下调,这是导致神经元功能障碍可能的机制。线性回归表明,大鼠SAH后7天,邻近微血栓和减少的谷氨酸表面受体之间存在很强的相关性。作者得出结论,血小板介导的微血栓形成导致神经元谷氨酸受体功能障碍,这可能介导了SAH后脑损伤的发生。

(王景景)

66. 携骨髓间充质干细胞支架能抑制大鼠颅脑创伤后神经黏蛋白表达且增强创伤后轴突密度

Mahmood A, et al. J Neurosurg, 2014, 120(5): 1147-1155

神经黏蛋白是神经损伤后抑制轴突再生的一种主要的生长抑制分子。骨髓间充质干细胞(MSCs)不论在体内还是在脑缺血动物模型均被视为能抑制神经黏蛋白的表达。因此,本研究旨在探索携MSCs的胶原支架对颅脑创伤后神经黏蛋白表达的作用。可控性皮层撞击仪制备成年雄性Wistar大鼠TBI模型,实验分为4组(每组12只),并分别于TBI后7天行生理盐水、密度为3×106的人骨髓间充质干细胞(hMSCs)和携hMSCs的胶原支架移植到损伤区。TBI后14天行大鼠脑组织取材,各组分别进行免疫组织化学技术、蛋白免疫印记分析、激光捕获纤维切割术、定量实时反转录酶聚合酶链反应(qRT-PCR)来评估不同治疗方式下神经黏蛋白和基因的表达情况。TBI后胶原支架+hMSCs组与其他组相比,轴突及突触的密度增加。胶原支架+hMSCs治疗作用与TBI诱导的神经黏蛋白表达减少、损伤边界区生长相关蛋白43(GAP-43)和突触素表达的上调有关。此外,TBI后胶原+hMSC组反应性星形胶质细胞神经黏蛋白转录减少,胶原+hMSC组较单纯hMSC治疗组神经黏蛋白表达减少更为显著。这项研究的结果表明,携hMSCs支架移植能够增强TBI大鼠hMSCs对轴突可塑性的影响。这种增强的轴突可塑性部分可能归因于创伤后hMSCs治疗下调神经黏蛋白表达的结果。

(王景景)

67. 颅脑创伤危重患者强化和传统的血糖控制: 长期随访的一亚群患者的NICE-SUGAR研究

Finfer S, et al. Intensive Care Med, 2014, 1(6): 1037-1047

为了比较颅脑创伤患者强化和传统的血糖控制的效果,一个大型国际随机试验将患者随机分配到目标血糖(BG)范围4.5~6.0mmol/L(集中控制)或<10mmol/L(常规控制)。随机选取TBI患者并监测了2年扩展的格拉斯哥预后评分(包括死亡患者),在6104例随机患者中,391例符合TBI的诊断标准;其中203例(约51.9%)被分到强化血糖控制组,另外188例(约

48.1%）分到传统血糖控制组；结果两组有效例数分别为166例（有效率81.8%）和149例（有效率79.3%）。两组有类似的基线特征。2年治疗期间，强化血糖控制组98例（约58.7%）和常规血糖控制组79例（约53.0%）神经预后良好（比值比OR=1.26，95% CI：0.81~1.97；P=0.3）；强化血糖控制组35例（约20.9%）和常规血糖控制组34例（约22.8%）死亡（OR=0.90，95% CI：0.53~1.53；P=0.7）；两组中度低血糖（BG 2.3~3.9mmol/L；41~70mg/dl）发生例数分别为160例（约79.2%）和17例（约9.0%），OR=38.3，95% CI：21.0~70.1；P<0.0001；两组中重度低血糖（BG≤2mmol/L；≤40mg/dl）的发生例数分别为10例（约4.9%）和0例（0.0%）（OR=20.5，95% CI：1.2~351.6，P=0.003）。尽管随机分配到强化血糖控制组比传统血糖控制组的TBI患者中度和重度低血糖发生更为频繁，但研究发现结果没有显著性差异。

（王景景）

68. 成人与儿童颅脑创伤后颅内高压的可视化与时间负担

Güiza F, et al. Intensive Care Med, 2015, 41(6): 1067-1076

为了评估成人和儿童颅脑创伤后6个月内颅内高压发作持续时间和强度的神经病学预后。多个欧洲医疗中心集中开展了一项前瞻性分析研究，总共收集了261例成人和99例儿童创伤性脑损伤患者颅内压和平均动脉血压的数据。在颜色标识图上可以很直观地看到颅内压增高（定义为在特定的时间颅内压力超过一定阈值）与6个月格拉斯哥评分的关系。颜色标识图说明了较高颅内压发作持续比较短的时间这样一种直观的概念：描述的是其持续时间和强度的颅内压发作曲线与不良预后相关，并且是一个近似指数衰减的曲线。儿童的这种曲线类似于成人，但描述的是发作是与低于颅内压的阈值时不良预后相关。当颅内压力高于20mmHg，成人持续超过37分钟，儿童持续超过8分钟时，与较差的预后相关。在重度颅脑创伤多变量模型中，已知的基线风险因素的结果以及累积颅内压力-时间负担分别与死亡率独立相关。当受低频自动调整指数评估的脑血管自身调节受损时，耐受颅内压力升高的能力就会降低。当大脑灌注压低于50mmHg，颅内压受到影响，持续时间与不良预后相关。在颜色标识图中，颅内压力-时间负担与不良预后相关。儿童与成人的继发损伤发生在较低的颅内压阈值。脑血管自身调整受损减少了耐受颅内压的影响的能力。因此，50mmHg可能是可接受的较低的脑灌注压的阈值。

（王景景）

69. 临床急性神经系统疾病危重患者温度和死亡率之间的关系：创伤和卒中不同于感染

Saxena M, et al. Intensive Care Med, 2015, 41(5): 823-832

对于TBI和卒中患者来说，抑制发热对患者是有利的。但对于中枢神经系统（CNS）感染，例如脑膜炎或脑炎患者，发热反应可能是有益的。评估入住重症监护室（ICU）首个24小时的峰值温度与医院全部急性神经疾病死亡率之间的关系。一项回顾性队列研究收集了时间节点从2005年至2013年，包括澳大利亚和新西兰（ANZ）148个重症监护室934159例患者，英国（UK）236个重症监护室908775例患者。ANZ地区有53942名患者（约5.8%）以及UK地区有56696患者（约6.2%）诊断为TBI、卒中或中枢神经系统感染。在ANZ和新西兰，早期的峰值温度与CNS感染存在显著的相互作用（$P=2$, $P<0.0001$），表明TBI或卒中以及CNS感染患者住院死亡率与峰值温度之间的关系不尽相同。中枢神经系统感染的患者，峰值温度较正常体温37~37.4℃的升高并不增加死亡的风险。与正常体温相比，卒中和TBI患者峰值温度低于37℃或高于39℃均可以增加死亡风险。TBI或卒中以及CNS感染患者，入住ICU首个24小时峰值温度和住院死亡率之间的关系是不同的。对于中枢神经系统感染患者，温度的增加与死亡风险的增加是没有关系的。

（王景景）

70. 20年的文献回顾性探讨：通过双侧颈内静脉取样研究大脑静脉氧饱和度

Stocchetti N, et al. Intensive Care Med, 2015, 41(3): 412-417

颈静脉血氧饱和度监测已经被用于重型创伤性脑损伤（TBI）后的神经重症监护当中，主要用于监测脑灌注情况和指导临床的干预治疗手段。脑组织可认为是均质的，所以脑静脉氧饱和度可代表整个脑组织的氧饱和度。通过同时测量双侧颈静脉的氧饱和度，作者研究了脑静脉流出的血液是否均质。对32例TBI患者的双侧颈内静脉间断性取样来进行探讨；同时也通过光纤导管对5例的血氧饱和度进行了连续性监测。这5例是由长导管分别从两侧颈内静脉插入上行，直至乙状窦。通常两侧测量的结果是一致的（两侧颈内静脉之间氧饱和度的均值与标准差的差值分别为5.32和5.15）。然而，15例中15%以上在某些点的血氧饱和度表现出有差异；另外表现出的差异超过了10%。且发现在计算机断层扫描数据和血氧饱和度之间并没有关联。有几个研究小组已经证实了两侧颈内静脉的血氧饱和度之间存在差异。经过多年的积极探索，对颈静脉氧饱和度的研究逐渐减少，而更现代化的方法已经出现，如组织氧饱和度监测。颈静脉氧饱和度监测的灵敏度低，有缺失低饱和度的风险，但特异性高；而且，在使用间断性采样时价格比较低。重型TBI后是当地监测脑灌注是至关重要的。然而，一个特定监测的选择主要取决于当地医院的资源和医生的专业知识。

（王景景）

71. 基于计算机断层扫描的重型颅脑创伤患者的视神经鞘直径与颅内压相关

Sekhon MS, et al. Intensive Care Med, 2014, 40(9): 1267-1274

作者利用床旁便携式计算机断层扫描（CT）评估重型颅脑创伤患者视神经鞘直径（ONSD）与颅内压（ICP）之间的关系。回顾性研究了从2009年至2013年之间的57例患者。使用线性和逻辑回归模型分别分析ONSD与ICP或是颅内压增高之间的相关和偏倚。研究对象的平均年龄40岁（SD为16），入选格拉斯哥昏迷平均评分为7分（四分位数间距IQR为4~10）。组内系数为0.89（95% CI: 0.83~0.93（$P<0.001$）。ONSD均值为6.7mm（SD为0.75）和CT评估ICP的均值为21.3mmHg（SD为8.4）。线性回归分析得出，ICP和ONSD之间存在很强的相关性（$r=0.74$, $P<0.001$）。ONSD曲线下的面积来区分ICP的升高与否（≥20mmHg对比<20mmHg），$r=0.83$（95% CI: 0.73~0.94）。以6.0mm为分界，ONSD敏感度为97%，特异度为42%，阳性预测值为67%，阴性预测值为92%。通过线性回归模型得出，ONSD与其他CT参

数相比,是一种ICP强有力的预测因子。同时测量ONSD和ICP具有紧密的关联, ONSD与颅内高血压没有明显相关性。ONSD比其他CT特征参数更能预测ICP。评估者对于ONSD的测量保持高度一致。

（王景景）

72. 外源性补充乳酸代谢对创伤人类大脑的影响

Bouzat P, et al. Intensive Care Med, 2014, 40(3): 412-421

实验数据表明,乳酸对急性脑损伤具有神经保护作用;然而,关于乳酸对人脑损伤影响的数据极少。作者监测了外源性补充乳酸是否能改善TBI患者大脑能量代谢,前瞻性研究了连续15例重度TBI患者,分别监测了大脑微量透析(CMD)、脑组织氧分压($PbtO_2$)和颅内压(ICP)。在TBI早期进行高渗乳酸钠静脉输3小时,旨在提高全身乳酸钙含量达到5mmol/L。作者监测了乳酸钠对神经生化指标(CMD乳酸、丙酮酸、葡萄糖、谷氨酸)、$PbtO_2$和ICP的影响。平均治疗开始时间为TBI后(33 ± 16)小时。多层次回归模型混合效应表明,乳酸钠治疗与CMD乳酸浓度显著增加相关,协同系数为0.47,95% CI: 0.31~0.63,丙酮酸协同系数为13.1,95% CI: 8.78~17.4以及葡萄糖协同系数为0.1,95% CI: 0.04~0.16mmol/L; 所有P值均小于0.01。作者同时还监测到CMD谷氨酸和ICP均随之下降。CMD谷氨酸由1.94mmol/L下降到0.06mmol/L(正常值0.95mmol/L), P=0.06, ICP由1.47mmHg下降到0.24mmHg(正常值为0.86mmHg), $P<0.01$。外源性补充的乳酸可以被损伤的人类大脑作为优先的能量基质进行有氧利用,就减少了来源于葡萄糖产生的能量利用。大脑细胞外丙酮酸和葡萄糖的增加,加之大脑谷氨酸和ICP的下降,提示TBI后高渗乳酸治疗有利于大脑新陈代谢和血流动力学的变化。

（王景景）

73. 内皮素-1介导的血管收缩改变了大脑铁稳态和类二十烷酸代谢

Bickford JS, et al. Brain Res, 2014, 1588: 25-36

内皮素是一种作用广泛的有效的血管收缩剂和信号分子,其影响不仅涉及神经和心血管健康还对细胞迁移和存活发挥着作用。在卒中、创伤性脑损伤或蛛网膜下腔出血这几种疾病中,内皮素1(ET-1)可以诱发脑血管痉挛、缺血、再灌注损伤和各种信号途径的激活。鉴于ET-1在这些患者中的核心作用,同时为了识别下游针对短暂的血管收缩的分子活动,研究了大鼠模型中ET-1介导的大脑中动脉的血管收缩的结果。作者实验表明, ET-1会导致炎症反应相关基因(干扰素、白介素(IL)-6、肿瘤坏死因子)和氧化应激(转录因子Hif1α、原癌基因、超氧化物歧化酶2)表达的增加。作者也观察到超过2倍以上的基因分别参与类二十烷酸生物合成(例如Pla2g4a、Pla2g4b、Ptgs2、Ptgis、Alox12、Alox15),血红素代谢(例如Hpx、Hmox1、Prdx1)和铁稳态(例如Hamp、Tf)。作者的研究结果表明, mRNA水平的激素铁调素(HAMP)在大脑中被诱导作用于ET-1,为多条件治疗提供了一种新的靶标。在大脑病灶侧及对侧均伴随着相应的基因改变。在分子水平上研究ET-1介导的活动可能为神经系统疾病提供更好的治疗,对神经功能、发病率和死亡率发挥着重大作用。

（王景景）

74. 生长因子联合支架疗法对颅脑创伤后神经再生具有短期影响

Clausen F, et al. Brain Res, 2014, 1588: 37-46

颅脑创伤后由于受大脑再生能力的影响,恢复具有一定的困难。目前还没有可以有效恢复缺损脑组织的可用疗法,但许多研究都集中在刺激内源性神经干细胞进行功能重建,进而填充缺损脑组织。这一疗法至关重要,因为它致力于临床关注的长期的神经再生与功能重建。这里采用可控性皮层损伤仪制备重型TBI模型,研究了TBI后3周和6周干细胞的诱导激活情况。采用脑室内生长因子和支架联合疗法以期达到最优干细胞再生效果。TBI后即刻行渗透性微泵输注表皮生长因子,持续治疗7天。然后移除渗透性微泵,包含血管内皮生长因子的细胞外基质支架植入大脑皮层损伤空腔中。损伤治疗后3周,神经元和星形胶质细胞再生显著增多。尽管如此,损伤后6周,治疗组与未治疗组大鼠新生神经元和星形胶质细胞没有明显区别。评估组织缺失和空间学习能力的Morris水迷宫实验同样显示在随后的时间点没有疗效。本研究结果强调长期研究的重要性,以确保找到一种长期有前景而不是暂时的影响神经再生和功能重建治疗方法。

（王景景）

75. 抑制颅脑创伤小鼠p21蛋白活化激酶1抑制剂IPA-3的活性能够减弱继发性损伤

Ji X, et al. Brain Res, 2014, 1585: 13-22

颅脑创伤后, p21蛋白活化激酶1（PAK1）的表达随之上调。在大鼠蛛网膜下腔出血模型中PAK1的抑制剂被发现可以缓解脑水肿。抑制PAK1活性可能对TBI后继发性损伤是一种新颖的治疗方法。作者证实通过Flierl硕士的落重法制备小鼠TBI模型后, PAK1 mRNA和PAK1蛋白表达以及p-PAK1蛋白水平显著增加。小鼠TBI后即刻行IPA-3（特定PAK1抑制剂）腹腔内注射,能显著降低p-PAK1和裂解的caspase-3表达水平和损伤区域凋亡细胞的数量。同时还能降低脑组织含水量和TBI小鼠血-脑屏障的通透性。此外, IPA-3的应用能够显著降低神经功能缺损评分,增加TBI小鼠握持测试评分。总之,本研究证明了PAK1抑制剂IPA-3能减轻TBI后继发性损伤,表明这可能是预防TBI后继发损伤的一种有前途的神经保护策略。

（王景景）

76. 体外模型发现TBI后miR-21可通过促进PTEN-Akt信号通路抑制皮质神经元细胞凋亡

Han Z, et al. Brain Res, 2014, 1582: 12-20

颅脑创伤是全球范围内造成年轻人慢性残疾和死亡的主要原因。许多细胞水平、分子水平和生化水平的变化影响着TBI的进展和预后。作为继发性损伤的主要病理变化,神经细胞凋亡是决定TBI后神经功能恢复的重要因素。miR-21已被广泛证明是一种原癌基因。大量研究证明, miR-21可抑制癌症细胞的凋亡。已有研究报道显示,在动物模型中, TBI

后miR-21明显上调。本研究通过体外TBI模型观察miR-21是否具有抑制凋亡作用，并探索miR-21调控凋亡的可能机制。本研究通过细胞牵拉损伤模仿TBI诱导的神经元细胞凋亡，并通过转染miR-21的激活剂和拮抗剂上调/下调miR-21的表达水平。结果发现miR-21可以减少TUNEL阳性的神经元细胞数量。同时，miR-21可以降低PTEN的表达水平，并且可以明显增加Akt的磷酸化水平。在神经元细胞中，通过转染激活剂上调miR-21后，PTEN-Akt信号通路下游与凋亡相关的重要蛋白发生明显变化：Bcl-2的表达水平上调，而caspase-3、caspase-9和Bax的表达水平下调。总而言之，miR-21通过激活PTEN-Akt信号通路而发挥抑制神经凋亡的功能。本研究是对TBI后的凋亡机制的新探索，并发现miR-21有可能成为一种潜在的TBI治疗靶点。

（衣泰龙）

77. 损伤后洋地黄黄酮可能通过影响自噬和炎症减轻颅脑创伤的损害
Xu J, Brain Res, 2014, 1582: 237-246

TBI后的继发性损伤包括兴奋性中毒、氧化应激、炎症反应和神经元变性。这些继发性损伤都对治疗干预手段敏感。因此对于TBI的治疗，寻找神经保护剂是一个很有前景的治疗策略。洋地黄黄酮是黄酮类家族的一个成员。近来研究发现洋地黄黄酮可以介导自噬。然而，洋地黄黄酮是否通过激活TBI后的自噬并减轻继发性损伤至今未有研究。作者评估了洋地黄黄酮在TBI后的神经保护作用和其在自噬中的作用。为此，小鼠被随机分为4组并进行TBI损伤。根据前期研究，作者在TBI后30分钟给予小鼠30mg/kg的洋地黄黄酮。作者通过免疫印记、免疫荧光和实时定量PCR比较了不同处理组中自噬和炎症过程中的蛋白的变化。根据自噬标记物的表达，作者判断洋地黄黄酮处理组的自噬明显增加。而且，洋地黄黄酮降低了TBI后p65的累积，这表明洋地黄黄酮降低了TBI后的炎症反应。与上述现象一致，洋地黄黄酮同时还降低了白介素-1β和肿瘤坏死因子α的信使RNA的表达。最终，洋地黄黄酮减少了神经元变性，并且减轻了脑水肿，降低了血-脑屏障的通透性。总而言之，本研究提示洋地黄黄酮可以通过抑制炎症反应保护TBI后小鼠的脑组织，这有可能是通过洋地黄黄酮诱导自噬实现的。

（衣泰龙）

78. 控制性皮质撞击减少了大鼠的自主前肢力量
Pruitt D, et al. Brain Res, 2014, 1582: 91-98

在美国，TBI是最大的健康问题之一，并且会影响认知和运动功能。尽管TBI后的患者常常伴随着残疾，但是至今鲜有关于TBI后动物模型力量减轻的相关研究。作者前期发明了一种可以评估TBI后自主前肢力量和前肢残疾的方法。本文中作者报道了啮齿动物用控制皮质损伤仪（CCI）损伤后用等拉力干预方法测量急性和慢性损伤后前肢运动功能障碍的可行性。CCI后自主前肢力量降低了36%，并在接下来的6周的伤后训练中持续降低。本研究还发现CCI会导致伤后几周内多样性附加性的前肢功能受损。

（衣泰龙）

79. 颅脑创伤后海马内减少的触发和新事物特异性细胞放电

Munyon C, et al. Brain Res, 2014, 1582: 220-226

即使在没有细胞死亡的情况下,轻型TBI会导致持续性记忆障碍。作者研究了在探索和新事物认知(NOR)过程中海马放电模式的变化。6只雄性SD大鼠通过液压撞击损伤(fluid percussion injury, FPI)进行轻型TBI的造模,并与假手术组进行比较。将微电极植入CA1和CA3,并记录锥体细胞层的多单元信号。本研究对自发的触发特性进行了分析,并将短暂释放模式与目标接触进行关联,以此建立了目标特异性放电模式。mTBI的海马触发明显下降(P<0.05),并且具有触发延长的趋势和触发间期电位频率降低的趋势。在12小时,mTBI也没有对新事物认知的倾向性(P<0.05)。在NOR实验中,作者发现了一个亚群的锥体细胞,接触特异性事物后,这一亚群的细胞持续地表现出短暂增加的放电速率(目标特异性细胞)。两组比较发现,对新事物的偏好与新事物特异性细胞和旧事物特异性细胞数量的差异之间存在明显的关联性(P<0.05)。在mTBI大鼠中,负责新事物认知的目标特异性细胞比负责旧事物认知的细胞数量明显要少(P<0.05)。

(衣泰龙)

80. Notch信号通路下游的靶点Hes1调节成年鼠TBI后的海马神经再生

Zhang Z, et al. Brain Res, 2014, 1583: 65-78

研究证实,作为Notch信号通路下游的靶点,Hes1对于抑制神经分化具有重要的作用。但是,Hes1在成年小鼠TBI后齿状回(DG)的神经再生中的作用尚不十分明确。作者分别上调或者下调Hes1的表达,并观察了其对TBI后的成年小鼠海马DG中调控神经再生的影响。首先,通过腺病毒基因转染构建Hes1过表达细胞株。小鼠进行TBI造模,在损伤前后特定的时间收集海马组织进行免疫印记分析。另外,脑切片进行BrdU和DCX染色。结果显示,TBI后过表达Hes1会抑制海马DG区神经前体细胞的增殖和分化。然而,通过BrdU和NeuN双染发现,通过RNA干扰的方法敲低Hes1的表达后,海马DG区的神经再生和分化明显增加。通过水迷宫实验发现,Hes1敲低后,TBI小鼠的空间记忆和学习能力得到了明显的提高。总而言之,上述结果显示Hes1会抑制TBI后神经元的再生,通过精确地时空调控DG区Hes1的表达可以促进TBI后的神经功能恢复。

(衣泰龙)

81. TBI对亚历山大症小鼠模型中反应性星形细胞胶质化和癫痫的影响

Cotrina ML, et al. Brain Res, 2014, 1582: 211-219

亚历山大症(Alexander disease, AxD)是目前唯一可知的由星形胶质细胞特异性基因突变导致的人类疾病。这一基因就是胶质原纤维酸性蛋白(glial fibrillary acidic protein, GFAP)。这一突变导致GFAP的异常累积,并导致癫痫、运动障碍、最终死亡。GFAP的异常增加在癫痫症状进展过程中的作用尚不知晓。本研究通过两种AxD小鼠模型对这一问题进行了探索。通过比较自发性和TBI后的癫痫发作(TBI会显著导致癫痫发作),发现GFAP的异常累积并不是TBI后癫痫发作的危险因素,而是会导致大脑的异常活动(非抽搐性多动症增加)。结果表明需要更进一步去探索星形胶质细胞对损伤的复杂多样的反应以及GFAP在AxD发病中的作用。

(衣泰龙)

82. 大鼠TBI后细胞外基质金属蛋白酶诱导因子(EMMPRIN/CD147)的表达升高

Wei M , et al. Brain Res , 2014 , 1585：150-158

已有研究表明EMMPRIN/CD147可以通过诱导基质金属蛋白酶(matrix metalloproteinases, MMPs)的表达调控血管通透性和白细胞的激活。TBI对EMMPRIN表达的影响尚不明确。本研究探讨了大鼠液压打击TBI模型中EMMPRIN的表达以及EMMPRIN与MMP-9表达的潜在相关性。成年雄性大鼠通过液压打击建立TBI模型。通过免疫印记和免疫组织化学检测发现,在损伤后6~48小时内,在脑损伤部位周围EMMPRIN的表达明显升高。EMMPRIN的表达定位于炎性细胞。EMMPRIN的上调表达也伴随着MMP-9的上调表达。本研究首次发现TBI后EMMPRIN和MMP-9均上调,并且调控TBI后的血管通透性。

(衣泰龙)

83. 选择性加压素-1a受体拮抗剂阻止TBI后脑水肿,降低星形细胞肿胀以及GFAP、V1aR和AQP4表达

Marmarou CR , et al. Brain Res , 2014 , 1581：89-102

TBI后继发性损伤往往会导致脑水肿,并且常常是致死的。目前研究推测TBI后的脑水肿是因为在加压素的调控下,AQP4会使星形胶质细胞的跨膜水流量增加,进而导致肿胀。因此本研究探索是否可以通过抑制V1aR(vasopressin 1a receptor)来抑制星形胶质细胞中AQP4的表达,以此降低星形胶质细胞的水肿,最终消除TBI后的水肿变化。V1aR的抑制剂SR49059可以明显地降低皮质撞击损伤(CCI)TBI后5小时的脑水肿。与假手术组[(78.3 ± 0.1)%;(9.5 ± 0.9)μm]相比,TBI[(80.5 ± 0.3)%;(18.0 ± 1.4)μm]组损伤侧脑含水量($n=6$ 只/组)和星形胶质细胞的面积($n=3$ 只/组)明显增高,而SR49059阻止了CCI导致的水肿[(79.0 ± 0.2)%;(9.4 ± 0.8)μm]。CCI后GFAP、V1aR和AQP4的表达明显升高,SR49059阻止了上述蛋白的上调表达($n=6$/组)。在CCI组,假手术组和CCI加SR49059组,GFAP含量分别为1.58 ± 0.04、0.47 ± 0.02和0.81 ± 0.03;V1aR含量分别是1.00 ± 0.06、0.45 ± 0.05和0.46 ± 0.09;AQP4含量分别是2.03 ± 0.34、0.49 ± 0.04和0.92 ± 0.22。免疫荧光的结果与上述结果相似。在CCI组,假手术组和CCI加SR49059组,GFAP的荧光强度分别是349 ± 38、56 ± 5和244 ± 30;V1aR的荧光强度分别是601 ± 71、117.8 ± 14和390 ± 76;AQP4的荧光强度分别是818 ± 117、158 ± 5和458 ± 55($n=3$/组)。上述结果证实,CCI后水肿主要是细胞源性的,通过V1aR抑制剂SR49059可以抑制损伤后的GFAP、V1A和AQP4的上调,并且可以阻止脑水肿的发生。本研究表明,V1aR抑制剂可能是TBI后细胞源性脑水肿的潜在治疗药物。

(衣泰龙)

84. 颅脑创伤后非成年SD大鼠海马和皮层中α2膜收缩蛋白的降解产物

Schober ME, et al. Brain Res, 2014, 1574: 105-112

　　TBI后α2膜收缩蛋白可以被钙蛋白酶1降解成为145膜收缩蛋白降解产物（spectrin breakdown products，SBDPs），也可以被Caspase 3降解成为120 SBDPs。通过免疫印记检测145和120 SBDPs可以确定大脑中caspase依赖的凋亡和钙蛋白酶依赖的兴奋毒性/坏死毒性细胞死亡的重要性。在成年大鼠中，可控性皮质撞击（CCI）使得120 SBDPs在前1小时内开始上升，并一直持续几天。然而145 SBDPs从损伤几天后开始上升并可持续14天。但是对于未成熟脑组织TBI后SBDPs的变化尚不清楚。因为个体发育会影响TBI后对凋亡的敏感性，所以本研究假设在未成熟的大鼠中，CCI后145和120 SBDPs会分别在第3天和第5天内上升。在对17天大小的大鼠进行TBI造模后第1、2、3、5、7和14天后对大鼠海马和皮质对SBDPs进行检测。145 SBDPs在损伤侧的海马和皮质区均在3天内上升，然而在损伤对侧，只有在损伤后第二天的皮质区有所上升。与皮质区相比，145 SBDPs在海马区的上升更明显，持续时间更长。出乎预料的是，120 SBDPs只在损伤后第一天的海马和损伤后第二天的皮质区上升。145 SBDPs水平在CCI后很快上升，这与在成年大鼠TBI模型中的研究相似，但是未成年大鼠比成年大鼠恢复更快。120 SBDPs的微小变化说明钙蛋白酶依赖的细胞死亡在CCI后的17天内是主要的细胞死亡方式。

（衣泰龙）

85. 一种半圆可控性皮质撞击损伤导致与海马和皮层感觉运动区损伤密切相关的长期运动和认知功能障碍

Liu NK, et al. Brain Res, 2014, 1576: 18-26

　　动物颅脑创伤（TBI）模型对于检测新的假设和治疗方法的有效性是十分必要的。但是不幸的是，由于不同人TBI的差别很大，没有任何一种损伤模型可以模拟所有的损伤。可控性皮质撞击（CCI）损伤模型是现在最常用的TBI损伤模型之一。然而，研究显示在大鼠和小鼠CCI损伤模型中，其行为功能只是短暂的受损。本文通过增加打击头的面积使其能够覆盖成年大鼠皮质和海马运动区，创造了一种新的半圆形的CCI（semicircular CCI，S-CCI）损伤模型。小鼠分别通过电磁撞击仪进行S-CCI或者CCI损伤（半圆形损伤半径：3mm；CCI损伤直径：3mm）。结果显示二级严重损伤S-CCI，在明显降低了在旋转实验整个研究期间中的神经功能评分，并加剧了运动功能缺陷。相反，通过CCI形成的损伤模型只在损伤后的前几天表现出了运动功能缺陷。以上结果表明S-CCI损伤可以造成长期运动功能缺陷的动物模型。水迷宫实验显示CCI和S-CCI会导致持续的记忆能力缺陷。而且，除胶测试显示只有通过S-CCI方法得到的模型才显示出躯体感觉和运动功能不足。组织学分析发现S-CCI组中皮质区形成了较大的损伤区，包括感觉和运动区以及海马区。综上所述，这一模型可以为TBI治疗方法的评估提供敏感、可靠和临床相关的预后结果。

（衣泰龙）

86. 抑制淀粉样沉淀前体蛋白分泌酶降低了脊髓损伤后的恢复

Pajoohesh-Ganji A, et al. Brain Res, 2014, 1560: 73-82

β-淀粉样沉淀(Amyloid-β,Aβ)是淀粉样前蛋白(amyloid precursor protein,APP)经过β-分泌酶1(Bace1)和γ分泌酶酶解形成。Aβ淀粉样的是阿尔兹海默症的病理特点,也在其他的神经疾病中存在,例如TBI和多发性硬化。尽管现在还不清楚损伤后Aβ的作用,但是已有多项研究发现Aβ的形成与功能预后呈负相关。本研究发现APP的水平,酶解APP的酶(Bace1和γ-分泌酶)和Aβ在脊髓损伤(spinal cord injury, SCI)后1~3天内明显上升。为了探索Aβ在SCI中的作用,本研究通过药物(DAPT)抑制或者Bace1基因敲除小鼠干预Aβ。通过白质区检测和行为学测试发现,上述两种干预明显损伤了神经功能的恢复。这一研究证明在SCI后Aβ对于神经功能恢复有积极作用。

(衣泰龙)

87. 通过在新生大鼠TBI后立即抑制细胞因子的表达发现了一种迅速的内源性抗炎症反应

Tajiri N, et al. Brain Res, 2014, 1559: 65-71

创伤性颅脑损伤(TBI)后干预治疗的时间是非常重要的。虽然成年人TBI后会立刻出现细胞的级联死亡,但是在新生儿TBI中的病理过程尚不十分清楚。本研究的目的是为了探索在新生大鼠TBI后细胞因子的调控作用。出生7天的SD大鼠通过可控性皮质撞击(CCI)进行TBI造模。采用年龄相当的同窝大鼠作为对照组。TBI后大鼠立刻进行安乐死并把脑分成损伤侧和损伤对侧两个半脑并速冻。通过伯乐的试剂盒检测细胞因子的含量。出乎意料的是,在损伤对侧,在检测的23种细胞因子中共有18种明显下调。IL-5、IL-6和MIP-3a在损伤侧和损伤对侧表达都明显降低。同时对上述细胞因子在血清中的含量检测发现对照组和损伤组并无差异。这表明在TBI后早期,这些细胞因子只在脑中的表达受到了抑制。与成年大鼠中的结果形成鲜明对比,在成年大鼠TBI后表现出促炎症反应,而在新生大鼠中这些细胞因子的表达却呈现出下降的趋势。上述加过表明在新生大鼠TBI后,损伤对侧大脑半球会迅速产生强烈的抗炎症反应。

(衣泰龙)

88. 环孢素可以通过抑制Nur77依赖的凋亡通路改善蛛网膜下腔出血后的脑损伤

Dai Y, et al. Brain Res, 2014, 1556: 67-76

Nur77是孤儿核受体家族中一种潜在的促凋亡分子。有研究证实Nur77可以在外界刺激下介导多种干细胞的凋亡。作者前期研究发现Nur77在实验性蛛网膜下腔出血(subarachnoid hemorrhage, SAH)的早期脑损伤(early brain injury, EBI)中也可以诱导细胞凋亡。环孢素(Cyclosporin A, CsA)是Nur77的一种抑制剂,可以消除Nur77的DNA结合活性,进而抑制Nur77依赖的凋亡通路。已有研究表明CsA在缺血性脑卒中和TBI中具有神经保护作用。因此,本研究探索了CsA在蛛网膜下腔出血后的早期脑损伤中的神经保护作用。对成年SD大鼠进行随机分组:①对照组(24只/组);②SAH组(24只/组);③SAH+DMSO组(24只/组);④SAH+CsA组(24只/组)。在SAM前15分钟对大鼠进行股静脉注射,注射剂量:10mg/kg的CsA或者同样体积的DMSO。CsA明显地降低了Nur77、p-Nur77、Bcl-2和细胞色素C的表达并抑制了凋亡。CsA明显改善了神经功能缺损,缓解了脑水肿并缓解了EBI。在CsA组中,脑皮层中的TUNEL阳性细胞数量明显减少。这些结果表明CsAd对SAM后的EBI中的脑保护作用可能是通过抑制Nur77依赖的凋亡实现的。

(衣泰龙)

89. 在TBI急性期,丙戊酸通过ERK和Akt信号通路对成年大鼠的大脑皮层起到脑保护可抗凋亡作用

Zhang C, et al. Brain Res, 2014, 1555: 1-9

情绪稳定剂丙戊酸(valproic acid, VPA)是一种广泛应用的抗痫剂。研究证明其可以通过多种信号通路拮抗多种损伤,从而起到神经保护作用。VPA在TBI中的作用尚不明确。本研究探索了VPA在成年大鼠TBI后的神经保护作用。研究主要聚焦在ERK和Akt这两个已知的促存活信号通路中的分子上。结果发现,VPA可以明显降低TBI后的脑水肿,降低损伤体积和神经细胞凋亡比例。VPA同时还部分阻断了capase-3活性的增加。VPA明显地上调了ERK的活性和Akt的表达。而且,通过ERK的抑制剂PD98059或者Akt的抑制剂LY294002可以降低不同程度的TBI后VPA的神经保护作用。总而言之,TBI后VPA可以通过激活ERK和Akt信号通路起到神经保护作用。

(衣泰龙)

90. 肌苷可以改善实验性TBI后的功能恢复

Dachir S, et al. Brain Res, 2014, 1555: 78-88

尽管研究已有数年,但是至今仍未发现TBI的有效治疗手段。TBI存活患者最常见的衰弱的特性(后遗症)是认知功能和运动功能障碍。通过一种可控性的方式在受损的大脑形成补偿性神经回路,达到恢复或者部分恢复CNS的可塑性,是一种治疗TBI患者的潜在方法。肌苷是一种机体自然存在的嘌呤核苷。有研究证明其可以促进卒中和局部TBI后皮质脊髓束(corticospinal tract, CST)中轴索侧支的生长。本研究探索了肌苷在实验性闭合脑损伤(closed head injury, CHI)模型中对运动和认知障碍、皮质脊髓束出芽生长和突触蛋白表达中的影响。在损伤后1、24和48小时后对模型给予100mg/kg的肌苷可以盖上TBI后的预后,明显降低神经严重程度评分(NSS, $P<0.04$)。肌苷改善了非空间认知功能($P<0.016$),但是对感觉运动协调和空间认知功能并有没明显效果。肌苷并没有影响腰髓CST出芽生长,但是恢复了海马区生长相关蛋白43(growth-associated protein 43, GAP-43)的水平,但是并未恢复大脑皮层中的GAP-43。上述结果表明,肌苷可以改善TBI的功能预后。

(衣泰龙)

91. 重复爆炸冲击损伤小鼠细胞骨架蛋白α-Ⅱ的膜收缩蛋白降解酶的表达

Valiyaveettil M, et al. Brain Res, 2014, 1549: 32-41

重复爆炸冲击波通常会导致以弥漫性轴索损伤（DAI）为主要特征的颅脑创伤（TBI）。本研究假设脑的细胞骨架蛋白降解可以引起弥漫性轴索损伤，对1~30分钟期间3次重复爆炸所致TBI的病理生理过程中α-Ⅱ膜收缩蛋白的降解进行评估。采用Western blotting检测额叶皮质和小脑中参与降解的α-Ⅱ膜收缩蛋白、Caspase-3与Calpain-2的表达，并用银染色不同的大脑区域的DAI病理改变进行标记。与假手术组相比较，重复爆炸冲击导致额叶皮层和小脑的α-Ⅱ膜收缩蛋白降解产物明显增加。其中，caspase-3在额叶皮质的表达活性在损伤后的各时间点均明显升高，而在小脑部位的表达出现快速升高之后恢复正常水平。在爆炸冲击额叶皮质区，另一α-Ⅱ膜收缩蛋白降解酶calpain-2的表达也快速升高，且明显高于在小脑区的表达强度。总之，反复爆炸冲击可导致脑中α-Ⅱ收缩蛋白的降解和Calpain-3/caspase-2的差异表达，提示细胞骨架破坏是重复爆炸冲击导致DAI的可能因素。

（陈彦婷）

92. 大鼠颅脑创伤后海马区活化T细胞核因子C3和C4亚型的鉴别

Yan HQ, et al. Brain Res, 2014, 1548: 63-72

磷酸酶和活化T细胞核转录因子（NFAT）的交互可进行重要信号调控。除去人们熟知的免疫系统的转录功能之外，NFAT在中枢神经系统（CNS）中也发挥着重要作用，但目前NFAT对颅脑创伤（TBI）的影响尚未明确。因此，本研究分析了大鼠在TBI后6小时、1天、1周、2周和4周的NFATc3和c4表达水平。大鼠麻醉后分别行可控性皮层损伤（CCI）或假手术，在伤后不同时间点取其海马组织匀浆进行NFATc3和c4的半定量检测Western blot分析。TBI后在同侧海马区NFATc3细胞质和细胞核的表达均明显减少，NFATc4在细胞质表达升高，而在细胞核表达却有所下降。用NeuN和GFAP进行免疫组织化学双标记显示NFATc3主要是星形细胞阳性表达，而NFATc4在神经元呈阳性表达。NFATc3和c4的差异表达可能表明TBI后海马兴奋性的长期变化从而导致行为障碍，因此很有必要进一步深入研究。

（陈彦婷）

93. 硫辛酸和骨髓源性干细胞对局部脑损伤后血管生成和细胞增殖的诱导

Paradells S, et al. Brain Inj, 2015, 29(3): 380-395

颅脑创伤是发达国家儿童和青少年死亡和残疾的主要原因。目前在损伤部位移植骨髓源性干细胞（BMDC）仍无法有效修复中枢神经系统的损伤，另有很多研究报道硫辛酸（LA）是一种有效的抗氧化剂，可以促进细胞存活、血管发生和神经再生。本研究采用成年小鼠局部冷冻的颅脑创伤模型，于伤后24小时在半暗带移植新鲜制备的BMDC或合并腹腔给予LA治疗。结果显示单独应用BMDC、LA以及联合治疗组的细胞增殖、血管发生和胶质瘢痕的形成均有差异，实验数据表明了骨髓源性干细胞移植对局灶性脑损伤的治疗有效性，而LA因其不可预期的副作用仍需进一步验证。

（陈彦婷）

94. 脑震荡后综合征及脑震荡相关心理因素分析

Broshek DK, et al. Brain Inj, 2015, 29(2): 228-237

本研究主要综述了脑震荡后综合征和脑震荡相关心理因素,包括神经生物学方法、脑震荡后综合征的心理预示、发病前的焦虑敏感和认知偏差,并简要讨论了治疗方案和医源性影响。脑震荡和轻度颅脑创伤的实验研究显示脑震荡会导致焦虑和恐惧反应。脑震荡后抑郁症的病理生理机制可能与抑郁症的皮质-边缘模式相一致,脑震荡患者会增加产生神经性焦虑或抑郁的风险。此外文献还表明,脑震荡患者在发病时或之前如果并发焦虑,则其恢复过程会有所延长。有规律且循序渐进的体育活动,可能有助于减轻患者的焦虑、认知偏差和脑震荡后综合征,理解、评估和治疗与脑震荡相关的心理因素是预防或减少脑震荡后综合征持续时间的有效手段。

（陈彦婷）

95. 颅脑创伤后继发性损伤的模型研究进展

Wang HC, et al. Brain Inj, 2014, 28(12): 1491-1503

颅脑创伤(TBI)致死致残率很高。虽然历经多年的仔细研究,目前的实验模型比较完善,但对TBI的临床治疗仍很难有突破,这可能部分归因于常用实验模型和临床实践存在差异。低血压和低氧血症等继发性损伤也是决定TBI预后的重要因素,但目前的实验模型较少能考虑到继发损害的影响。该综述主要侧重于合并继发性伤害的模型,旨在为该领域未来的研究工作提供新思路。TBI实验模型将对原发伤及其继发损害进行深入研究,对两者之间的相互影响有更加全面的理解,可能会由此发现更加有效的治疗方法。TBI实验模型不仅要考虑颅脑在受到外部力量作用时产生的局灶或弥漫性变化,也应综合考虑继发性损伤的影响。

（陈彦婷）

96. 黄体酮和地塞米松对实验性部分脑组织切除术后脑水肿及炎症反应的影响

Xu FF, et al. Brain Inj, 2014, 28(12): 1594-1601

地塞米松(DEXA)常用于减轻神经外科手术期间的脑肿胀,但却存在增加术后并发症的风险等副作用。与之相反,黄体酮(PRO)因其副作用较少而被认为对颅脑创伤(TBI)具有神经保护功能。目前尚未完全证实PRO是否可以作为DEXA的替代剂用于常规治疗,因此本实验主要对DEXA和PRO在手术脑损伤(SBI)的影响加以比较。75只成年雄性SD大鼠随机分为5组:①SBI+药物(花生油、1ml/kg);②SBI+DEXA(1mg/kg);③SBI+小剂量PRO(10ml/kg);④SBI+高剂量PRO(20ml/kg);⑤假手术组+药物。各组进行磁共振成像检查并评估脑含水量、血-脑屏障(BBB)的通透性、细胞的炎症反应和基质金属蛋白酶9(MMP-9)的表达。研究发现,PRO可减轻星形细胞和小胶质细胞反应并减轻脑水肿并保护血-脑屏障,PRO采用20ml/kg高剂量组可见MMP-9表达的显著降低。实验表明,PRO和DEXA

均可以减轻手术所致脑损伤后的脑水肿及炎症反应,且证实PRO采用小剂量10mg/kg更为有效。

(陈彦婷)

97. 下调survivin表达调控成年海马的神经发生和细胞凋亡,抑制颅脑创伤后的空间学习和记忆

Zhang Z, et al. Neuroscience, 2015, 300: 219-228

Survivin作为凋亡抑制蛋白(IAP)家族的特有成员,在胚胎发育过程中对调控细胞周期和有丝分裂起着重要的作用。然而,在颅脑创伤(TBI)小鼠齿状回(DG)的神经发生和细胞凋亡时,Survivin所发挥的作用尚不十分明确。本实验采用腺病毒介导的RNA干扰(RNAi)抑制Survivin的表达,并观察其对TBI后成年小鼠神经再生和功能的影响。取TBI小鼠损伤侧海马进行反转录聚合酶链反应(RT-PCR)检测、免疫印迹分析、5′-溴-2′-脱氧尿嘧啶核苷(BrdU)和微管相关蛋白(DCX)染色。结果显示小鼠Survivin敲除可抑制海马DG区神经前体细胞的增殖与分化。dUTP缺口末端标记(TUNEL)和DAPI双染结果显示,下调survivin可导致DG区神经细胞的程序性死亡明显增加,Morris水迷宫神经功能测试表明,敲除Survivin的小鼠TBI后的空间记忆能力显著降低。成年小鼠TBI后通过RNAi下调Survivin可以抑制神经再生,促进细胞凋亡,从而不利于损伤后的功能恢复。

(陈彦婷)

98. 颅脑创伤导致额颞性痴呆和TDP-43蛋白水解

Wang HK, et al. Neuroscience, 2015, 300: 94-103

颅脑创伤(TBI)为痴呆的主要风险因素。近期TBI也被认为是额颞性痴呆(FTD)的风险因素,患者血浆中可检测到TAR-DNA结合蛋白43(TDP-43)的免疫反应。本研究纳入了24585例接受门诊或住院治疗的TBI患者和122925例无TBI的对照人群,跟踪随访4年以评价FTD的进展情况,采用Cox比例风险回归分析实验数据。TBI大鼠颅内注射caspase-3抑制剂,检测其TDP-43的蛋白含量并进一步行为评估。TBI组患者较对照组更易于发展为FTD(HR 4.43;95% CI 3.85~5.10;$P<0.001$),TBI大鼠产生FTD行为障碍,这可能与TDP-43的短片段分布、积累有关。该研究结果表明,TBI患者与发生FTD相关,且FTD的临床表现可能与TDP-43蛋白水解有关。

(陈彦婷)

99. 野生型和G93A突变运动神经元病小鼠轻度颅脑创伤后外周神经系统的病理学变化

Evans TM, et al. Neuroscience, 2015, 298: 410-423

颅脑创伤(TBI)与神经退行性疾病的风险有关,有人认为TBI和肌萎缩侧索硬化症(ALS)等运动神经元疾病(MND)相关。为了探讨TBI与MND之间的潜在机制,本研究检测了在野生型与G93A突变转基因ALS小鼠轻度TBI后的运动功能和神经病理学。轻

度TBI并没有改变G93A小鼠的发病年龄和存活时间,但在旋转试验和握力测试中G93A突变小鼠较野生型鼠的运动性能有所降低,G93A小鼠轻度TBI后出现明显的肌电图(EMG)异常和去神经支配(AchR, Runx1)。TBI后24小时和72小时,野生型和G93A小鼠的大脑和脊髓中分别检测到细胞水肿和胶质增生相关的炎症标志物的表达。TBI后24小时,野生鼠的脊髓中可以检测到氧化应激标志物F2-异前列腺素的表达,但G93A小鼠在轻度TBI后未见其表达。总之,本研究显示轻度TBI引起的炎症、氧化应激以及对肌肉神经和运动性能的影响,表明轻度TBI可能会影响小鼠运动神经元的病理过程和MND的发展。

(陈彦婷)

100. 自然老化海马的神经炎症

Barrientos RM, et al. Neuroscience, 2015, 309: 84-99

健康老年人在受到感染、手术或头部受伤后经常会出现认知能力,包括长期记忆功能的急剧下降。目前已经证明这些轻度的认知障碍可以提高发展为老年痴呆症的敏感性。值得注意的是,高龄是轻度认知障碍发展为老年痴呆症的重要危险因素。自然老化的结果是对记忆障碍更大的免疫挑战,如感染、手术或颅脑创伤。神经炎症反应可以增强脑组织促炎性细胞因子的产生。作者回顾了目前对脑自然老化诱导小胶质细胞激活的原因,其中包括神经内分泌系统的调节异常,神经炎症反应的增强和记忆障碍。该研究重点讨论了海马产生记忆障碍时促炎性细胞因子持续性升高的机制和预防老化的相关措施。活化的小胶质细胞可能是增强神经炎性反应的主要来源和脑老化的重要标志。老年动物的神经内分泌反应失调体现为海马CORT水平偏高,这可能对于启动小胶质细胞的免疫发挥着关键作用。

(陈彦婷)

101. 多聚(ADP-核糖)聚合酶抑制剂PJ34对颅脑创伤小鼠血-脑屏障的保护作用

Tao X, et al. Neuroscience, 2015, 291: 26-36

颅脑创伤(TBI)后由氧化应激激活的多聚(ADP-核糖)聚合酶Poly(PARP)发挥着重要的作用。本研究的目的是探讨小鼠在控制性皮质损伤(CCI)后PARP被激活并参与血-脑屏障(BBB)破坏和组织水肿的机制。实验组在CCI后5分钟和8小时腹腔注射选择性的PARP抑制剂PJ34(10mg/kg),于6小时和24小时伊文斯蓝染色测定脑血-脑屏障的通透性并分别检测了脑的含水量。结果显示,PJ34治疗明显降低了创伤后6小时和24小时血-脑屏障的通透性和脑水肿。损伤侧皮层组织细胞质和NF-κB表达上调,而PJ34可以逆转这些变化。此外,PJ34显著降低了髓过氧化物酶活性和基质金属蛋白酶-9水平,增强了闭锁蛋白、层粘连蛋白水平、Ⅳ型胶原和整联蛋白β1的表达,减少神经功能缺损、挫伤体积和神经细胞的凋亡坏死。这些数据表明,PJ34在急性TBI后对血-脑屏障的完整性和细胞死亡具有保护作用。

(陈彦婷)

102. 持续障碍的发展: 轻度小儿脑损伤改变基因表达, 树突形态和大鼠前额叶皮层突触的连接

Mychasiuk R, et al. Neuroscience, 2015, 288: 145-155

关于轻度颅脑损伤(mTBI), 除了对治疗方法的探索外, 当前研究重点集中在两方面: 为什么大多数患者不能很好康复, 而相当一部分人遭受持续性且往往使人衰弱的症状? 轻度损伤如何显著增加早发性神经退行性疾病的风险? 由于缺乏对mTBI后损害的观察, 本研究的目的是确定是否有神经元形态改变、突触连接和可能有助于持续的神经功能障碍的表观遗传模式。从幼年期单独mTBI或对照组的雄性和雌性大鼠中提取额叶皮质组织用于Golgi-Cox分析基因表达的变化(BDNF、DNMT1、FGF2、IGF1、Nogo-A、OXYR和TERT)和端粒长度(telomere length, TL)的检测。树突分支顺序、树突长度和脊柱密度的Golgi-Cox分析证明, 早期mTBI增加了内侧前额叶皮质锥体细胞的复杂性。此外, mTBI损伤区域的7个感兴趣基因的表达水平和TL有大量变化。神经解剖学测量和基因表达变化的结果表明, mTBI扰乱正常修剪过程通常在疾病发展的此点发生。此外, 社会环境和表观遗传过程之间的相互作用对神经功能障碍发生发展有重要作用。

(李晓红)

103. 青少年创伤性脑损伤后神经血管单元内Caveoli蛋白表达的改变: 血-脑屏障愈合的迹象

Badaut J, et al. Neuroscience, 2015, 285: 215-226

创伤性脑损伤(TBI)是儿科致死和致残的主要原因之一, 并且导致包括血-脑屏障(BBB)破坏等的复杂级联事件。采用控制皮质冲击产后17天的大鼠, 伤后1~3天引起IgG外渗型的血-脑屏障破坏, 第7天恢复正常。同时描述了3个亚型Caveolin蛋白的表达特点, Caveolin-1(cav-1)、Caveolin-2(cav-2)和Caveolin-3(cav-3)。在体内和体外环境下, CAV-1和CAV-2在内皮细胞上表达, CAV-1和CAV-3均被发现存在于活性星形细胞。TBI后, 皮质损伤周围血管的CAV-1在1~7天表达增加, CAV-2在第7天表达增加。与此相反, 在TBI后3天和7天星形细胞的CAV-3表达下降。TBI后1天检测到内皮型一氧化氮合酶(eNOS)(磷酸化)激活, 并观察到磷酸-eNOS与血管和星形胶质细胞均相关联。青少年TBI后, 内皮细胞中涉及Caveoli蛋白的分子变化, 并在激活BBB修复机制的同时, 可能在星形胶质细胞起到其他未确定的作用。

(李晓红)

104. 70-kDa热休克蛋白的药理诱导效应对脑损伤的保护作用

Kim N, et al. Neuroscience, 2015, 284: 912-919

70-kDa热休克蛋白(HSP70)是已知通过多种机制来保护大脑免受损伤的物质。研究HSP70在实验性创伤性脑损伤(TBI)的药理诱导效果。3个月大的雄性C57/B6小鼠给予17-N-二烯丙基氨基-17-去甲氧基格尔德霉素(17-AAG)腹膜内(IP, 2mg/kg)或脑室内(ICV,

1μg/kg），以确定HSP70在大脑中是否可以被诱导。通过皮质控制冲击建立小鼠TBI模型，并根据两个治疗方案分别在IP给予17-AAG（或载体）处理：①受伤时，2mg/kg；②分别在TBI之前的2天、1天及损伤时处理（4mg/kg）。通过检测损伤后第3天血量和第14天病灶大小，评估大脑内HSP70的诱导。免疫组织化学显示，IP和ICV给予17-AAG24小时后，小胶质细胞和一些神经元均增加HSP70的表达，而星形胶质细胞内未见高表达。IP注射后，17-AAG在脑组织损伤后早期的6小时开始诱导HSP70表达，于48小时达到高峰，72小时后基本消退。两个治疗组与对照组相比，发现小鼠出血量降低及神经行为结果的改善。这些观察结果表明，药物诱导热休克蛋白可能是一种治疗脑外伤有前途的方法。

（李晓红）

105. 创伤性脑损伤和中枢神经系统创伤中的自身抗体
Raad M, et al. Neuroscience, 2014, 281C: 16-23

尽管包括脊髓损伤（SCI）和创伤性脑损伤（TBI）等脑外伤广泛流行并会造成破坏性的后果，但关于脑创伤的后遗症很少有有效的治疗方法。因此，急需更准确的诊断工具、预测模型和有指导意义的神经治疗策略。脑损伤的病理特征是中枢神经系统（CNS）受损后激活异常免疫反应。有趣的是，中枢神经系统伤害引起的血-脑屏障（BBB）破坏会产生自身抗体并释放到末梢循环与作为自我抗原的self-brain-specific蛋白质反应。最近，自身抗体已经被提议作为新一代的生物标志物，因其与血清抗原相比能长期存在。目前正在积极研究几个现有的自身抗体的诊断和预后价值。此外，自身抗体对中枢神经系统直接或潜在的损害贡献程度证据仍不充分。它被认为可能有一个类比的中枢神经系统自身抗体与自身免疫性疾病的病理生理学分泌，在这种情况下，理解和定义自身抗体在脑损伤（SCI和创伤性脑损伤）中的作用模式可以提供一个现实的有效神经病治疗的发展前景。在这项工作中将讨论脑损伤后越来越多自身抗体损害的证据出现。此外，将提供其病理成分并作为候选标记的检测和评估中枢神经系统损伤的潜在作用的观点。

（李晓红）

106. 中药MLC901对大鼠创伤性脑损伤后神经保护和神经再生的有利影响
Quintard H, et al. Neuroscience, 2014, 277: 72-86

创伤性脑损伤（TBI）是一种常见的且临床上高发的异质性神经功能障碍，给社会带来了巨大的经济负担。丹芪胶囊（MLC601和MLC901）是一种传统中药，有报道该药在脑卒中后可起到神经保护和神经再生的作用。本研究旨在评估MLC901对TBI大鼠模型的神经保护和神经变性的影响。利用液压冲击作用于大鼠右叶皮层来制备TBI模型。TBI后2小时腹腔注射MLC901，然后以10 mg/ml的浓度溶于大鼠的饮用水中，直至处死试验动物。在完成"what-where-when"的任务后可以检测出大鼠TBI后出现的认知缺陷，这种方法可以进行连续性记忆测量。MLC901治疗可以减轻TBI后脑损伤的程度。它可以减少血清中S-S100β（S100β）和神经元特异性烯醇化酶（NSE）的增加，这些物质是判断TBI患者神经系统疾病预后的标志物。TBI后2小时注射MLC901能够缩小梗死体积，防止并减轻脑水肿，这可能是通过水通道蛋白4的调控。MLC901的这些有利影响均与血管内皮生长因子（VEGF）上调、海马内源性神经再生增多以及损伤周围的胶质增生有关。此外,MLC901还可以减轻TBI引起的人的缺陷。大鼠TBI后表现出一种时序性记忆抑制,这是由MLC901的修复功能引起的。本研究证明,MLC901具有神经保护和神经修复的作用,它将使TBI后认知功能的恢复有所改善。

(李晓红)

107. 格列本脲减少创伤性脑损伤后的二次脑损伤

Zweckberger K, et al. Neuroscience, 2014, 272: 199-206

创伤性脑损伤(TBI)后,在缺血的星形胶质细胞、神经元和毛细血管当中,由SUR1调控NCCA-ATP(SUR1/TRPM4)通道的转录是上调的。ATP的耗竭致使细胞去极化和一些通道开放,而这些通道导致细胞毒性水肿。格列本脲是SUR-1的抑制剂,因此,可能会预防细胞毒性水肿和TBI后继发的脑损伤。SD大鼠麻醉后行顶叶开颅,并制造控制性的皮质撞击伤(CCI)。损伤后15分钟推注给予格列本脲,并且通过渗透泵连续7天不间断给药。在急性试验中(180分钟内),对其平均动脉压、心率、颅内压、脑电波的活动以及脑代谢进行了监测。损伤后24小时进行脑含水量测定,在损伤后8、24、72小时以及7天,利用MRI扫描技术测量损伤体积。束走试验纵向观察整个过程,对神经功能进行定量分析。格列本脲治疗的大鼠脑含水量显著减少[(80.47±0.37)%(治疗组);(80.83±0.44)%(对照组);$P<0.05$;$n=14$]。损伤后72小时内损伤体积均不断增加,但格列本脲治疗的大鼠的损伤体积均比对照组相对要小很多,分别为:(172.53±38.74)mm³(治疗组);(299.20±64.02)mm³(对照组)($P<0.01$;$n=10$;24小时)或(211.10±41.03)mm³(治疗组);(309.76±19.45)mm³(对照组)($P<0.05$;$n=10$;72小时)。其对急性参数也会产生影响,但是无法检测,这有可能是因为损伤后3~6小时内信号通道的上调。此外,损伤后7天的束走试验评估运动功能已无明显效果。根据这些结果与相关文献可以看出,格列本脲治疗TBI是很有前景的。

(李晓红)

108. Homer1b/c表达下调可提高创伤性神经损伤后神经元的存活率

Fei F, et al. Neuroscience, 2014, 267: 187-194

Homer蛋白是突触后密度蛋白家族的一员,在神经元突触活动中起着重要作用,并与广泛的神经系统疾病有关。目前的实验研究是通过体外创伤的神经元模型来研究Homer1b/c在调节神经元存活率方面的作用,这个模型是通过一个冲压装置来实现的,该装置由相连的28个不锈钢刀片和28个平行切口组成。通过特异性siRNA来使胞质钙水平和神经元乳酸脱氢酶的释放明显减少($P<0.05$),以此使Homer1b/c的表达下调,并与无siRNA靶向控制处理培养的大鼠皮层神经元相比较,结果是创伤性神经损伤后的实验组神经元凋亡率明显降低。此外,在损伤后Homer1b/csiRNA转染的神经元中,代谢型谷氨酸受体1a(mGluR1a)的表达明显减少($P<0.05$)。因此,Homer1b/c不仅调控mGluR1a-1,4,5-三磷酸肌醇受体钙离子的信号转导通路,同时也调节mGluR1a在机械性损伤神经元中的表达。这些结果表明,Homer1b/c表达的抑制可能避免了神经元受到谷氨酸兴奋性毒性的损害,从而达到对颅脑创伤的有效干预。

(李晓红)

109. 实验性创伤性脑损伤后丘脑GAABA受体亚单位小白蛋白的免疫反应与表达

Huusko N, et al. Neuroscience, 2014, 267: 30-45

创伤性脑损伤（TBI）患者中有10%~20%的人群患有癫痫，这是由大脑皮层的生酮区域发生病变所致。丘脑向大脑皮层发出许多突起，且丘脑皮层通路的活性由丘脑网状核（RT）GABA能的传入神经来调控。假如通过横向液压损伤（FPI）制备的大鼠TBI模型患有癫痫，推测网状核小白蛋白免疫反应性（PARV-ir）神经元受损，与横向FPI后癫痫易感性有关。为了证明这个假说，通过横向FPI对成年SD大鼠（n=13）进行打击以制备TBI模型。TBI后6个月，对每只大鼠进行戊四氮（PTZ）癫痫敏感性测试和2周的连续性视频脑电图（EEG）监测，以检测自发性癫痫的发生。此后，将脑组织处理用于PARV的免疫组织化学染色。本研究将通过以下几方面进行研究：①通过体视学对RT PARV-IR神经元的总数进行非主观性估算；②测量腹后内侧核（VPM）与腹后外侧核（VPL）的体积，这两个部位接受来自丘脑的PARV-ir的输入信号，并投射到损伤周围的皮层；③量化VPM-VPL的PARV-IR终端密度；④通过对大鼠丘脑的激光切割以及RT-PCR数组的检测，对单独一个组的GABAA受体亚单位的表达进行研究。TBI后的第6个月，同侧丘脑的PARV-IR神经元仅剩下64%，与对照相比（$P<0.001$），对侧则仅剩下84%（$P<0.05$）。因此，实验组同侧丘脑的体积为对照组的58%（$P<0.001$），对侧则为90%（$P>0.05$）。此外，损伤侧VPM-VPL的容积率仅为51%（$P<0.001$），对侧则为91%（$P<0.05$）。在VPM和VPL的横向领域，PARV-IR的轴突标记密度显著增加（$P<0.001$）。GABAA受体的ε和θ亚基的表达下调（0.152，$P<0.01$；0.302，$P<0.05$），这可能涉及通过RT-PCR数组对下丘脑进行组织分析的列入。丘脑的PARV-IR神经元的数量越少，PTZ癫痫敏感性测试就越高。TBI大鼠表现出的癫痫敏感性，与丘脑RT PARV-IR神经元的最低数量相关。本研究数据表明，横向FPI后RT与VPM-VPL出现明显的变性反应，这将导致VPM-VPL的PARV-IR终端的重组。RT损伤对癫痫敏感性的影响和外伤后的癫痫发作需要进一步研究。

（李晓红）

110. 牛磺酸可促进颅脑创伤后神经功能的恢复、改善组织学形态和抑制炎症

Su Y, et al. Neuroscience, 2014, 266: 56-65

作者研究了牛磺酸对大鼠颅脑创伤后炎性因子表达、胶质细胞活性、脑水肿和神经功能的影响。72只大鼠被随机分为假手术组、TBI组和TBI+牛磺酸组。采用单侧液压冲击仪建立大鼠中型颅脑创伤。在损伤即刻和损伤后的7天之内，每天静脉注射牛磺酸（200 mg/kg）或生理盐水。采用mNSS评估神经功能。采用免疫荧光染色观察GFAP的水平。采用Luminexx MAP技术检测细胞因子23和趋化因子的浓度。结果显示牛磺酸可显著提高TBI后的神经功能，减少GFAP的聚集和损伤半暗带的含水量。与TBI组相比，牛磺酸可显著抑制生长相关基因GRO/KC和白介素（IL）-1β，同时提高TBI后1天的正常T细胞的激活、表达和分泌。牛磺酸可显著减少细胞因子17、嗜酸细胞活化趋化因子、G-CSF、GM-CSF、IFN-γ、IL-

1α、IL-1β、IL-4、IL-5、IL-6、IL-10、IL-12、p70、IL-13、IL-17、瘦素、MCP-1、TNF-α和VEGF的水平,同时仅仅增加TBI后1周MIP-1α的水平。该结果提示牛磺酸可通过逆转胶质细胞活性、水肿和促炎因子的增加,从而改善TBI后的神经功能。

(李晓红)

111. 白介素-10介导高压氧治疗对小鼠颅脑创伤的保护作用
Chen X, et al. Neuroscience, 2014, 266: 235-243

本研究的目的是阐明白介素(IL)-10在颅脑创伤(TBI)后高压氧(HBO)神经保护中的作用。采用控制皮层撞击(CCI)建立小鼠TBI模型。给予HBO治疗(持续1小时,2个大气压,100%O$_2$)。在假手术和TBI组,HBO均提高了IL-10的血浆和脑实质表达水平,减少了脑水肿,提高了神经运动和认知功能,抑制了凋亡水平(减少剪切caspase3与原caspase3的比例,降低Bax的表达和增加bcl-2的含量)和减少了炎症(移植IL-1β、IL-6、MIP-2、MCP-1和MMP9)。另外,TBI后采用HBO治疗可改善血-脑屏障和上调连接蛋白occludens-1和claudin-5的表达。缺失IL-10可加剧TBI诱导的损伤,同时剥夺HBO在神经炎症、凋亡和水肿方面的保护作用。缺失IL-10对脑水含量和神经功能无明显作用。总之,IL-10在TBI后HBO的脑保护效应中发挥重要的作用。

(李晓红)

112. 一种神经营养肽可提高轻、中度颅脑创伤神经再生和认知功能
Chohan MO, et al. Neurosurgery, 2015, 76(2): 201-214

颅脑创伤(TBI)是阿尔茨海默病(AD)的危险因素,两者的神经认知紊乱具有相似的细胞变化。最近作者发现了一种小分子(肽6),与睫状节神经细胞营养因子的一段活性区域很相似。这种肽对AD和唐氏综合征具有神经再生和营养作用。为探讨小鼠轻、中度TBI后海马功能的异常以及肽6对这种异常的逆转作用,本研究采用控制皮层撞击仪建立的C57BL6小鼠TBI模型(撞击深度为1.5mm)。给予肽6(50nmol/d)或生理盐水,持续30天。检测了海马DG区神经再生、树突和突触的密度、AD的生物标记物以及行为学功能。结果显示,TBI小鼠损伤同侧CA1区和顶叶皮质神经元减少,磷酸化的tau蛋白和Aβ增加。与生理盐水组相比,肽6可增加新生神经元的数量,但并不增加祖细胞的数量。肽6也可逆转TBI诱导的树突和突触密度的减少,同时增加三突触回路,最终改善认知功能。长期给予肽6可增加DG区的新生神经元,抑制CA1区和顶叶皮质神经元的丢失,保护海马树突和突触的结构,提高依赖海马的认知功能。以上结果提示有必要对小分子营养肽的治疗作用进行更深入的研究。

(李晓红)

113. 轻型颅脑创伤模型: 生理和解剖损伤的转化
Petraglia AL, et al. Neurosurgery, 2014, 75 Suppl 4: S34-49

轻度颅脑创伤(TBI)的发病率正在逐年上升,每年可影响数百万人。尽管轻型TBI是一种常见病,但对其科学的认知尚处于早期阶段。越来越多的临床证据显示脑震荡,尤其是反

复性的脑震荡,可导致长期的神经损伤后遗症。这一现象引起了学者们的广泛关注,建立了很多动物模型以探讨TBI各种不同的病理机制,对轻型TBI动物模型的建立和研究也更受重视。最广泛应用的TBI动物模型已应用于TBI的实验性研究,尽管还有许多细节尚需完善。对脑震荡诊断和治疗措施的改善,依赖于临床相关轻型TBI模型的完善。本综述旨在概括目前轻型TBI动物模型的应用,并阐述将这种行为学、生理学和解剖学知识转化为临床应用存在的挑战性和局限性。

(李晓红)

114. 运动中反复出现的轻型颅脑损伤的长期影响

Saigal R, et al. Neurosurgery, 2014, 75 Suppl 4: S149-155

每年在美国至少有30万例的运动相关性脑震荡。数以百万计的美国运动员受反复的脑震荡和轻型颅脑损伤的长期影响,这是一项重要的课题。不幸的是,在运动员中缺少有力的长期影响的或有因果关系的证据。慢性创伤性脑病(CTE),一种进展性神经蛋白变性伴有临床的、行为、神经病理学发现,是需要更多研究的这一现象的重要临床本质。弥散张量成像能说明创伤诱导的白质损害,但是CTE的诊断不能被证明直到死后神经病理学显示特征性的神经纤维和星形细胞缠绕。关系到运动员遭受反复脑震荡和不足脑震荡的振动的影响可能是CTE的风险因素,但是由于诊断困难,仍没有决定性的证据出现。动物模型表明,轻型颅脑创伤导致了一项根本性的精神错乱的新陈代谢变化,即兴奋毒性神经递质、细胞外钾、细胞内钙的释放。更多的基础病理生理学研究能让训练有素的临床医生更好地治疗和诊断。

(夏天光)

115. 充分说明临床前的颅脑创伤模型的重要性: 对于功能评估发挥了重要作用

Turner RC, et al. Neurosurgery, 2014, 74(4): 382-394

背景: 脑震荡仍然是临床上一个基本的症状诊断,但是临床前的研究调查颅脑创伤发现脑震荡被认为是呈现了一种较轻的症状,尤其是组织学和功能学上的评估常常是一带而过或根本忽略了。最近临床研究发现了脑震荡除了在身体症状方面,认知和神经精神病学的症状也非常重要。这些发现可能把现在还不太清楚的现象转化为临床前研究。目的: 使用常见的弥漫性轴索损伤模型探索对比终点使用临床研究的方法比较临床前研究和功能评估的潜在作用。方法: 使用加速撞击的方法制造DAI的动物模型。在DAI模型建立的第1周里做功能和行为方面的评估,在DAI后1周后完成组织学方面的评估。结果: 研究发现尽管模型造成了振荡损伤但是在损伤接下来的1周使用常见的评估措施并没有发现功能的损害,这些措施包括运动、感觉运动、认知、神经精神功能。功能缺陷的减少与神经精神病学的发现对比明显,包括了神经变性、星形胶质细胞的运动、小胶质细胞的激活。结论: 未来研究需要确定功能评估、神经病理学技术和想象评估,更加容易区别在临床前模型中所谓临床前"轻型"颅脑创伤并且决定这些模型是否真的研究了脑震荡或脑震荡下的损伤。这些研究不只需要了解损伤的机制和随之而来的缺陷的情况,也要更加严格地评估潜在的治疗药物。

(夏天光)

116. 神经发育: 在完整的和损伤的斑马鱼脑中成熟的神经干细胞行为的活动影像

Barbosa JS, et al. Science, 2015, 348(6236): 789-793

成熟的神经干细胞是恢复受损脑组织的来源。作者使用重复的影像去了解在完整或受损斑马鱼活体端脑内单个干细胞,发现了神经元既通过干细胞直接转化为有丝分裂后的神经元,也通过间接的中介体扩增神经元的数量。研究发现直接转换消耗的干细胞对称和不对称的自我更新分化的不平衡,导致随着时间的推移干细胞不断地消耗。在脑损伤后,神经元的前体前往发生损伤处。这些前体通过耗尽了干细胞的对称分化产生,在完整的端脑中,神经发生不再出现的一种形式。分析指出,在神经元重生期间潜在地产生了干细胞的行为变化。

(夏天光)

117. 脑损伤后线粒体特异性治疗靶点

Yonutas HM, et al. Brain Res, 2016

颅脑创伤是一种复杂的疾病,这归因于原发性损伤导致的多因素继发性损伤级联反应。这些继发损伤引起的级联反应所导致的非机械性组织损伤可能是有效治疗的重点环节。脑损伤后的一个有前景的治疗靶点是线粒体。线粒体是细胞内复杂的细胞器。表面上讲,线粒体是已知的产生细胞内能量底物ATP的细胞器。然而,它们对维持细胞整体稳态的重要性远大于其产生ATP的作用。这些细胞器对钙循环、ROS产生至关重要,并在细胞死亡途径的启动中发挥作用。当线粒体功能出现障碍,这些生物过程发生失调,导致细胞稳态丧失并最终导致细胞死亡。该综述对颅脑创伤和线粒体在创伤后神经损伤转归中的作用进行简短讨论,并对线粒体的生物能学进行深入探讨。该综述总结了脑损伤后缓解线粒体功能障碍的最新治疗方法。

(涂 悦)

118. 旨在改善颅脑创伤预后的内源性神经源性细胞反应的策略

Patel K, et al. Brain Res, 2016

颅脑创伤(TBI)仅在美国就有超过170万人受其影响,由于损伤的多样性和生化机制的复杂性,颅脑创伤给临床医生带来了许多新的挑战。迄今为止,颅脑创伤尚无有效治疗方法。预防性治疗策略的失败导致目前的研究集中于再生方法。最新的研究表明,成熟脑组织在神经源性区域,拥有能够成为成熟神经元的多能神经干细胞。脑损伤(包括TBI)后,受损的大脑在室管膜下区、海马齿状回,神经源性反应水平有所提高,并且这种神经源性反应水平升高与损伤后认知功能相关。作者在该篇综述中强调了内源性细胞反应改善TBI后的功能恢复的最新研究和策略。

(涂 悦)

119. 大脑刺激：神经调节是颅脑创伤后运动功能恢复的新疗法

Clayton E, et al. Brain Res, 2016

越来越多的证据表明，电磁刺激可以改善大脑损伤后的运动功能和运动学习。啮齿类动物和灵长类动物的研究已经明确证实，结合皮层刺激（CS）和熟练的运动康复训练，提高了卒中后的功能性运动恢复。目前，颅脑创伤（TBI）后大脑刺激的研究较少，但早期临床前和人体试验研究表明，脑刺激对于TBI后的运动障碍，也是一种很有前景的治疗方法。该文章将首先从卒中研究领域讨论并支持大脑刺激功效，之后对实验性TBI神经调节研究进行综述。

（涂　悦）

120. 富氢水减轻颅脑创伤大鼠脑损伤及炎症反应

Tian R, et al. Brain Res, 2016, 1637: 1-13

炎症和氧化应激是颅脑创伤（TBI）后细胞凋亡的主要原因。关于富氢水（HRW）对TBI的研究以往大多数为抗氧化等神经保护作用。该研究主要探讨HRW是否可以减轻大鼠TBI后的脑损伤和炎症反应。大鼠行控制性皮层损伤后每日腹腔注射HRW或蒸馏水，分别测量其存活率、脑水肿、血-脑屏障（BBB）和神经功能障碍，并检测脑组织中炎性细胞因子、炎细胞和Cho/Cr的变化。该研究结果表明，TBI大鼠产生明显的存活率的下降、血-脑屏障通透性增加、脑水肿和神经功能障碍，而HRW治疗后可降低TBI大鼠脑组织的促炎性细胞因子（TNF-α水平、IL-1β和HMGB1）表达和炎性细胞数（Iba1）、炎症代谢产物（Cho），并提升抗炎细胞因子（IL-10）的表达。总之，HRW可以发挥对脑外伤的神经保护作用，减轻炎症反应，这表明为HRW可能为治疗颅脑创伤的一种有效策略。

（陈彦婷）

121. 颅脑创伤的补充与替代医疗：机遇与挑战

Hernández TD, et al. Brain Res, 2016

颅脑创伤（TBI）在各类人群的发生非常普遍。鉴于TBI后遗症的复杂性，其治疗策略充满挑战。TBI的补充和替代医学（CAM）为独特的靶向治疗。本综述主要基于退伍军人和军事服务的人群阐述了CAM的临床应用研究的机遇和挑战，包括CAM的简要概述和基础到临床研究转化的临床实践。最后讨论了基于文献的有效性证据的系统方法、TBI补充和替代医学研究、并发症和伦理挑战，特别是实践和政策方面的实施推广。

（陈彦婷）

122. 急性颅脑创伤后的康复治疗

Bhatnagar, et al. Brain Res, 2016

每年有近180万的急症就诊和28.9余万的住院收容与颅脑创伤（TBI）相关。该评论文章目的为讨论临床利于TBI转归的常用有效药物，重点探讨TBI急性期后的常见治疗结果。

这些症状包括躁动、注意力不集中、处理速度慢、记忆障碍、睡眠障碍、抑郁、头痛、痉挛、阵发性交感神经兴奋过度,该文主要概述了上述症状的试验药物管理。TBI用药往往是基于类似假设条件的小型药理研究和靶向治疗,此外,强调了药物管理仍然需要进一步明确。

（陈彦婷）

123. 氟碳NVX-108增加大鼠颅脑创伤后脑组织氧压

Mullah SH, et al. Brain Res, 2016, 1634: 132-139

缺氧是颅脑创伤(TBI)后继发性损伤的重要机制,早期干预对减轻TBI后缺氧可能是有益的。NVX-108,是一种氟碳化合物,可在TBI后快速增加脑组织氧压($PbtO_2$)。Mullah等用氯胺酮-乙酰丙嗪麻醉大鼠后吸入40%氧气,即刻(T_0)行中度控制皮质损伤(CCI)。大鼠在15分钟(T_{15})和75分钟(T_{75})未接受任何治疗(NON, $n=8$)或静脉注射(IV)0.5ml/kg的NVX-108(NVX, $n=9$)。结果: 大脑皮层的基础 $PbtO_2$ 为(28 ± 3)mmHg, CCI-TBI组的 $PbtO_2$ 在 T_{15} 时间点减少(46 ± 6)%($P<0.001$)。在不同时间损伤组的绝对值和百分比的差异进行混合模型方差分析均存在显著统计学意义($P=0.013$),表明NVX-108干预增加了损伤组的 $PbtO_2$,而非损伤组无明显变化。特别是在 T_{15} 和 T_{135} 注射NVX-108 60分钟后,大鼠的 $PbtO_2$ 增加达峰值143%($P=0.02$)。各组间的系统血压未见显著差异。该研究组得出结论: NVX-108可以引起CCI-TBI大鼠 $PbtO_2$ 升高,可能进一步评估颅脑创伤的即刻治疗。

（陈彦婷）

124. 颅脑创伤后神经病理学和康复锻炼之间的相互作用

Kreber LA, et al. Brain Res, 2016

已有证据显示康复锻炼能促进神经可塑性分子的释放,保护损伤大脑。该文就TBI后康复锻炼有益效果的潜在机制进行论述。首先,作者描述了TBI后持续的新陈代谢,神经内分泌以及炎性改变与康复锻炼的相互作用。基于TBI引发的病理生理过程是动态变化的,康复锻炼的时程、强度与类型需要考虑实施的可能性。这些因素已被证实是决定TBI后康复锻炼是否促进抑或阻碍神经可塑性的关键因素。事实上,损伤后急性期高强度运动与恶化的认知功能相关。同样的,康复锻炼与应激激素的显著增加相关,这些应激激素能够抑制脑源性神经营养因子的表达,但通常状态下,运动可以增加其表达。其次,作者描述了TBI后这些发现的临床意义。最后,作者介绍了TBI后复原治疗性康复锻炼。康复锻炼可能对提高急性期康复的认知与情感结局起着重要作用。康复锻炼时综合考虑相关患者、损伤及运动变量可作为一个确定康复锻炼计划提高适应性神经可塑性的与预后的治疗干预。

（陈彦婷）

125. 颅脑创伤的低温治疗和目标温度管理: 临床挑战

Dietrich WD, Brain Res, 2015

重型颅脑创伤(TBI)的低温治疗(TH)和目标温度管理(TTM)已经进行多种临床前测试。早期临床前研究显示大脑温度的适度减低可改善中、重度颅脑创伤的病理结果,减轻神经功能缺损。有研究报道创伤后减低温度可减弱兴奋性中毒、自由基产生、继发损伤、细胞凋亡和炎症反应。此外,创伤后温度升高增加了继发性损伤,对损伤患者成功实施TTM来减少发热的负担似乎是有益的。目前TH在一些单一临床TBI研究试验成功,而在较大的多中心随机试验尚未能证实亚低温治疗的有益性。TH和TTM应用于TBI的治疗应考虑许多因素,其中包括患者的选择、TH的时间可能为试验设计成功的关键。现有的有效数据表明,TH和TTM用于严重创伤患者的治疗策略仍需要更多的基础和临床研究支持。目前研究涉及的选择性冷却策略包括药物诱发性低温以及更具选择性神经保护与修复的TH或TTM相结合的方法。本文通过总结临床前和临床文献,强调了脑温管理对干预继发性损伤机制并改善严重创伤患者预后的重要性。

(陈彦婷)

126. 脑创伤后炎症靶定疗法无效
Hellewell S, et al. Brain Res, 2015

颅脑创伤可导致复杂多变的继发性损伤,神经炎症就是其中一个重要的中心组成部分。长久以来,人们都认为神经炎症作为其独立危险因素,但目前证据显示神经炎症要复杂得多,它的有益作用和不利影响取决于损伤的时间、幅度和特异性免疫组分。尽管有大量的关于TBI后继发性损伤的临床前和临床研究,至今没有确定的、有效的神经保护疗法,那些潜在治疗靶点在临床试验反复证明是无效的。神经炎症反应为人们提供了一种潜在的治疗靶点,目标在于减轻毒性反应,为损伤后神经修复提供一个神经营养环境,促进功能恢复。本综述首先描述了目前针对调节炎症的神经保护疗法的临床试验的发现;其次,作者讨论了目前试验中或有丰富临床证据支持临床应用的针对抗炎的单一或综合治疗方法。本文章是"脑损伤与修复"专题的一部分。

(陈彦婷)

127. 在实验性脑损伤中维生素和营养素作为主要治疗方法的应用: 对营养治疗的临床意义
Vonder Haar C, et al. Brain Res, 2015

许多研究表明单纯药物治疗颅脑创伤效果欠佳,越来越多的研究者已经对组合疗法产生了兴趣。这主要是由于创伤导致的损伤多态性,如兴奋性毒性、氧化应激、水肿、炎症反应和细胞死亡。多药治疗针对继发性损伤的多方面均有潜力,而以前的治疗多集中在一个特定的方面。具体说明的是维生素、矿物质和营养物质,可用于补充其他疗法。因其低毒性,已经被美国食品药品管理局批准,并与其他药物的相互作用非常小,因此临床使用广泛。在过去的20年中,对脑损伤超生理剂量的营养补充研究较多,并有大量文献支持使用。在这里,该研究回顾分析一些在实验模型中对脑损伤较突出的营养治疗,包括维生素(B_2、B_3、B_6、B_9、C、D、E),中药(人参、银杏),黄酮类化合物,和其他营养素(镁、锌、左旋肉碱、ω-3脂肪酸)。其中一些已经显示出用于临床治疗的巨大潜力,特别是联合用药。这篇文章是"脑损伤和恢复"专题的一部分。

(任登鹏)

128. β-羟基丁酸酯对大鼠颅脑创伤后脑血管通透性的影响

Orhan N, et al. Brain Res, 2016, 1631: 113-126

该研究探讨了β-羟基丁酸酯（BHB）对大鼠颅脑创伤（TBI）后血-脑屏障（BBB）完整性的影响。伊万斯蓝（EB）和辣根过氧化物酶（HRP）作为血-脑屏障通透性的监测指标。监测大鼠右侧（损伤侧）大脑皮层谷胱甘肽（GSH）和丙二醛（MDA）的水平。对葡萄糖转运体（GLUT-1）、水通道蛋白4（AQP4）和核因子κB（NF-κB）的基因表达水平进行分析。BHB可降低对照组及TBI组GSH和MDA水平（$P<0.05$），并降低假手术组、BHB组和TBI+BHB组Glut-1蛋白水平（$P<0.05$）。在BHB组和TBI组，NF-κB蛋白水平增加（$P<0.05$）。AQP4的表达水平在各实验组没有明显变化。TBI后，无论是否经BHB处理，GLUT-1的表达水平均升高（$P<0.05$）。而NF-κB的表达水平在TBI组增加（$P<0.01$），而在TBI+BHB组降低（$P<0.01$）。TBI后，无论是否经BHB治疗干预，同侧皮层均可观察到EB外渗。电镜下，BHB可减少但不能阻止HRP在脑外伤后毛细血管内皮细胞的存在；此外，该药还增加正常大鼠的示踪观察（$P<0.01$）。总之，这些结果表明，BHB不仅未能提供TBI后BBB完整性的保护，而且能导致正常大鼠血-脑屏障的破坏。

（任登鹏）

129. 儿茶酚胺对颅脑创伤后功能恢复的治疗

Osier ND, et al. Brain Res, 2015

儿茶酚胺对颅脑创伤病理生理变化的影响，包括肾上腺素、去甲肾上腺素和多巴胺。对于颅脑创伤，多巴胺是一种最广泛的研究，但一些探讨肾上腺素和去甲肾上腺素的研究也已出版。本综述的目的是总结临床前研究及临床上已经使用的药物对颅脑创伤儿茶酚胺系统的影响及其对神经功能恢复的效果。作用于儿茶酚胺激动剂或拮抗剂的特定药物的效果证据将被讨论。总之，现有的证据表明，对儿茶酚胺系统的靶向治疗可减轻TBI后的功能缺陷。值得注意的是，对颅脑损伤患者应用儿茶酚胺激动剂非常普遍，如脑外伤的生理症状（改变脑组织灌注压）、并发症（如休克）或认知症状（如注意力和觉醒障碍）。先前临床试验受方法局限性的限制，以及潜在的个人因素和遗传因素的影响，无法将结果转化至临床。总体而言，目前仍需要额外的研究证据，以及国家神经系统疾病和卒中机构发表的数据和研究细节。因此，对儿茶酚胺更好的研究会促进TBI的治疗进展。这篇文章是"脑损伤和恢复"专题的一部分。

（任登鹏）

130. 猪颅脑创伤模型中挫伤灶及距其远近脑组织氧分压及生理干预对其影响

Hawryluk GW, et al. J Neurosurg, 2016

颅脑创伤（TBI）后脑氧监测探头的最佳植入位置仍未确定。作者使用以前描述的猪局灶性TBI模型，研究挫伤部位、挫伤部位近端及远端、对侧半球的脑组织氧分压（$PbtO_2$），确定探头位置对测量结果的影响及评估在不同的位点对患者生理干预的影响。方法：采用可控皮层冲击装置，对12只完成麻醉的猪进行右额局灶性损伤。用Licox脑组织氧探头分别放置在挫伤部位、挫伤前端（近端探针）、右顶叶区（远端探头）、对侧半球，并且分别在常规吸氧、高压氧、肺通气不足及过度通气情况下进行$PbtO_2$监测。结果：生理干预导致预期的变化，包括在高压氧时，动脉氧分压大量增加，通气不足使颅内压（ICP）增高，过度通气降低ICP。重要的是，在挫伤以及其邻近部位，在不同的氧浓度及二氧化碳分压下，$PbtO_2$均大幅下降。在挫伤组织较远部位及对侧半球，低通气和过度换气分别和预期相同。然而，在挫伤部位和近端探针，这些影响减少，与脑血管二氧化碳反应性降低有关。同样，高压氧只引起挫伤远侧及对侧半球组织$PbtO_2$的上升，很少或没有影响挫伤部位及其近端组织的探针监测结果。他们得出结论，$PbtO_2$测量结果与探针与挫伤组织的距离有关。生理上的干预，包括高压氧、通气不足、过度换气，均可影响距挫伤较远的脑组织监测结果，但对挫伤部位及其邻近脑组织监测结果影响不大，脑组织氧分压的临床解释应考虑到损伤部位的空间关系，且决定在TBI患者何处植入脑组织氧探头。

（任登鹏）

131. 颅脑创伤后体外模型和体内基因表达的相关性：Sorla的作用
Lamprecht MR, et al. J Neurotrauma, 2016

颅脑创伤（TBI）体外模型的效用取决于对TBI后机体内级联反应的研究总结。这项研究使用了全基因组的方法来比较体外模型和动物模型在TBI损伤后不同时间点基因表达的变化。同无创伤组相比较，研究发现体外模型有2073个差异表达基因，体内模型有877个差异表达基因。而且在两种模型中，基因表达变化有很强的关联性，这说明体外模型至少反映部分体内损伤变化。从这些数据中，该课题组寻找随着时间推移表达显著变化的基因（方差分析）并检测Sorla表达。Sorla通过与Aβ淀粉样蛋白结合与分离将淀粉样前体蛋白（APP）降解。突变的Sorla与阿尔茨海默病（AD）有关。通过免疫组织化学法和免疫印迹法，发现海马切片Sorla表达下调，这同目前对人体组织的研究数据一致。这些数据表明，使用体外模型对脑外伤的研究可反映TBI的病理过程，这对未来的治疗研究提供帮助。数据还表明TBI与AD可能的关系。

（任登鹏）

132. 颅脑创伤后与损伤区联络的远端神经元超微结构的改变
Wiley CA, et al. J Neurotrauma, 2016

研究通过对小鼠大脑皮质的控制性损伤，模拟人类颅脑创伤（TBI）。局部损伤会引起与损伤部位有联络的远端脑组织损伤。伤后7天，组织化学法可反映广泛存在的损伤，特别是对侧皮质和同侧丘脑及纹状体。反应性星形胶质细胞和小胶质细胞也在银染过程的多个神经通路中显示。反映神经网络的紫藤多花凝集素（WFA）染色，在同侧的大幅减少，但在对侧皮层也减少。银染呈阳性的对侧联络皮质神经轴突磷酸化和非磷酸化染色缺失，但MAP-2染色整体保存。丘脑损伤显示神经轴突MAP-2和非磷酸化燃烧重度缺失，磷酸化染色中度缺失。一个动物研究显示伤后7天，对侧小脑出现损伤。伤后21天，神经胶质增生已经停止，但是银染仍呈阳性。利用新的连续剖面技术,电子显微镜可更好地观察。银染呈阳性的细胞体及突起在光镜水平呈水样崩解,包括核异染色质损失,细胞水肿,微管、微丝及线粒体的缺失,电子致密膜性结构数量的增加。重要的是细胞膜本身在损伤后3周内仍然完整。而这些病变后的生化性质,受损的神经元形态的完整性是否说明这种损伤是可逆的还有待研究。

（任登鹏）

133. 颅脑创伤后血管微血栓的形成与凝血因子XI无关

Schwarzmaier SM, et al. J Neurotrauma, 2016

微血栓的形成和出血加重颅脑创伤(TBI)的愈后结果。该研究的目的是描述实验性TBI后这一过程,并确定凝血因子XI(FXI)的参与。对C57BL/6小鼠($n=101$)和FXI缺陷小鼠($n=15$)进行控制性大脑皮质损伤(CCI)。野生型小鼠在CCI之前、CCI后30、120分钟接受FXI抑制抗体(14E11)或免疫球蛋白G治疗。使用双光子显微镜可在伤后2~3小时观察到脑组织微循环结构,病理评估。TBI可引起脑实质内出血和微血栓形成($P<0.001$)。抑制FXI激活或FXI缺乏没有降低微血栓形成、病灶体积或脑肿胀。然而,它也没有增加颅内出血的风险。因此,TBI后微血栓的形成是独立的内源性凝血级联反应。然而,在人类和实验动物中,抑制FXI有良好的抗血栓作用,可能是TBI后卧床患者深静脉血栓的预防策略。

（任登鹏）

134. 颅脑创伤凝血异常与进展性出血性损伤的相关性: 系统回顾和荟萃分析

Yuan Q, et al. J Neurotrauma, 2016

该研究的目的是通过与非TBI组或复合伤组(TBI+其他伤害)比较,评估单纯TBI是否会引起明显的凝血障碍,并分析TBI患者凝血功能是否与PHI有关。Cochrane对照试验中心进行研究并对MEDLINE和EMBASE数据库进行搜索。搜索时间范围从数据库建立至2015年6月。其中单纯TBI同与其损伤程度相当的其他器官损伤的对比。总共有19项研究被纳入该系统回顾和荟萃分析。对血浆纤维蛋白原(FIB)测量,TBI组较复合伤组明显升高,也明显高于非TBI组。PHI组较非PHI组患者有较低的血小板计数(PLT)和较高的国际标准化比值(INR),但部分活化凝血活酶时间(APTT)、凝血酶原时间(PT)无明显差异。同非PHI患者相比,更多的PHI患者INR>1.2,血小板$<100\times10^9$/L,并凝血功能障碍。目前的临床证据并不表明颅脑创伤较其他器官损伤或复合伤更易引起凝血功能障碍。对于PHI患者,凝血功能障碍与INR和PLT有关,但与APTT、PT关系不明显。

（任登鹏）

135. 大鼠脑外伤后强化的基本反应模式的微小功能缺陷

Vonder Haar C, et al. J Neurotrauma, 2016

颅脑创伤(TBI)是许多精神疾病和慢性行为障碍的主要原因。在最近实验性脑损伤的研究中,采取操作的方法来评估这些缺失,而这取决于加固过程。然而,没有研究直接评估通过外伤如何影响加固过程。目前对双侧前额叶控制性皮质损伤的研究通过4个最常见的加固表(固定比例、可变比例、固定间隔、可变间隔)和一个更高阶的时间表进行评估。除变量比例外,脑外伤引起的基础差异较小。各组在累进比率表中表现出重大差异,而这种评估对假手术组更适合。此外,受伤大鼠在累进比率表中表现出较低的反应要求。总之,这些结果表明,除了可变比率,TBI后加固过程对评估无影响,但改变的累进比率可反映持续的问题及觅食动机的改变。这些结果证实脑损伤后复杂行为的措施依赖于加固方式,且改变和发展功能评估时应当考虑。

(任登鹏)

136. 颅脑创伤后产生的tau寡聚物引起认知障碍,并加速hTau小鼠的病理发病

Gerson JE, et al. J Neurotrauma, 2016

Tau蛋白聚集是许多神经退行性疾病的病理特征,其在颅脑创伤(TBI)的某些条件下也可发生。目前,对于TBI的长期效应尚无有效的治疗方法。在某些情况下,TBI不仅引起伤后立即出现的认知障碍,也会导致后期神经退行性疾病发病率的增加。该课题组实验和其他越来越多的证据表明,tau蛋白以寡聚体形式引发神经退行性疾病的发生和传播。此前,该课题组已经发现在阿尔茨海默病患者的尸检标本中tau蛋白寡聚体水平增加。研究还发现,tau蛋白寡聚物在神经退行性疾病和TBI动物模型均增加。在目前的研究中,该研究评估了爆炸引起的脑外伤中tau蛋白寡聚物的水平。为了检测TBI后tau寡聚蛋白毒性的影响,该研究从爆炸伤或液压冲击伤大鼠脑组织提取tau蛋白寡聚体。寡聚体进行生化和形态标记,然后注入过度表达人类tau蛋白的小鼠海马。然后对小鼠的认知功能进行评估,并对脑组织进行免疫分析。研究发现,tau蛋白寡聚体在两种不同TBI模式均造成的脑损伤。此外,tau蛋白可加速认知功能障碍的发病时间。在海马注射部位和小脑,tau蛋白寡聚体含量增加,这表明tau蛋白寡聚物可以作为TBI后病理发展的特征。研究结果表明,tau蛋白寡聚体在TBI后毒性反应中发挥重要作用,可能是一个可行的治疗目标。

(任登鹏)

137. 辛伐他汀颅脑创伤的治疗

Mountney A, et al. J Neurotrauma, 2016, 33(6): 567-580

辛伐他汀,羟甲基戊二酰辅酶A还原酶抑制剂,临床上用于降低血清胆固醇,作为脑外伤治疗(OBTT)的第四种药物实验。此外,辛伐他汀具有强烈抑制神经炎性反应和降低脑水肿的作用,在颅脑创伤临床前模型的研究中,能明确促进神经功能恢复。该研究的目的是通过对3个颅脑创伤临床前动物模型的比较,从神经行为、生物标记及病理结果方面,评估口服辛伐他汀对神经的保护作用。对成年雄性SD大鼠进行中度液压冲击(FPI)、穿透弹道损伤(PBBI)或控制性大脑皮质损伤(CCI)。伤后3小时口服辛伐他汀(1或5mg/kg),并持续至伤后14天(1次/日)。结果表明,辛伐他汀可改善方格运动实验(FPI)、平衡木实验(CCI)和旋转任务(PBBI)。但在obtt TBI模型中,对认知能力没有显著的治疗效果。事实上,Morris水迷宫(MWM)实验,FPI模型治疗后得分更低,皮层组织损失的不利影响在FPI模型也可看

到,还有在其他模型中,从组织学角度观察也无益处。在FPI和PBBI模型中也可发现辛伐他汀产生的神经胶质纤维酸性蛋白生物标志物,这对神经恢复不利。总体而言,目前的研究结果不支持辛伐他汀对TBI后2周的神经恢复有益。

（任登鹏）

138. 静脉注射辛伐他汀可以改善重型颅脑创伤大鼠的认知预后

Mountney A, et al. J Neurotrauma, 2015

辛伐他汀是一种羟甲基戊二酰辅酶A还原酶抑制剂,可以使血清中的胆固醇减少。在颅脑创伤(TBI)临床前期模型中,使用口服辛伐他汀的益处已经被报道。目前的研究是评估重型、贯穿性TBI模型使用了静脉注射的辛伐他汀后所获得的潜在益处。模型大鼠遭受了单侧额部穿透性弹道样颅脑损伤(PBBI),受伤后30分钟以及6小时给予静脉注射辛伐他汀,然后每天给予一次持续4天或10天。使用旋转棒评估大鼠模型的运动功能评估,使用水迷宫(MWM)评估其认知功能。伤后1、4以及24小时测量血清炎性因子水平、星形细胞生物标记物以及胶质纤维酸性蛋白(GFAP)。在端点评估组织病理损伤情况。旋转测试显示了所有组均出现了明显的运动缺陷,但未见辛伐他汀治疗组的明显优势。所有PBBI损伤的动物模型均在水迷宫实验中显示了认知功能缺陷,但是辛伐他汀10天治疗组改善了这一损伤。这些动物模型明显改善了平台的潜伏期以及滞留评分,但是4天治疗组未产生明显的改善。在损伤4小时时,生物标志和细胞因子分析显示静脉注射辛伐他汀治疗组GFAP、IL-1α以及IL-17的血清水平明显减少了,分别为4、2.6以及7倍。总的来说,研究结果证明静脉注射辛伐他汀能够对损伤导致的认知功能失调提供明显的保护性作用,同时减少了TBI特异性生物标记物的水平。需要进一步研究的是明确静脉注射辛伐他汀治疗重型TBI的最佳治疗剂量以及治疗窗。

（刘海玉）

139. 急性或者慢性颅脑创伤患者的血浆抗胶质纤维酸蛋白抗体水平: 颅脑创伤初步研究的转化研究和临床知识

Wang KK, et al. J Neurotrauma, 2016

该文作者阐述了胶质纤维酸蛋白(GFAP)引起的一种亚急性血清自体抗体反应,其分解发生在重型颅脑创伤(TBI)后5~10天。他们扩大了抗-GFAP自体抗体的调查: 多中心观察性TBI初步研究的转化研究和临床知识(TRACK-TBI Pilot),覆盖了所有严重程度的TBI(格拉斯评分3~15分)。急性期(<24小时)血清样本来自于3个被认证的Ⅰ级创伤中心中的196例患者,以及21例慢性TBI住院患者。该实验的研究人员发现自述既往存在意识丧失(LOC)TBI的急性期患者(9.11 ± 1.42; $n=43$)比健康组(2.90 ± 0.92; $n=16$; $P=0.032$)和无既往TBI的急性期患者(2.97 ± 0.37; $n=106$; $P < 0.001$)的自体抗体高1天。但是较既往存在无意识丧失的TBI急性患者(8.01 ± 1.80; $n=47$; $P=0.906$)无明显差异。这些数据提示了TBI的暴露触发了自身抗体(GFAP)反应,既往发生过TBI的急性TBI患者全身抗体的特异性上升。这些数据提示了在TBI后从亚急性期到慢性期的特异性脑组织抗原自体免疫应答反应的一个持续性上调指标。慢性TBI(平均受伤时间为176天或者6.21个月)患者的自身抗体(GFAP)的浓度水平(15 ± 2.82; $n=21$)也明显高于健康组($P<0.001$)。因此自体抗体

（GFAP）可能是一个研究TBI后急慢性过程中大脑与患者-特异性自身免疫应答动态相互关系的敏感试验。

（刘海玉）

140. 模拟航空医疗转运加重了实验性脑损伤
Skovira JW, et al. J Neurotrauma, 2016

航空医疗转运,作为许多颅脑创伤(TBI)患者治疗的重要组成部分,尤其是在战场上,使患者长时间暴露在低气压的环境下。这种暴露对于TBI后患者的病理生理改变以及预后的影响大部分是不清楚的。该研究的目的是探讨长时间的低气压对于TBI大鼠行为改变和组织学的影响。使用液压冲击(1.5~1.9个大气压)对成熟雄性SD大鼠进行脑损伤造模。低气压(0.75个大气压)暴露6小时。在TBI后6、24、72小时以及7天评估感觉及运功、认知功能和组织学改变。其他组被评估以明确TBI后2次减压暴露的影响。其主要是模拟空中医疗转运(伤后24小时,6小时持续运送)以及二次转运(伤后72小时,10小时持续运送)。以及在模拟转运过程中100%纯氧吸入的影响。伤后低气压暴露7天对比伤后未经历低气压的患者,明显使认知功能受损明显加重,海马神经元丢失,以及小胶质细胞/星形细胞的激活。高氧低气压暴露或者两次延长低气压暴露会进一步加重空间记忆障碍。这些发现提示了TBI后长期低气压暴露达到7天,甚至维持生理性氧浓度,可以使长期认知功能以及神经炎症恶化。多次暴露和使用100%氧气进一步加重了这一病理生理过程。

（刘海玉）

141. 反复多次轻型颅脑创伤的预后与在二次损伤时间葡萄糖摄取的时间相关性
Selwyn RG, et al. J Neurotrauma, 2016

反复多次轻度颅脑创伤(rmTBI)比起单次损伤可导致恶化的预后,但是目前这种现象的机制不清。该文作者在之前已经证实了使用液压冲击造模的轻度TBI大鼠模型出现了全脑葡萄糖摄取的降低,这种抑制的最高峰出现在伤后的24小时,于伤后的16天恢复。该文现在研究调查了在葡萄糖摄取抑制的不同时间点进行再次损伤的预后。成熟雄性大鼠在两次遭受rmTBI的时间间隔是24小时、5天或者15天,从而评估运动功能、组织学病理改变以及使用电子发射断层评估(PET)葡萄糖摄取情况。24小时发生rmTBI显示了明显的运动功能的缺陷,同时病灶体积明显增加,神经损伤明显加重。小胶质细胞以及星形胶质细胞的激活也与二次损伤的时间密切相关。最后,间隔24小时以及5天的二次rmTBI在葡萄糖摄取情况上对比基线出现了明显的变化。因此,根据FDG-PET在不同的二次损伤时间点所显示情况,该文作者推断出代谢对于患者神经系统的预后有明确影响。

（刘海玉）

142. 促红素在颅脑创伤中的治疗: 颅脑创伤运营联盟
Bramlett HM, et al. J Neurotrauma, 2015

在多种针对颅脑创伤(TBI)的实验研究报道的模型中,促红素(EPO)是一种内源性神经保护剂。另外,其还具有加强血管及神经的再生过程。基于令人信服的临床前期数据,颅脑创伤运营联盟(OBTT)评价EPO通过生物标志物被证实在多个TBI治疗模型中具有治疗潜力。基于临床前期的TBI文献阅读,在中等强度的液压冲击脑损伤模型(FPI)、控制性皮层损伤脑损伤模型(CCI)以及穿透性弹道样脑损伤模型(PBBI),造模成功后15分钟后给予两种剂量的EPO(5000和10 000 IU/kg),之后评估其行为、生物标志物以及组织病理的预后。在平衡木测试中5000IU/kg剂量CCI组获得明显改善,但是对于OBTT组,任何动作任务均未见明显的改善。在使用水迷宫进行评估3组损伤模型的认知缺陷时,亦未见明显改善。病灶体积分析显示在FPI和CCI组均未见治疗影响,但是,5000IU/kg的EPO,在PBBI后病变体积和大脑半球组织损伤百分比具有矛盾性增长。生物标记物评估是指受伤4小时或者24小时后,测量血液中GFAP和UCH-LI。对于FPI造模,EPO治疗对于生物标记物浓度无明显影响。在PBBI治疗组,在24小时时其GFAPI是加剧表达的,而在高剂量CCI治疗组4小时或24小时,UCH-L1表达是减少的。根据在3种颅脑损伤模型中行为学、组织病理学以及生物标志物的评估,该研究数据提示EPO缺乏治疗的有效性。虽然该实验不能除外其他剂量或者更长的治疗疗程可以导致不同的治疗效果,因为EPO缺乏有效性,OBTT减少了对其进行进一步研究的热情。

（刘海玉）

143. 烟酰胺在颅脑创伤中的治疗:颅脑创伤运营联盟

Shear DA, et al. J Neurotrauma, 2015

　　烟酰胺(维生素B$_3$)是第一种被颅脑创伤运营联盟(OBTT)挑选出来的药物,因为其在颅脑创伤(TBI)模型临床前期治疗中具有令人信服的实验数据。成熟雄性SD大鼠使用中等强度的液压冲击(FPI)、控制性皮层损伤(CCI)以及穿透性弹道样脑损伤(PBBI)的方法造模。伤后15分钟静脉注射烟酰胺(50或500mg/kg),并在伤后24小时进行行为、生物标志物以及组织病理学预后的评估。在大剂量CCI模型组,在平衡木实验中具有立竿见影的效果,但是在OBTT TBI模型组未见任何疗效。在大剂量FPI模型组,在工作记忆实验中具有立竿见影的效果。在低剂量CCI模型中,对其认知功能预后具有负面影响,在PBBI组未见明确的认知功能存在改善。病灶体积分析显示烟酰胺在FPI和PBBI无治疗意义,但在CCI模型组中,大剂量烟酰胺治疗可以明显保留损伤组织。生物标志物评估主要是测量伤后4小时及24小时血中GFPA和UCH-L1的含量。FPI模型损伤后4小时及24小时GFPA浓度水平以及PBBI模型伤后4小时及24小时UCH-L1的浓度水平(两种剂量)均有负面影响。但是,大剂量的烟酰胺可以减少PBBI以及CCI损伤模型的GFAP的水平。总的来说,该研究发现一个惊人的结果:低剂量烟酰胺治疗缺少益处。相比之下,和文献结果部分吻合,大剂量烟酰胺偶尔可在一些损伤模型上获得一些治疗意义,因此OBTT减少了对其进行进一步研究的热情。

（刘海玉）

144. 环孢素在颅脑创伤中的治疗:颅脑创伤运营联盟

Dixon CE, et al. J Neurotrauma, 2015

　　颅脑创伤运营联盟(OBTT)是一个使用多种临床前期创伤模型进行急性临床治疗实验的团体。该团体使用3种大鼠模型[液压冲击脑损伤模型(FPI),控制性皮质损伤脑损伤模型

（CCI），穿透性弹道样脑损伤模型（PBBI）]监测这些治疗方法。该实验是由OBTT进行测试报告了第三种治疗方案[环保菌素-A; 环保霉素（CcA）]的结果。大鼠被随机分组，并采用相同的治疗方案: TBI+载体, TBI+CsA（10mg/kg）或TBI+CcA（20mg/kg）在伤后15分钟或者24小时,通过静脉注射,假手术组采用同样方案。该实验评估了超过了伤后3周的运动和水迷宫,以及损伤后21天的病变体积以及大脑半球损失体积。在PBBI模型组,使用环孢素对预后无任何意义,而且部分（20mg/kg）会增加死亡率。在最不严重的模型（FPI）中最低剂量的环孢素在组织保护上导致一个复杂影响,但是在严重性增加的模型（CCI和PBBI）中只有有害的影响。生物标记物的评估主要是伤后4小时或24小时血液中GFAP和UCH-L1的测量。从生物标记物的浓度水平来看,在任何损伤模型中,环孢素均没有积极的治疗意义,而且CCI模型损伤后24小时时CsA 20mg/kg治疗组血液中UCH-L1表达明显增加。PBBI模型损伤后24小时时CsA治疗组血液中UCH-L1表达明显增加。在任何模型中均缺少行为学保护、毒性指标以及狭窄治疗指数,导致临床转化的热情消减。

（刘海玉）

145. 汇总发现，开展调查，未来方向: 颅脑创伤运营联盟

Kochanek PM, et al. J Neurotrauma, 2015

　　颅脑创伤运营联盟（OBTT）是一个完全开放的、严谨的、高效的多中心、临床前期药物以及循环生物标志物监测的颅脑创伤（TBI）联盟。在这篇文稿里,OBTT汇总了最开始的5种治疗方案的发现,讨论其现在的工作,明确目前以及未来的发展方向。基于最开始的5种治疗方案,OBTT使用严苛的方法进行检测所产生的结果,其中有4种（烟酰胺、促红素、环孢素以及辛伐他汀）低于或远远低于文献已经发表文章的结果预期。OBBT同时已经确认了左旋乙拉西坦是早期TBI后一个有发展的治疗方案,计划可进一步应用于多脑回大型动物模型——迷你猪的液压冲击模型。第6种及第7种治疗方案（格列本脲和科利当VA 64）已经完成了测试,第8种治疗方案（AER 27）正在测试中。在临床前期研究中,循环脑损伤生物标志物胶质纤维酸性蛋白（GFAP）的评估的临床转化应用是具有相当大的潜力的。鉴于以前TBI临床治疗方案转化的失败,严苛的、多中心的、临床前期治疗方案的检测,例如像OBTT对于最终将目前临床前期治疗方案转化人类疾病的治疗是十分重要的。

（刘海玉）

146. 使用循环脑损伤生物标志物可以洞察颅脑创伤的临床前期模型: 颅脑创伤运营联盟

Mondello S, et al. J Neurotrauma, 2015

　　颅脑创伤运营联盟（OBTT）是一个多中心的临床前期的药物筛查联盟,主要目的是在3个众所周知的TBI模型大鼠,即矢状窦旁液压冲击（FPI）、控制性皮层损伤（CCI）、穿透性弹道样脑损伤（PBBI）上,检测具有前景的颅脑创伤（TBI）的治疗方案。这份文稿展现了OBTT在前3种治疗实验中通过使用组织学、行为学预后以及新颖的生物标志物研究这些模型从而显示了独特特性。成熟大鼠进行了CCI、FPI、PBBI造模并且进行了载体治疗。假手

术组除了外伤接受了所有操作。血液中的神经胶质标志物胶质纤维酸蛋白（GFAP）以及神经标志物泛素C-终端水解酶（UCH-L1）在伤后4小时和24小时通过ELISA进行测量,并计算每个标志物4~24小时之间的增量。在整个实验中对比假手术组,相同模型中未见明显差异。相似的,在整个实验中对比TBI+载体组,相同模型中未见明显差异。GFAP在每一种损伤模型的大鼠中均会出现急性增高,不同水平存在明显不同,4~24小时之间GFAP的增量水平、神经病理以及行为预后的明显不同反映了时态模式。4小时和24小时时循环GFAP浓度水平是21天损伤体积及组织丢失的有利指示剂。UCH-L1显示了相似的趋势,尽管假手术组与损伤组未见明显的差异。不同模型假手术组的比较也可见明显的不同。该文作者的发现:①阐明了TBI模型展现了特定生物模型的概况、功能性缺陷以及病理性结局。②支持TBI每个模型中均具有不同的细胞、分子及于病理生理反应。③给进一步了解TBI,进行成功实验的转化提供了机会,并坚守了临床应用的承诺。基于作者的实验成果,对于模型临床前期的进一步研究重点是把GFAP评估作为组织学检查的替代检查法案,并作为临床应用的终点。

（刘海玉）

147. 尖端科学概述随机对照试验评估中重度颅脑创伤的急性管理
Bragge P, et al. J Neurotrauma, 2015

中重度颅脑创伤（TBI）仍是一个发病率逐年上升,无明显死亡率改变,导致终生残障的世界性难题。尖端科学回顾对于科学研究设计以及临床决策支持是重要的。该回顾针对的是随机对照试验（RCTs）评估中、重度TBI干预的有效性。综合RCT关键特性和发现以决定临床实践和未来的研究。通过全面的数据库以及其他的搜索确定了RCTs。提取关键特征、结果、偏误风险以及分析方法。数据被叙事性的综合起来组成RCTs,关注鲁棒性（多中心,低偏误风险, $n>100$ ）。三维图形数字可以用来探索RCTs的特性与结果关系。207个RCTs被确认。35340例参与者中191个完成了RCTs（中位数65.5）。大多数（72%）是单中心的,并且参与者少于100例（69%）。有26个鲁棒性RCTs采用了18种不同的干预措施。392个对照组中的74%横跨了所有的RCTs,组间无明显的差异。RCT特点广泛提供了正面的研究结果。少于1/3的RCTs宣称对于随机序列的生成以及隐蔽分组具有低偏倚风险。少于1/4使用了协变量调整,只有7%使用了一种顺序分析法。大量的资源投资完成了191项完整的急性TBI管理RCTs,但结果却是很少可以转化成循证医学证据。这可能是因为实验工作、小样本、单中心RCTs的优势的广泛分布以及实验方法的缺陷。更多的复杂设计的、大的、多中心的、先进领域的RCTs会更多地关注于临床前期试验。可替换性RCTs例如对比有效性研究和精密医疗需要充分意识到急性TBI的治疗对患者获益的潜力。

（刘海玉）

148. 环境强化减轻脑创伤性Supragranular层感觉皮层神经元兴奋过度
Alwis DS, et al. J Neurotrauma, 2015

之前研究已经表明,颅脑创伤会导致Supragranular层感觉皮层神经元兴奋过度和长期的感觉障碍。因此,该课题的目的是研究由环境强化（EE）导致的大脑可塑性是否会减弱

TBI后的异常神经和感官功能。TBI（n=22）和对照组（n=21）的动物被随机分配到单一和强化条件组7~9周。然后,在最后的实验,得到了从桶状皮层神经元应答晶须运动的细胞外记录,包括那些模仿清醒动物完成不同任务时的运动。长期接触（6周）EE减弱TBI引起的2/3皮层的兴奋过度,这样暴露于EE的颅脑创伤动物的神经活动恢复到控制水平。几乎没有EE引起变化的神经反应发生在输入层4和输出层5。然而,单一的细胞反应证明在颅脑创伤后EE导致的输入层4兴奋过度。EE也能充分改善颅脑创伤后的感觉过敏,但未证实它是否可以提高运动功能。颅脑创伤后的长期的强化导致在感觉皮层人群和单细胞水平的变化,EE可能会恢复Supragranular皮质层的兴奋/抑制的平衡。

（李伟平）

149. 颅脑创伤后的小胶质细胞/巨噬细胞的极化动力学
Kumar A, et al. J Neurotrauma, 2015

活化的小胶质细胞和巨噬细胞在中枢神经系统损伤后发挥着有利和有害的双重作用,这被认为是由于极化随着从常见的促炎M1-Like状态向另一种抗炎M2-like状态的连续体。该研究的目的是分析用重度控制性皮质撞击损伤（CCI）诱导的小鼠模型在颅脑创伤后的微环境损害中小胶质细胞和巨噬细胞极化的时序动态。研究完成了M1,M2-like极化的小胶质细胞/巨噬细胞的详细的表型分析,以及还原型烟酰胺腺嘌呤二核苷酸磷酸氧化酶（NOX2）的表达式,通过颅脑创伤后7天的实时聚合酶链反应,用流式细胞仪和图像进行分析。研究证明了颅脑创伤后小胶质细胞/巨噬细胞均表达M1,M2-like表型标记物,但是M2表型的瞬时升高被一个主要的M1或者在创伤7天NOX2的高水平表达的混合过渡（Mtran）表型所取代。这个向M1和Mtran表型的转换与增强的皮层和海马神经退化有关。在后续研究中,给予损伤后24小时的CCI小鼠可选择性NOX2抑制剂,gp91ds-tat,用来研究NOX2与M1/Mtran表型的关系。延迟gp91ds-tat治疗改变M1,M2-like平衡有利于抗炎M2-like表型,并显著降低损伤后7天神经元氧化应激损伤。因此,数据表明尽管在颅脑创伤后M1,M2-Like极化的小胶质细胞和局势细胞被激活,但是随着时间M2-like应答变得功能障碍。造成病理性M1和Mtran表型的发展的原因是NOX2活性增强。

（李伟平）

150. 颅脑创伤后的亚急性疼痛与N-乙酰天冬氨酸的较低浓度有关
Widerström-Noga E, et al. J Neurotrauma, 2016

超过50%的颅脑创伤患者会有持久的疼痛,损伤后6周有30%以上的患者有显著的疼痛。尽管中枢神经损伤后神经性疼痛是常见的结果,但是在颅脑创伤后很少关注神经性疼痛的症状。磁共振波谱分析（MRS）研究的TBI课题显示,尽管降低大脑N-乙酰天冬氨酸（NAA,一个神经元密度和生存能力的标志物）的浓度与脊髓损伤和糖尿病相关性神经性疼痛有关,但是这种关系在颅脑创伤后未检查。该研究的主要目的是研究假设大脑区域内的NAA参与疼痛知觉和调节与神经性疼痛症状的严重程度相关。参与者和TBI患者经历了MRS、疼痛和心理访谈。两个TBI组的神经性疼痛症状量表得分进行聚类分析: 中度神经性疼痛（n=17;37.8%）,明显（P=0.038）比轻度或没有疼痛组（n=28;62.2%）的NAA浓度低,或者是年龄和性别相配的组（ n=45； P<0.001）。分层线性回归分析了控制年龄、性别和损伤后的时间显示结合NAA/肌酐（ P<0.001）的较低浓度能显著（ F=11.0； P<0.001）预测疼痛的严重程度，右下方灰质部分体积（ P<0.001），女性（ P=0.005），年长的年龄（ P=0.039）。这些发现表明神经功能障碍参与疼痛处理与创伤后疼痛有关。

（李伟平）

151. 血清胶质原纤维酸性蛋白、泛素C末端水解酶L和S100β区分轻度或中度颅脑创伤患者正常和异常头颅CT的作用

Welch RD, et al. J Neurotrauma, 2016, 33(2): 203-214

对于轻度脑损伤的患者来说,头颅CT检查仍是普遍的诊断性检查,尽管用临床决策规则来指导图像使用和推荐减少由不必要的成像造成的辐射。这种前瞻性多中心观察研究评估251例疑似轻、中度颅脑创伤患者的3种血清生物标志物(胶质原纤维酸性蛋白[GFAP],泛素C末端水解酶L[UCH-L1]和S100β在创伤6小时检测)对区分CT负面的和正面的情况的作用。这251例中,60.2%是男性,且225例(89.6%)格拉斯哥昏迷评分为15分。CT中36例(14.3%)发现有颅脑损伤。UCH-L1具有100%的敏感度和39%的特异度,其临界值>40pg/ml。保留100%的敏感度,GFAP 0%特异度(临界值0pg/ml),S100β只有2%的特异度(临界值30pg/ml)。这3种生物标志物在受试者工作特征曲线区域具有相似值GFAP 0.79(95% CI:0.7~0.88),UCH-L1 0.80(95% CI: 0.71~0.89),S100β 0.75(95% CI: 0.65~0.85)。GFAP和UCH-L1的曲线值均与S100β有显著区别(P值分别为0.21和0.77)。在患者群体,如果以不牺牲敏感性而减少CT的使用为目的的话, UCH-L1优于GFAP和S100β。UCH-L1值<40pg/mL时可能有助于排除215例负面CT扫描中的83例。这些结果在实际的临床实践测试之前需要复制到其他研究中测试。

（李伟平）

152. 手术治疗脑外伤: 建模方法、治疗评估、药物选择和生物标志物评估用于重型颅脑外伤急性治疗多中心临床前药物筛选

Kochanek PM, et al. J Neurotrauma, 2015

颅脑创伤(TBI)是在伊拉克和阿富汗战争中的经典损伤且其重要性的大小在平民也最终被认可。鉴于问题的范围,新的疗法需要通过持续的护理得以实现。极少数的治疗方法被证实是成功的。对于严重的TBI,目前基于指南的急性治疗的重点是减少颅内高血压和脑灌注的优化。对于TBI来说,与TBI极其异质和呈现出多种表型甚至包括严重创伤的分类相关的药物开发和转换这一因素是很重要的。为了解决这种可能性并试图把最有前途的治疗方法应用到临床试验中,作者开发了手术治疗脑外伤,一种多中心的、临床前药物筛选联合的急性治疗严重TBI的方法。OBTT的发展包括在经验丰富的中心建造一系列的TBI模型和评估有前途的治疗方法在常规结果和血清生物标志物的作用。在该文中,作者概述了OBTT的建模方法、疗法评估、药物选择和生物标志物评估,并且为这个由联合评估的第一个五联治疗方法的报告提供了一个框架。

（李伟平）

153. 小鼠颅脑创伤后皮质撞伤的微RNA表达的时间谱

Meissner L, et al. J Neurotrauma, 2015

微RNA（MiRNA）最近被认定为广泛的生理和病生理条件下的基因表达的重要调节者。因此,它们可能代表一类颅脑创伤（TBI）处置的分子靶点。该文章研究了在实验性TBI后继发性脑损伤MiRNA表达的时间谱。为了这个目的,该课题组在C57Bl/6小鼠（*n*=6）使用了一个控制皮质模型以诱发皮层挫伤,并分析了通过微阵列在TBI后1、6、12小时分析二次挫伤的发展中创伤皮层miRNA的表达。总共780个miRNA序列分析,有410个出现在所有实验组中。其中,BI组有158个MiRNA与对照组动物相比明显上调或下调,且有52个MiRNA增长超过2倍。该研究通过定量聚合酶链反应（qPCR）确认了最有差异的5个miRNA表达的上调（miR-21*,miR-144, miR-184, miR-451, miR-2137）和最有差异的4个miRNA表达的下调（miR-107, miR-137, miR-190, miR-541）。miR-2137,在TBI后最具有差异表达的MiRNA,利用原位杂交技术对其进一步研究发现其在损伤半影内的神经元内表达上调。这项研究提供了TBI后继发性损伤扩张时MiRNA表达的全面的图像,并有可能为脑外伤处置的新靶点的识别提供了便利条件。

（李伟平）

154. 在小鼠控制性皮质撞伤后剩余的运动皮层功能重组进行组合运动训练结果

Combs HL, et al. J Neurotrauma, 2015

在人和动物模型对卒中后并发大脑皮层重组后的运动康复训练进行广泛地研究。然而,还缺乏类似的针对于颅脑创伤（TBI）患者运动训练效果的研究。作者之前报道过在中、重度TBI后的成年雄性大鼠,其前肢的功能改善只通过熟练的前肢训练和有氧运动,有或没有前肢约束。所以,目的是研究实验性TBI之后功能运动脑皮质图重组和这种组合的康复训练造成的行为改善之间的关系。成年雄性大鼠被训练的能熟练掌握熟练达成任务,收到一个在尾运动皮层（CMC）的前肢区域的单边控制皮质影响（CCI）。CCI后3天,动物开始RT（*n*=13）或没有康复训练（NORT）控制程序（*n*=13）。RT组参与日常的熟练达成训练,自愿参加有氧运动,无前肢约束。这个RT方案明显提高受损前肢达到成功和规范化研究策略,与先前的研究一致。与NORT相比, RT也扩大了皮质运动手腕表示的区域,由皮层内微电流刺激导出。这些发现表明足够的RT可以很大程度的改善运动功能,并且能提高中、重度CCI后剩余运动皮层的功能完整性。与卒中模型的发现相比,这些发现也表明,可能需要更强的刺激来改善TBI后的运动功能和重建受损的皮层。

（李伟平）

155. 在外伤性脑损伤患者使用高渗乳酸疗法提高神经能量是独立于基线脑乳酸/丙酮酸比例的

Quintard H, et al. J Neurotrauma, 2015

能量功能障碍与颅脑创伤（TBI）预后较差有关。目前的数据表明, TBI后输注高渗乳酸钠（HL）可改善能量代谢。这里，作者重点检查了HL[输注3小时,30~40μmol/（kg·min）]在改善大脑能量方面的效果[应用脑内微透析（CMD）葡萄糖作为主要的治疗端点]依赖于基线脑代谢状态[通过CMD乳酸/丙酮酸比率（LPR）评估和脑血流量[CBF,通过灌注CT（PCT）来检查]。通过24例严重TBI患者的前瞻性研究群组,作者发现在HL输注期间,CMD葡萄糖显著增加只发生在上升的CMD LPR>25的患者亚组中（$n=13$; +0.13[95%置信区间（CI）0.08~0.19]mmol/L, $P<0.001$; vs. 正常LPR+0.04[95%可信区间（–0.05~0.13）]$P=0.33$,混合效应模型）。相比之下,CMD葡萄糖是独立于基线CBF（当全脑CBF<32.5ml/100g/min时系数+0.13[0.04~0.21]mmol/L,与正常CBF+0.09[0.04~0.14]mmol/L相比,均$P<0.005$）和影响神经系统的葡萄糖。作者的数据显示在HL脑能量的改善似乎独立于基线脑代谢状态并支持这一观念,CMD LPR比CBF更适合于TBI之后的系统性乳酸补充的鉴别性诊断。

（李伟平）

156. 锰离子增强磁共振图像作为轻、中度爆炸颅脑创伤后的一种诊断和意向工具

Rodriguez O, et al. J Neurotrauma, 2015

由爆炸弹药造成的颅脑创伤（TBI）被称为爆炸颅脑创伤,是在最近的伊拉克和阿富汗军事冲突中典型的创伤。TBI的诊断评估,包括爆炸TBI,是基于临床病史、症状和神经心理学测试,在这种条件下,这些都会造成误诊或诊断不足,特别是在轻、中度TBI病例。预后一般决定于TBI的严重程度、复发和病理类型,也可能会受到及时临床干预更有效的治疗的影响。一个重要的任务是,预防TBI的反复发生,特别是当患者仍有症状的时候。由于这些原因,建立定量生物标志物有助于提高诊断、预防或临床处理。在这个研究中,作者用爆炸TBI冲击波管模型来确定锰离子增强磁共振成像（MEMRI）是否能作为一个准确和量化轻、中度TBI诊断的工具。小鼠要接受30psig爆炸,然后腹腔内注射一剂$MnCl_2$。与对照组相比,暴露于爆炸的小鼠的纵向T_1磁共振成像（MRI）在6、24、48和72小时和14、28天几乎所有的这些时间点时都会出现一个明显的信号增强。有趣的是,在老鼠接触爆炸时用聚碳酸酯保护身体,相比之下预防显著增强。他们总结出锰离子吸收可有作为TBI的定量生物标志物,且MEMRI是一个有助于准确诊断和处理爆炸TBI的微创定量方法。此外,锰的高浓聚集增加身体预防保护强烈表明,个人暴露于爆炸风险可得益于防弹衣的改善。

（李伟平）

157. 用聚焦超压爆炸小鼠颅骨的轻度颅脑创伤的闭合性头颅模型

Guley NH, et al. J Neurotrauma, 2016

病灶对轻度颅脑创伤（TBI）的影响是人类TBI最普遍的。然而,动物模型通常直接暴露硬脑膜或头骨,或爆炸整个头部。作者提出一个详细描述超压爆炸系统去建造一个小鼠的轻度TBI闭合性头颅模型。给予麻醉的小鼠覆盖前脑左边区域的限制在7.5mm直径的高压空气脉冲。小鼠的眼睛和耳朵是被屏蔽的,但是头部和身体是被缓冲的,以减少运动。使用作用于大脑的压力波来建造一个轻度TBI模型,用最小的附带加速-减速。单个20psi爆炸不会造成功能缺陷和头部损伤,单个25~40psi爆炸仅会造成轻微运动缺陷和大脑损伤。相比

之下,单个50~60psi爆炸会造成明显的视觉、运动、神经精神障碍,轴突损伤和主要纤维束的小胶质细胞激活,但是没有挫伤性脑损伤。这个模型再现了轻度TBI的闭合性头颅模型的广泛的轴突损伤和功能障碍的特点,没有系统性的并发症或视觉爆炸影响或通常出现在其他爆炸或轻度TBI闭合性颅骨的影响模型的头脑加速。因此,作者的模型提供了一个简单的方法从生物力学和病理生理学来检测颅脑创伤造成的功能缺陷,并且可以作为一个可靠的平台提供减少头部病理和缺陷的检测方法。

(李伟平)

158. 颅脑创伤的严重程度影响成年小鼠海马神经发生

Wang X, et al. J Neurotrauma, 2015

现已证实颅脑创伤能够提高海马齿状回神经干细胞的增殖。然而不同的研究团队对TBI能增强神经发生报道了互相矛盾的结果,尤其是在不同TBI模型损伤程度不一致的方面。为了解决TBI严重程度是否影响损伤脑神经再生,采用同样的损伤仪器对小鼠大脑进行不同程度的损伤,评估神经再生情况。采用CCI颅脑损伤仪器制备轻、中及重度小鼠TBI模型。作者分3个阶段评估TBI损伤严重程度对神经再生的影响:神经干细胞增殖、不成熟神经元和新生的成熟神经元。作者的结果显示轻度TBI在这3个阶段的任何一个均不影响神经再生。中度TBI能提高神经干细胞的增殖,但神经再生增加不明显。重度TBI在这3个阶段均能增强神经发生。作者的数据显示TBI严重程度影响成年海马神经再生,这或许能部分解释不同研究团队关于TBI后神经再生研究结果的不一致性。深入理解TBI诱导神经发生的机制或许可以为TBI后内源性神经干细胞补充神经元缺失提供一种潜在的治疗方法。

(李晓红)

159. 小猪局灶性和弥散性脑损伤后白天和夜间活性的变化

Olson E, et al. J Neurotrauma, 2015

研究者对小猪局灶性和弥散性脑损伤后的行为学进行了非侵入性和客观的神经功能评估。受用于患者活动记录仪的启发,该研究采用了配备三维加速度传感器的紧身夹克持续监测小猪胸部24小时的活动。将加速度度量与影像资料相关联,以确定一系列休息到跑动的标准值。弥散性脑损伤的活动在TBI后4天出现显著变化。与假手术组相比,TBI组白天活动的时间较少,而在夜间积极活动的时间更多,如不停走动和间断性跑动等。这种休息和活动的紊乱现象,和人类成人和儿童在TBI后的表现一致,提示活动记录仪不仅可以为人类,也可以为大型动物评估损伤程度、进展和制订干预措施提供依据。

(李晓红)

160. 用于神经性或非神经性疾病牛磺熊去氧胆酸的应用: 是否有可能用于颅脑创伤?

Gronbeck KR, et al. Neurocrit Care. 2016

该综述目的在于评估牛磺熊去氧胆酸(TUDCA)对神经重症监护室里颅脑创伤(TBI)

患者的神经保护作用。该综述特别考察了关于TUDCA神经保护和系统性作用的临床前研究。临床前研究证实TUDCA在凋亡诱导性神经丢失的神经疾病中具有保护作用。TUDCA可抑制凋亡和细胞存活通路里的多种蛋白。另外，TUDCA在神经炎症模型里具有抗炎作用，可减少慢性退行性病变的神经丢失。因此，TUDCA有可能用于TBI，因为TBI也触发炎症和凋亡。另外，初步数据支持药物治疗用于TBI以减少凋亡和炎症。TUDCA的抗凋亡和抗炎症机制提示其在TBI应用的可能性。目前，还没有证据支持TUDCA在TBI的应用效果，需要更多的研究。

（李晓红）

第三部分
脊髓损伤的临床研究

编者按

　　脊髓损伤的治疗一直是人类没有攻克的难题！由于其致死致残率高，不仅给患者及其家庭带来重创，也给社会增加了沉重的负担。因此脊髓损伤的康复及治疗日益被重视。近年来，交通与工伤事故分居脊髓损伤发病率的前两位。脊髓损伤修复是多学科参与的工程，其预后与早期手术治疗、药物治疗、康复手段、物理辅助、营养调理、相关分子或受体阻断物结合等治疗策略密切相关，长期以来一直是被关注的重点。近几年，干细胞治疗不论在动物实验还是临床试验方面都显示了在脊髓损伤修复治疗上的优势及前景。脊髓损伤修复中细胞移植的相关问题和神经环路重建等问题仍是国内外学者争议的热点。我国的科学家与临床专家共同努力，目前在该领域的临床转化方面已走在世界的前列。随着脊髓脊柱神经外科在该领域取得可喜的成绩，国际国内临床研究的总体水平也在不断攀升。

　　迄今为止，脊髓损伤长期预后的最好指标仍然是伤后最初几天的临床恢复程度。目前，没有生物标记物能明显显示活体脊髓细胞发生的变化，如轴突生长、细胞死亡或基因表达等。未来研究将集中在轴突特异性蛋白，并最有可能通过基因芯片或蛋白质组学方法努力发现能准确地在脊髓损伤急性期预测功能结果的生物标志物，作为继发性轴索损伤和再生的标记。

　　这一部分内容主要介绍的是10余种国际权威性专业学术刊物上公开发表的脊髓损伤临床研究的相关文献和国际性专业学术研讨会上论文集相关内容的精粹，涉及脊髓损伤临床预后评估、临床手术、药物治疗、组织工程及干细胞治疗、损伤后康复训练等方方面面，内容丰富、信息量大。

　　希望通过阅读可以开拓读者的视野，有助于开展临床工作，不断提高脊髓损伤的救治水平！

1. 腰穿鞘内注射人NgR-Fc诱导蛋白提高大鼠脊髓挫伤恢复

Wang X, et al. J Neurotrauma, 2014, 31(24): 1955-1966

创伤性脊髓损伤(SCI)后轴突的生长和神经功能的恢复受限于髓磷脂中存在的抑制性蛋白,其中几种通过神经元内的NgR1蛋白起作用。一种截短的可溶性NgR1配体结合片段可以充当诱导剂,并促进啮齿类动物急、慢性脊髓损伤模型的恢复。这种蛋白在体外研究是有效的。当以0.09~0.53mg/(kg·d)的剂量给予脊髓挫伤大鼠脑室内持续注射人NgR1诱导剂,神经功能的恢复确有改善。有效的剂量可以使能用下肢承受体重的大鼠比例提高2倍。接下来研究了腰穿鞘内注射NgR1(310)-Fc的半衰期和分布。这种蛋白在轴索各处均能发现,在大鼠组织的半衰期接近2天,在非人灵长类是5天。以每4天1次的间歇腰穿注射0.14mg/(kg·d)的给药方案,NgR1(310)-Fc促进了脊髓挫伤大鼠的运动功能恢复,通过平地及网格爬行检测至少与持续注射同样有效。此外,间断腰穿注射NgR1(310)-Fc治疗增加了腰段脊髓损伤后中缝脊髓轴突的生长。因此,通过一种简单的临床易于测试的给药方法,人NgR1(310)-Fc在该临床前模型中对创伤性脊髓损伤的恢复提供了有效的治疗。

(蒋显锋)

2. 年龄对于颈髓损伤后感觉运动功能和日常生活活动恢复的影响

Wirz M, et al. J Neurotrauma, 2015, 32(3): 194-199

该项回顾性研究被设计用以检测年龄对于颈段脊髓损伤(SCI)患者运动功能以及日常生活活动(ADLs)结果的影响。该研究基于欧洲脊髓损伤多中心研究(EMSCI)的注册数据。初始上肢运动评分(UEMS)以及5个月时的改变,还有初始脊髓独立量表(SCIM)评分,在年轻(20~39岁)和老年(60~79岁)患者间没有差异。然而,年轻患者组5个月时SCIM评分的改变显著高于老年组。不考虑年龄分组,反映外周神经损害(运动神经元和神经根)的初始UMES、SCIM以及尺骨复合运动动作电位(CMAP),在不完全性脊髓损伤组显著高于完全性脊髓损伤组。年轻组和老年组UMES初始评估结合记录CMAP都能够对ADLs结果作出早期预测。老年脊髓损伤患者需要特别量身订制康复方案以提高运动评分和ADL。

(蒋显锋)

3. 调节脊髓损伤的炎性细胞反应: 全面及时

Bowes AL1, et al. J Neurotrauma, 2014, 31(21): 1753-1766

脊髓损伤能够引起一系列的不良效应,对患者生活质量造成永久性损害。最初被认为是一种免疫特异位点,脊髓能够对损伤产生适时的、有组织的炎症反应。复杂的免疫细胞相互作用被触发,特征性的包括一种交叉多相免疫细胞反应,如果不受抑制会变成不可调控。尽管一些免疫调节化合物在实验性啮齿类动物脊髓损伤模型中取得成功,但其应用于人类临床研究仍需要进一步的考虑。因为啮齿类和人类脊髓损伤炎症应答间存在时间差别,药物转运时间将成为脊髓损伤恢复的一项决定性因素。给药过早,免疫调节治疗可能会阻碍对受损脊髓有利的炎症反应或者甚至错过自身免疫过程缓冲迟发损害的时机。因此,该综述目的在于总结脊髓损伤炎症反应的时态,以及特异性免疫细胞反应的细节。通过清楚定义创伤后炎症事件的时间次序,免疫调节药物转运时间能够被更好的最佳化。此外,比较了啮齿类和人类研究中脊髓损伤诱导的炎症应答,使临床医生开始临床试验时能够考虑到这些差异。提高对脊髓损伤后细胞免疫应答的理解将增强免疫调节剂的效能,使综合治疗成为可能。

（蒋显锋）

4. 皮肤交感反应和脊髓损伤后自主神经功能障碍

Berger MJ, et al. J Neurotrauma, 2014, 31(18): 1531-1539

皮肤交感反应(SSRs)是一项交感神经胆碱能催汗功能测量,被用于评估脊髓损伤(SCI)患者自主神经功能障碍。该综述着重于阐述SSRs的基础机制,以及其对于SCI人群的应用。该研究介绍了SSRs用于评估自主神经功能的实用性、自主神经和感觉运动障碍间的关系,以及SSRs和脊髓损伤自主神经功能障碍后遗症间的关联,特别是自主反射障碍和直立性低血压。总的来说,SSRs是一种用于了解自主神经损害严重度快速、方便、无创的方法,能够不受感觉运动障碍的影响。建议SSRs与其他验证自主神经功能的方法联合应用,以预测或记录脊髓损伤自主神经功能障碍。

（蒋显锋）

5. 美国儿童和青少年脊髓损伤流行病学研究: 2007~2010年

Selvarajah S, et al. J Neurotrauma, 2014, 31(18): 1548-1560

使用近10年的入院患者数据研究美国儿童及青少年急性创伤性脊髓损伤(TSCI)的要点。使用来自全国急诊科样本库(2007~2010年)的儿童及青少年TSCI急诊科数据分析了累积发病率、死亡率、剔除条件、修正纳入标准。使用第9次修订国际疾病分类(ICD9)鉴定,17岁及以下具有急性TSCI诊断患者,诊断码为806.*和952.*(n=6132)。儿童及青少年TSCI累积发病率为每年17.5/100万人。目前的年龄中位数为15岁(四分位差[IQR]=12~16),男性患者为多数(72.5%)。新创伤严重度评分(NISS)总中位数为16(IQR=9~27),在研究期间保持未变(P=0.703)。5岁及以下儿童受伤似乎更多来自于道路交通事故(RTA; 50.9%),遭受$C_{1~4}$损伤(47.4%),重度伤更多(中位NISS=22; IQR=13~29),并且与较大儿童和青少年相比合并脑损伤的更多(24%; $P<0.001$)。涉及火器伤为8.3%,其中94.7%发生在13~17岁的青少年中。35例TSCI相关的急诊科死亡患者中,5岁及以下儿童占40%。62.4%的患者需要住院治疗。尽管累积发病率和总体损伤严重度稳定,急诊科每次就诊治疗费用由2007年平均1394~3495美元增加至2010年4889美元(P=0.008)。RTA相关的TSCI对幼儿的影响是不相称的,而火器相关的TSCI最多见于青少年。这些发现有助于制订TSCI预防策略。预防可能是缓解医疗费用增长的关键。

（蒋显锋）

6. 通过确认脊髓解剖和损伤严重度的变异使创伤性脊髓损伤试验的误差最小化：一项加拿大观察性队列分析研究

Dvorak MF, et al. J Neurotrauma, 2014, 31(18): 1540-1547

急性创伤性脊髓损伤的临床治疗试验还未能证实在改善神经功能上有令人信服的有效性。没有确认这些损伤的变异性和对最重要的基线预后性变量的评估不足的影响可能导致了转化失败，认为神经功能水平和初始损伤严重度[采用美国脊柱损伤协会损伤量表(AIS)测量]共同起作用，并且是运动恢复的主要决定性因素。该研究的目的是在研究急性脊髓损伤后早期运动评分恢复时将这些变量的影响定量化。作者对Rick Hansen脊髓损伤注册的836例参与者的基础和随访运动评分改善进行了分析。在AIS A级、B级和C级的患者中，颈椎和胸椎损伤显示在运动评分恢复上有显著性差异。胸椎(T_{2-10})胸腰椎(T_{11}~L_2)损伤的AIS A级患者运动改善有显著差异。高颈段(C_{1-4})和下颈段(C_5~T_1)损伤显示在AIS B级、C级和D级患者中上肢运动恢复存在差异。一项假定的临床试验样本显示获益分层化与神经功能水平和损伤严重度有关。具有临床意义的运动评分恢复预计和损伤神经功能水平和基础神经功能损害严重度相关。使用这两个变量的联合分布对临床研究队列分层化，将提高该研究确定真实疗效，并将无关疗效的风险最小化。临床研究应当将参与者基于这些因素分层，并记录各组参与者人数和平均基础运动评分，作为参与者特征报告的一部分。改良临床试验设计对于形成tSCI新的治疗和干预措施具有高优先级。

（蒋显锋）

7. 血清素能药物对人不完全性脊髓损伤运动功能的影响

Leech KA, et al. J Neurotrauma, 2014, 31(15): 1334-1342

不完全性脊髓损伤(iSCI)常常造成显著的运动障碍，导致活动能力下降。进入脊髓环路抑制性血清素(5HT)的丢失被认为导致了运动障碍，通过增加5HT信号证实可以提高运动功能。然而，SCI患者存在的痉挛性运动被部分归因于由于缺乏5HT导致脊髓5HT受体活性增加，尽管数据显示灭活这些受体5HT的运动效应是有争议的。提高或抑制5HT信号通路对于运动功能的影响在人iSCI中还没有被全面评估。因此，该研究的目的是研究5HT药物对于10例慢性(>1年)iSCI受试者的短期效应。采用双盲、随机、交叉实验设计，在单次给予选择性血清素再吸收抑制剂(SSRI)或5HT拮抗剂前后评估，进行爬坡和踏车运动，测量包括运动步态、肌电图(EMG)活动以及氧耗量。结果显示两种药物都没有改善运动功能，给予5HT拮抗剂后观察到爬坡步速显著下降[(0.8±0.1)~(0.7±0.1)m/s; P=0.01]。此外5HT药物对肌电图活动存在不同效果，5HT拮抗剂减少伸肌活动，SSRIs增加屈肌活动。因此该研究的数据表明早期干预5HT信号通路尽管能改变肌肉活动性，但不能改善iSCI后的运动行为。

（蒋显锋）

8. 安全头盔的使用和颈髓损伤: 一项对一级创伤中心摩托车、机动脚踏两用车和自行车事故的综述

Hooten KG, et al. J Neurotrauma, 2014, 31(15): 1329-1333

　　安全头盔的使用在两轮交通工具事故中降低了死亡率和颅脑创伤的比例被广泛报道。既往的报告表明,存在对于使用安全头盔的权衡,包括增加了颈髓损伤的风险。近来,一篇对美国创伤数据库的综述显示,与之相反,安全头盔减少了摩托车交通事故(MCC)中的颈髓损伤。2000年,佛罗里达州废除了其强制性安全头盔法,对有10 000美元医疗保险超过21岁的人可以自由选择使用安全头盔。为了更好地明确在所有两轮交通工具不使用安全头盔颈髓损伤的风险,作者分析了佛罗里达大学一级创伤中心的经验。作者回顾了一个5年期间的创伤性损伤数据库(2005年1月1日至2010年1月1日),所有两轮交通工具事故的相关患者。患者按交通工具类型(摩托车、踏板车及自行车)、安全头盔使用、有或无颈髓损伤分组。按损伤严重度、颈椎损伤、颈髓损伤以及存在需要手术的颈椎损伤对结果进行比较。总体均值使用配对t检验比较。总共纳入1331例: 摩托车事故相关995例,低动力踏板车事故相关87例,249例与自行车事故有关。安全头盔使用作为各组间变量。共鉴定135例颈椎损伤。没有证据表明使用安全头盔增加颈椎损伤风险或增加颈椎损伤严重度。该事实结合既往的发现,建议应当取消上述法律的年龄及保险豁免,在佛罗里达恢复通用的安全头盔法。

(蒋显锋)

9. 中心动脉僵硬度增加解释脊髓损伤压力感受器反射功能障碍

Phillips AA, et al. J Neurotrauma, 2014, 31(12): 1122-1128

　　颈部脊髓损伤(SCI)后,通常伴发体位性低血压和不耐受。心脏迷走神经压力感受器反射在急性血压(BP)调节中起重要作用,并且与晕厥发作有关。SCI后心脏迷走神经压力感受器反射功能失调; 然而,这可能受到肺牵张感受器动脉僵硬度增加(出现在SCI中)或者更下游的神经中枢机制(如孤束核、窦房结)的影响。沿着这条压力感受器路径确定存在功能障碍的部位,可能会提示一个可能的治疗靶点。该研究通过设立正常对照检测了高节段SCI患者给予米多君(α1激动剂)前后自发性心脏迷走神经压力反射过敏(BRS)和颈总动脉(CCA)僵硬度间的关系,评估: ①SCI后动脉刚度系数在调节压力感受器反射功能中所起作用; ②这些参数对正常血压的影响。记录3~5分钟的血压和心率,同时记录30秒间CCA直径用于分析。所有受试者在仰卧和直立-倾斜期间检测。动脉僵硬度(β刚度系数指数)在SCI组直立时提高(+12%; $P<0.05$)。此外,当SCI组直立时β刚度系数指数与BRS降低负相关($R^2=0.55$; $P<0.05$),但在正常人组没有。血压正常化没有改善BRS或CCA僵硬度。该研究清楚表明SCI人群BRS降低与动脉僵硬度增加密切相关。

(蒋显锋)

10. 酒精中毒对创伤性脊髓损伤预后的影响

Crutcher CL, et al. J Neurotrauma, 2014, 31(9): 798-802

酒精对于创伤性脊髓损伤(TSCIs)相关的住院并发症的数据很少。研究者将酒精对TSCI预后的影响进行定量化,并研究其对于医疗费用和应用的影响。利用国家创伤数据库(NTDB)研究数据集7.2版(2000~2006年)收集2007~2009年数据。未找出合并颅脑创伤的TSCI病例(国际疾病分类,第9版,临床修正码806.xx)。主要关注的预后包括死亡率、住院时间(LOS)、重症监护病房(ICU)天数、使用呼吸机天数以及并发症。连续性的预后例如:LOS、ICU天数及呼吸机使用天数,用线性回归进行分析。对于死亡率和并发症率的危险因素的风险校正分析,采用多重Logistic回归。在NTDB鉴定的10611例中,酒精存在于全部病例的大约1/5(20.76%)。大部分TSCI患者是男性(75.93%)白种人(65.07%)青年(平均年龄39岁)。钝器伤是最常见的损伤机制。酒精的存在没有显著影响死亡率和神经系统并发症。血液内的酒精与住院时间延长、较长的ICU住院时间、呼吸机使用天数增多以及各种类型并发症风险增加相关。此外,酒精的存在与肺炎、深静脉血栓、肺栓塞、尿路感染以及压疮等并发症有相关性。酒精中毒与住院患病率的增加相关,与脊髓损伤后住院并发症的医疗资源使用增加显著相关。

(蒋显锋)

11. 脊髓损伤动态血压监测: 临床实用性

Hubli M, et al. J Neurotrauma, 2014, 31(9): 789-797

脊髓损伤不仅导致感觉运动障碍,还引起自主调节功能的损害。心血管系统自主调控功能的丧失可以引起脊髓损伤患者严重的血压(BP)紊乱,可能因而导致该类患者心血管疾病(CVD)风险的上升。使用动态血压监测(ABPM)可以对昼夜血压变化有深入了解和描述。并已在健康人群中证实ABPM对于心血管疾病的发病率和死亡率有良好的预后价值。过去使用ABPM监测脊髓损伤的研究表明,昼夜血压模式的改变依赖于脊髓损伤的水平。截瘫患者和健康人相比,感觉运动完全损伤的四肢瘫痪患者白天动脉血压会下降,生理性的夜间血压下调丧失,且有更高的昼夜血压变化,这包括潜在威胁生命的被称为自主反射失调(AD)的高血压发作。这些不利血压变化的潜在假设机制主要是由于脊髓交感神经节前神经元对心血管系统的中枢控制作用丧失。此外,一些脊髓和外周不利的解剖学变化,以及脊髓损伤患者日常物理活动的减少,都可以导致不利的血压变化。动态血压监测(ABPM)可以确定脊髓损伤患者的不良血压变化及增加相关的心血管疾病风险。同时,在经过适当治疗的脊髓损伤患者中,ABPM也是一项有用的临床监测工具,可以监测自主反射失调(AD)的改善和夜间血压的下降。

(韩 广)

12. 美国成年人急性创伤性脊髓损伤负担：最新数据
Selvarajah S, et al. J Neurotrauma, 2014, 31(3): 228-238

在美国,目前创伤性脊髓损伤(TSCI)发病率估计是40/100万/年,这一数据来源于20世纪90年代。研究者利用全国急诊科样本(NEDS)——从美国最大全额费用急诊(ED)数据库中寻找最新的美国成人TSCI的发病率和流行病学资料。在2007~2009年之间,成人急诊根据国际疾病分类标准(ICD-9)首诊确定为TSCI(诊断编码为952.0~952.9)。描述TSCI累积发病率、死亡率、出院处置和加权美国人口的住院费用。估计成人创伤性脊髓损伤(TSCI)3年累积发病率是56.4/100万。老年人创伤性脊髓损伤(TSCI)累积发病率从2007年的79.4/100万增加到2009年年底的87.7/100万,但在青壮年中累积发病率仍比较稳定。总的来说,摔倒是TSCI的主要原因,占41.7%。研究期间急诊科费用上升了20%,患者死亡率为5.7%。与年轻人相比,老年人在急诊科具有更高的死亡率(OR=4.4,95% CI: 1.1~16.6),住院期间死亡率(OR=5.9,95% CI:4.7~7.4)。出院后进行慢性护理(OR=3.7,95% CI: 3.0~4.5)。与年轻人相比,老年人创伤性脊髓损伤(TSCI)的发病几率比之前报道的有进一步上升,预后也较差。急诊相关的创伤性脊髓损伤(TSCI)费用也有所增加。这些更新的国家评估支持制订专门预防年龄相关危险因素的对策。

（韩　广）

13. 分析脊髓损伤后细胞黏附分子L1调控表达的人类胚胎干细胞再生
Yoo M, et al. J Neurotrauma, 2014, 31(6): 553-564

细胞替代疗法是中枢神经系统(CNS)修复的一个潜在的方法。然而,移植的干细胞可能不会使受损的中枢神经系统得到长期恢复,除非它们被程序性调控而发挥功能优势。为了使再生能力更好,研究者开发了一个表达L1人类神经细胞系,L1是能执行再生功能的黏附分子,在多西环素的控制下可调节Tet-off启动子。受控的L1因子表达是有限的,因为再生后过度表达可能会导致不良后果。这个调控系统在多个细胞系下进行测试。在体外,3~5天,多西环素完全消除体外绿色荧光蛋白或L1表达物。在没有多西环素(hL1-on)时,H9NSCs中复制增加,增殖减少。为了测试L1分子在体内的作用,体内免疫抑制小鼠遭受急性压迫脊髓损伤后,定量点标记的hL1-on或hL1-off细胞被注入到3个地方: 病变部位、近端、尾端。在与移植hL1-off细胞的老鼠比较时,移植hL1-on细胞的小鼠BMS(basso mouse scale)评分高。相比hL1-off与hL1-on细胞移植,移植后6周,移植hL1-on细胞系的老鼠和移植hL1-off细胞系的老鼠相比,L1的表达水平、移植细胞的迁移、酪氨酸羟化酶的免疫活性更高,硫酸软骨素蛋白多糖表达更低。结果表明,人类干细胞L1表达可以通过程序性调节多西环素来完成,而不需要病毒。基于L1的多功能作用,包括神经的迁移和存活、轴突、髓鞘形成、突触可塑性。一种非泄露的Tet-off系统可以调节L1表达,该系统是可控的,并可以用来治疗。

（韩　广）

14. 腰围是脊髓损伤患者肥胖相关性心血管疾病风险的最好的指标

Ravensbergen HR, et al. J Neurotrauma, 2014, 31(3): 292-300

肥胖是心血管疾病风险的一个重要指标,但在准确评估脊髓损伤(SCI)患者心血管疾病(CVD)风险方面面临挑战。体重指数(BMI)是在全球范围用作衡量肥胖的一个简单的指标,但很难用来衡量脊髓损伤(SCI)患者,标准体重指数会低估脊髓损伤患者中的肥胖者。因此研究者应确定出一个衡量脊髓损伤患者中肥胖的最好指标,同时这个指标应考虑到实用性,并能够检测肥胖和心血管疾病的风险。5个人体测量方法被用做评估肥胖指数: BMI、腰围(WC)、腰身比率(WHtR)、腰臀比、颈围,这些方法评估出了腹部脂肪百分比、全身脂肪百分比、七大心血管代谢危险因素(空腹胰岛素、葡萄糖、葡萄糖耐量、甘油三酯、高密度脂蛋白、低密度脂蛋白、总胆固醇)、弗雷明汉风险评分之间的关系。BMI、WC和WHtR与腹部脂肪百分比之间相关。WC和WHtR与5项代谢危险因素及弗雷明汉风险评分相关。WC是一个更实用的测量脊髓损伤人群肥胖的方法。WC≥94cm是确定脊髓损伤患者中不良心血管疾病发生风险的最佳临界值,其敏感度为100%,特异度79%。作者认为,在脊髓损伤患者肥胖评估中,WC是可以替代BMI的简单的、更敏感的指标,便于使用。临界值可预测不良心血管疾病风险情况,用于指导风险管理,还可以帮助脊髓损伤患者保持健康。

(韩　广)

15. 脊髓损伤后内科和手术治疗: 升压药的使用、早期手术和并发症

Inoue T, et al. J Neurotrauma, 2014, 31(3): 284-291

维持脊髓灌注的最佳平均动脉血压还不明确。该研究的目的是描述血管升压药的使用,检测药物在脊髓损伤(SCI)患者中的效果,对131例SCI患者进行了回顾性队列研究,他们在1级创伤中心的神经危重症病房(2005~2011年)接受了任意类型血管升压药来维持血压。血管升压药的剂量和并发症从医疗记录中获得。神经症状根据美国脊髓损伤协会评分评估。多巴胺是最常用的血管加压药(48.0%),其次是去氧肾上腺素(45.0%)、去甲肾上腺素(5.0%)、肾上腺素(1.5%)和后叶加压素(0.5%)。Logistic回归分析表明,升压药导致的并发症(如室性心动过速、肌钙蛋白升高、心房纤维性颤动、心率>130次/分或<50次/分等),与多巴胺总体使用($OR=8.97$; $P<0.001$)、去氧肾上腺素总体使用($OR=5.92$; $P=0.004$)、年龄>60岁($OR=5.16$; $P=0.013$)以及完全性脊髓损伤($OR=3.23$; $P=0.028$)有独立相关性。在改善神经系统方面,无论是多巴胺($OR=1.16$; $P=0.788$)还是去氧肾上腺素($OR=0.96$; $P=0.940$)都没有差异。不完全的脊髓损伤($OR=2.64$; $P=0.019$)和脊髓损伤后手术时间<24小时($OR=4.25$; $P=0.025$)与神经功能改善之间有独立性。总之,升压药与脊髓损伤患者增加的并发症有关。为了确定脊髓损伤患者血压管理方面潜在的获益及风险,需要进一步的前瞻性研究。

(韩　广)

16. 脊髓损伤: 如何提高其严重程度和预后的分类和量化
Krishna V, et al. J Neurotrauma, 2014, 31(3): 215-227

脊髓损伤(SCI)后功能神经组织的保护是神经恢复的基础。一些受伤的急性期患者比其他人有更好的恢复潜力。因为受试者各种潜在的恢复很难被发现,构建临床试验还面临问题,这需要大量样本和面临Ⅱ型错误风险。此外,目前的评估损伤和恢复的方法不能量化,也不敏感。组合治疗很可能将大幅改善脊髓损伤后的功能,因此需要高度敏感的技术来评价发生在运动、感知、自主神经和其他功能方面的变化。该作者综述了几个新出现的高灵敏性的神经生理学技术。由于严重急性SCI后,评估残留组织的定量方法还没有被广泛用于临床。这降低了脊髓损伤引起结构重塑与临床结局之间的相关性。导致各种组织重塑与损伤的患者都被招募进入临床试验。建议将损伤严重性的附加评估方法、伤型、个体遗传特性包含进去,可以使临床试验层次分明,使得治疗干预措施的测试更有效和高效。评估神经束损伤、脱髓鞘失的新影像技术和量化组织损伤的方法、炎症标记物和神经生化变化可以提高损伤严重程度评估,并将神经系统预后和疗效相关联成为可能。这种多指标的测试能力需要临床和研究中心之间高度合作以及政府研究支持。一旦这些最有益的评估被确定,它能鉴别出有实质性恢复潜力的患者,提高筛选标准并更有效地指导临床试验。

(韩 广)

17. 前瞻性多中心Ⅰ期临床对照试验: 利鲁唑治疗脊髓损伤患者的安全性、药代动力学和初步疗效
Grossman RG, et al. J Neurotrauma, 2014, 31(3): 239-255

北美临床试验网络(NACTN)开展一项前瞻性、多中心、Ⅰ期临床试验,目的是研究利鲁唑的药代动力学、安全性以及获得利鲁唑对急性脊髓损伤(SCI)神经功能疗效的试验数据。从2010年4月至2011年6月, ASIA神经功能分级从A到C分级的36例患者(28例颈椎和8例胸椎)在北美临床试验网络(NACTN)的6个点进行了登记。患者在脊髓损伤后12小时之内通过口服或鼻饲给予50mg利鲁唑,每日2次,持续用了14天。在第3天和第4天定量检测血浆浓度的峰值和最低值。血浆峰浓度(Cmax)和利鲁唑全身暴露值在患者之间差异很大。在相同剂量的基础上,脊髓损伤患者血浆峰浓度(Cmax)不能达到肌萎缩侧索硬化症患者水平。由于第3天较低的药物清除率和较小的药物容积分布,利鲁唑血浆水平在第3天显著高于第14天。通过比较北美临床试验网络(NACTN)登记的脊髓损伤配对患者,可以估计出药物并发症发生率、不良事件率和神经状态的进展。利鲁唑治疗的患者药物并发症发生率与对照组的相似。在14%~70%的患者中可发现轻度到中度的肝酶和胆红素水平增高。3例有临界性严重的酶升高。利鲁唑给药的14天没有患者出现胆红素升高。没有发生利鲁唑的严重不良事件和死亡相关事件。从入院到第90天,24例经利鲁唑治疗颈椎损伤患者平均运动评分为31.2分,相比26例登记患者的15.7分,相差15.5(P=0.021)。与对照组相比,经利鲁唑治疗的颈椎损伤的患者能很好地改善脊髓损伤分级。

(韩 广)

18. 用于颈中段脊髓损伤患者肘和手指伸展重建的神经移位术

Bertelli JA, et al. J Neurosurg, 2015, 122（1）: 121-127

目的: 报道颈中段脊髓损伤患者神经移位术后,肘、拇指和手指伸展重建结果。方法: 7例四肢瘫痪患者,平均年龄26岁,在脊髓损伤后平均7个月时,对13个上肢进行手术。在9个上肢中,腋神经后部被用来重新支配三头肌长头和内侧肌支。腋神经后部和三角肌中部分支神经用于2个上肢,肢腋神经的前部用在了最后的2个上肢。为了拇指和手指伸展重建,旋后肌神经被移位到了背侧骨间神经。结果: 27个接受神经中的22个神经被认定为一种有肌肉失神经支配的外周型麻痹。在19个月的随访中,据英国医学研究会标准,11个上肢肘部力量评分为M4,2个上肢评分为M3。拇指功能延展评分中,8个上肢评为M4,4个评为M3。12只手的手指伸展功能评分为M4。尚没有报告或观察到供区功能缺陷。结论: 神经移位术能有效恢复颈中段脊髓损伤患者的肘关节、拇指、手指伸展功能,这也发生在大多数肌肉去神经化的外周型麻痹患者的上肢功能恢复。在受伤的12个月内,应努力来为这些患者进行手术治疗。

（韩　广）

19. 脊髓损伤后的功能恢复: 实验策略的临床转化

Ramer LM, et al. Lancet Neurol, 2014, 13（12）: 1241-1256

脊髓损伤目前是无法治愈的,其治疗仅限于减少次要并发症和通过康复将残余神经功能发挥最大化。提高对脊髓损伤病生理学及阻止神经、组织再生因素的理解,推动了以神经保护、轴突再生和神经可塑为目的的实验治疗的蓬勃发展。必然地,这些新手段更具创伤性。然而,鉴于脊髓损伤研究的最新进展和患者、临床医生、科学界推进有前景的实验性治疗进入临床的要求,实验治疗转化到临床脊髓损伤治疗是大有可为的。脊髓损伤后救治、再激活、重新连接神经系统的修复能力将很快触手可及。

（韩　广）

20. 神经损伤患者下尿路功能障碍的临床评估及管理

Panicker JN, et al. Lancet Neurol, 2015, 14（7）: 720-732

下尿路功能障碍（LUT）是神经系统疾病常见的后遗症,可以明显影响生活质量。神经病变的部位和性质影响功能障碍模式。缓慢进展的非创伤性的神经系统疾病的患者中,发生上尿路损害和肾衰竭的风险比脊髓损伤或脊柱裂的患者低得多; 在作拨款管理预算时应考虑发病率的差异。依据症状,临床评估可能会包括尿流量检查、残余尿量测定、肾脏超声检查、尿流动力学（录像）、神经生理学及尿道膀胱镜检查。不完全膀胱排空最常由采用间歇导尿管理造成,膀胱储存功能障碍由于抗胆碱药物造成。A型肉毒杆菌毒素经膀胱逼尿肌内注射改变了对神经性逼尿肌过度活跃的处理。神经调节让控制尿存储和排尿功能障碍成为可能。神经功能紊乱导致的下尿路功能障碍（LUT）需要一个个性化的量身订制的管理方法。

（韩　广）

21. 慢性呼吸道病和脊髓损伤在加拿大的调查及研究

Cragg JJ , et al. Neurology , 2015 , 84 (13): 1341-1345

目的: 通过大样本数据评估慢性呼吸系统疾病之间(哮喘和慢性阻塞性肺病)和脊髓损伤(SCI)的关系。方法: 由加拿大社区健康调查(CCHS)的60000人中提取的数据进行横断面研究。通过调整混杂因素后的多因素回归分析权重及相关性。结果: 排除了年龄、性别及吸烟等混杂因素后, SCI的发病与哮喘(OR[95% CI]: 1.59[1.11~2.26], $P < 0.05$)及慢阻肺密切相关(OR[95% CI]: 1.87[1.20~2.91], $P < 0.05$)。结论: 这些风险比的数值体现了SCI个体需要有针对性的干预和预防呼吸道的治疗策略。

（汤锋武）

22. 急性外伤性脊髓损伤的处理

Grant RA , et al. Curr Treat Options Neurol , 2015 , 17 (2): 334

脊髓损伤(SCI)造成重大的发病率和死亡率。重症监护室内需要临床管理来识别、预防局部缺血和治疗继发性的低血压、缺氧和炎症。维护适当的灌注和氧合非常必要,使平均动脉压＞85~90mmHg应保持至少1周。颈髓及全脊髓损伤后的预防措施(log-roll, flat, holding C-spine)应该保持直到脊柱外科医生已完全评估。在SCI患者中,其他身体伤害的发生率更高,应该有一个低阈值评估内脏、骨盆和长骨损伤。脊柱CT很少遗漏骨折的诊断(尽管颈椎错位依然会被漏诊),因此价值高于平片。磁共振成像应当实施于损伤后48~72小时从而准确地评估脊髓神经元、软组织和韧带的结构。在损伤后的72小时内所有患者应常规进行美国脊髓损伤学会分类分级的预后评分系统。高位颈髓损伤的患者(C_4 或更高)应当迅速置管,而低位脊髓的损伤应当基于个案进行评估。然而,在急性损伤后、呼吸功能的障碍将发生于任何 T_{11} 节段之上的脊髓损伤。脊髓损伤中类固醇的应用具有争议,美国神经外科专业协会1级声明反对类固醇药物在所有患者中使用。因此并不提倡(类固醇的应用)。对于每例SCI患者,脊柱外科医生必须抉择手术与非手术管理策略。手术适应证包括部分或进行性神经功能缺陷、不稳定的脊柱损伤。预防深静脉血栓引起的肺动脉栓塞是必要的: 血管滤器及低分子肝素的使用。压疮的预防及营养支持应该是治疗主要的方面。最后,应该清楚神经功能恢复是一个耗时数年的过程。损伤后的1年内是功能重建的重要时间点,因此积极的锻炼很有必要。

（汤锋武）

23. 后路可逆脑病综合征与脊髓损伤关系及研究

de Havenon A , et al. Neurology , 2014 , 83 (22): 2002-2006

目的: 以后部可逆性脑病综合征(PRES)患者的症状和体征来定性疾病的特点,也涉及脊髓的临床和放射学。方法: 报告2例脊髓受累,在MEDLINE数据库使用"脊髓PRES"、"脊髓可逆性后部白质脑病综合征"和"脊高血压脑病"有关的不同搜索词检索到额外的6例。分析了这8例的临床及影像学特点。结果: 平均年龄31岁,男5例,女3例。所有患者均有至少4个脊髓节段严重的急性高血压以及复合、扩张的中央脊髓T₂高信号生成,起源于颈髓交界处。8例中7例有高血压视网膜病变,一个只有抗高血压治疗的良好临床过程,并在后续成像中分辨脊髓病变。共8例中4例有脊髓病变症状,只有1例癫痫发作。结论: PRES在以前已经得到广泛的定义,作者提出了一种新的综合征命名为脊髓受压综合征(PRES-SCI)。当患者有可神经系统脊髓压力症状、血压极度升高、MRI病变延伸到颈髓交界或Ⅳ级高血压性视网膜病变时,临床医生应该怀疑PRES-SCI,。这些临床情况应及时颈椎MRI引导患者的管理决策和预测。当临床医生评估纵向延伸的脊髓T₂高信号,应该考虑PRES-SCI,如果确诊,应对患者进行标准检查和经验性治疗,控制脊髓炎的发病率。

(汤锋武)

24. 外伤性脊髓损伤在加拿大的开发和试点测试的自我管理程序试点研究
Munce SE, et al. BMC Neurol, 2014, 14: 209

背景: 鉴于越来越被重视的脊髓损伤(SCI)社区管理,一些开发和实施的策略可以用来保障人民的健康需求,减少疾病风险。自我管理计划是可以解决这些复杂需求的一个方法,包括二次并发症。因此,该研究的目的是确定个人的自我管理计划的重要组成部分,个人与创伤性脊髓损伤,并探讨他们的意见,形成一个完整性过程。方法: 脊髓损伤患者以电子邮件形式通过里克-汉森研究所(温哥华、哥伦比亚、加拿大)以及门诊医院脊柱诊所被招募。使用在线调查收集个人数据报告。结果: 最终样本量为99例,其中有外伤性脊髓损伤。自我管理计划中被评为"非常重要"的部分包括: 运动部件的比例最大($n=53$; 53.5%)、营养($n=51$; 51.5%)、疼痛($n=44$; 44.4%)、SCI健康教育($n=42$; 42.4%)、与医护人员沟通($n=40$; 40.4%)、解决问题($n=40$; 40.4%)、从康复到社区($n=40$; 40.4%)、自信($n=40$; 40.4%)。总体而言,74.7%($n=74$)的患者判定外伤性脊髓损伤的个体自我管理项目整体发展的重要性为"很重要"或"重要"。几乎40%($n=39$)的患者表明,网络管理程序将是最好的传送形式。参与者的比例最高,表明该程序应该有类似水平的损伤患者($n=74$; 74.7%);年龄相仿的人($n=40$; 40.4%)也得到了注意。1/4的患者($n=24$)有抑郁评分,与抑郁症状一致。结论: 未来的研究是必要的,以进一步评估如何在时间上的创伤性脊髓损伤患者的意见。研究结果可以用来开发和测试试点的自我管理程序。

(汤锋武)

25. 感知促进和外伤性脊髓损伤的个体障碍自我管理及研究
Munce SE, et al. BMC Neurol, 2014, 14: 48

背景: 目前的证据已经表明需要增加脊髓损伤(SCI)自我管理的支持力度,以减少继发并发症。然而,目前的自我管理方案可能不适合个体的特殊需求,包括减少流动性和护理服务的重要性。个人的自我管理策略更多地可理解为需要量身订制的自我管理计划。因此,该研究的目的是了解感知的便利条件和个体障碍的自我管理,防止并发症。方法: 一个描述性的定性方法,并进行电话采访。从急性护理/创伤和康复中心招募了外伤性脊髓损伤患者,他们的家庭成员(或照顾者)和管理人员。招募工作在2011年9月至2012年9月进行。分析采用感应专题分析,理解感知的便利条件和障碍的预防并发症进行自我管理。结果: 共进行了26次采访,其中包括7例外伤性脊髓损伤患者、7个家人(或照顾者)和来自安大略省的12个急性护理/康复者。从以下5个方面进行自我管理鉴定: 照顾者的生理支持、照顾者的情感支持、同伴支持和反馈、积极的展望和承诺的重要性以及保持独立/控制护理。自我管理的5个障碍被确定: 照顾者倦怠、资助和资助政策、缺乏可访问性、身体的局限性和继发性并发症、难以实现乐观的展望或情绪。结论: 这项研究表明,照顾者和个人自己的心情、其他的推动者和障碍中,对外伤性脊髓损伤的个体自我管理作出了重大的贡献。因此,应该考虑为创伤脊髓损伤患者和照顾者发展量身订制的自我管理程序。

(汤锋武)

26. 静息态区域和网络级神经元功能在急性脊髓损伤后患者磁共振影像学的改变

Hou JM, et al. Neuroscience, 2014, 277: 446-454

目的: 探讨脊髓损伤(SCI)早期脑功能改变和进一步了解这些脊髓损伤患者的运动功能改变。方法: 205例脊髓损伤患者和25例健康对照者,采用静息态功能磁共振成像进行影像学检查。低频振幅(ALFF)来表征区域神经功能,基础功能连接位点(FC)用于脑网络的功能整合评价。结果: 与健康对照组相比,脊髓损伤的患者双侧初级感觉皮层ALFF降低,在双侧小脑和右前额皮层(OFC)有所增加。左侧小脑ALFF值与临床脊髓损伤患者的运动评分呈负相关。此外,脊髓损伤患者主要表现为下降的半球间的FC双侧感觉运动区之间,以及增加的内半球FC运动网络内,包括初级运动区、运动前区、辅助运动区(SMA)、丘脑和小脑。相关性分析显示,增加FC初级感觉皮层、SMA、小脑与全美国脊髓损伤协会运动评分呈负相关。结论: 该研究结果提示脊髓损伤可以引起显著的区域和网络级功能改变,在早期的疾病,研究者假设在脊髓损伤的早期阶段,这些改变可能是脊髓损伤后的一种适应现象,反映了一种代偿机制。

(汤锋武)

27. 脊髓损伤后中枢神经系统的重组研究

Moxon KA, et al. Neuroscience, 2014, 283: 78-94

可塑性是行为变化的基础,是经验的结果。它指的是神经网络的整形和重新塑造中枢神经和周围神经的突触联系,无论是在学习、记忆编码或者急性或慢性病理条件下。中枢神经系统损伤后,脑组织重塑在感觉和运动功能障碍的恢复和康复中,有着举足轻重的作用,但也可以是"不适应"。此外,脑重组不是一个静态现象,而是一个动态的过程。脊髓损伤后立即启动大脑状态的改变,并开始皮质重组。从长期来看,影响损伤或无附疗法对脑脊髓和脊柱恢复之间的重组是一个复杂的平衡。脊髓损伤后大脑皮层重组的程度是高度可变的,可以从没有重组(即"沉默")到大量皮质重塑。这种变异严重依赖于物种、动物的年龄、受伤发生和受伤后的时间、行为活动和可能的治疗后伤害。该研究简要讨论了这些依赖关系,试图突出它们背后的价值。总体而言,它不仅对于如何更好地理解损伤后大脑可以重组或不治疗十分必要,对解释脑重组何时或为什么是好或坏以及其临床后果都是必要的。该研究为发展和最大限度地优化功能恢复不良状态的同时,最大限度地减少脊髓损伤后的成本效益的治疗是至关重要的。

(汤锋武)

28. 四肢瘫后神经网络的可塑性研究

Di Rienzo F, et al. Neuroscience, 2014, 274: 82-92

练习基础的皮质神经康复被认为是增强脊髓损伤(SCI)后的功能恢复的重要手段。虽然C_{6-7}脊髓损伤后抓握性能严重受损,患者四肢可以使用肌腱固定效果来代偿进行被动活动。但是在肌腱固定、活动手腕扩展、触发手指让抓的被动屈曲能力仍然存在。研究了运动想象训练是否能促进活性依赖的神经可塑性和提高抓握肌腱固定性能。对SCI的参与者(n=6)和健康受试者(HP, n=6)进行重复测量。经过3周,包括重复的脑磁图(MEG)测量扩展基准期、MI培训、嵌入式理疗的经典课程中的5个附加周(每周3次会议)。后续的2个月进行一个直接的MEG后期测试。MI训练前,代偿激活皮层区域的过程中,SCI参与者的实际和想象特点的皮质活动。心肌梗死后的训练,MEG数据产生代偿激活降低。行为分析证明,减少运动变化表明肌腱固定的运动学习。数据表明,参加MI培训扭转了SCI收录的参与者的代偿神经可塑性,促进了新的上肢抓握协调于一体的神经网络功能,替代了受伤前的控制。

(汤锋武)

29. 免疫系统在中枢神经系统急性损伤中的可塑性作用

Peruzzotti-Jametti L, et al. Neuroscience, 2014, 283: 210-221

急性脑损伤导致细胞迅速死亡,激活双向受伤的大脑和免疫系统之间的干扰。在急性期,受损中枢神经系统和循环免疫细胞激活了通过区域和系统性的可溶性介质释放。早期免疫激活限制受伤组织和细胞碎片的间隙,从而引起炎症反应。在慢性阶段,许多中枢神经系统障碍发生持续免疫激活,这个长时间的反应变量的程度对自发的大脑再生过程有一定影响。治疗急性中枢神经系统损害的挑战是了解如何优化和修改这些免疫反应,从而提供新的策略,弥补组织损伤。这里作者回顾了在受伤后的急性和慢性先天和适应性阶段免疫系统影响中枢神经系统可塑性的作用和功能,以及检查中枢神经系统损伤演化如何沿着主要的细胞和分子通路的激活与内在相关修复、神经功能可塑性和组织重组。

(汤锋武)

30. 脊髓损伤在人体中的早期脑感觉系统中萎缩的研究

Hou JM, et al. Neuroscience, 2014, 266: 208-215

脊髓损伤(SCI)通常会导致严重的感觉和运动障碍。先前的动物模型显示显著的萎缩性SCI后神经感觉运动系统的变化。然而,对SCI后人类大脑中的特定解剖学变化仍然知之甚少。该研究的目的是调查在SCI的早期阶段和结构变化之间的联系,深入研究结构变化和患者的感觉运动功能。研究对象包括20例SCI患者和30例匹配的健康对照组。SCI后的平均时间为(8.9 ± 2.7)周(4~12周)。采用分布形态测量学调查局部灰质和白质体积变化。

SCI患者与健康对照组相比,表现出显著的初级运动皮层的灰质(M1)、初级躯体感觉皮层(S1)、辅助运动区(SMA)和丘脑白质的萎缩、皮质脊髓束的双侧脑梗。此外,与初级运动皮层的灰质体积呈正相关。总之,该研究表明,SCI造成人类感觉运动系统的重大解剖变化,而这些解剖变化可能发生在SCI的早期阶段。未来的治疗旨在恢复SCI后感觉运动功能,需要参照这些大脑的解剖变化。

(汤锋武)

31. 刀刺伤所致脊髓损伤: 发病率、自然病程以及未来研究的关联性

McCaughey EJ, et al. J Neurotrauma, 2016

刀刺伤所致的脊髓损伤(SCISW)是由于脊髓部分或完全横断引起,由此提出对干预时机的研究。被公认的是其发病率较低,但对于其自然病史或长期临床研究的患者适应性所知甚少。该研究的目的是提供循证学的SCISW人口统计数据,并凸显可能与未来研究相关的内容。对苏格兰唯一的SCI治疗中心——伊丽莎白女王国家脊柱损伤中心的数据库中1994~2013年数据进行回顾,以确定新发SCISW的发病率、人口统计数据、功能恢复以及死亡率。在20年间共纳入35例SCISW患者(97.1%为男性,平均年龄30.0岁)。损伤部位: 31.4%为颈部,60.0%为胸部,8.6%为腰部。42.9%在入院时为完全性运动功能障碍,77.1%出院时为不完全性运动障碍。入院时AIS分级为A~C级的患者70.4%出院时AIS分级有改善。9例(25.7%)死亡,这些患者损伤后的平均预期寿命为9.1年(20~65岁)。这类患者与普通SCI患者相比,具有较高的并发症发生率、药物滥用、继发不良事件并且依从性较差,这些可能导致了出院后观察到的高死亡率。脊髓穿透性刀刺伤的低发病率、不同自然病程、自然恢复率以及随访问题使其成为脊髓损伤研究中具有挑战性的患者群体。

(韩 广)

32. 脊髓损伤后脊髓和脑干内痛觉处理改变的功能磁共振成像特征

Stroman P, et al. J Neurotrauma, 2016

创伤性脊髓损伤(SCI)具有很多破坏性的后果,包括具有高发生率的慢性疼痛以及痛觉敏感性改变。改变疼痛状态的原因取决于损伤,并且难以诊断和治疗。对SCI后痛觉机制的更好了解有望改善诊断能力并改善治疗措施。因此作者对一组创伤性SCI患者应用脑干和脊髓的功能磁共振成像(fMRI)进行研究,以确定脊髓损伤造成的痛觉处理改变的特征。在一组包括颈髓损伤(n=14)和胸髓损伤(n=2)的16例受试者中,相同的热刺激应用于手掌内侧(C$_8$皮节)作为一系列重复性短暂伤害性热脉冲。脑干和脊髓的功能磁共振成像(fMRI)用于测定由伤害性刺激唤起的神经元活动,并且两个区域间的连接性由机构方程建模(SEM)特征化。研究结果显示,BOLD-fMRI结果的痛觉分类、定位以及大小还有SEM评估的连接性,在受试者中变异范围很广。然而,该研究结果的变异与痛觉认知和损伤严重程度有关,特别是下丘脑与其他区域的连接性,并且可以通过PAG-RVM-脊髓通路下调。因此,该研究结果似乎对于个体疼痛反应提供了灵敏度指示器,并且报告了痛觉敏感性改变的有关机制。明确SCI患者痛觉处理变化特征的能力是一项具有重要意义的科技进步。

(韩 广)

33. 定义路径以确定创伤性脊髓损伤后的治疗和手术减压: 一项加拿大人群队列研究结果

Wilson JR, et al. JJ Neurotrauma, 2016

急性创伤性脊髓损伤(SCI)后早期应用专科治疗与改善预后相关。然而,很多SCI患者没有及时得到这种治疗。为通过定性和定量化患者路径以确定SCI后治疗和手术,并辨别可能延迟迅速治疗的因素,在安大略进行了一项人群队列研究。应用省立卫生管理数据,采用SCI的ICD-10编码,鉴定出2002~011年进行手术的创伤性SCI成年患者。以到达确定治疗地点的时间和开始手术的时间作为预估变量,两者间的联系进行统计学评估。按标准纳入1111例患者,到达确定治疗地点和开始手术的平均时间分别为(8.1±25.5)小时和(49.4±65.0)小时,53.3%的患者在24小时内接受手术。尽管大多数(88.4%)患者在6小时内到达确定治疗地点,但仅有34.2%的患者在到达后12小时内接受手术。老年(IRR=1.01; 95% CI: 1.01~1.02)、医疗中心间滞留增加(IRR=7.70; 95% CI: 7.54~7.86)、较高同患多病率(IRR=1.43; 95% CI: 1.14~1.72)以及坠落相关的SCI病因(IRR=1.16; 95% CI: 1.02~1.29)与到达确定治疗地点时间增加相关。对于手术,年龄增加(OR=1.02; 95% CI: 1.01~1.03)以及医疗中心间滞留(OR=2.48; 95% CI: 1.35~4.56)与延迟手术(>24小时)几率较大相关。这些结果可以用于政策制订并促进建立一条使急性SCI患者接受专科治疗的合理化路径。

(韩 广)

34. 脊髓损伤后早期减压: 研究从受伤现场到手术的治疗进程

Battistuzzo CR, J Neurotrauma, 2015

早期减压可能改善脊髓损伤(SCI)后的神经功能预后,但这经常由于后勤问题而难以达到。该研究的目的是确定: ①在澳大利亚和新西兰单纯颈段SCI病例接受手术减压的时间,②患者从受伤现场转运至接受手术主要的时间延迟存在于何处。研究数据提取自2010~2013年C_3~T_1创伤性SCI患者的医疗记录,年龄为15~70岁。该研究共包括192例患者。从受伤现场至手术减压的中位数时间为21小时,最快的时间与闭合复位相关(6小时)。接受手术减压时间从2010年(31小时)至2013年(19小时)有显著性减少。接受直接入院手术的患者与接受术前住院的患者相比,减压时间显著降低(12小时 vs. 26小时, P<0.0001)。药物稳定和放射学检查没有影响手术时间。入院后用于组织手术室的时间是延迟减压的一项促进因素(12.5小时)。手术减压时间与患者出现有实际意义的恢复(2~3AIS分级)间存在关联。该研究的结论是在研究期间颈椎减压手术的时间显著改善。神经功能恢复由于迅速减压呈现上升。直接入院手术、迅速组织手术室以及合理使用闭合复位,似乎是降低减压时间的有效策略。

(韩 广)

第四部分
脊髓损伤的基础研究

编者按

　　脊髓损伤是中枢神经系统损伤的重要组成部分，是目前神经损伤基础研究的热点之一。随着交通运输业和建筑业的发展，脊髓损伤的发生率呈现逐年增高的趋势。有研究表明，全球脊髓损伤发生率 3.6~195 人 /100 万。脊髓损伤既给患者本人带来严重的身体和心理伤害，又会对整个家庭和社会造成巨大的经济负担，如何提高脊髓损伤的治疗效果已成为当今医学界的一大课题。

　　目前，针对脊髓损伤的治疗关注热点大多集中于如何促进轴突再生并使其髓鞘化和重建神经环路上。传统的手术和相应的辅助治疗并未取得突破性进展，而组织工程技术和基因技术的出现和结合为神经组织的修复提供了可能。组织工程支架联合干细胞或单独使用干细胞的治疗方式在动物实验中取得了很好的效果。被移植到患者脊髓损伤的区域的干细胞，通过替换受损细胞、减少胶质瘢痕的形成、促进残存神经元细胞轴突再生及突触形成等可能起到促进损伤组织修复的作用。但干细胞在治疗脊髓损伤的研究中，仍有许多问题尚未解决，部分细胞移植存在伦理学争议和致瘤性风险。对于脊髓损伤后局部微环境、周围神经网络的损伤等诸多因素仍是未解之谜，在以后的研究中 3D 或 4D 打印技术和多种方法的联合治疗或许能在脊髓损伤修复中取得突破，也是神经脊髓脊柱外科专家们孜孜以求的目标。因此，脊髓损伤的基础研究中还有许多值得深入研究发掘的奥秘。

1. 外侧索保留、脊髓损伤节段以及性别对大鼠排尿反射和血尿的影响

Ferrero SL, et al. J Neurotrauma, 2015, 32(3): 200-208.

膀胱功能障碍是脊髓损伤(SCI)后的并发症,严重影响生活质量。正常排尿功能需要完整的腰骶反射弧和脊髓上行下行通路整合以使膀胱逼尿肌和尿道括约肌协调工作。早先有报道在电生理记录中,麻醉雄性大鼠的神经元节段反射回路通过中胸段外侧索内的双侧脊髓-延髓-脊柱通路调节。在本研究中,通过获得膀胱排尿反射行为和血尿(出血性膀胱炎),来评估外侧索保留程度和中胸段损伤节段与可塑性依赖恢复的相互关系。成年大鼠按下列严重度接受中胸段脊髓损伤: 完全性脊髓横断、双侧后索损害、单侧脊髓半切、双侧背索半切、双侧侧索及后索损害、严重挫伤。排尿功能和血尿的评估取决于膀胱有无反射性(需要手法挤压如克勒德法)、反射性(按抚会阴部启动排尿)或自动性(不需要辅助自发排尿)。保留一侧或双侧外侧索的大鼠(如双侧后索损害或单侧半切)恢复显著快于双侧外侧索损害、严重挫伤或完全横断的动物。越靠近T_{10}的横断损害膀胱反射恢复时间越慢,提示在进行SCI的排尿通路研究时,应避免选择靠近上泌尿道(肾、输尿管)感觉和交感神经支配的节段。另外,血尿持续时间雄性较雌性显著延长,尽管排尿反射开始时间相似。结论是膀胱排尿功能早期恢复和血尿消退需要中胸段一侧外侧索的保留。

（蒋显锋）

2. 局部注射表达脑源性神经营养因子的间充质干细胞提高颈髓损伤的功能恢复

Gransee HM, et al. J Neurotrauma, 2015, 32(3): 185-193

神经营养因子,如脑源性神经营养因子(BDNF),对脊髓损伤后的神经可塑性调节和促进恢复具有重要作用。鞘内注射BDNF提高了一种完善的完全性脊髓损伤模型-单侧C_2脊髓半切(SH)的功能恢复,作者认为局部注射表达BDNF间充质干细胞(BDNF-MSCs)能促进SH后节律性膈肌运动的功能恢复。对成年大鼠损伤后3天长期监测双侧膈肌肌电图活动,以确定完全性SH的证据。损伤时C_2脊髓内注射野生型骨髓源性间充质干细胞(WT-MSCs)或BDNF-MSCs(2×10^5)。SH后14天,绿色荧光蛋白(GFP)免疫反应证实MSCs存在于颈髓。注射WT-MSCs的SH大鼠功能恢复与未治疗的SH对照组没有差异(n=10; 全部,7天20%,14天30%)。相反,注射BDNF-MSCs的大鼠在SH后7天时观察到功能恢复为29%,14天时为100%(n=7)。损伤后14天, BDNF-MSCs治疗组大鼠平均肌电图波幅为SH前的(63 ± 16)%,而对照组和WT-MSC组为(12 ± 9)%。本研究结论是,局部注射表达BDNF间充质干细胞能促进颈髓损伤后膈肌运动的功能恢复。MSCs能够被用于促进局部神经营养因子如BDNF的运输,以促进脊髓损伤后的神经可塑性。

（蒋显锋）

3. 脊髓损伤研究转化数据库的发展

Nielson JL, et al. J Neurotrauma, 2014, 31(21): 1789-1799

近年来,对临床前阶段脊髓损伤(SCI)和其他复杂神经创伤疾病的了解的有了进步。然而,成功地把基础研究转化为临床实践还很慢,部分原因是巨大的不同的相关数据库。在这种意义上,转化神经学上的研究表现为一种"大数据"难题。为了尝试促进将临床前知识转化为SCI患者的治疗标准,建立了一个新的数据库用于转化神经创伤研究,称作SCI神经创伤直观综合数据和结果(VISION-SCI)。包括人口统计数据、描述性统计以及转化综合结果,基于进行尝试建立的多中心、多种族SCI模型临床前数据库。记录了1993~2013年间发表的临床前SCI研究,包括近3000只小鼠、大鼠及猴的手术记录、术后护理、行为结果测量以及组织病理学。数据库中的大多数动物进行了健康监测,如体重丢失(或增加)、心率、血压,术后膀胱功能监护、药物使用,运动行为结果测量,尸检组织保存。尝试用目前公认的通用数据校准这些变量,提示需要更多的转化结果以作为临床终点来确定用于治疗试验。最近,应用综合分析以明确大鼠和猴之间SCI后恢复的生物保护机制,考虑更有效的治疗试验,实现未来向临床研究需要的转换。

(蒋显锋)

4. 脊髓损伤引起大鼠慢性肝脏病变

Sauerbeck AD, et al. J Neurotrauma, 2015, 32(3): 159-169

创伤性脊髓损伤(TSCI)导致周围器官主要的神经支配和调节断裂。然而,尽管有大量的证据表明多器官系统功能障碍导致慢性损害,对于这些SCI后的全身性变化的研究却较少。由于代谢功能障碍是SCI普遍存在的,而且肝脏是代谢内环境稳态的中枢部位,寻找确定大鼠脊髓挫伤模型中肝脏病变是否由于SCI引起。组织学证据显示,颈段或中胸段SCI损伤后至少21天,有过量的脂质堆积在肝内。脂质分析显示肝脏神经酰胺类急剧增加,而乳糖酶基鞘氨醇长期提高。SCI后肝脏的变化还包括促炎症反应基因表达增加,包括白介素(IL)-1α, IL-1β,趋化因子配体-2,肿瘤坏死因子-αmRNA。这些与损伤后21天中CD68+巨噬细胞增加相一致。血清丙氨酸转氨酶,临床用于检测肝损害,在损伤后21天显著增加,提示早期的代谢和炎症损害早于明显的肝脏病变。令人惊讶的是,肝脏炎症甚至能在腰段SCI后检测到。总的来说,这些结果提示SCI造成慢性肝脏损害症状明显类似于非酒精性脂肪性肝炎(脂肪肝)。这些临床上SCI后显著的肝脏改变被认为导致了全身性炎症、心血管疾病以及代谢综合征,这些在脊髓损伤患者中更普遍。将急性期和持续很长时间的肝脏病变作为治疗靶点,也许能改善SCI后的恢复并减少长期并发症。

(蒋显锋)

5. 抑制腺苷2A受体增强膈肌间断缺氧诱导的长期易化,而不是肋间肌

Navarrete-Opazo AA, et al. J Neurotrauma, 2014, 31(24): 1975-1984

正常非麻醉大鼠急性间断缺氧(AIH)引出膈肌(Dia)和第二肋间肌(T_2 EIC)长期易

化（LTF）。虽然AIH诱导膈肌LTF依赖于血清素,腺苷在麻醉大鼠作用有限,但其没有在非麻醉大鼠进行试验。颈段（C_2）脊髓半切（C_2SH）损伤后2周因为缺少血清素能性输入消除了膈肌LTF,但LTF在损伤后8周再现。本研究对非麻醉大鼠验证了3种假设:①腹膜内注射KW6002全身性抑制腺苷2aA（A2A）受体增强正常大鼠Dia和T_2 EIC LTF;②Dia和T_2 EIC LTF在C_2SH慢性期（8周）表达,而不是急性期（1周）;③KW6002增强C_2SH后慢性期（不是急性期）Dia和T_2 EIC LTF。使用无线电遥测法记录Dia和T_2EIC在正常氧含量（21%O_2）活动的肌电图,AIH前后（10分钟,5分钟10.5% O_2,周期5分钟）。与单独AIH比较,正常大鼠KW6002增强了DiaLTF[（33.1±4.6）% vs.（22.1±6.4）%相应基线;$P<0.001$],但对T_2 EIC LTF没有影响（$P>0.05$）。虽然在C_2SH后2周没有观察到Dia和T_2 EIC LTF,在C_2SH后8周观察到对侧（未损伤侧）Dia和T_2 EIC LTF[（18.7±2.7）%和（34.9±4.9）%相应基线;$P<0.05$]。KW6002对对侧Dia（$P=0.447$）或T_2 EIC LTF（$P=0.796$）没有显著性影响。本研究结论是,适度AIH在慢性期诱导Dia和T_2 EIC LTF,而不是在急性颈髓损伤。单个A2A受体拮抗剂增强正常大鼠AIH诱导的Dia LTF,但此效果在非麻醉大鼠C2SH慢性期（8周）无显著性意义。

（蒋显锋）

6. 双侧挫伤压迫的不完全性创伤性颈髓损伤模型

Forgione N, et al. J Neurotrauma, 2014, 31(21): 1776-1788

虽然颈髓损伤（cSCI）的发病率和患病率都在增加,但缺少可以用于研究这种损伤病理机制和试验新疗法的临床相关动物模型。在此建立了一种类似于人不完全性创伤性cSCI的颈髓中度挫伤压迫大鼠模型。使用罗克沙尔固蓝/苏木素-伊红染色结合定量立体学方法,确定18g的损伤导致灰质（GM）和白质（WM）丢失,以及空腔形成。磁化传递和T_2相磁共振成像用于在体分析损伤动力学。分析显示,这些技术都能够区分损伤中心、软膜下边缘以及损伤远端WM。运动功能的神经行为评估采用BBB量表和步态分析系统,结果显示C_6的冲压伤恢复有限。使用握力检测前肢功能显示了显著的前肢功能障碍,类似于人cSCI中观察到的上肢运动功能丧失。记录前肢的感觉诱发电位和后肢的Hoffman反射,证实了在神经行为学分析中观察到的前后肢功能障碍。再次建立了一种不完全性cSCI冲压伤模型,此模型接近于人的不完全性cSCI状况。这项工作直接解决了目前缺少cSCI临床相关模型的问题,并将促进有争议的疗法成功转化至临床。

（蒋显锋）

7. 撞击深度和撞击速度的交互作用影响大鼠挫伤性脊髓损伤的严重度

Lam CJ, et al. J Neurotrauma, 2014, 31(24): 1985-1997

脊髓损伤（SCI）的生物力学提示撞击深度和速度的机械性因素影响挫伤的严重度,但对其相互作用并不了解。此研究的主要目的是检测撞击深度和速度对颈髓挫伤性SCI各自及合并的影响。分别以8、80及800mm/s的撞击速度,以0.9mm或1.5mm的位移,造成麻醉大鼠C_5和C_6间脊髓挫伤（$n=8$/组）。损伤后7天,大鼠进行开场行为评估,然后处死,获取脊髓。脊髓组织切片染色确定脱髓鞘（髓磷脂碱性蛋白）和组织残存（罗克沙尔固蓝）。同时,使用一种大鼠脊髓有限元模型检测在撞击中造成的脊髓最大应变。超过80mm/s,撞击深度由

0.9mm增加至1.5mm时,开场行为试验得分减低($P<0.01$),灰质(GM)和白质(WM)残存减少($P<0.01$),脱髓鞘总量增加($P<0.01$)。在1.5mm撞击深度增加撞击速度显示类似的结果,而0.9mm撞击深度没有这种改变。有限元分析应变的线性相关分析显示与脊髓腹侧($R^2=0.86$)及外侧($R^2=0.74$)区域神经纤维损害相关,与WM($R^2=0.90$)和GM($R^2=0.76$)残存相关。此结果证明损伤深度对于决定SCI严重度更重要,撞击深度和速度间的交互作用存在阈值。

(蒋显锋)

8. Toll样受体9拮抗剂改善脊髓损伤后膀胱功能和白质残存

David BT, et al. J Neurotrauma, 2014, 31(21): 1800-1806

脊髓损伤(SCI)影响运动、感觉以及自主神经功能。目前的治疗不足以缓解功能缺失,开发新的更有效的治疗方法是非常重要的。早期研究显示,重度中胸段脊髓挫伤小鼠鞘内给予一种Toll样受体9(TLR9)拮抗剂胞嘧啶鸟嘌呤二核苷酸-脱氧寡核苷酸2008(CpG ODN 2088),减轻了神经性疼痛但运动障碍没有变化。这些变化与损伤中心的促炎症反应减轻相平行。使用相同的SCI模型和治疗计划,本研究了TLR9拮抗剂对于膀胱功能的影响。本研究报道TLR9拮抗剂减少了SCI导致的尿潴留并改善了膀胱的病理形态学而不影响肾脏功能。同时还观察到白质残存有显著性改善,最可能是由于炎症环境的改变。这些发现表明TLR9拮抗剂不仅对减轻感觉缺失有益,而且对膀胱功能和组织保护也有益。因此,对脊髓固有免疫受体信号的调节可以影响SCI的效应。

(蒋显锋)

9. 调节脊髓损伤免疫细胞反应: 全面及时

Bowes AL, et al. J Neurotrauma, 2014, 31(21): 1753-1766

脊髓损伤具有一系列的不良效应,持久影响患者生活质量。最初认为脊髓是一个免疫特免位点,可以对损伤作出及时有序的炎症应答。复杂的免疫细胞交互作用被触发,特征性的包括一系列交叉多相免疫细胞反应,一旦不受抑制将变得不可调控。虽然有一些免疫调节化合物在实验性啮齿类脊髓损伤模型中取得了成功,但它们转入人类临床研究仍需要进一步考虑。由于啮齿类和人类脊髓损伤炎症应答间存在时间上的差别,给药时间对于脊髓损伤的恢复将是一个决定性的因素。给予过早,免疫调节治疗可能会妨碍对受损脊髓有益的炎症反应,甚至错过缓解迟发性有害的自身免疫过程的机会。因此,本综述的目的是概述脊髓损伤炎症反应的时态,并详细说明特定免疫细胞的功能。通过明确定义创伤后炎症事件的时间次序,能更好地使免疫调节药物给药时间最佳化。此外,还比较了啮齿类和人类研究中脊髓损伤诱导的炎症应答,使临床医师在进行临床研究时能够考虑到这些差别。提高对脊髓损伤后细胞免疫应答的认识,将提高免疫调节剂的效能,使综合疗法的应用成为可能。

(蒋显锋)

10. 脊髓损伤实验所需的最小信息: 脊髓损伤实验的报告标准

Lemmon VP, et al. J Neurotrauma, 2014, 31(15): 1354-1361

在实验科学的许多领域,可重复性的缺乏由许多原因造成,包括实验方法的描述中缺乏透明度和精确度。这会产生深远影响,包括浪费资源,减缓研究进展。此外,世界各地实验室就某一给定课题发布了大量文章,对于个别研究者来说,阅读完所有相关文献是很困难。因此,集中式数据库需要建立,以方便测验新生成的假设。为了提高实验描述的透明度,并允许计算机可读知识库框架的开发,有一个策略是,采用统一的实验报告标准,比如通用的数据元素(用于多个临床研究的数据元素)和最小的信息准则。本文介绍了一种描述脊髓损伤实验的最小信息标准,其主要元素以及开发方法。在人类脊髓损伤的动物模型实验中使用的透明实验报告标准,其目的是减少固有偏差,提高实验价值。

(韩　广)

11. 使用键选择性光声成像对大鼠挫伤性脊髓损伤时白质损失的评估

Wu W, et al. J Neurotrauma, 2014, 31(24): 1998-2002

白质(WM)损失是脊髓损伤(SCI)后的一个关键事件。传统上,此类损失已有组织学和组织化学方法测量,但是程序复杂,可能会导致误差。近日,相干拉曼显微镜被证明是研究脊髓挫伤性脱髓鞘和髓鞘再生的一种新兴技术; 然而,有限的穿透深度和局限的成像面积不利于用于大面积受损组织的综合评估。这里报道键选择性1730nm激发光声(PA)成像的使用,它能定位CH2键的第一个泛音振动位点,可用来评估成年大鼠挫伤性脊髓损伤时的白质损失。用CH2键的第一泛音振动作为对比,以无标记的三维的方式成功绘制完整脊髓白质。观察到了脊髓损伤前、后的生理学改变。此外,使用共轭乙二醇壳聚糖(FA-GC)治疗,这是一种能够恢复神经功能的纳米药物,挫伤性损伤脊髓的康复过程也能观察到。研究表明,评估脊髓损伤后白质病理演变以及无标志神经保护药物疗效方面,键选择成像是一个有价值的工具。

(韩　广)

12. 急性生长因子治疗脊髓挫伤损伤后能保留神经功能

Chehrehasa F, et al. J Neurotrauma, 2014, 31(21): 1807-1813

外伤性脊髓损伤后脊髓炎症进一步导致正常组织损伤。这种继发性损伤比原发性损伤更具破坏性,是导致脊髓功能永久丧失的主要原因。既往研究发现,联合运用两种生长因子,血管内皮生长因子和血小板衍生的生长因子,能显著减低大鼠脊髓半切伤后的继发损伤。相比于对照组,生长因子治疗的大鼠在30天时损伤空腔尺寸明显减小,并且在90天时空腔进一步缩小,而对照组损伤进一步扩大。同时,生长因子治疗减少了损伤周围的胶质增生、小胶质细胞及巨噬细胞的活化。单一的生长因子疗效与对照组相似。本研究运用SCI的临床前模型,调查了生长因子是否能改善脊髓挫伤后的运动功能。在治疗第7天生长因子通过渗透泵到达损伤部位。在1~28天时运用BBB评分和30天时进行自动步态分析评估运动功能。治疗组BBB评分为18分,对照组为10分。治疗组显著减小了损伤空腔的尺寸及周围小胶质细胞与巨噬细胞的活化。本实验得出结论，生长因子能阻止脊髓挫伤后脊髓组织的损伤，从而使脊髓功能恢复。该治疗方法可能显著减轻脊髓损伤的严重程度。

（韩　广）

13. 高分辨率超声成像对脊髓损伤后血管破裂的实时定量显示

Soubeyrand M, et al. J Neurotrauma, 2014, 31(21): 1767-1775

脊髓损伤以血管破坏为特征，如髓内出血、血脊髓屏障完整性的改变和损伤周围组织缺血。目前缺乏一种安全简便的成像技术对脊髓损伤后椎管内血管改变进行评估。利用一个脊髓损伤的动物模型，检测了高分辨率超声成像在评估脊髓损伤后的血管情况中的效用。于1分钟内将Wistar大鼠T_{11}处一段约35g重的脊髓剪去。用高分辨率超声成像分别于急性期（脊髓损伤后90分钟内）和亚急性期（脊髓损伤后24小时内）对血管情况进行三维量化，并与皮损血红蛋白及伊文思兰染色结果进行比较。出血的解剖位置运用高分辨率超声及组织学比较后确定。延时录像显示了实质出血的演变过程。高分辨率超声成像技术能精确的显示脊髓（椎板切除术后）的结构（灰质和白质）和血管解剖，具有安全性高，可重复性强的特点。脊髓损伤后，从损伤中心向周围形成高回声信号。高分辨率成像的信号与急性期（$r=0.88$，$P<0.0001$）和亚急性期（$r=0.85$，$P<0.0001$）出血、亚急性期伊文思蓝染色（血管损伤的测量方法）（$r=0.94$，$P<0.0001$）有显著地相关性。延时录像显示实质出血先于周围出血灶出现。高分辨率超声成像技术能实时显示血管损伤情况。该技术有重要的科研和临床应用价值。

（韩　广）

14. 脊髓损伤后吗啡的自我管理

Woller SA, et al. J Neurotrauma, 2014, 31(18): 1570-1583

高达2/3的脊髓损伤患者会出现神经性疼痛。阿片类药物是对这种疼痛最有效且运用最普遍的治疗手段。然而，因为该药物的成瘾性，人们对该药物的运用仍有顾虑。已有的数据显示，这种顾虑与神经性疼痛无关。尽管吗啡是脊髓损伤后神经性疼痛的常用治疗方法，但目前仅有一个研究对脊髓损伤后吗啡的成瘾性进行了探讨。为了探讨这个问题，本研究运用脊髓损伤的大鼠模型，通过给予吗啡后的自我管理来研究吗啡的成瘾性。进行中等程度的脊髓损伤后，大鼠被置于一个自我管理室内24小时、14天或35天。大鼠被放置于自我管理室内，12小时给予吗啡1.5mg或抑郁时最高达30mg/d。与之前的研究一致，在脊髓损伤急性期运用吗啡的大鼠自我管理明显较对照组差。然而有明显神经性疼痛的大鼠运用吗啡后，在脊髓损伤后14天和35天时与对照组相比自我管理没有明显的变差。而且这些大鼠均给予了足量吗啡。吗啡运用的量多少并不影响运动功能的恢复，但确能导致体重的减轻。建议运用于脊髓损伤后神经性疼痛的治疗时，吗啡的运用需谨慎，因为其潜在的成瘾性在本实验中并未减轻。

（韩　广）

15. 自然发生的犬脊髓损伤中的脑脊液炎性细胞因子和趋化因子的生成

Taylor AR, et al. J Neurotrauma, 2014, 31(18): 1561-1569

犬类椎间盘突出是一种普遍且自然发生的脊髓损伤形式,且越来越多的运用于临床前的疗效评价。虽然犬类椎间盘突出与人类脊髓损伤后病变形态、影像学特征以及脊髓损伤后的治疗相似度很高,但对继发性损伤机制的研究数据很有限。通过检测犬脊髓损伤急性期、手术治疗后、胸腰椎间盘突出(n=39)和对照组(n=21)犬的脑脊液中细胞因子、趋化因子来研究脊髓损伤早期的炎症反应。运用分子生物技术测量白介素-2, -6, -7, -8, -10, -15和-18,粒-巨噬细胞集落刺激因子(GM-CSF),干扰素γ(IFN-γ),角质趋化因子样蛋白,干扰素γ诱导蛋白-10,单核细胞趋化蛋白-1(MCP-1)和肿瘤坏死因子α。比较脊髓损伤和对照组犬的脑脊液中细胞因子和趋化因子浓度,在脊髓损伤组中,该浓度与损伤持续时间、损伤严重度的行为测量,及脊髓损伤42天时量表测定的神经功能相关。白介素-8的浓度在脊髓损伤的犬中显著升高(P=0.0013)且与脊髓损伤的持续时间呈负相关(P=0.042)。脑脊液中单核细胞趋化蛋白-1和角质趋化因子样蛋白的浓度与脊髓损伤狗脑脊液中微量蛋白浓度呈显著的正相关(P<0.0001, P=0.004)。脑脊液中单核细胞趋化蛋白-1与脊髓损伤42天的神经功能呈负相关(P<0.0001)。因此,这些数据显示脊髓损伤后细胞因子和趋化因子的出现与椎间盘突出后脊髓损伤的发病机制相关。

(韩　广)

16. 磁共振扩散张量成像可作为实验性脊髓损伤后运动功能恢复的预测指标

Kelley BJ, et al. J Neurotrauma, 2014, 31(15): 1362-1373

创伤性脊髓损伤(SCI)所导致功能恢复有限的长期残疾与轴突连接的程度有关。定量扩散张量(DTI)所示的轴突完整性已被建议作为外伤预后及治疗评估的潜在生物标志,但其和神经功能结果的相关性尚未明确。为了检测此项应用,创伤后不同严重程度及没有脊髓挫伤的雌性SD大鼠接受了胸正中椎板切除术。收集损伤后4周的运动得分和后肢运动数据。体外DTI利用纤维示踪成像和分数各向异性(FA)来评估轴突的完整性,这是对于损伤中心及特定损伤头、尾部的一项关于白质完整性的数值评估。同时对组织进行免疫组织化学分析。影像数据和功能特性的统计学相关性用来评估主要结果。所有受伤动物都表现出一些运动功能的恢复,同时后肢运动功能显示损伤的严重程度与分级一致。标准T$_2$磁共振序列显示常规的毗邻损伤区的脊髓形态学,相应地FA成像显示这些毗邻区域呈不同等级的白质病理学改变。运动(Basso, Beattie,与Bresnahan评分,以及步态运动学)和影像参数(FA值)的正相关关系同时在这些毗邻区域可以被观察到,最明显的是在病变部位之外的尾部片段。DTI评估轴突损伤为啮齿动物SCI模型的功能恢复评估提供了理论依据。这些发现表明,在人类病例中研究关注尾部脊髓DTI分析与增加的生物标志的运动结果之间的关系。

(韩　广)

17. 封闭缝隙连接半通道蛋白保护机体免受活化的小胶质细胞介导的谷氨酸神经兴奋毒性导致的次级脊髓损伤

Umebayashi D, et al. J Neurotrauma, 2014, 31(24): 1967-1974

作者之前证实活化的小胶质细胞通过缝隙连接半通道蛋白来释放过多的谷氨酸盐,同时发现了一个新型缝隙连接半通道阻滞剂,即INI-0602。它已被证明可以透过血-脑屏障,对于肌萎缩侧索硬化和阿尔茨海默症的小鼠模型来说是一种有效的治疗方法。脊髓损伤引起连续两次组织损伤。初次的损伤是机械性的,可直接引起最初的组织损伤,初次损伤引起了后续的出血、炎症、神经毒性因子释放,导致二次组织损伤。以上这些导致胶质细胞的激活。激活的胶质细胞,如小胶质细胞和星形胶质细胞是损伤中常见的病理变化。活化的小胶质细胞释放谷氨酸,谷氨酸是神经损伤后释放到组织间隙主要的神经毒性因子,高浓度时可导致神经元死亡。在目前的研究中观察到可以通过腹腔注射INI-0602到脊髓损伤的微环境下,减少谷氨酸介导的兴奋性毒性,引起神经行为恢复,并且广泛地抑制胶质瘢痕的形成,减少二次组织损伤。此外,这种干预刺激了抗炎性细胞因子并增加了脑源性神经因子。因此,通过缝隙连接半通道蛋白阻滞剂INI-0602可阻止小胶质细胞的激活,有希望成为脊髓损伤的治疗方法。

（韩　广）

18. PEG-PDLLA胶束治疗改善颅脑创伤后的胼胝体轴突功能

Ping X, et al. J Neurotrauma, 2014, 31(13): 1172-1179

颅脑损伤(TBI)后初始的弥漫性轴索损伤病变包括膜损坏和离子稳态失衡,这进一步导致了轴突传导功能障碍和轴突的断裂。因此,封闭轴膜是颅脑创伤早期治疗的潜在治疗方案。单甲氧基聚(乙二醇)-聚(D, L-乳酸)二嵌段共聚物微胶粒(mPEG-PDLLA)已经被证明可以恢复脊髓轴突抑制性动作电位(CAPs),促进脊髓损伤后的功能恢复。本文评估了微胶粒对TBI后受损的皮质轴突的修复效果。控制性皮质撞击损伤的成年小鼠在损伤后0~4小时接受静脉注射微胶粒治疗。受伤后2天诱发性CAPs可以从冠状皮质段的胼胝体被记录到。CCI引起的振幅显著降低的2个CAP峰分别产生于快速有髓鞘的轴突和慢速无髓鞘的轴突。微胶粒治疗0小时和4小时后的CCI导致CAP峰振幅显著增加。注射示踪荧光染色的微胶粒在受损位点以下皮层灰质和白质呈现高荧光染色。CCI后2小时,用在侧脑室注射得克萨斯红染色的不透膜性右旋糖酐标记的膜穿孔神经元显示, CCI后即刻注射微胶粒并不减少染色的皮层神经元数量和海马齿状颗粒细胞数量,表明微胶粒对修复神经元胞体质膜无效。由此得出结论:创伤性脑损伤后即刻静脉注射或4小时后静脉注射mPEG-PDLLA微胶粒可渗透通过被破坏的血-脑屏障,从而改善有髓和无髓鞘的胼胝体轴突的功能。

（韩　广）

19. 啮齿动物脊髓损伤模型中抑郁评估

Luedtke K, et al. J Neurotrauma, 2014, 31(12): 1107-1121

尽管脊髓损伤(SCI)后患者抑郁发病率呈现升高趋势,但是并没有SCI后抑郁症的动物模型。为了解决这个问题,作者利用一系列已建立的试验来评估啮齿动物损伤后抑郁症。SCI前让受试对象适应任务,收集基线分数。测试在损伤后的第9~10天(急性期)和19~20天(慢性期)进行。对抑郁症进行分类,平均受试者损伤后急性期和慢性期的行为测量分数,分析主要成分。这种分析揭示了双组分结构,两者之间方差为72.2%。对数据进行层次聚类分析,两个集群在蔗糖偏嗜度、旷场试验(open field)、社会探索和挖掘任务方面均显著不同。一个集群(9/26)显示抑郁症的特征。使用这些数据,用判别分析法得到一个方程,用它可以在第9~10天时对受试对象进行"抑郁"分类。第二个实验中使用的判别函数检查是否有类似抑郁的症状可以通过抗抑郁药氟西汀来逆转。氟西汀显著减少方程式确定的有抑郁症受试对象在强迫游泳测试(FST)的不运动性。相对于没有抑郁症接受盐水治疗的对照组。用盐水治疗的有抑郁症受试对象在FST的不运动性显著增加。这些初步实验证实了对抑郁的测试,同时形成一个强大的模型系统进一步明确SCI诱发的分子变化和抑郁发展之间的关系。

(韩　广)

20. 跑步机训练和磁刺激对颈脊髓损伤后痉挛和步态障碍效果研究

Hou J, et al. J Neurotrauma, 2014, 31(12): 1088-1106

痉挛状态和步态障碍是颈脊髓损伤(C-SCI)后两种常见的功能障碍。在这项研究中,研究人员在老鼠模型中测试了从术后(PO)第8天开始进行早期跑步机运动训练(Tm)和C_{6-7}平面以下中度挫伤C-SCI后,伴随痉挛状态和步态障碍的损伤部位进行持续6周的经颅磁刺激(TMSsc)治疗。联合治疗组(Tm+TMSsc)最大程度降低踝关节速率依赖力矩,使小腿三头肌肌电图的振幅在初始相位时间节点延长。使用三维运动学和t台步态分析方法与对照组或单一治疗组相比较也最大程度改善肢体协调运动量。这些减少痉挛状态和步态障碍的重要治疗措施也伴随着引起治疗相关的多巴胺β-羟化酶、谷氨酸脱羧酶、γ-氨基丁酸B受体的上调。与无处理的颈部脊髓损伤动物组组织相比较,治疗组的腰脊髓部位(SC)脑源性神经营养因子上调。他们认为这些治疗引起的标记物系统上调能够增强SC的可塑性,某种程度上增强了突触前和突触后反射性调控程序的表达。他们认为C-SCI患者运动锻炼的设置可能会减少节段性自主适应性不良反应方面的情况和降低可塑性。因此,TMSsc作为辅助治疗措施的特点是可能会进一步提高这种能力。这些数据首先表明,结合Tm和TMSsc穿过受伤位置可以作为一个治疗C-SCI引起的痉挛状态和步态障碍有效的方法,在C-SCI后早期TMSsc干预提供一个临床前期具有可行性和有效性的方法。

(汤锋武)

21. 慢性完全脊髓损伤大鼠每日被动骑自行车运动减弱兴奋毒性,恢复伸肌单突触反射对喹哌嗪的反应

Chopek JW, et al. J Neurotrauma, 2014, 31(12): 1083-1087

运动训练或被动骑自行车运动的活动干预措施对脊髓电路和脊髓损伤(SCI)平面以下的恢复能够产生积极影响。使用喹哌嗪与运动训练相结合已表现出比单独运动训练更大的

功能恢复效果。然而,喹哌嗪对运动或训练的自主反应性的影响在慢性脊髓横断病例中还没有得到证实。这项研究目的在于描述慢性脊髓完全横断大鼠每天被动自行车运动3个月或不接受被动骑自行车运动在喹哌嗪使用前、后屈肌和伸肌突触反射(MSR)的反应。慢性脊髓横断后,伸肌MSR出现对传入刺激的反应(5倍增加),并没有对喹哌嗪注射液产生反应。随着日常被动骑自行车运动,伸肌MSR兴奋性毒性是减弱的,MSR在喹哌嗪注射后的振幅增加了72%($P<0.004$),在对照组中其与伸肌MSR的反应相比增加了(94%)。对于慢性脊髓横断组,屈肌MSR振幅没有在喹哌嗪注射后发生改变,而在对照组的屈肌在应对喹哌嗪MSR振幅增加86%($P<0.004$)。这些结果说明被动自行车运动减弱慢性SCI后伸肌MSR的兴奋性毒性反应,恢复MSR对喹哌嗪的反应。

(汤锋武)

22. 黄体酮减少脊髓挫伤后继发性损伤,保护白质,改善运动功能
Garcia-Ovejero D, et al. J Neurotrauma, 2014, 31(9): 857-871.

黄体酮具有抵抗脊髓损伤后炎症反应和脱髓鞘的作用,但其对于神经功能恢复的作用仍存在争议。在当前的研究中,作者检测了长期黄体酮治疗临床相关模型脊髓损伤(胸椎挫伤)的组织保护作用和功能恢复结果。本研究采用磁共振成像,作者发现在损伤后60天,黄体酮可减少损伤体积和头尾侧损伤的扩展。此外,黄体酮可增加成熟少突胶质细胞的数量、髓磷脂碱性蛋白的免疫反应性和损伤中心轴突的数量。此外,孕激素治疗显著提高运动功能、BBB评分和步态分析。这些数据表明,孕激素可以被认为是脊髓损伤后一种有前景的治疗方法。

(汤锋武)

23. 步态分析以不同速度对脊髓损伤鉴别功能和结构的研究
Krizsan-Agbas D, et al. J Neurotrauma, 2014, 31(9): 846-856

空地行为已被广泛用于评估脊髓损伤(SCI)的预后,但在描述姿势细微变化时却用处有限。基于运动状态的预后评估方法需要定量。本实验利用多个速度下的步态分析(GAMS)严重胸髓损伤的SCI大鼠模型。总的来说,BBB评分及亚组评分以及详细的自动步态分析在3种步速下(3.5、6.0、8.5cm/s)。不同的制动系延续时间通过实验进一步进行分析。脊髓髓鞘染色的部分被用来量化在受伤部位白质损失。不同SCI损伤强度通过BBB评分,BBB部分的得分和脊髓白质体积和总损失来进行分级。GAMS下的姿势实验显示爪子面积的减少,肢体延长,宽度改变。协调的措施显示增加与减少步幅步频相伴,导致偏离一致的前肢和后肢的协调。改变姿势和协调功能密切相关。GAMS结果同功能和组织功能密切相关,从而揭示了GAMS动力学与总容积损失和震中髓磷脂的损失之间的线性关系。自动步态分析在多个速度是一个有用的工具,其量化微妙的步态的变化,是一个扩展的组织学和观测方法在评估科学成果。

(汤锋武)

24. 星形胶质细胞和血管重塑后软骨素酶ABC治疗受伤的成年大鼠脊髓疗效观察

Milbreta U, et al. J Neurotrauma, 2014, 31(9): 803-818

细胞外硫酸软骨素蛋白聚糖(CSPG)的上调是脊髓损伤(SCI)后轴索重建失败的首要原因,软骨素酶ABC(ChABC)对其降解作用已被广泛报道。然而ChABC在血管再生及重建两个脊髓损伤后的重要因素等作用研究较少。本研究对此进行调查。胸髓阶段8~9半切后,作者鞘内骶水平注射ChABC,损伤后10天内至少重复3次。结果显示一个有效的CSPG黏多糖链和刺激损伤站点内的轴突重建,伴随着一段星形胶质细胞重构(4周)。有趣的是,ChABC治疗直指脊髓损伤的根源问题,与损伤区域的轴突病变密切相关,提示轴突及星形胶质细胞的重建。而且,损伤后1周内, ChABC治疗影响血管板层结构: 治疗组的血管生长情况好于对照组。并且在不同的时间层粘连蛋白的表达增加。实验结果证实了ChABC注射是治疗SCI的一个办法。

(汤锋武)

25. 睾酮剂量依赖性和肌肉损失在啮齿动物脊髓损伤后的研究

Yarrow JF, et al. J Neurotrauma, 2014, 31(9): 834-845

雄激素注射防止肌肉骨骼类损伤已被停止使用。然而目前尚不知道睾酮是否具备阻止SCI后的骨丢失的作用。本文的主要目的是研究是否庚酸睾酮(TE)变弱后肢在啮齿动物中、重度骨质疏松挫伤SCI模型。40个($n=10$/组),14周雄性SD大鼠被随机分组: ①假手术(T_9椎板切除术),②中、重度(250kdyne)SCI,③SCI+低剂量TE(2.0mg/周),④SCI+高剂量TE(7.0mg/周)。损伤后21天,77%~85%的SCI动物模型展现下肢在股骨远端松质骨体积和近端胫骨存在骨损失或者>小梁数减少70%,13%~27%减少小梁厚度,并增加小梁分离。作者观察到松质体积骨矿物质密度(vBMD)降低57%,股骨远端和股骨颈vBMD减少20%。TE预防下肢SCI后骨质流失具有剂量依赖性,高剂量的TE完全保留松质骨。SCI模型动物下肢负重也表现出减少了35%(小腿三头肌)及22%[提肛肌(LABC)],同时前列腺功能降低。TE剂量保留LABC,然而只有高剂量的TE改善下肢肌肉的损失。TE同时也增加前列腺的体积。本研究结果提供了证据表明高剂量TE完全防止SCI后的下肢松质骨损失以及与此同时改善肌肉损失,而低剂量的TE效果不明显。雄激素诱导的前列腺肿大提示临床中应用高剂量雄激素的一个重要阻碍。

(汤锋武)

26. 成年小鼠的脊髓损伤后Wnt因素和受体表达

González-Fernández C, et al. J Neurotrauma, 2014, 31(6): 565-581

Wnt蛋白家族在中枢神经系统发育中起到重要作用并且参与到多种包括SCI在内的神经病理过程中。然而, Wnts在成年阶段表达水平的认识相对有限。这里应用qPCR及IHC探索成年大鼠SCI后Wnt家族表达情况。在生理条件下, Wnt配体、抑制剂、受体及共受体的

mRNA持续表达于健康的成年老鼠。脊髓半切后,发现显著的时间依赖的变化,随着Wnt抑制剂因子1(Wif1)的上调。IHC显示在未损伤及损伤的模型中,神经元及少突细胞中Fz1及星形胶质细胞中Fz4的不同的表达水平。损伤后,两种受体在同一类型细胞中均有表达。最后应用BATgal受体小鼠,结果显示激活了损伤脊髓节段的神经元的β-catenin通路。总的来说,本研究证实Wnt在成年大鼠SCI脊髓节段的表达水平,与之前人们认为的不同。而且,神经元及胶质细胞中Fz受体的表达水平也不同,提示在不同细胞中有着不同的病理过程。进一步的研究将有助于对深入描述所有Wnt因素和受体的作用,最终使新的治疗方法的设计。

(汤锋武)

27. 脊髓损伤大鼠模型的新型多系统的功能性任务培训的研究

Ward PJ, et al. J Neurotrauma, 2014, 31(9): 819-833

SCI后的运动训练(LT)疗法有助于提高运动的康复。有证据表明也将LT与改善膀胱功能和减少某些类型的SCI相关疼痛联系到一起。在目前的研究中,作者设定一种可以改善运动、膀胱功能、疼痛/异常性疼痛结果的训练模式。T_{10}截断SCI动物(成年雄性Wistar大鼠),训练动物在SCI后2周开始四足步态训练1小时/天。研究实验结束(3个月的培训)揭示了重要的肢体运动步态,肌张力的变化。重要的是排尿功能在训练方法的使用后显著改善(排泄增加效率、收缩间隔和收缩振幅)。因为SCI和LT影响生成信号,神经营养因子在排尿通路参与SCI后的可塑性,测量膀胱中mRNA的变化。培训管理神经生长因子的表达,但不是BDNF或NT3。膀胱神经生长因子mRNA水平同膀胱功能密切相关。监测运动和神经性疼痛研究显示显著的改善,开始3周的训练后,在这两种情况下保持一致的研究时间。这些新的发现证明,改善SCI后的运动训练可能导致多个生活质量的提高。

(汤锋武)

28. 丙戊酸通过抑制脊髓损伤后氧化应激和内质网应激介导的细胞色素C的释放来保护损伤的运动神经元

Lee JY, et, al J Neurotrauma, 2015, 31(6): 582-594.

众所周知,氧化应激和内质网应激会引起SCI后继发性损伤而引起细胞死亡。本文作者研究表明,丙戊酸通过抑制脊髓损伤后氧化应激和内质网应激介导的细胞色素C的释放来减少运动神经元的死亡。SCI大鼠即刻皮下注射丙戊酸(300mg/kg),并按指定时间点每12小时注射1次。SCI后早期给予丙戊酸治疗可明显减少运动神经元细胞死亡。脊髓损伤后氧化应激相关的超氧阴离子(O_2^-)的产生和诱导型一氧化氮合酶(iNOS)的表达均可被丙戊酸抑制。此外,丙戊酸抑制c-Jun N-末端激酶(JNK)激活,激活发生在脊髓损伤后早期并很快达到顶峰。此外,JNK活化和c-Jun的磷酸化由一种广谱的活性氧(ROS)和锰(Ⅲ)四(4-苯甲酸)卟啉(MnTBAP)的抑制,这表明脊髓损伤后ROS包括O_2^-的增加有可能促进JNK的激活。丙戊酸也可抑制细胞色素C的释放和caspase-9激活,这种抑制可被JNK的抑制剂SP600125阻断。SP600125可降低JNK下游靶标Bim和Mcl-1的磷酸化水平。丙戊酸可抑制脊髓损伤后运动神经元内质网应激诱导的细胞凋亡蛋白酶12的活化。此外,丙戊酸可增加的

Bcl-2/Bax的比值,抑制CHOP的表达。总之,作者研究结果表明,脊髓损伤后运动神经元的死亡是通过氧化应激和内质网应激介导的细胞色素C的释放所致,丙戊酸通过减弱Mcl-1和Bim的磷酸化和内质网应激耦合的CHOP表达后的ROS诱导的JNK活化,从而抑制细胞色素C释放。

(汤锋武)

29. 外伤性脊髓损伤在脊髓血管破裂和血脊髓屏障通透性的表现研究

Figley SA, et al. J Neurotrauma, 2014, 31(6): 541-552

脊髓损伤(SCI)后会出现明显的血管功能障碍。在之前的研究中使用雌性Wistar鼠损伤T_6、T_7节段从而研究随之而来的SCI血管的变化。实验之前,实验动物均注射了血管显像剂[2%伊文思蓝(EB)或者(FITC-LEA)]来评估血脊髓屏障(BSCB)的完整性。伤后24小时,分光光度法的EB组织显示最大BSCB中断,伤后5天观察到显著破坏($P<0.01$)。伤后24小时FITC-LEA检测出现血管减少。同样地,与非SCI动物相比,RECA-1免疫组织化学显示伤后24小时数量显著减少($P<0.01$),伴随伤后10天内源性血管再生有轻微增加。最后观察到的损伤后3~7天有一种内源性血管生成反应,最大在第5天观察内皮细胞增殖。这些数据表明,BSCB破坏和损伤后内源性血管再生发生在特定的时间点,这对于发展有效的脊髓损伤治疗干预可能重要的。

(汤锋武)

30. 脊髓损伤再生过程中人胚胎干细胞调节细胞黏附分子L1的表达

Yoo M, et al. J Neurotrauma, 2014, 31(6): 553-564

细胞替代治疗是中枢神经系统修复具有潜力的途径之一。然而,移植的神经干细胞可能对受损神经系统长期恢复作用不大,除非把干细胞设计成为具有功能优势的细胞。为了微调干细胞的再生能力,作者利用人神经细胞系表达出一种有利于再生的黏附分子L1,它由多西环素系统来调控。但是过度L1表达可能导致不利的结果,因此,控制L1的表达是必要的。对体外不同神经细胞系调节系统进行检测,结果发现,在3~5天多西环素可完全消除绿色荧光蛋白和L1的表达。无多西环素(hL1-on)的H9NSCs系中,增加L1克隆的形成,减弱了其增殖能力。为了检测免疫抑制小鼠急性脊髓挫伤后L1的作用,作者用量子点标记含有多西环素细胞(hL1-on)和不含有多西环素细胞(hL1-off)注射到脊髓损伤的3个节段:损伤处、头侧和尾侧。与移植hL1-off细胞组相比,hL1-on细胞组运动能力恢复较好。两组细胞移植后6周,hL1-on细胞组的L1表达量,移植细胞的迁移和酪氨酸羟化酶的免疫反应性都增高,二硫酸软骨素蛋白多糖的表达较低。结果表明在人干细胞中,多西环素可调节L1的表达。基于L1的多功能角色,如神经元的迁移和生存、神经突的再生、髓鞘的再生和突触的可塑性,这种有潜在能力的多西环素调节系统对于治疗脊髓损伤是有前景的。

(陈旭义)

31. Oxycyte(人造血液)对脊髓挫伤后的神经保护作用

Yacoub A, et al. J Neurotrauma, 2014, 31(3): 256-267

脊髓损伤通常会导致不可逆性、永久性的神经功能障碍和长期的残疾。血管痉挛、出血和破坏的微血管在损伤处造成缺血的环境,并启动继发性损伤导致更严重的组织损伤和功能障碍。虽然最初的机械破坏无法逆转,但是在继发性损伤的几个小时到几个星期的时间窗内的治疗是可以实现的。继发性损伤级联反应的形成是由于脊髓血管血流量的减少。该研究结果显示脊髓损伤后缺氧阶段Oxycyteke可明显增加实质组织的氧含量,且已被证明治疗脑卒中和脑外伤是有效的。在该研究中,作者使用成年埃文斯蒙面大鼠模拟中、重度脊髓挫伤模型,评价Oxycyte的积极作用。组织病理学和免疫组织化学染色结果显示5ml/kg的Oxycyte(60%乳液)可明显减少脊髓的破坏,特别在伤后7天和42天,可明显减少损伤区域和细胞坏死,增加残存白质的数量。TUNEL染色显示Oxycyte治疗组大鼠的凋亡细胞明显减少。

(陈旭义)

32. 抗癌药物-他莫昔芬: 潜在治疗脊髓损伤的药物

Guptarak J, et al. J Neurotrauma, 2014, 31(3): 268-283

他莫昔芬(TMX)是选择性雌激素受体调节剂,可以模拟雌激素的神经保护作用同时可以减少全身的不良反应。作者研究发现TMX(1mg/d)可以明显提高大鼠胸段脊髓损伤后的运动功能恢复。由于其临床安全性和适用性,在缺乏治疗方法的时期,它有治疗脊髓损伤的潜力。为了阐明SCI后TMX对神经保护的机制,作者使用蛋白质组学分析、Westernblot和组织学检测等技术,结果显示,TMX提升少突胶质细胞的存活,增加髓磷脂水平,改变星形胶质细胞的反应性,包括增加水通道蛋白4(AQP4)的数量。TMX治疗组AQP4的增加与较小充满液体的通道和边界组成密集AQP4表达星形胶质细胞,与正常神经胶质细胞外膜相似(与对照组较大通道相比,缺乏神经胶质细胞外膜,包含反应性胶质细胞)。作者的研究发现,TMX是治疗脊髓损伤有前景的候选者,可能也是其他神经病理疾病的干预措施,与脱髓鞘和AQP4功能障碍有关。

(陈旭义)

33. 高敏感性FGF-2和脊髓细胞促进脊髓损伤后运动功能

Kasai M, et al. J Neurotrauma, 2014, 31(18): 1584-1598

成人中枢神经系统轴突的再生能力有限,在本研究中,大鼠脊髓全横断后立即把成纤维细胞生长因子-2(FGF-2)注射到损伤部位。这种治疗明显改善大鼠的运动功能。组织学分析表明,FGF-2诱导纤维连接蛋白阳性细胞(FIFs)已经渗透到损伤部位,填充在囊性空腔中,腔内存在大量轴突,其生长相关蛋白-43免疫反应性增高。FIFs也可以从未损伤脊髓组织中培养出来,说明FIFs本身就是存在于正常脊髓组织中。FIFs呈现纺锤形状,表达N-钙黏蛋白和神经营养因子,表明FIFs对轴突的再生是有利的。因此,本研究表明持续的自体移植FIFs对于脊髓损伤的治疗是新颖的、有希望的。

(陈旭义)

34. 瘫痪大鼠椎管内微电极刺激的无线控制

Grahn PJ, et al. J Neurosurg, 2015, 123(1): 232-242

椎管内微刺激（ISMS）技术对脊髓损伤后运动功能的恢复的控制还不适用于实验室环境下的外部控制。因此，成功地运用ISMS治疗人类疾病将会需要多功能的慢性神经刺激系统。本研究的目的是在大鼠全横断脊髓损伤后建立无线控制ISMS激发运动恢复的原理。方法：17只深麻醉大鼠通过ISMS技术刺激腰椎脊髓唤起后肢运动。在刺激前7天，9只大鼠在T_4部位完全横断脊髓。对损伤组和对照组进行测试，在直视下找到脊髓背部的解剖标志，如脊髓背根入区和背侧正中裂。Teflon绝缘铂铱导丝（直径50μm，30~60μm的尖头）植入腹侧灰质1.8mm深。电极植入术后，比较徒手加压传递技术（n=12）和Kopf脊柱框架系统（n=5）的有效性。使用远程无线神经刺激控制刺激大小。刺激诱发的运动通过标记在臀部、膝盖、脚踝和爪子上的追踪系统记录下来。处死动物后，对脊髓组织固定和染色，来确定刺激电极的最终位置。结果显示，无线ISMS可唤起控制及持续活化90%脊髓损伤的大鼠（n=9）和100%正常大鼠（n=8）的脚踝，膝盖以及臀部的肌肉。徒手加压传递技术和Kopf脊柱框架系统之间并无差异。然而，Kopf脊柱框架系统唤起目标运动所需的电极渗透时间短一些。结论：临床上通过ISMS恢复运动功能仍然是一个遥远的目标，然而，本研究呈现的技术对于慢性脊髓损伤患者运动功能走出了第一步。

（陈旭义）

35. 低能量体外冲击波疗法促进血管内皮生长因子的表达和脊髓损伤后的运动恢复

Yamaya S, et al .J Neurosurg, 2014, 121(6): 1514-1525

目的：体外冲击波疗法（ESWT）被广泛用于临床治疗各种人类疾病。最近的研究已经表明，低能量ESWT在心肌梗死和外周动脉疾病的治疗中，其能够上调机体血管内皮生长因子（VEGF）的表达，进而促进的血管生成和功能恢复。许多以前的报告提示VEGF具有神经保护作用，能够减少脊髓损伤（SCI）后的继发性神经组织损伤。本研究的目的是探讨低能量ESWT是否具有能够促进血管内皮生长因子的表达、保护神经及改善脊髓损伤后的运动恢复功能。方法：60只成年雌性SD大鼠随机分为4组：假手术组（只行椎板切除术）、假SW组（椎板切除术后低能量ESWT应用）、SCI组（只SCI）和SCI-SW组（脊髓损伤后施加的低能量ESWT）。用冲击法造成胸脊髓挫伤损伤。低能量ESWT施加到脊髓损伤，每周3次，持续3周。SCI后42天，在不同的时间点利用BBB评分法进行运动功能评价。苏木精和伊红染色评估神经组织损伤的脊髓。免疫染色的NeuN评估神经元的损失情况。采用实时聚合酶链反应评估VEGF及其受体Flt-1的mRNA表达。对VEGF进行免疫染色，评估脊髓VEGF蛋白表达。结果：假手术组和假手术+SW组，运动功能BBB评分无差异。HE和NeuN染色的组织学分析证实低能量ESWT不会导致神经组织损伤。重要的是，在损伤后7、35和42天，SCI-SW组动物表现出显著的运动改善，高于SCI组（$P<0.05$）。在损伤42天时，SCI-SW组中的NeuN阳性细胞数目比SCI组明显增高（$P<0.05$）。此外，在伤后第7天，相较于SCI组，SCI-SW组中VEGF和sFlt-1的mRNA表达明显增加（$P<0.05$）。伤后7天VEGF蛋白的表达方面，SCI-SW组明显

高于SCI组（$P<0.01$）。结论：本研究表明，低能量ESWT显著增加VEGF和sFlt-1在脊髓中的表达而没有任何不利的影响。此外，低能量ESWT能够显著减少脊髓损伤后神经元损失、减轻神经组织受损程度及改善运动功能。这些结果表明：低能量ESWT通过增强血管内皮生长因子减少脊髓损伤后的继发性损伤，从而带来更好的运动恢复。这项研究提供了第一手的证据表明：低能量ESWT是一个有希望的安全治疗策略。

（陈旭义）

36. 蛋白聚糖受体PTPσ的调节促进脊髓损伤后的恢复

Lang BT, et al. Nature, 2015, 518（7539）: 404-408

由于神经有限的再生和塑形能力，致使脊髓挫伤后已引起多种残疾。众所周知，在胶质瘢痕和神经周围网中的胶质衍生硫酸软骨素蛋白聚糖（CSPGs）上调会阻碍轴索再生长和发芽。蛋白酪氨酸磷酸酶σ（PTPσ）连同它的同源磷酸白细胞共同抗原相关（LAR）和NOGO受体1和3（NgR），最近被鉴定为受体CSPGs的抑制性糖基化侧链。本研究发现在富含CSPG基质内，大鼠中的PTPσ能够通过紧紧稳定它们，将生长锥转入营养不良状态。本实验做出了PTPσ楔域的膜透过性肽模拟物，该物质能够结合PTPσ并减轻CSPG介导的抑制作用。全身给药该肽数周后，脊髓损伤水平以下的神经血清素水平恢复明显，同时促进了运动和泌尿系统功能的恢复。本研究结果增加了一个对PTPσ新的认识层面，即在受损成年脊髓内CSPGs介导神经元的生长抑制中，PTPσ发挥着关键作用。

（陈旭义）

37. 皮肤素-4O-磺基转移酶1敲除后的小鼠脊髓损伤后再生能力减弱

Rost S, Akyüz N, et al. Neuroscience, 2015, 312: 74-85

硫酸软骨素/皮肤素软骨素为细胞外基质的重要组成部分。脊髓损伤后，两者的表达上调被认为是导致损伤后功能恢复低下的原因。一些研究支持损伤后CSPGs能够抑制再生，而DSPGs的功能目前尚不太确定。为了明确在CSPGs存在时的DSPGs功能。本研究利用只表达硫酸软骨素（CSs），但不表达硫酸皮肤素（DSs）的成人皮肤-4O磺基转移酶1缺失（Chst14-/-）小鼠。在Chst14-/-小鼠相比较于其同窝的野生型（Chst14+/+），Chst14-/-小鼠的再生能力减弱。不论受损与否，这两种基因型小鼠的脊髓大小、小胶质细胞和星形胶质细胞的数量都无明显差别。当在受损时或受损后周检测或者无受损时检测这两种基因型小鼠脊髓尾椎病变部位中的单胺能神经支配并重新支配情况以及胶质纤维酸性蛋白（GFAP）和髓鞘碱性蛋白（MBP）的表达水平都不受影响。这些结果表明，相较于CSPGs，DSPGs作为Chst14酶活性产物，能够促进成年小鼠中枢神经系统再生。

（陈旭义）

38. 脊髓损伤后内质网应激参与小胶质细胞/巨噬细胞的坏死

Fan H, et al. Neuroscience, 2015, 311: 362-373

脊髓损伤（SCI）后的炎症中，小胶质细胞/巨噬细胞发挥着至关重要的作用。尽管小胶质细胞/巨噬细胞活化和招募机制已经做了大量的研究,但小胶质细胞/巨噬细胞被清除的机制仍不清楚。本研究观察到在小鼠脊髓损伤后,一种坏死相关的关键分子——混合谱系激酶结构域样蛋白(MLKL)高水平表达。体内行PI-Labeling和Necrostatin-1治疗证实小胶质细胞/巨噬细胞的程序性坏死。有趣的是,电子显微镜(EM)的研究显示,MLKL不仅位于膜也位于坏死的小胶质细胞/巨噬细胞的内质网(ER)中。此外,受体相互作用蛋白3(RIP3)——另一个坏死组件,也在坏死的小胶质细胞/巨噬细胞的内质网中被发现,并且脊髓损伤后MLKL阳性的小胶质细胞/巨噬细胞中的葡萄糖调节蛋白78(GRP78)——一种内质网应激传感器表达上调,提示坏死和内质网应激之间可能存在的联系。体外实验,缺氧缺糖(OGD)能够诱导小胶质的内质网应激和细胞坏死。4-苯(4-PBA)抑制内质网应激后,能够显著阻断缺氧缺糖诱导小胶质细胞的程序性坏死。最后,本研究数据显示,受伤的人脊髓中,GRP78和磷酸MLKL共表达于小胶质细胞/巨噬细胞中。综上可知,SCI后,神经胶质细胞/巨噬细胞要经历一个涉及坏死的ER应激,暗示ER应激和坏死的可被控制,用于调节SCI后的炎症。

(陈旭义)

39. 脊髓损伤中的巨噬细胞和小胶质细胞的可塑性

David S, et al. Neuroscience, 2015, 307: 311-318

脊髓损伤后,巨噬细胞源于局部的小胶质细胞和周围渗入的骨髓细胞。小胶质细胞连同周边流入的其他相应中枢神经系统(CNS)细胞会在CNS损伤后几分钟内作出响应。尽管这些细胞的某些功能相似,但是当中枢神经系统受损后,它们似乎也有特定的功能。小胶质细胞和巨噬细胞的塑形能力很强,可以在响应体外和体内条件急剧变化时,改变其表型。它们可以从促炎的细胞毒性细胞改变为抗炎、促修复的表型。受损的中枢神经系统中的微环境对巨噬细胞的可塑性有重要影响。本文综述了脊髓损伤的情况下巨噬细胞的吞噬功能和细胞因子在巨噬细胞可塑性中的介导作用。

(陈旭义)

40. 振荡电场刺激促进大鼠脊髓损伤后少突胶质前体细胞的分化和神经功能的改善

Jing JH, et al. Neuroscience, 2015, 303: 346-351

振荡电场刺激(OFS)已被用于尝试治疗脊髓损伤(SCI)并且证明在大鼠脊髓损伤后能够促进髓鞘再生。然而,在先前的文章中,学者提出了一些关于OFS的争论。少突胶质细胞(OLs)是髓鞘再生的主要细胞,并且来源于少突胶质前体细胞(OPCs)的分化。到目前为止,尚不清楚是否可以由OFS调节OPCs的分化。本研究的目的是要确定是否OFS可以提高OPCs的分化,并在大鼠脊髓损伤后促进神经功能的恢复。通过免疫荧光染色观察脊髓切片中未成熟和成熟的少突胶质细胞,通过酶联免疫吸附试验(ELISA)测定三磷酸腺苷(ATP)水平和细胞因子白血病抑制因子(LIF),BBB评分和经颅磁运动诱发电位(tcMMEPs)用于评价大鼠脊髓损伤后运动情况。作者的研究结果显示OFS组中脊髓损伤大鼠OPCs的分化程度和ATP和LIF的含量都显著提高。此外,用OFS刺激的大鼠BBB评分和tcMMEPs也明显提高。这些结果表明OFS可以提高OPCs的分化并且促进脊髓损伤后大鼠的神经功能的恢复。

（陈旭义）

41. Ucf-101急性给药改善外伤性脊髓损伤所致的运动损伤

Reigada D, et al. Neuroscience, 2015, 300: 404-417

二次神经细胞死亡的病理生理学和功能后果在外伤性脊髓损伤（SCI）中扮演着关键的作用。通过药理学方法操纵细胞的凋亡途径引导对神经细胞的保护是SCI的主要治疗目标。在目前的工作中，作者推测这种细胞渗透性神经保护化合物UCF-101的给药将在脊髓损伤后的继发性损害中减少神经细胞死亡，增加对组织的保护、减少功能缺陷。为了验证这一假设，在第1周作者对中度挫伤的SCI小鼠给予UCF-101。结果表明，UCF-101的给药可保护神经细胞免受由外伤引起的有害的继发性机制启动，减少组织损伤的加重、提高运动功能恢复。作者的研究还表明，UCF-101的效果是通过抑制HtrA2/OMI通路、同时使细胞凋亡蛋白抑制剂XIAP增加，以及诱导ERK1/2的活化或表达来介导的。体外实验证实Ucf-101不仅能够对通路产生影响，还能抑制半胱氨酸酶级联反应的激活和神经母细胞瘤细胞系凋亡的减少。这些结果表明Ucf-101是一个有前景的SCI治疗工具，值得更详细的分析。

（陈旭义）

42. 源自小鼠脊髓前庭神经核的前庭纤维的终止

Liang H, et al. Neuroscience, 2015, 294: 206-214

本研究采用逆行和顺行示踪剂注射的方法来研究起源于脊髓前庭神经核（SPVE）的前庭系统。作者发现荧光金（FG）注射到腰椎上部后，其标记的神经元出现对侧增强。顺行从吻端SPVE腹侧索的内侧部分经同侧和背外侧索双侧颈髓标记纤维。它们主要终止于第5~8椎板，和同侧第10脊椎。对侧有少量纤维位于第6~8和第10椎板。在胸索部分，也发现纤维终止于两侧的中间外侧柱。在腰及其下部分，纤维主要存在于背外侧索双侧并主要终止于第3~7椎板对侧。顺行从尾端SPVE，没有在腹侧索的内侧部分穿行，但在背外侧索双侧标记纤维，它们主要终止于第3~8和第10椎板对侧。本研究是第一个描述从脊髓SPVE发出的前庭纤维的循行终止。这将为那些研究卒中、脊髓损伤或前庭器官损伤的学者，在康复过程中对前庭纤维的生理作用和潜在的针对这些纤维的研究奠定解剖基础。

（陈旭义）

43. 早期施加电场刺激减弱二次凋亡反应，并发挥对大鼠急性脊髓损伤的神经保护作用

Zhang C, et al. Neuroscience, 2015, 291: 260-271

损伤电位，指神经或肌肉的无损伤部分与损伤部分神经末端之间的直流电压，主要引起损伤诱导的Ca^{2+}大量内流。作者以往的研究显示损伤电位的增加伴随着脊髓损伤（SCI）的出现和加重，用阴极在损伤远端施加电场刺激（EFS）可以延缓和减轻损伤的形成。由于

Ca^{2+}内流也被视为对脊髓损伤后继发性损伤的主要诱因,作者假设EFS会保护脊髓损伤后的继发性损伤,并最终改善功能和病理结果。在此研究中,将大鼠分为三组:①假手术组,仅椎板切除术;②对照组,仅SCI;③EFS组。大鼠损伤后立即进行EFS,伴随EFS后损伤电位调节到(0 ± 0.5)mV。使用BBB评分量表评估大鼠后肢的功能恢复。结果表明,施加EFS的大鼠表现出明显更好的运动功能恢复。快蓝染色评估损伤后髓鞘部分,采用免疫荧光法观察有髓的神经纤维数目,超微结构分析评估有髓神经纤维的大小。调查结果显示,在SCI后8周大鼠背侧皮质脊髓束(dCST)区域,EFS组大鼠表现出显著较少髓鞘损失,并有相较于对照组更大、更多的有髓纤维。此外,通过免疫蛋白印迹分析发现EFS抑制钙蛋白酶和半胱氨酸蛋白酶-3的激活和Bax的表达。此外,在伤后4周内采用tunel测试发现EFS能够减少细胞凋亡。这些结果表明早期EFS可以显著减少脊髓变性,改善功能和肢体恢复。此外,这些研究结果进一步支持脊髓损伤后EFS在未来临床应用的研究。

(陈旭义)

44. 脊髓损伤后雌激素受体相关受体α对血管生成调节的影响

Hu JZ, et al. Neuroscience, 2015, 290: 570-580

雌激素受体相关受体α(ERRα)是核受体超家族成员之一,与过氧化物酶体增殖物激活受体γ共激活因子1α(PGC-1α)相互作用以刺激血管内皮生长因子(VEGF)的表达和缺氧诱导因子1α-依赖性通路的血管生成。虽然不被任何天然配体所调节,ERRα的功能可以由合成分子XCT790抑制。在本研究中,SD大鼠随机分配到假手术组、损伤生理盐水组或损伤XCT90组。采用改良Allen重量打击法应用于诱发大鼠急性外伤性脊髓损伤(SCI)模型,并每24小时注射XCT790,脊髓损伤伤后半小时开始注射。组织学分析表明,脊髓损伤后1、3、7天XCT790显著加重组织损伤和减少ERRα阳性细胞的数目。Western印迹和实时定量聚合酶链式反应(QRT-PCR)分析也表明,XCT790大幅抑制ERRα的表达,从而降低在整个实验期间VEGF和血管生成素-2(Ang-2)的表达,但PGC-1α的表达不受影响。免疫荧光分析表明,与损伤生理盐水组相比,损伤XCT90组中血管密度和内皮细胞增殖的速度都降低了。这些结果表明,ERRα参与介导在大鼠创伤性脊髓损伤模型后血管的生成。

(陈旭义)

45. Necrostatin-1减轻脊髓损伤后的线粒体功能障碍

Wang Y, et al. Neuroscience, 2015, 289: 224-232

Necrostatin-1(NEC-1)是坏死的抑制剂,在抑制中枢神经系统(CNS)病理性死亡中充当着重要的角色。作者早期的研究表明,NEC-1能够保护损伤的脊髓。在这项研究中发现,脊髓损伤后,NEC-1能够降低线粒体中升高的Ca^{2+}浓度,使线粒体保持在较低的膜电位(MMP)水平。它还通过促进线粒体呼吸链复合物I的活性取代由于脊髓损伤后显著降低的其他复合物,从而增加三磷酸腺苷(ATP)的生成。NEC-1也能够抑制细胞色素C在线粒体的释放,并防止脊髓损伤后线粒体的肿胀。根据线粒体DNA(mtDNA)的内容,NEC-1通过上调线粒体转录因子A(TFAM)促进线粒体再生。NEC-1也可以抑制损伤后6小时内线粒体融合基因Mnf1和Mnf2的上调,并调节线粒体分裂基因FIS1的异常表达。所有这些结果表明,脊髓损伤后应用NEC-1治疗能够改善线粒体的功能。这项研究揭示了NEC-1通过减轻脊髓损伤后线粒体功能障碍而发挥功能性保护的机制。

(陈旭义)

46. 抑制素1基因促进脊髓损伤大鼠的功能恢复

Li L, et al. Neuroscience, 2015, 286: 27-36

脊髓损伤(SCI)是世界性的严重的健康问题,通常伴有重度残疾和生活质量下降。这项工作的目的是探讨抑制素1(PHB1)在脊髓损伤大鼠中的作用。首先,这项研究观察到在SCI大鼠中PHB1的表达下调。然后,这项研究推测通过传递Ad-PHB1引起PHB1过表达会导致SCI后神经保护和促进功能恢复。简单地说,Wistar大鼠施以35-g挤压伤,SCI后立即管理Ad-PHB1或Ad。结果发现,大鼠SCI后Ad-PHB1管理能显著改善运动功能,提高疼痛耐受。此外,Ad-PHB1管理能减弱轴索退化,增加神经元数量。Ad-PHB1管理通过抑制Bcl-2/Bax/caspase-3通路途径减少细胞凋亡。大鼠SCI后Ad-PHB1管理抑制内质网应激,通过降低mRNA和CCAAT的水平增强结合蛋白同源蛋白,伴侣葡萄糖调节蛋白78和X-box蛋白1。SCI后Ad-PHB1管理恢复线粒体三磷酸腺苷的形成,减少活性氧的生成,提高线粒体的呼吸速率。最后,Ad-PHB1管理激活下游信号,包括磷脂酰肌醇-3-激酶(PI3K)/Akt信号,细胞外信号调节激酶(ERK1/2),和核因子kappaB。这些数据表明,PHB1在脊髓损伤的发展中起着重要作用,可能为促进SCI康复提供一种治疗靶标。

(陈旭义)

47. 脊髓损伤引起中央管周围的星形胶质细胞白介素-1β的表达长期上调

Paniagua-Torija B, et al. Neuroscience, 2015, 284: 283-289

炎症状态下,白介素(IL)-1β在神经微环境中调节神经干细胞。这项研究表明,脊髓损伤(SCI)会增加位于脊髓室管膜周围的星形胶质细胞IL-1β的表达,这个区域有神经源性潜力。损伤后1天IL-1β增加,3~7天之间到达最高水平,14天开始降低,伤后28天低水平。在最大表达的时间,在病变的头侧和尾侧IL-1β的上调延伸超过5mm。由于IL-1β控制神经干/祖细胞的增殖和细胞命运,SCI后室管膜星形胶质细胞调节可能会产生适当的环境为细胞替代。

(陈旭义)

48. 挥发性麻醉剂甲氧氟烷预防脊髓损伤大鼠运动神经元的兴奋性毒性

Shabbir A, et al. Neuroscience, 2015, 285: 269-280

脊髓损伤(SCI)早期阶段的神经保护是一个决定预后的重要方法,可以预防迟发性的病理事件,这包括兴奋性毒性,延长原发性伤害和放大运动功能的不可逆损伤。尽管重症监护和神经外科干预是重要的治疗方法,但有效的神经保护需要对易损神经元,特别是运动神经元进行进一步的实验研究。这项研究是调查挥发性全麻药甲氧氟烷是否会保护SCI

后红藻氨酸盐诱发的兴奋性毒性所损伤的运动功能神经。方法是在第1天兴奋毒性刺激1小时,在第2天进行电生理和免疫组织化学检测。甲氧氟烷与红藻氨酸盐一起加(1小时),或30分钟甚至60分钟防止脊髓反射减弱,运动神经元兴奋性的损失和组织学损害。甲氧氟烷能暂时减少突触传递和运动神经元的兴奋性,容易影响可逆的传递。甲氧氟烷与红藻氨酸盐一起加后第2天记录脊髓的电生理活动。这些数据表明:甲氧氟烷可以提供强的电生理和组织学的神经保护作用,使兴奋毒性后运动神经网络活动表达1天。可以推测,除了损伤减压和稳定,全麻的保护作用被利用可能增强急性脊髓损伤(SCI)早期神经外科治疗的好处。

(陈旭义)

49. 小鼠和大鼠脊髓损伤后空洞,血管生成和创伤愈合的反应

Surey S, et al. Neuroscience, 2014, 277: 446-454

小鼠和大鼠脊髓损伤后血管破裂,血管损失和空洞是不同的,但很少有研究比较这两个物种的急性脊髓损伤反应。这是因为大鼠脊髓损伤反应的关键因素与人类相同。在这项研究中,作者研究了这两个物种急性脊髓损伤后亲和抗血管生成因子和基质沉积的反应和特征变化。与大鼠相比,小鼠没有形成空洞但病变部位的面积在损伤后(DPL)8天和15天分别大21倍和27倍。小鼠没有形成空洞,这与免疫促血管生成,促基质生成和促进伤口愈合的因子水平升高有关,如层粘连蛋白、基质金属蛋白酶-1(MMP-1)和血管内皮生长因子-A(VEGF-A),这些在DPL后8天分别为大鼠的6.0、2.9和2.8倍。相比大鼠,小鼠T_7和T_9胸椎,损伤后观察到轴突增加,通过检测到较高水平的神经丝200(NF200)的免疫反应性确定。尽管SCI后2小时有类似的足底热试验反应(比对照组小鼠和大鼠,分别低1.4和1.6倍),第7天这两个物种与假手术对照组相比,这些反应有巨大的改变,而SCI后VonFrey纤维刺痛检测在大鼠和小鼠中没有变化。作者的结论是:小鼠在伤后有更强的血管生成和伤口愈合能力。尽管脊髓损伤后大鼠和小鼠脊髓功能相同,作者认为小鼠脊髓损伤后血管生成和伤口愈合能力加上减少病灶的大小,可以预防继发性轴突损伤,创造一个有利于轴突发芽和再生的环境。这些结果表明了人脊髓损伤后血管生成反应的潜在治疗效用。

(陈旭义)

50. 载体诱导大鼠NT-3表达促进受损皮质脊髓束轴突远端至脊髓损伤处的侧支生长

Weishaupt N, et al. Neuroscience, 2014, 272: 65-75

受损皮质脊髓束(CST)通过促进CST轴突和替代神经元间的联系达到重连目的,这是目前促进脊髓损伤(SCI)后运动功能恢复的一项探索性实验。促进引导替代受损CST轴突的神经元生长是行之有效的功能替代途径,如神经营养因子3(NT-3),它为替代性CST轴突的末端至CST损伤处提供了刺激生长和化学吸引效果。但NT-3对受损CST轴突头端至SCI处的促生长效果至今鲜有成功。有证据表明,无论是由于内在的或内毒素脂多糖(LPS)诱导所致的,其本身生长环境中的免疫激活会对CST感受NT-3的反应性起到决定性作用。本

文利用NT-3作为提供和引导受损CST头端至SCI处的替代性神经元生长的实验方法,通过①腺病毒载体长期表达NT-3,②LPS诱导或非LPS诱导免疫激活。结果表明,在脊髓近端至SCI处,尽管诱导受损CST轴突生长进入载体介导NT-3表达区域是可能的,但似乎依赖轴突与NT-3源的距离是多少。本研究也发现受损CST轴突在LPS免疫激活条件下并不会提高对NT-3的应答反应的生长。总之,这是目前所知的NT-3可促进远离SCI近端处受损CST替代神经元生长的第一范例。使NT-3在靠近CST目标轴突有所作用,可能是今后研究用NT-3重连受损CST的关键。

(陈旭义)

51. N-乙酰半胱氨酸和乙酰左旋肉碱对神经元存活、神经炎症及脊髓损伤后神经再生的疗效观察

Karalija A, et al. Neuroscience, 2014, 269: 143-151

外伤性脊髓损伤可引起脊髓组织的长期炎症反应,导致脊髓神经细胞和神经胶质细胞的进行性凋亡。本研究最近发现,用抗氧化剂的N-乙酰半胱氨酸(NAC)和乙酰左旋肉碱(ALC)治疗后4周会减轻神经炎症,诱导轴突出芽,减少创伤附近运动神经元死亡。目前研究目的是探讨长期抗氧化剂治疗对脊髓损伤大鼠下游红核脊髓神经元存活的影响。还可研究对脊髓损伤区的细胞凋亡、炎症、神经再生的长、短期疗效。C_3水平脊髓半横断损伤后8周可引起明显的红核脊髓神经元损伤。2周时,损伤区可见神经凋亡相关标记物B细胞白血病淋巴瘤-2-相关X蛋白(BAX)和caspase3,以及小胶质细胞标记物OX42和外胚叶发育不全1(ED1)表达升高。8周时,OX42免疫反应增加,血清素5HT减少。抗氧化剂治疗可减少50%红核脊髓神经元损伤。治疗后2周,BAX、caspase3、OX42和ED1表达降低。治疗后8周,OX42免疫反应降低,5HT升高。由此得出,本研究提供了进一步深入了解NAC和ALC对下游通路的疗效,以及对脊髓损伤区长、短期的疗效。

(陈旭义)

52. 利用MR16-1阻断IL-6信号抑制小鼠脊髓损伤模型的含二十二碳六烯酸磷脂酰胆碱水平降低

Arima H, et al. Neuroscience, 2014, 269: 1-10

白介素(IL)-6通路在脊髓损伤(SCI)后恢复中起到至关重要的作用。抗IL-6受体MR16-抗体在SCI后能抑制炎症,促进运动功能恢复。本研究目的在于分析小鼠SCI模型中MR16-1对脊髓中磷脂表达的影响。本研究使用8周龄C57BL/6JJmsSlc小鼠。在$T_{9\sim10}$水平行椎板切除术,于T_{10}水平行脊髓损伤模型。SCI后立即分别给予小鼠腹腔注射相同剂量的MR16-1(MR16-1组)或磷酸盐缓冲盐水(对照组)。SCI后7天对脊髓中磷脂酰胆碱(PC)表达进行质谱成像,发现MR16-治疗SCI后抑制了免疫细胞浸润效应,能提高损伤后的运动功能。磷脂成像显示:与对照组相比,MR16-1能抑制含二十二碳六烯酸(DHA)PC。同时本研究还发现MR16-1组含DHAPC表达部位出现高水平胶质原纤维酸性蛋白(GFAP)。这些结果表明,SCI后7天,MR16-1治疗影响损伤部位GFAP细胞的含DHAPC。

(陈旭义)

53. 坏死性凋亡抑制剂necrostatin-1促进创伤性脊髓损伤中的细胞保护和生理功能

Wang Y, et al. Neuroscience, 2014, 266: 91-101

　　脊髓损伤（SCI）是一种常见的、缺乏有效治疗的严重创伤。抑制创伤区细胞死亡在脊髓保护过程中极为重要。本研究利用坏死性凋亡抑制剂necrostatin-1（Nec-1）治疗SCI大鼠，进行Nec-1对SCI恢复作用观察。Nec-1可减少损伤，细胞因子和活性氧（ROS）可改善脊髓损伤区的病理状况和血供。进一步研究表明Nec-1能通过RIP1/3-MLKL抑制坏死性凋亡，同时通过Caspase3和Bax激活Bcl-2抑制细胞凋亡。Nec-1对SCI大鼠行为学和生理功能保护有改善作用。Nec-1作为SCI潜在治疗方法是未来研究的方向。本研究首次发现Nec-1治疗创伤性SCI的作用。研究还发现，Nec-1不仅对坏死性凋亡有抑制作用，对细胞凋亡亦有抑制作用。

（陈旭义）

54. 大鼠脊髓压迫性损伤后白质病变的特征

Ward RE, et al. Neuroscience, 2014, 260: 227-239

　　作者之前将大鼠脊髓压迫性损伤特点归为神经损伤，并且关注损伤区灰质受损情况。白质受损程度可以评价脊髓损伤的功能预后情况。因此，本研究使用免疫组织化学和电子显微镜检测T_{12}水平压迫性SCI后的白质改变。损伤后1天，观察到中心位置的轴突和树突细胞骨架蛋白有明显缺损，并伴有轴突功能障碍，如β淀粉样前体蛋白（β-APP）堆积，SCI后第3天达到高峰。距离病灶5mm处，细胞骨架蛋白出现急性缺损，头端更为明显，损伤近端出现明显的β-APP积累。显微镜观察髓鞘碱性蛋白（MBP）免疫荧光染色发现早期髓鞘有所缺损，荧光所示红色高亮细胞即是。损伤后6周可见由施万细胞和少突胶质细胞新生的髓鞘。本研究表明，大鼠压迫性SCI出现大片白质损伤。损伤后1天内，细胞骨架蛋白缺损和距病灶5mm处的β-APP堆积提示轴突伸长受损。这可能是由于沃勒变性和继发细胞死亡蔓延，后者造成轴突近端和远端损伤。

（陈旭义）

55. 改善动物模型脊髓损伤的机械组织复苏

Zheng ZL, et al. Neurosurgery, 2015

　　脊髓损伤（SCI）是全世界导致死亡和残疾的主要因素，而且治疗方法有限。作者先前的研究运用控制负压治疗大鼠脑创伤和猪损伤模型，具有伤害小、恢复快的疗效。目的：检测不同真空气压（机械组织复苏MTR）对脊髓损伤大鼠恢复的影响。方法：造成挫伤模型后，比较-50mmHg和-70mmHg对大鼠SCI的影响。通过对运动、磁共振（T_2、弥散张量成像及纤维束成像）和组织学评估。结果：MTR治疗后4周明显提高运动功能评分，两组BBB评分由7.8±1.9分别提升至11.4±1.2和10.7±1.9。脊髓损伤区域，T_2成像显示两组均可减少至少10%的积液量。MTR治疗后纤维束的平均数量和平均长度比未治疗组更明显，特别是在−50mmHg。同时也是在−50mmHg时,髓鞘的体积也是明显比−70mmHg更大。结论: SCI后MTR治疗可明显减少脊髓水肿,保护髓鞘和提高运动功能恢复的速度和质量。

(陈旭义)

56. 退变性脊髓型颈椎病: 影响老年脊椎的相关疾病频谱

Tetreault L, et al. Neurosurgery, 2015, 77 Suppl 4: S51-67

颈椎脊髓功能障碍由创伤或非创伤引起,包括肿瘤、感染和退行性病变。在文章中,作者综述了一系列退行性脊柱疾病导致颈椎脊髓压缩,并提出一个术语: 退变性脊髓型颈椎病(DCM)。DCM包括脊柱骨关节炎症,包括椎关节粘连、椎间盘突出症、小关节病(统称颈椎病)和韧带畸形,比如后纵韧带骨化和黄韧带肥厚。这篇综述总结了DCM的病理生理,并描述脊髓压缩后病理演变过程,包括缺血、脊髓血管屏障的破坏、脱髓鞘和神经元凋亡。详细总结了诊断DCM的要点、临床表现和影像学突出特征。此外,作者概述了评估疾病功能状态和患者生活质量的辅助工具,总结其优缺点。本研究的其他主题包括流行病学、患患者群中疾病的演变、疾病自然史、发病率、诊断(临床表现、影像学及遗传)和健康管理。

(陈旭义)

57. 多级脑实质内注射干细胞治疗猪脊髓损伤的临床前研究

Gutierrez J, et al. Neurosurgery, 2015, 77(4): 604-612

背景: 目前多种干细胞治疗神经退行性疾病和脊髓损伤的临床试验正有条不紊地进行,但是干细胞的最佳注射剂量仍不明确。目的: 检测猪脊髓损伤后,增加注射干细胞体积和数量,观察猪的耐受性变化。方法: 使用立体定向技术将人神经祖细胞注射至27只雌性Göttingen小型猪上。共分为5组,每组5~7只,注射不同体积的干细胞(10、25和50μL),注射次数(20、30、40)。21天观察其运动功能和总体发病率,处死之前观察移植细胞的存活和微观组织的损伤情况。结果: 21天观察结果显示猪无死亡和长期的手术并发症。在第14天所有的动物都恢复至术前状态,运动功能完全恢复。组织学分析显示组间神经元密度无明显减少,细胞移植期间神经元密度维持在12%~31%。然而,大剂量干细胞注射(50μL)会造成组织的损伤。结论: 注射不同体积和数量的干细胞为脊髓损伤的治疗提供非常重要的功能安全剂量的阈值。结果可以用于其他干细胞在脊髓损伤的治疗中。

(陈旭义)

58. 脑脊液引流和诱导高血压改善猪急性脊髓损伤后脊髓血管灌流

Martirosyan NL, et al. Neurosurgery, 2015, 76(4): 461-469

背景: 急性脊髓损伤(SCI)通常通过提高平均动脉压(MAP)治疗。其他潜在的干预措施包括脑脊液引流(CSFD)。目的: 为了确定快速升高MAP联合降低鞘内压力(ITP)的有效性;首要目标是改善脊髓损伤后脊髓血流量(SCBF)。方法: 15头猪进行椎板切除术。研究组包括对照组(n=3);单纯SCI(n=3);SCI联合MAP升高(SCI+MAP)(n=3);SCI联合CSFD（SCI+CSFD）（$n=3$）；SCI结合两者MAP升高和CSFD（SCI+MAP+CSFD）（$n=3$）。通过激光多普勒血流仪检测SCBF。结果：SCI组，SCBF降低了56%；SCI+MAP组，SCBF降低了34%；SCI+CSFD组，SCBF降低了59%；SCI+MAP+CSFD组，SCBF提升了24%。在SCI+MAP组，SCI后提高MAP后1小时ITP平均增加5.45mmHg，并维持在这个水平直至整个实验结束。结论：单独运用MAP或者CSFD只能暂时提升SCBF。两者联合使用可明显长时间提升SCBF，以及缓解脊髓压缩。虽然激光多普勒血流仪可以测量到血流量的组织深度只有1.5mm，但是所测结果可能就是损伤后表示整个脊髓血流变化的波形。

（陈旭义）

59. 免疫调节疗法联合软骨霉素对脊髓半切损伤的疗效

Grosso MJ, et al. Neurosurgery, 2014, 75(4): 461-471

背景：单独应用免疫调节治疗和软骨霉素已经被证实在脊髓损伤后有神经保护和潜在的神经再生功能。目标：研究免疫调节剂联合软骨素磷酸盐黏多糖退化理论在脊髓损伤的潜在治疗作用。方法：联合使用氯磷酸盐荚膜脂质体（选择性的消耗外围巨噬细胞），咯利普兰抑制剂（选择性4型磷酸二酯酶峰抑制剂）和硫酸软骨素蛋白黏多糖降解酶——软骨素酶ABC（ChABC）治疗大鼠胸段脊髓半切损伤，检测其促进轴突再生和提高运动功能的能力。结果：作者证实联合氯磷酸盐脂质体、咯利普兰和ChABC治疗能减少巨噬细胞在损伤处聚集，减少脊髓轴突损伤后轴突回缩，第6周时联合治疗组大鼠比对照组和未联合治疗组的运动功能有非常显著的提高。顺行的和逆行的追踪提示联合氯磷酸盐、咯利普兰和ChABC实质上没有促进损伤部位大量的轴突再生，但是在一定程度限制轴突萎缩。组织学评估显示联合氯磷酸盐、咯利普兰和ChABC比对照组显示出更小的损伤区域和空洞。第7周联合治疗组明显减少巨噬细胞的集聚。结论：当前数据证明联合免疫调节治疗法包括氯磷酸盐和咯利普兰与ChABC联用，可减少大鼠脊髓半切后轴突损伤，增强神经保护作用、神经元可塑性以及促进后肢的恢复功能。

（陈旭义）

60. 评估脊髓损伤后体内Nogo-66受体1的功能

Tong J, et al. Neurosurgery, 2014, 75(1): 51-60

背景：中枢神经系统中的神经元Nogo-66受体1（NgR1）参与构成限制性生长环境并能限制外伤性后轴突再生，使之成为作为髓鞘形成相关抑制性配体而备受关注。目的：研究可能有助于重要NgR1差异的一些因素，多项脊髓损伤（SCI）后的研究显示，NgR1敲除或基因敲除的动物模型中缺乏大量轴突再生的因素。方法：该研究利用携带任一个纯合的或杂合的NgR1基因无效突变的小鼠建立中、重度的SCI模型。结果：运动功能的评估显示，功能恢复的程度受损伤程度影响。NgR1敲除增强突变小鼠脊髓主干侧支出芽。损伤部位周围的反应性星形胶质细胞和硫酸软骨素蛋白（CSPGs）上调。基质金属蛋白酶-9已被证明能降解CSPGs，与杂合的或野生型小鼠相比在纯合突变体小鼠中，基质金属蛋白酶-9显著上调。然而，与杂合小鼠比较，纯合子CSPG水平仍然高，这表明基质金属蛋白酶-9降解CSPG活性，可能需要NgR1的存在。结论：敲除NgR1可能显著增强脊髓损伤后运动功能恢复。作者观察遭受不同程度伤害群体之间的运动恢复差异表明：损伤的严重程度可能是脊髓损伤后功能恢复的混杂因素。

（陈旭义）

61. 伏核在脊髓损伤后恢复期间的电控制功能

Sawada M, et al. Science, 2015, 350(6256): 98-101

刺激有利于神经元受损后的恢复，但其作用机制难以发现。人们普遍认为，伏核（NAC）有利于调节刺激效应，但不直接参与控制运动。利用因果分析，作者发现了猕猴脊髓损伤后的手指灵巧动作恢复期间，颈部水平的传导冲动是从伏核到感觉运动皮层（SMC）。此外，在早期恢复期伏核可逆性调节SMC药理失活，伴随着康复期间的手指灵活度改善会出现一个小高峰。这些结果表明，脊髓损伤后的恢复过程中，伏核上调SMC的高频活性并直接参与手指动作的控制。

（陈旭义）

62. 轴突再生: 埃博霉素B全身给药促进脊髓损伤后轴突再生

Ruschel J, et al. Science, 2015, 348(6232): 347-352

中枢神经系统（CNS）损伤后，瘢痕处的抑制因子和少轴突生长因子抑制轴突再生。微管的稳定性减少瘢痕生成和促进轴突生长。然而，这种双重作用的细胞机制仍不清楚。缓慢注射维持血-脑屏障渗透性的微管稳定药物——埃博霉素B（EPOB），可以通过消除极化和定向迁移的方式降低啮齿动物脊髓损伤后瘢痕形成。然而，埃博霉素B协同诱导轴突末端微管聚的合成，来激活神经元极化，通过抑制环境，来促进轴突生长。总之，这类可改善脊髓损伤后轴突再生和运动功能。近年来，随着临床试验批准，埃博霉素有望用于中枢神经系统损伤。

（陈旭义）

63. 生物材料: 电子硬脊膜用于神经长期多接口

Minev IR, et al. Science, 2015, 347(6218): 159-163

柔软的神经组织和较硬的神经植入物之间的机械错配阻碍神经组织长期的恢复。作者设计并制造了柔软且形状和弹性与硬脊膜相似的神经植入物（硬脊膜是脑和脊髓的保护膜），作者称之为电子硬脊膜，嵌入互连的药物电极和药物注射来维系数百万机械拉伸周期。植入物由动物皮质提取而来，实现了动物的脑-机自由接合并促进了脊髓损伤后运动恢复。文章介绍了神经植入物在中枢神经系统内生物相容性和长期的功能性。计算机和机械模拟验证了植入物和神经组织之间的相容的生物力学至关重要。植入的神经弹性材料符合脑组织和脊柱的动态力学特性；硬膜下的局部药物应用可降低副作用。组织匹配植入物整合了较高电极密度和药物传递植入泵，实时记录神经系统功能将需要进一步的技术发展。

（陈旭义）

64. 褪黑素对脊髓损伤动物模型的影响：系统回顾和Meta网络分析

Yang L, et al. J Neurotrauma, 2016, 33(3): 290-300

脊髓损伤（SCI）导致身体功能下降,影响个体生活。越来越多的研究表明褪黑素影响脊髓损伤。本研究探讨褪黑素对脊髓损伤动物模型的神经恢复和抗氧化效应及其最佳的剂量。该研究搜索了6个数据库中已发表的关于褪黑素对于脊髓损伤动物模型的论文。2名有经验的研究人员分别独立进行论文选择,提取数据及评估纳入研究的质量。采用Meta分析评价褪黑素对脊髓损伤的影响,采用Meta网络分析探讨最佳剂量。该研究对13个研究进行了分析,其中3个是高质量的。Meta分析的结果显示,褪黑素组较对照组行为学评估（BBB评分, n=90, P=0.003；运动功能评分, n=92, P=0.004；Tarlov评分, n=150, P=0.002；斜面试验, n=150, P=0.001）和生化结果（丙二醛, n=121, P=0.0010；谷胱甘肽水平, n=64, P<0.0001；和髓过氧化物酶活动, n=32, P<0.00001）均有提高。在大鼠脊髓损伤模型的最佳剂量为12.5mg/kg。研究表明,在大鼠脊髓损伤模型中褪黑素明显改善神经恢复和抗氧化效应,并且最佳剂量为12.5mg/kg。但是,纳入本研究的论文多数是低质量的,褪黑素的最佳剂量仍然有待高质量的。

（汤锋武）

65. 脊髓损伤后多维神经性疼痛表型

Widerström-Noga E, et al. J Neurotrauma, 2016, 33(5): 482-492

鉴别临床神经性疼痛表型是第一步,以便更好地理解脊髓损伤（SCI）后潜在的疼痛机制。本研究探讨基于定量感觉测试（QST）、疼痛强度以及剧烈疼痛应对策略的多维神经性疼痛表型特点。对169个低于或高于损伤水平（LOI）的研究对象（其中101例脊髓损伤有神经性疼痛,18例脊髓损伤无神经性疼痛和50例正常对照）在热感觉、热痛觉和振动感知阈值方面进行评估。对神经疼痛受试者在QST-z评分得分低于LOI、疼痛强度评分和剧烈疼痛应对策略问卷（CSQ）二级评分得分进行聚类分析得出两种表型：难以忍受的严重的神经性疼痛（SNP, 7.39 ± 1.57）,热感觉和振动敏感性神经疼痛（与中等疼痛比较）（MNP; 5.40 ± 1.43）。对所有CSQ二级评分、神经疼痛症状（NPSI）总评分和热痛觉敏感性低于和高于LOI进行因素分析表明包含以下3个因素：①疼痛适应包括增加运动量、转移注意力和重新诠释痛觉；②灾难化,神经性疼痛和热灵敏度包括大NPSI总分、热疼痛敏感性低于LOI和灾难化；③一般疼痛敏感性包括更大的热疼痛敏感性高于LOI和较轻的疼痛。研究结果表明,严重脊髓损伤后神经性疼痛症状与剩余脊髓丘脑束作用低于LOI以及剧烈疼痛显著相关。

（汤锋武）

66. 一种新的急性冲击压迫腰脊髓损伤啮齿类动物模型

Moonen G, et al. J Neurotrauma, 2016, 33(3): 278-289

创伤性腰脊髓损伤导致复杂的中央和周围神经组织损伤引起严重神经行为学缺陷和个人/社会灾难。在人类腰部脊髓损伤很常见,但与临床相关的腰脊髓损伤（SCI）模型很少。本文介绍一种新的腰SCI大鼠模型。对腰脊髓L_{1-2}（相当于胸椎T_{11-12}）进行中度（20g），中~重度（26g）和重度（56g和35g）的钳夹冲击压迫损伤，采用一些神经行为、神经解剖学和神经电生理结果进行测定评估。该创伤性脊髓损伤模型是建立在micro CT引导精确解剖定位，并进行椎板切除术暴露脊髓和神经根硬膜基础之上的。采用初步的形态学测量与临床相关结果，如MRI和超声成像。病灶组织的分析表明，在急性损伤到慢性损伤的过程中发生明显组织减少和空化。运动行为测试显示各个组大鼠存在明显的与承重和前后肢协调性无关的运动缺陷。感官评估结果显示高度病理改变，包括通过增加逃避反应和减少潜在的用尾试验反映出来的机械触诱发痛和热痛觉过敏。脊髓束缺陷通过神经电生理学进行确定。神经电生理学显示延迟和减低感觉和运动诱发电位（SEP/MEP）的振幅，并使提示运动神经元兴奋性的足底H-发射增多。这是一个全面的腰脊髓损伤模型，有助于评价以转化为导向的临床前疗法的评价。

（汤锋武）

67. 运用多维磁共振成像分析预测胸腰椎脊髓损伤的早期损伤

Mabray MC, et al. J Neurotrauma, 2016

已有文献对于磁共振成像（MRI）在急性颈脊髓损伤（SCI）的应用聚焦于颈脊髓损伤。可复制的系统已经开发以MRI为基础的分级标准；然而，目前还不清楚它们如何适用于胸脊髓损伤。研究假设MRI测定是以连贯的多元主成分（PC）的集合，不同PC和个体变量显示不同的区分效度来预测胸脊髓急性损伤的早期损害。该研究对25例急性胸SCI入院即行MRI的患者进行回顾性队列研究，并且在出院时采用美国脊髓损伤学会障碍量表（AIS）评估。收集轴向分级、矢状面分级、损伤长度、胸腰段损伤分类系统、最大渠道、最大脊髓压迫图像变量。该研究提出了明确的假说，采用一个分析工作流来检测多元PC模式在出院时预测AIS。所有成像变量正面加载在出院时与AIS高度相关的PC1（方差64.3%）上。MCC，MSCCTLICS也正面加载在PC2（方差22.7%），而关于脊髓信号异常则反面加载于PC2。PC2与患者接受手术减压高度相关。变量的信号异常都与出院时AIS负相关，而AIS采用BASIC评分来评价的轴向分级最高相关性。多变量模型证明BASIC唯一显著预测出院时AIS的预测指标，其预示着BASIC捕获人群中AIS的差异。研究MRI测定用于急性胸脊髓及胸腰段脊髓损伤的聚合效度、结构效度和临床预测效度研究提供了证据，建构效度和临床预测。

（汤锋武）

68. 脑血流量对人类脊髓损伤后自主神经反射失常的反应

Phillips AA, et al. J Neurotrauma, 2016, 33(3): 315-318.

自主神经反射失调（AD）在90%的高位脊髓损伤（SCI）患者表现为短暂高血压，危及生命，并可能导致脑出血。由于AD医疗事件紧急的属性，脑血流量（CBF）来不及记录。测量4例运动完全丧失的颈脊髓损伤患者自发AD过程中的按压血压（BP）和大脑中动脉的CBF流速。AD过程中平均动脉血压增加[（66±11）mmHg vs.（83±10）mmHg, $P=0.004$]，而CBF[（76±4）m/s vs.（74±4）m/s]和潮气末二氧化碳分压（$PETCO_2$）[（35±1）mmHg vs.（34±3）mmHg]仍保持。这些初步数据表明，大脑可以有效缓冲减轻AD。

（汤锋武）

69. 脊髓损伤后立即或者24小时给予Tamoxifen促进雌鼠脊髓运动功能的恢复和减少继发损伤

Colon JM, et al. J Neurotrauma, 2016

脊髓损伤(SCI)没有有效的治疗方法。最初的物理冲击触发一连串的分子和细胞事件,形成一个不利于细胞存活和轴突再生的环境。脊髓损伤的患者往往是在伤后数小时到达医院。这表明需要研究和利用针对创伤引发的一连串复杂的事件的长时间的功能和多元特性治疗窗。研究表明,脊髓损伤动物模型应用FDA批准的他莫昔芬(TAM)在伤后24小时内能产生神经保护作用。研究假设脊髓损伤后连续TAM给药将通过促进髓鞘保留和减少次级损害改善运动功能恢复。成年雌性SD大鼠(230g)利用MASCIS装置于胸(T_{9-10})节段给予适度脊髓挫伤。为了确定TAM的治疗窗,大鼠在脊髓损伤后立即或24小时植入ATM丸。评估损伤后5周内每周的运动功能(BBBo Penfield试验、grid-walk and beam crossing测试)。结果:TAM组大鼠表现出显著的功能性运动恢复和改善精细动作。此外,TAM在创伤后增加白质保护和减少星形胶质细胞聚集导致的次级损害、轴突退化和细胞死亡。这些结果为TAM作为一个在24小时内治疗脊髓损伤可能的药物提供了证据。

(蒋显锋)

70. ATF6α下调脊髓损伤后ER应激反应但是不影响运动恢复

SaraswatOhri S, et al. J Neurotrauma, 2016

内质网应激反应(ERSR)在各种神经退行性疾病和(或)创伤性损伤中被激活。随后恢复ER内稳态可能有助于改善这些疾病的功能性结果。最新的研究结果显示改善脊髓损伤(SCI)后下肢运动并且涉及少突胶质细胞生存,作为一个利用基因和药物抑制ERSR的PERK-CHOP臂发挥作用的潜在机制。该课题组研究激活转录因子factor-6(ATF6)(一个ERSR信号效应子,包括ERSR的两个臂)在脊髓损伤中的发病机制。与PERK-CHOP信号通路减弱不同,ATF6基因去除导致ERSR调控和减少少突胶质细胞前体细胞对ER应激。此外,脊髓损伤后,ATF6减少延迟ERSR,强化PERK-ATF4-CHOP信号通路,不能改善运动丧失。数据表明,去除ATF6水平不太可能是一个可行的改善脊髓损伤后功能的靶点。

(蒋显锋)

71. 脊髓损伤后由芳香族L-氨基酸脱羧酶细胞产生多巴胺

Ren L, et al. J Neurotrauma, 2016

芳香族L-氨基酸脱羧酶细胞(AADC)广泛分布于脊髓,但是其作用尚不清楚。先前的研究发现脊髓中的AADC细胞在脊髓损伤后能够通过5羟色胺酸产生5羟色胺的能力而增加。因为AADC是一种常见的催化5羟色胺酸变成5羟色胺和左旋多巴变成多巴胺(DA)的酶,似乎AADC细胞利用左旋多巴合成多巴胺的能力也增加。为了证明这是否与该课题组以前采用的大鼠骶脊髓损伤实验模型相同或类似。在慢性脊髓损伤大鼠(>45天)在没有外源性L-多巴的情况下没有AADC细胞形成DA。然而,给予外源性AADC抑制子(carbidoPa)同时给予或不给予单胺氧化酶抑制剂(Pargyline),全身给予L-多巴,导致在低节段脊髓损伤中94%的AADC细胞变成DA免疫阳性,而正常组或假手术组的大鼠没有或很少DA呈阳性表达。使用尾肌电图,自发的尾部肌肉活动在基线水平增加了近5倍。当预先用一个中枢AADC抑制剂(NSD1015),再用左旋多巴未能增加运动神经元活动,虽然DA的表达在AADC细胞不完全抑制。这表明AADC细胞脊髓病变是从它的前体获得DA的形成以应对脊髓损伤。这种能力使AADC细胞产生5-HT和示踪胺,并可能形成超兴奋。这些结果可能揭示L-多巴导致的运动障碍在帕金森病的病理机制。

（蒋显锋）

72. 非人灵长类动物(恒河猴)的单侧颈脊髓挫伤损伤模型
Salegio EA, et al. J Neurotrauma, 2016, 33(5): 439-459

　　已有关于基于机械和计算机非人灵长类动物(NHP)脊髓损伤(SCI)模型建立的报道。该课题组从啮齿动物模型扩展到更大的灵长类动物模型,他们使用一个高度可控、无摩擦、电驱动器生成单侧C_{6-7}脊髓损伤模型。根据预设的影像参数,对9个(NHP)单侧脊髓挫伤病变,根据不同程度的功能恢复进行分级。协议和术前磁共振成像(MRI)被用来检测与之匹配的每个动物的椎管的大小、脊髓和脑脊液空间以便优化预测结果。术后MRI确认损伤位置和损伤空间和比较组织学差异。该课题组对影像参数、功能障碍测量和行为效应的关系进行评估,并且确认这些评估与该课题组先前的研究一致。除了提供多个单变量结果的测量,该课题组还建立了一个综合的结果指标描述多元颈脊髓损伤综合征。撞击峰值更高损伤力的产生多个前肢和手功能高度单侧性的和持久的缺陷,而低能量的撞击导致实质恢复的早期劣势,但指功能(如夹、抓)的持续缺失。这个模型提供了一个临床相关的系统来评估转化疗法的安全性以及可能的疗效。

（蒋显锋）

73. 实验挫伤脊髓损伤大鼠模型中组织病理学和机械应变的关联
Bhatnagar T, et al. J Neurotrauma, 2016

　　在创伤性脊髓损伤(SCI)过程中,脊髓受外界移位导致神经组织损伤。这种移位使脊髓实质产生复杂的内部变形或牵拉。本研究的目的是确定活体大鼠脊髓损伤模型中灰质原始损伤与内部形变之间的关系。用MRI和新图像配准方法,该研究在惊醒脊髓损伤的过程中测定活体大鼠颈脊髓的三维机械张力。损伤后测定神经转录因子NeuN在灰质腹角的表达(在损伤中心以及远离颅脑和尾部)。结果所有动物最小主应变与NeuN损失强烈相关(R^2=0.19),但不同的动物个体之间的强度不同(R^2: 0.06~0.52)。解剖上的颅尾分布与测量应变分布一致。采用蒙特卡罗方法(Monte Carlosimulation)评估应变误差和最小主应变(范围从8%~36%的灰质腹侧角),结果显示由于模拟误差导致2.6%的标准差。这项研究首次在活体测量脊髓的三维形变及其与组织损伤相关关系。它为未来的研究脊髓组织对机械变形的耐受性提供了平台。

（蒋显锋）

74. 脂肪酸结合蛋白5调节大鼠脊髓损伤后二十二碳六烯酸诱导的神经功能恢复

Figueroa JD, et al. J Neurotrauma, 2015

ω-3多不饱和脂肪酸(n-3PUFAs)促进大鼠脊髓损伤(SCI)后的功能恢复。然而,n-3PUFAs与神经恢复反应关联的具体分子机制尚不清楚。本研究的目的是确定脊髓损伤后FABP5的时空表达,进一步研究该蛋白质在n-3PUFAs介导的脊髓损伤后功能恢复过程中是否起到重要作用。结果显示术后第7天与假手术组比较,脊髓损伤导致脊髓FABP5mRNA水平[(556±187)%]和蛋白表达[(518±195)%]较大幅度上调。这与脊髓损伤后脂肪酸在新陈代谢过程中脂质分解的显著变化一致。尤其,术后第7天,n-3相关PUFAs水平增加,特别是二十二碳六烯酸(DHA)和二十碳五烯酸(EPA; 20: 5n-3)。动物食用富含DHA和EPA的饮食术后第7天,表现出显著上调FABP5mRNA水平。免疫荧光显示假手术组脊髓腹侧灰质NeuN神经元表现为低基础量的FABP5免疫反应性(IR)。脊髓损伤导致神经胶质细胞(GFAP、APC和NG2)及其前体细胞(DCX, nestin)产生FABP5。结果显示,脊髓损伤后连续囊内给药FABP5沉默小RNA受损自发旷场运动。进一步显示,术后第7天,FABP5 siRNA给药阻碍DHA对功能恢复的有益作用。总之,结果表明,FABP5可能是脊髓损伤后DHA进入细胞、运输和(或)代谢的重要参与者。鉴于n-3PUFAs有益于功能恢复,该课题组提出FA血压5是脊髓损伤后基础修复机制的一个重要贡献者。

(韩　广)

75. 大鼠脊髓挫伤、错位、碾压后8周组织病理学和行为学的差别

Chen K, et al. J Neurotrauma, 2015

本文的目的是比较三种不同类型的脊髓损伤(SCI)后长期的组织病理学变化和行为学的恢复情况。30只SD大鼠随机分为3组并在颈部遭受3种不同的创伤,然后恢复解剖结构,检测8周的运动学功能。取第8周的脊髓组织,Luxolfastblue方法染残存的白质,结果显示不论是在脊髓的外侧、头端还是尾端,错位型SCI白质损伤最严重。碾压型SCI引起大量组织的分散和结构的改变,但是残存的有髓纤维数目较多。挫伤型SCI在脊髓背侧白质的有髓纤维数目损伤严重。NeuU与尼氏染色双标结果显示错位型SCI腹侧和背侧导致最严重的神经元坏死。随着时间的推移,相对于挫伤型和错位型,严重碾压型SCI没有明显恢复。在梳理试验中,错位型没有明显的提升。这些结果显示不同的损伤机制对于病理组织和运动的恢复各有不同。理解这种多样性可能对SCI后特定神经病理学的治疗性干预的未来发展非常重要。

(陈旭义)

76. 串行弥散张量成像可预测不同程度脊髓损伤后长期功能的恢复和组织病理学状态

Patel SP, et a. J Neurotrauma, 2016

目前的研究表明利用串行磁共振成像(MRI)和串行扩散张量成像(DTI)可以量化成

年雌性SD大鼠上腰段脊髓中、重度损伤(SCI)后的病理状态。损伤后大鼠每周进行BBB评分和成像扫描,连续4周,最终检测完毕后给予安乐死。作为组织的完整性的量度,各向异性(FA)分数值与受伤前的所有时间点的值都显著降低。此外,在所有时间点,重度SCI的FA值均比中度SCI的FA值低,同时,在损伤正中位置FA的值与白质和灰质的数量明显相关,与损伤灶的大小也相关。关键的是,量化FA值在亚急性(24小时)和所有后续时间点的FA值都可高度预测最终的行为恢复情况,这与BBB评分和终端步态参数存在显著相关性。重要的是,该结果表明临床相关的亚急性(24小时)FA值可准确地预测长期的功能恢复,这样可避免长期的研究调查,以评估实验和临床试验治疗的疗效。总之,这项研究表明,可再生的串行MRI方法来预测SCI后行为和组织病理学的恢复,采用亚急性DTI指标来准确地预测多个最终结局指标,与试验的干预措施比较时,这个指标更有意义。

(陈旭义)

77. 可溶性激活素受体IIB未能防止脊髓损伤小鼠的肌肉萎缩

Graham ZA, et al. J Neurotrauma, 2016

筒箭毒碱(MST)能够有效地调节肌肉生长和尺寸大小。脊髓损伤(SCI)可引起受损节段以下部位的肌肉萎缩。目前尚无有效的药物能够防止SCI后引起的肌肉萎缩。为了确定具有可溶性激活素受体IIB(RAP-031)的MST是否具有防止SCI引起的局部肌肉萎缩,实验小鼠被随机分为以下几组: Sham-SCI; SCI+VehiclegrouP(SCI-VEH); SCI+RAP-031(SCI-RAP-031)在胸部脊髓第10节段作脊髓的完全离断。手术后56后取材。RAP-031能够减小SCI后的体重减轻程度,但不能起到阻止作用。相比于SCI-VEH组,RAP-031共增加瘦肉组织量的14.8%。RAP-031能够增加SCI后前肢的肌肉量,其中二头肌和三头肌分别增加了38%和19%($P<0.001$)。RAP-031和SCI-VEH组的后肢肌肉重量无差异。相比较于Sham组,SCI-VEH组中有关(IL)-6(8-fold)、IL-1β(3-fold)和肿瘤坏死因子α(8-fold)的mRNA表达升高。RAP-031组的肌环指蛋白1mRNA的表达量为Sham-SCI组的2倍。RAP-031不影响细胞活素的表达。SCI后,股骨末端和胫骨近端的骨密降低,且不受RAP-031的影响。结论为MST的抑制作用可增加损伤部位以下的肌肉含量,但不会防止其肌肉或骨骼的丢失及麻痹肌肉中的炎症发生。

(陈旭义)

78. 白质损伤产生的轴突脱髓鞘和大鼠脊髓严重挫伤的磁共振弥散加权成像特点

Talbott JF, et al. J Neurotrauma, 2016

磁共振成像(MRI)水分子平行(D∥)和垂直(D⊥)扩散的改变,在白质的变化分别归因于轴突和髓鞘的病变。检验假说: 定向扩散可以区分清楚化学作用轴突脱髓鞘和严重挫伤脊髓的白质损伤。成年大鼠的单侧脊髓侧索在C$_5$段显微注射(化学脱髓鞘)溴化乙锭(EB)或经受单侧严重挫伤脊髓损伤(SCI)。分析损伤后早期和后期的单侧脊髓侧索弥散加权MRI成像特点,并收集相应组织学标本。EB-脱髓鞘损伤后早期,损伤中心D⊥增加, D∥显著减少,以及相应的组织学证据保留。EB-脱髓鞘损伤后早期,损伤中心在D⊥和D∥的改变与挫伤的损伤中心没有显著区别,挫伤在组织学表现出严重的轴索和髓鞘的复合型损伤。在挫伤的损伤中心观察到弥散的异常,而EB-脱髓鞘则没有。慢性EB损伤的扩散指标正常化,而慢性扭挫伤导致持续改变的扩散。在早期的设置,化学脱髓鞘相关的损伤中心定向扩散与那些有严重挫伤SCI之间没有区别,尽管损伤模型之间有着显著差异。注意扩散指标对特定白质结构改变的解释。扩散分析不应当局限于损伤中心,因为边缘的改变对自然的白质损伤的评估有用。

(陈旭义)

79. 慢性挫伤脊髓损伤损害雄性大鼠的射精反射: 通过全身注射多巴胺 D3受体激动剂7ohdPat部分恢复功能

Kozyrev N, et al. J Neurotrauma, 2016

慢性脊髓损伤(SCI)导致男性射精功能的大部分破坏。射精反射在脊髓部位的发生器位于腰骶部脊髓。对脊髓损伤后大鼠脊髓射精发生器和射精反射的影响保持充分研究。本研究的第一个目标是建立慢性脊髓损伤对脊髓射精发生器功能的影响。雄性大鼠脊髓$T_{6\sim7}$水平受到脊髓挫伤。由阴茎背神经电刺激(DPN)评估受伤和对照组大鼠脊髓损伤后4~6周射精反射。SCI雄性表现为球海绵体肌突显著减少(BCM),射精排出期的一个指标; DPN刺激后,精囊内压力(SVP)增加,对射精的发射阶段的一个指标。因此,脊髓损伤导致射精反射长期损害。D3受体激动剂羟基7ohdPat促进脊髓完整大鼠射精,因此本研究的第二个目标是测试皮下注射7ohdPat是否可促进慢性脊髓损伤大鼠射精反射恢复。雄性大鼠损伤后,全身给药7ohdPat(1mg/kg)持续4~5周,检测是否促进挫伤后大鼠射精反射的恢复。结果表明,7ohdPat全身给药促进脊髓损伤的雄性大鼠射精反射。因此,在SCI雄性大鼠全身给药7ohdPat克服SCI对射精反射的不利影响。

(陈旭义)

80. 在脊髓损伤大鼠葡萄糖依赖性促胰岛素肽及其受体的时空区域中的表达

Marcos AB, et al. J Neurotrauma, 2016, 33(3): 261-268

脊髓损伤(SCI)的结果是造成身体损伤平面及以下部分的运动、感觉和自主控制功能的丧失。几个实验策略已经在尝试通过内源性机制增加神经保护、神经可塑性和神经修复,但成功的实验较少。已知葡萄糖依赖性促胰岛素肽(GIP)及其受体(GIPR)可增强突触可塑性、神经发生和轴突生长。然而葡萄糖GIP及其受体GIPR在损伤中的作用从未被研究。本研究的目的是评估在大鼠脊髓损伤的急性和慢性阶段的GIP和GIPR的表达水平变化。脊髓损伤后2~24小时,大鼠脊髓损伤区域的空腔中出现出血和坏死。此外,损伤后14天和28天病变区域的细胞表现出气球样变性。作者发现,脊髓损伤后6小时和28天时相邻损伤部位的GIPR表达增加。此外,在损伤28天时这些区域观察到GIP的高表达。在脊髓损伤后24小时、14天和28天,神经突触在损伤区域的伸出表明GIP的免疫反应性的增加。有趣的是,脊髓损伤后24小时祖细胞中出现GIP,而GIP和GIPR也存在于在脊髓损伤14天动物的祖细胞中。这些结果表明,GIP和其受体可能与神经发生和脊髓损伤后的修复过程有关。

(陈旭义)

81. 大鼠轻度挫伤性脊髓损伤后鞘内注射乙酰左旋肉碱保护组织和改善功能

Ewan EE, et al. J Neurotrauma, 2016, 33(3): 269-277

脊髓损伤(SCI)后出现的原发和继发的缺血,由于对细胞营养支持减少和轴突ATP的供应不足,导致组织和轴突变性。因此,在缺血期间为脊髓组织提供替代的能源底物在SCI后具有神经保护作用。为了评估这一点,大鼠在T_9水平进行轻度挫伤性SCI,导致上行感觉脊柱纤维轴突投射到薄束核80%的损失。随即能量底物乙酰-1-肉碱(ALC;1 mg/d)或PBS经由附连到皮下的Alzet泵的L_{5-6}导管输注蛛网膜下腔鞘内6天。ALC输注能够在6天时提高运动功能(BBB得分18 vs. 13),总幸免核心区(71% vs. 57%)和半影白质(90% vs. 85%),腹侧半影微血管(108% vs. 79%),在SCI后15天,用PBS处理相比半影运动神经元(42% vs. 15%)。但是,上升的感觉投射(从坐骨神经顺式转运追踪霍乱菌素B)、后索白质部分和广泛分布的血管没有受到保护。此外,网格行走,该课题组已经表明依赖于背柱功能的任务并没有得到改善。因此,线粒体底物可能只在较小的损伤区域或暂时缺血时有效,如在本研究中的腹侧面脊髓和损伤半影区。目前的数据也支持该课题组先前的证据,表明微血管的消失是继发的组织变性的中心问题。

(陈旭义)

82. 慢性脊髓损伤中神经前体细胞移植的研究

Jin Y, et al. Neuroscience, 2016, 320: 69-82

以往的研究表明,神经祖细胞(NPCs)移植到急性挫伤患者可以改善运动、感觉和膀胱的功能。在这项研究中,该课题组测试是否移植的NPC也可以改善单独慢性脊髓损伤(SCI)或结合减少胶质瘢痕和神经营养支持后的功能恢复。成年大鼠T_{10}中度挫伤。13周后,它们被分为4组,并获得结果:①介质(控制),②NPC移植物,③NPC+慢病毒表达载体的酶,④NPC+慢病毒载体表达酶和神经营养因子。移植术后的8周内对动物的功能恢复进行测试,并最终对动物进行解剖分析和免疫组织化学分析。损伤前对动物进行运动和感觉功能的行为测试,并且在移植后的每周也进行损伤后的运动和感觉功能的行为测试,在实验结束时,一些动物也测试膀胱功能。慢性损伤模型的移植存活率是可变的,并且研究显示NPC出现在移植组60%的损伤部位。移植组中NPC在不到40%的损伤部位没有显著的解剖或组织学差异。在损伤后12周和NPC移植后8周,通过使用的巴索、贝蒂和Bresnahan评分,网格测试和机械性痛觉过敏的vonFrey试验中所有组也显示出类似的功能缺损和恢复模式。一个值得注意的例外是组4(NPC和硫酸软骨素酶和神经营养因子),表现出了显著的膀胱功能改善。结论是:这项研究强调了治疗的挑战是在一个慢性脊髓损伤的移植策略中减少瘢痕和增加神经营养支持的治疗方案,只产生了适度的功能改进。进一步的研究将确定急性和慢性的干预措施,增加神经细胞移植的生存和疗效的组合。

(陈旭义)

83. 神经干/祖细胞移植治疗脊髓损伤的系统回顾与荟萃分析

Yousefifard M, et al. Neuroscience, 2016, 322: 377-397

尽管脊髓损伤的细胞治疗有巨大改进,但没有最佳的协议用于神经干/祖细胞的应用。在这方面,目前的荟萃分析表明,神经干/祖细胞(NSPC)移植的疗效主要取决于损伤模型、干预阶段、移植的细胞数、免疫抑制剂的使用,以及可能的干细胞来源。改进后功能恢复神经干/祖细胞移植被发现在横断挫伤模型要高。此外,在脊髓损伤急性期NSPC移植有更好的功能恢复。最佳的移植为高剂量($>3 \times 10^6$/kg),但免疫抑制剂给药的负面影响是运动功能的恢复。支架的使用可以有效提高NSPCs移植功能恢复。

(陈旭义)

84. 甲泼尼龙在大鼠急性脊髓损伤中神经保护作用的体外研究

Sámano C, et al. Neuroscience, 2016, 315: 136-149

甲泼尼龙琥珀酸钠(MPSS)已被推荐为用于治疗脊髓损伤(SCI)的一线用药。因为其有限的获益和诸多副作用,使得其在临床应用中仍然存在争议。本实验利用大鼠的体外脊髓模型研究调查MPSS是否具有保护脊髓神经元和胶质的作用,该体外脊髓模型能够记录受损后的反射、模拟运动和病理分析。红藻氨酸诱发的细胞毒性或应用致病性的培养基(缺乏氧气和糖)对神经元或胶质会产生不同的损伤。脊髓经病理性培养基干预后1小时,加入MPSS24小时可对腹外侧白质星形胶质细胞和少突胶质细胞起到有效保护作用。该作用伴随有缓慢的交替运动,类似一种行动迟缓的运动方式(由NMDA和5-羟色胺引起)。然而,MPSS不能逆转神经元丢失和由红藻氨酸(0.1mm; 1小时)对虚拟运动的抑制作用。结果提示MPSS可以一定程度上逆转由代谢紊乱(与氧气和糖缺乏有关)引起的脊髓胶质损伤并使脊髓网络再生。与之相反,在目前的实验模型中,MPSS既不能对神经元起到有效保护也不能使受损的神经网络恢复,即使神经仅受到微小损害。

(陈旭义)

85. 消除皮肤素-4O-磺基转移酶1会降低脊髓损伤后小鼠的再生

Rost S, et al. Neuroscience, 2016, 312: 74-85

软骨素/硫酸皮肤素蛋白多糖(CSPGs/DSPGs)是细胞外基质的主要成分。成年哺乳动物中枢神经系统损伤后,其表达一般上调,这是众所周知的损伤后恢复功能低的表现。几项研究支持了这一观点,CSPGs抑制损伤后的再生,而DSPGs对损伤后的功能甚少明确。为描述在CSPGs存在的情况下DSPGs的功能,该团队研究了表达硫酸软骨素(CSS)但不表达硫酸皮肤素(DSS)的成年皮肤素-4O-磺基转移酶1敲除[chst14(-/-)]小鼠,以描述重型压迫性脊髓损伤后的功能预后。在比较了它们的同源野生型[chst14(+/+)]后, chst14(-/-)小鼠的再生减少。从小胶质细胞和星形胶质细胞的数量上看,无论是在完整性或损伤后受损脊髓情况上,基因型间无显著差异。单胺能神经支配和脊髓骶管病变部位的神经再支配,从胶质纤维酸性蛋白（GFAP）及髓鞘碱性蛋白（MBP）的表达水平上看，是相似的两种基因型，与他们是否受伤或受损后6周的检查无关。这些结果表明，与CSPGs相比，chst14酶活性的产物DSPGs可促进成年小鼠中枢神经系统损伤后的再生。

（陈旭义）

86. 黄体酮治疗重度TBI的临床研究

Skolnick BE, et al. N Engl J Med, 2014, 371(26): 2467-2476

背景：动物模型研究和两项随机对照Ⅱ期临床试验表明黄体酮对TBI具有较好的疗效。该研究通过一项大型的Ⅲ期随机对照临床试验对黄体酮的安全性和有效性进行了研究。方法：该研究是一个多国家的安慰剂对照试验。一共有1195例16~70岁的重型TBI患者（GCS评分≤8并且至少一个瞳孔有反应）被纳为研究对象。这些患者被随机分为黄体酮治疗组和安慰剂对照组。在损伤后8小时之内对患者进行药物治疗，并且持续给药120小时。主要疗效评估方法为损伤后6个月的GOS评分。结果：协方差调整的比例优势分析表明，与安慰剂组相比，黄体酮并没有明显的疗效（让步比为0.96；95% CI: 0.77~1.18）。黄体酮处理组中具有良好的GOS评分的比例为50.4%，安慰剂对照组的恢复良好率为50.5%。两组的死亡率十分接近。黄体酮处理组和安慰剂组之间并没有明显的安全性差别。结论：主要和次要疗效分析表明，黄体酮对于重型TBI患者并无临床疗效。这些数据与之前的临床前实验的结果以及单中心临床试验的结果相反。

（衣泰龙）

87. 早期对急性TBI患者进行黄体酮治疗的疗效研究

Wright DW, et al. N Engl J Med, 2014, 371(26): 2457-2466

背景：TBI是世界上人类致死和致残的主要原因。有多项动物实验研究和两项早期临床试验表明黄体酮可以改善神经损伤的预后。方法：该项研究为双盲、多中心临床试验。该课题对重度TBI患者、介于中度和重度TBI患者以及中度急性TBI患者（GCS评分：5~11分）进行研究。患者在损伤后4小时内被随机分为静脉注射黄体酮组或者安慰剂组，并持续给药96小时。该研究通过对损伤后6个月GOS-E评分的分层二分法分析对预后进行评估。如果良好预后的患者增加超过10%，那么研究认为黄体酮治疗有效。结果：临床试验结束前，在1140例中，共有882例被随机分配。最终由于黄体酮治疗无效，该研究被终止。该研究中两组患者的基本特征基本相似：患者平均年龄为35岁，73.7%的患者为男性，15.2%的患者为黑人，损伤严重性评分的均值为24.4（损伤严重性评分范围为0~75分，得分越高表示损伤越严重）。最常见的损伤原因是机动车辆交通事故。黄体酮治疗组和安慰剂组TBI患者的预后没有明显差异（黄体酮治疗组的相对效益为0.95；95% CI: 0.85~1.06；P=0.35）。与安慰剂组相比，黄体酮治疗组中静脉炎或者血栓性静脉炎出现的几率更大（相对风险，3.03；95% CI: 1.96~4.66）。该研究中两组没有观察到其他明显的安全性风险差异。结论：该临床研究表明与安慰剂组相比，黄体酮治疗组并不能明显改善急性TBI患者的预后。

（衣泰龙）

88. 低温对TBI后颅内高压治疗效果的临床研究

Andrews PJ, et al. N Engl J Med, 2015, 373(25): 2403-2412

背景: 在TBI患者中, 低温可以降低颅内高压。但是低温对功能预后的效果未有研究。方法: 该研究将颅内压力>20mmHg的患者随机分配到标准护理组(对照)和低温(32~35℃)加标准护理治疗组。所有的患者都给予第一阶段治疗, 包括机械通气和镇静治疗。在对照组中, 通过第二阶段治疗(例如渗透疗法)控制患者的颅内压。在低温治疗组中, 当低温不能有效地控制颅内压时, 方可采取第二阶段治疗控制颅内压。在两组中, 当所有第二阶段治疗都不能有效控制颅内高压时方可采用第三阶段治疗(巴比妥类药物和去骨瓣减压术)。主要的预后通过第6个月的GOS-E评分(范围为1~8, 得分越低, 功能预后越差)进行评估。治疗效果通过给定的判定预后的因子进行评估, 统计方法为秩次回归分析。结果表示为让步比(让步比<1.0表示低温效果好)。结果: 该研究纳入了18个国家, 47个治疗中心的387例TBI患者, 时间从2009年11月开始。由于安全问题, 患者招募到2014年10月截止。对照组中有54%的TBI患者需要通过第三阶段的治疗控制颅内压, 低温组中有44%的患者需要通过第三阶段的治疗控制颅内压。调整的GOS-E让步比是1.53(95% CI: 1.02~2.30; $P=0.04$)。这一结果表明低温组的预后比对照组的预后差。低温组预后较好的患者(GOS-E得分5~8: 中度残疾和较好的预后)只有26%, 而对照组达到了37%($P=0.03$)。结论: 与标准治疗组相比, TBI后颅内压>20mmHg的患者, 低温加标准治疗降低颅内压的方法并不能改善患者的预后。

(衣泰龙)

第五部分
美国神经重症学会第 13 届年会论文摘要

编者按

神经创伤危重患者的救治是神经创伤外科的重要组成部分,也是急症医学和外科学的重要组成部分。因此,要搞好神经创伤危重症患者的救治工作离不开神经重症医学。最早有记载的神经重症始于 20 世纪 20 年代。到 1951 年,随着国外首个神经重症室的建立,神经重症医学逐步建立了雏形。我国在 1984 年建立第一个 ICU 之后,中华医学会重症医学分会于 2008 年正式成立。目前,我国一些大城市有一定规模的大医院,都建立了神经重症监护病房。但各个监护室硬件设施、人才队伍、学科协作等诸多方面的水平参差不齐,有些与国际水平仍有较大差距。

2015 年 10 月,美国神经重症医学学会在亚利桑那州召开了第 13 届年会,该领域因越来越受到广泛关注和重视,队伍不断壮大。神经重症领域是一个需要多学科交叉并协作的学科,其分支学科包括急诊、内科、神经内科、神经外科、麻醉等。该年会的会期也由最初 2003 年第一届年会时的 1 天发展到这届年会的 5 天,内容丰富,涵盖面广,包括神经创伤、脑血管病重症方面的大会发言、交流讨论及神经重症领域相关操作技术培训等。这次会议收到的高质量的重要论文被收录到 Neurocritical Care 杂志增刊中发表。我们团队将其中的重要内容研读归纳编撰成文,呈献给读者,以便同道们掌握神经重症领域内国际上的最新观点和技术,以利于大家携手合作,共同提高我国神经重症领域的整体水平。

1. 心搏骤停后昏迷的恢复与食欲肽通路的变化相关

Akbari Y, et al. Neurocrit Care, 2015, 23: S24

　　本文作者介绍,在美国,每年大约有超过100万人发生心搏骤停(CA),其中有80%~90%的幸存者处于昏迷状态。昏迷和意识恢复的机制尚不确定。食欲肽是一种下丘脑刺激性神经肽,最近有人认为,多种类型的脑损伤状态的意识唤醒水平与它有关。因此,Akbari等在一个啮齿动物模型中研究了食欲肽系统在心搏骤停后恢复期的时空动态学特征。该研究者通过植入电极后记录脑电图(EEG),让大鼠先后接受了CA后窒息控制及心肺复苏(CPR),直到回归自然循环(ROSC)。ROSC后,大鼠逐渐从昏迷中恢复,同时进行连续脑电图记录和行为性昏迷评估(神经功能缺陷评分: NDS),从而跟踪昏迷的恢复。大鼠安乐死在ROSC后2、4、24、72小时及13天进行。大脑和脑脊液(CSF)样本均进行分析。结果发现: 脑电图和NDS证明了ROSC后2小时和4小时重要的昏迷状态,之后患者逐渐恢复。在各种水平的昏迷中,IHC和RIA在食欲肽通路中均显示出了重要动力学作用。对神经元数量的检测证明,相比一种控制肽及黑色素浓集激素,下丘脑后区及外侧区的食欲激素-A(OXA)在昏迷最深时下降,但在ROSC后24小时显著增加。同时,AkbariY等发现ROSC后4小时OXA分泌显著减少。此外,在最深水平的昏迷期间,食欲激素-1和2受体表达的补偿性上调可在第4和5皮质层中观察到。由此,该研究者得出结论: 迄今为止的数据显示,食欲激素-A可间接反映心搏骤停昏迷后复苏的改善情况,这些结果支持在昏迷恢复中食欲肽的重要作用。AkbariY等认为,需要进一步研究阐明,对遭受昏迷的人来说,食欲肽通路是否可能是一个潜在的治疗目标。

（王　晶　编译　张　赛　审校）

2. 从急性创伤性昏迷中恢复的ICU患者的语言检测: 一项基于刺激的脑电图研究

Chatelle C, et al. Neurocrit Care, 2015, 23: S25

　　本文作者介绍,事件相关脑电已被证明在慢性病患者中能提高语言处理外伤性意识障碍的检测能力。Chatelle等旨在证明基于刺激的脑电图可检测从创伤性昏迷中恢复的ICU患者的语言早期恢复情况。Chatelle等应用19个电极的临床脑电图系统获得了实验数据,在脑电图记录期间共有12种语言交替,每种语言间间隔24秒。有5例进入对照组[3M,年龄(34.8±8.7)岁],13例进入ICU进行创伤性昏迷治疗[10M,年龄(27.4±7.6)岁]。创伤后2~17天,平均9.9±4.8天记录脑电图。脑电图工作时语言处理的行为学证据由昏迷回复量表决定。患者被分为: 非语言处理组,即昏迷($n=1$);植物人状态($n=2$);MCS(最小意识状态)-(如: 目标操作,疼痛或定位,目标定位,视觉追求/修复,不可靠的交流; $n=2$); 语言处理组,即MCS+[目标识别,命令执行和(或)可理解词语;$n=3$];创伤后意识模糊状态($n=5$)。借助Δ、θ、α和β频段及24倍交叉验证的支持向量机对脑电图反应进行分类,应用一个排列测试来确保分类精度具有统计学意义($n=500$;$P<0.05$)。在有(或没有)语言处理行为证据的患者中,进行脑电图对语言反应的比较(Fisher确切几率法)。结果发现:8/13的患者有语言处理行为。脑电图对语言的反应: 非语言处理组40%,语言处理组63%。基于刺激的脑电图语言检测的

差异对患者组无统计学意义。基于刺激的脑电图检测对语言处理的敏感度和特异度分别为63%和60%。由此,该研究者得出结论:对于从创伤性昏迷中早期恢复的ICU患者,其语言处理应用基于刺激的脑电图测量是可行的,但这项技术的敏感性和特异性仍然受限。

(王　晶编译　张　赛审校)

3. 急性脑血管病谵妄预测评分

Haymore JB, *et al. Neurocrit Care*, *2015*, *23*: *S26*

本文作者通过系统综述文献发现:出现谵妄的脑血管疾病患者,住院期间再发病率和长期死亡率会显著增加。多个临床指南倡导预防、早期发现和管理谵妄。识别危险因素和诊断谵妄通常是通过几个验证筛选工具进行的。Haymore等就脑血管疾病患者的谵妄筛检工具进行了文献综述。本文作者应用检索词 "谵妄"、"急性意识模糊"、"卒中"、"急性卒中"、"急性缺血性卒中"、"颅内出血"、"脑出血"、"预测"、"工具"、"评分" 在Medline、EMBASE、CINAHL、PsyclNFO进行检索。搜索限定因素是:英语,成人研究,发表于2005年1月和2015年2月。应用系统评价和Meta分析的优先报告条目(PRISMA)法分析合格的文章。结果发现:有123篇文章符合搜索标准,其中3篇文章符合分析。VandenBoogaard等(2012)报道了PRE-DELIRIC评分的发展和验证,在荷兰5所ICU涉及4880例[n=493(10%)Neuro ICU]。在接下来的研究中,VandenBoogaard等(2014)应用队列研究进一步验证了PRE-DELIRIC评分,研究对象包括欧洲和澳大利亚8所ICU的2852例[n=232(8%)Neuro ICU]。研究人员展示了曲线下面积(AUC)分别为0.85和0.77。脑血管疾病患者的数量并未报道。Olden beuving等(2014)报告了脑血管疾病患者的评分预测的开发和验证(n=800)。Oldenbeuving评分被证明具有良好的有效性(AUC0.83)、灵敏度(76%)和特异度(81%)。由此,该研究者得出结论:对急性脑血管疾病患者,PRE-DELIRIC评分在谵妄预测中确有前景,但尚缺乏足够的有效数据。Olden beuving等(2014)发表的评分方法是第一次简单报道,其后该评分方法发展为专为急性脑血管疾病患者而立。

(王　晶编译　张　赛审校)

4. 磁共振成像和生物学标志物对心搏骤停后昏迷患者的预后价值

Hirsch KG, *et al. Neurocrit Care*, *2015*, *23*: *S27*

本文研究者认为:此前对心搏骤停后昏迷患者存活率的研究表明,定量磁共振弥散加权成像(DWI-MRI)应用特定ADC阈值可以预测患者的长期功能预后。该研究试图前瞻性验证之前确定的ADC阈值并与其他常用的预后预测因子比较敏感性和特异性。Hirsch等前瞻性地连续对100例从心搏骤停复苏后昏迷的患者进行了观察。将符合低温治疗条件的患者体温在24小时内降至(33±0.5)℃。记录其MRI、神经元烯醇化酶(NSE)、SSEPs、EEG、脑干反射和运动测试结果。在大多数情况下,临床结论为DWI MRI结果所遮盖。将心搏骤停后6个月格拉斯哥预后评分≤2分定义为预后不良。前述分析试图确定当>10%的脑组织ADC阈值<650×10^{-6}mm^2/s时可预测预后不良。将MRI分析结果与其他预测因子相比较,结果发现:最终的分析包括98例,有51例在心搏骤停后2~7天进行了MRI检查,他们均可行定量分析。42例(82%)接受低温治疗(TH)。测量>10%脑组织ADC阈值<650×10^{-6}mm^2/s的患

者的敏感性和特异性:敏感度63%(95% CI:0.42~0.80),特异性度96%(95% CI:0.77~0.998),PPV=0.94(95% CI:0.71~0.997)。>10%脑组织ADC阈值<$650 \times 10^{-6} mm^2/s$的患者中仅有1例预后良好。在心搏骤停后72小时对生物学标记物进行评估:预测预后不良的汇总敏感度为85%(95% CI:0.65~0.95);特异度为87.5%(95% CI:0.67~0.97)。所有假阳性结果均发生于在预测前12小时内接受过镇静剂干预的患者。由此,该研究者得出结论:对>10%脑组织ADC阈值<$650 \times 10^{-6} mm^2/s$的患者,定量DWI MRI检查可高度预测心搏骤停昏迷后恢复患者的预后不良情况,包括正在接受低温治疗的患者。镇静剂和TH可能对其他预后变量有影响。

（王　晶 编译　张　赛 审校）

5. 脑死亡后脊髓去大脑样姿势:文献系统评价的病例报告

Kumar A, et al. Neurocrit Care, 2015, 23: S28

确立脑死亡需要:昏迷及脑干反射完整的、不可逆转的却失,包括缺乏运动姿态。然而,在超过75%的患者,脊髓反射可能保存,对脊髓运动的错误判断如脑源性三重弯曲可能混淆或延迟脑死亡诊断。脑死亡后脊髓去脑样姿势并未被很好地描述,患者可能模仿脑干源性姿势反射。Kumar等查找文献的病例报告和系统回顾。在PubMed中键入关键词"脑死亡的头部动作","脑死亡去脑样姿态","脑死亡的异常运动"和"脑死亡脊髓自动症"。结果发现:患者,女,63岁,脑桥大面积出血,不久之后脑功能完全丧失,包括对痛苦无运动反应。呼吸暂停测试及神经系统标准证实患者确实死亡。35小时后,在器官获取评估中,患者被指出有自主性、刺激诱发转头困难及上肢去脑样姿势。这些运动引起了Kumar等对保护脑干功能的关心,但脑神经检查和重复呼吸暂停测试并未显示任何大脑反应。脑电图上的脑电沉默和核医学脑成像失灌注进一步证实了患者脑死亡。Kumar等还发现6个其他病例报告描述了去脑样姿势在脑死亡后18~120小时出现。两个队列研究报告了1%~2%的发病率。这些运动在一开始即延迟发作(脑损伤后)和自发停止。由此,该研究者得出结论:模拟去脑样姿势运动可观察到:确定的、不可逆转的脑死亡可归因于脊髓症。归因于脑干运动可能混淆和延迟脑死亡的宣布和随后的器官捐献过程。Kumar等建议,这些动作被定义为"脊柱去脑样姿势"是强调脑死亡后脊髓反射的非大脑源性起源。

（王　晶 编译　张　赛 审校）

6. 心搏骤停后72小时内神经元烯醇化酶变化与长期功能预后相关

Mui G, et al. Neurocrit Care, 2015, 23: S29

心搏骤停昏迷后存活者神经功能预后的预测尚未可知。血清特异性神经元烯醇化酶(NSE)水平与神经功能预后相关。如今,在NSE尚未达到临界值之前进行低温治疗被质疑,心搏骤停后应用NSE进行预后预测起什么作用也尚不确定。Mui等前瞻性的连续对100例从心搏骤停复苏后昏迷的患者进行了观察。将符合低温治疗条件的患者体温在24小时内降至(33 ± 0.5)℃。分别在心搏骤停后24、48和72小时评估患者NSE水平。测算心搏骤停后6个月患者格拉斯哥预后评分(GOS):GOS 3~5分为预后良好。NSE绝对和相对值、高峰值、超过72小时NSE值趋势均与患者预后相关。相关度应用Mann-Whitney U测试进行评估。结果:该研究最终分析了98例患者,86例存在至少一个NSE量值。42例(43%)预后良好。两组的72小时内NSE峰值不同:预后良好组9.9~22.7μg/L,中位数(IQR)15.1μg/L;预后不良组19.9~130μg/L,中位数42.7μg/L。6例预后良好,峰值NSE>33μg/L(33.1~46.4μg/L)($P<0.001$)。两组24小时和4小时NSE差值不同:预后良好组下降3.0μg/L(0.9~7.0μg/L);预后不良组上升13.4μg/L(-3.7~69.4μg/L)($P=0.004$)。两组48小时与24小时NSE比值也不同:预后良好组NSE0.6~0.9μg/L,中位数0.8μg/L;预后不良组0.8~2.5μg/L,中位数1.4μg/L($P=0.001$)。由此,该研究者得出结论:预后不良患者的NSE水平较高,但上述NSE阈值(>33μg/L)并不具有100%特异性。表明持续增加的神经损伤的24~48小时内NSE变化量可能为患者预后的预测因子,也可能会有助于神经保护靶向治疗。

（王　晶编译　张　赛审校）

7. 田纳西州中部的脑静脉窦血栓形成: 国际脑静脉研究的流行病学对比, 硬脑膜静脉窦血栓形成(ISCVT)系列病例

Musee J, et al. Neurocrit Care, 2015, 23: S30

脑静脉窦血栓形成(CVST)是一种罕见的疾病(每百万人中仅3~4例),约占所有出现卒中样症状病例的0.5%。在该描述性分析中,Musee等试图在田纳西州中部比较CVST的流行病学特征,从而报告国际脑静脉、硬脑膜静脉窦血栓形成系列研究的数据。研究对象来自学术神经重症监护病房,该研究为有足够经费支持的、经CVST患者认可的、具有放射医学证据的成人回顾性研究。Musee等对人口特征、危险因素、临床表现和预后进行评估,并将评估结果与之前的ISCVT系列研究所报数据进行比较。结果: Musee等的研究是包括19例2006~2014年ICU在院成人患者在内的跨国多中心ISCVT系列报道,共有病例624例。队列中患者平均年龄(SD)分别为(37±19.1)岁,39.1岁。白种人(分别占89.4%和79.2%)和女性(分别占84.2%和74.5%)占多数。关于横窦血栓形成的报道最多,分别有31%和62%。其次是横窦血栓形成,分别占26.3%和18%。有趣的是,Musee等在研究中发现,横窦血栓形成总是与其他血窦血栓形成相关。研究中,42%的患者ISCVT与颅内出血有关,其中分娩前后患者各占36.8%和20.1%。只有2例有血凝过快史。与ISCVT系列研究中3.4%的死亡率相比,Musee等的研究中19例均存活。由此,该研究者得出结论:处于分娩前后且1级肥胖的年轻白人妇女为田纳西州中部CVST多发人群。Musee等的研究中,分娩期CVST发生率较之前的ISCVT系列研究高。Musee等认为,美国中部分娩期患者严重头痛的早期鉴别应考虑到CVST。

（王　晶编译　张　赛审校）

8. 电生理学方法评估从急性创伤性昏迷中恢复患者的神经系统检查疲劳

Spencer CA, et al. Neurocrit Care, 2015, 23: S31

刺激依赖性脑电图可提高意识障碍性疾病患者的诊断准确性。然而,人体对刺激依赖性脑电图应答反应的适应性对这些患者的影响尚不可知。Spencer等的假说认为,对从急性创伤性昏迷中恢复的患者而言,当对患者进行简单语言刺激,在第一次语言范型的前一半过程中,脑电图对语言范型刺激的应答反应很可能显示了患者的语言处理过程。分别用12种语言交替刺激(每24秒一种)13例作者所在ICU进行治疗的创伤性昏迷

患者[患者年龄（27.4±7.6）岁]，并分析其脑电图应答反应。于患者创伤后（9.9±4.8）天行脑电图检查。脑电图检查时患者的意识水平分别为：1例昏迷、2例植物人状态、5例微意识状态、5例创伤后意识模糊状态。应用支持向量的Δ、θ、α和β频段的最大绝对值的特性，将脑电图对语言行为的应答反应分为：刺激后12秒内和刺激停止前12秒内患者对12种语言刺激的反应数据（A），对前6种语言刺激的反应数据（B），对后6种语言刺激的反应数据（C）。各组具有相同数量的数据（各288秒）。将患者对语言刺激所产生的刺激依赖性脑电图应答反应与患者语言处理过程的行为学证据进行比较。结果发现：与B、C组相比，探测语言过程时，刺激依赖性脑电图的准确性、敏感性和特异性在A组均低（准确度54%、敏感度75%和特异度20%）。该过程中，在B、C组之间未观察到差异。由此，该研究者得出结论：对从创伤性昏迷中恢复的患者而言，随时间推移，刺激依赖性脑电图可能会为语言过程提供更准确的探测结果，这表明大脑应答反应可随时间推移而变化。然而，应用研究所用语言范型时，大脑的适应性并未影响患者的神经生理学评估。

（王　晶编译　张　赛审校）

9. 心搏骤停后前6个月功能性神经预后改变
Tong J, et al. Neurocrit Care, 2015, 23：S32

护理改善导致心搏骤停后存活者的长期预后更好，但是心搏骤停后神经恢复的时间进程和轨迹数据却尚不可知。最优功能性预后的测量和评估尚需要时间确定。该前瞻性观察研究包括从心搏骤停存活的昏迷患者，以及存活期超过1个月的患者。在患者心搏骤停后1、6和12个月，使用改良Rankin量表（mRS）、格拉斯哥预后以后评分（GOS）、Baethel指数（BI），分别用电话或面对面诊所访问的方式对患者的功能性神经预后进行评估。将mRS 0~3分、BI 70~100分和GOS 4~5分定义预后良好。对每一种预后量表的各种结果和变化均进行分析。结果发现：该研究共有98例患者，44例存活期超过1个月。幸存者的平均年龄（52±19）岁，18例（41%）是女性。心搏骤停后1~6个月，28例中有5例（18%）数据在各时间点均改善，被纳入了mRS预后良好组。没有患者因病情恶化而被纳入预后不良组（*P*=0.06）。心搏骤停后1~6个月，mRS量表测得15例（54%）病情改善，mRS评分上升1~3分；4例（14%）病情恶化，mRS评分下降1~2分。期间所有患者mRS评分整体升高0.5分（95% CI: 0~1; *P*=0.02）。心搏骤停后6~12个月，预后良好与预后不良的患者比例并无变化。应用Barthel指数对患者功能性预后进行评估所得结论与mRS量表相似，但患者GOS评分在心搏骤停后1、6和12个月改变均不明显。由此，该研究者得出结论：该研究是对从心搏骤停存活的最初昏迷患者的长期功能预后的一次前瞻性研究，患者功能状态改善于心搏骤停后的前6个月。心搏骤停后6~12个月患者预后并无明显变化。

（王　晶编译　张　赛审校）

10. 心搏骤停后昏迷恢复患者丘脑皮层的同步化
Wei X, et al. Neurocrit Care, 2015, 23：S33

心搏骤停后昏迷是重要的全球卫生问题，具有很高的发病率。丘脑和皮层之间的神经元同步与意识维护有关。此外,有证据指出,丘脑皮层电活动中断与缺血性脑病的昏迷机制有关。使用先进的信号处理技术,Wei等试图研究丘脑和大脑皮层在昏迷恢复动物模型中的交互作用。Wei等对Wistar鼠黑质边缘(VPL)的丘脑核和前肢初级躯体感觉皮质植入微电极,导致大鼠心搏停搏。通过胸外按压和注射肾上腺素,大鼠在心搏停搏后6分钟复苏。记录从心搏骤停后开始的躯体感觉诱发姿势和神经元峰电位,一直持续到大鼠自发觉醒。使用联合Peristimulus时间直方图(JPSTH)对脉冲序列数据进行分析,在MATLAB构造丘脑和大脑皮层的同步活动。结果发现:共12只大鼠进入该实验并成功复苏。用JPSTHs的2D颜色映射图的形状和结果分布分析丘脑皮层同步电位(丘脑神经元峰电位活动与皮质神经元峰电位活动)。Wei等设置的典型模式显示了早期去同步,紧随其后的是长时间的复苏后非同步活动。沿45°轴分布的多信号同步峰值证明,该高峰活动随后慢慢演变回同步活动。只有在清晰的丘脑皮层同步电活动出现后,动物开始从心搏骤停昏迷中醒来。由此,Wei等的实验为"丘脑皮层电活动中断是心搏骤停后昏迷的重要机制机制"这一结论提供了进一步证据。此外,丘脑皮层同步化活动预示着患者即将恢复清醒。分析该活动可能与预测患者从心搏骤停后昏迷中恢复有关。

（王　晶编译　张　赛审校）

11. 由1例颅内和动脉血压的简单变化病例所提供的对包括创伤性颅脑损伤、蛛网膜下腔出血及卒中后的颅内病理的见解

Wells AJ, et al. Neurocrit Care, 2015, 23: S34

　　尽管缺少1级临床证据,但在与动态颅内病变相关的情况下,颅内压(ICP)和脑灌注压(CPP)常常被用于靶向治疗。针对颅内压和脑灌注压改善颅脑创伤(TBI)后临床结果的指南虽然存在,根据每例患者以及他们的具体情况而定的最佳颅内压和脑灌注压却可能是多变的,并且目前并不存在某个运算法则能够将这个最佳数值转换为更有意义的临床疗效。Wells等收集了临床工作中颅脑创伤和动脉瘤性蛛网膜下腔出血患者的动脉血压(ABP)和颅内压(ICP),以及绵羊模型试验中颅脑创伤和恶性大脑中动脉卒中案例的动脉血压和颅内压,并对其进行了对数和平方根变换。在动物脑卒中的研究中,通过颅骨切开术后密封,近端大脑中动脉卒中可以手术识别并永久性闭塞,至少监测颅内压24小时,并在脑切除及脑组织分析前进行MRI检查。而动物脑创伤研究是经过爆炸螺旋冲击后进行4小时的颅内压监测。结果发现:在特定病理条件下的数据转换呈现出了颅内压落后于动脉血压的环图或滞回曲线,环内区域可能代表了在颅脑顺应性降低的状态下已存储的颅内弹性能量。在疾病病程早期,颅脑创伤常与大面积环有关,而大脑中动脉卒中则会产生随梗死演变而进展的小面积环。在体积较小的大脑中动脉卒中病例中,颅内压并未升高,滞回曲线也尚未形成。由此,该研究者得出结论:滞回曲线的形成与否在临床上可能与颅内失代偿的预测有关,在发展个体化目标治疗从而改善临床结局时,监测动脉血压/颅内压(ABP/ICP)的滞后现象可能承担了比单独监测颅内压或脑灌注压更重要的作用。

（王　晶编译　张　赛审校）

12. 穿透性脑损伤后患者存活期预测因子：一项双中心队列研究

Ahlawat A, Susanne M, et al. Neurocrit Care, 2015, 23: S35

　　穿透性脑损伤患者存活期的预测因素尚不确定。在钝性颅脑创伤（bTBI）患者，普遍承认肢体运动的格拉斯哥昏迷评分（mGCS）、瞳孔反应性、低氧、低血压和马歇尔（Marshall）CT评分是患者结局的确定的、独立的预测因子。他们旨在确定穿透性脑损伤后出院患者以及在两个一级创伤中心的穿透性脑损伤后6个月患者的存活期的预测因子。Ahlawat等分析了一项从2000年1月至2013年4月的包括了413例穿透性脑损伤患者的回顾性队列研究（其中377例来自马里兰休克/创伤中心，36例来自麻省大学医学院）。在单因素分析中确定的重要变量被逐步加入了有临床意义的多变量模型，并将其与经过了钝性颅脑创伤确定性预测因素处理的基本模型相比较。结果发现：该队列研究的平均年龄为32.5岁，87.4%为男性，马里兰队列中61.5%为黑人，麻省大学队列中75%为白种人。有统计学意义的格拉斯哥昏迷评分和创伤严重程度评分（ISS）的中位数分别是3（Q1, Q3: 3, 12）和26（Q1, Q3: 25, 34）。在多变量分析中确定的独立性存活期预测因素包括：mGCS-6（OR=92; 95% CI: 39.19~216.15），瞳孔双侧反应性（OR=77.68; 95% CI: 35.08~172.01），女性（OR=2.1; 95% CI: 1.17~3.79），低水平ISS（OR=0.95; 95% CI: 0.94~0.97），缺乏血管内溶血IVH（OR=8.93; 95% CI: 5.35~14.9），切向子弹轨迹（OR=10.2; 95% CI: 4.22~24.76），缺乏多重颅内损伤（OR=2.57; 95% CI: 1.17~5.67），脑池开放（OR=41.84; 95% CI: 17.79~88.48），低水平标准化水平INR（OR=0.61; 95% CI: 0.54~0.69）。通过调整已知的钝性颅脑创伤的预测因子，基本模型中存活期的独立性预测因子是瞳孔反应性及mGCS（C=0.935）。有临床意义的简化模型随后形成并被补充于基本模型：临床模型（基本模型+创伤+严重程度评分+自我伤害+转移+性别; C=0.96）；放射医学模型（基本模型+子弹轨迹+血管内溶血+脑池+多重颅脑损伤; C=0.96）；实验室模型（基本模型+国际标准化比值; C=0.955）；临床与实验室相结合模型（基本模型+INR+ISS+自我伤害+转移+性别; C=0.97）。通过可观的双中心队列研究，Ahlawat等确定了穿透性脑损伤后患者存活期的独立性预测因子。与瞳孔反应性和mGCS相比较，其他预测因子最低程度地增加了基本模型的优势。进一步校验研究已被批准，今后的研究旨在确定预后不良患者可干预的危险因素。

（王　晶　编译　张　赛　审校）

13. 引流还是不引流，严重颅脑创伤后脑室液引流是否存在可度量的益处？

Akbik OS, et al. Neurocrit Care, 2015, 23: S36

　　尽管在颅脑创伤患者的管理过程中监测颅内压与患者预后的改善相关，但在这一过程中，颅内压（ICP）监测的哪一部分最重要尚不清楚。脑室外引流管可测量颅内压并为脑脊液（CSF）提供引流术治疗，脑室外引流的效用受到了极大的质疑，以致一大批神经急救护理团队仅购置了脑实质检测仪。很多中心认为脑室液引流的感染危险已经超过了其理论优势。新墨西哥大学将脑组织氧分压监测、脑血流量（CBF）热稀释监测、脑实质颅内压监测及脑室颅内压监测共同组成了一个多峰监测系统：运用同一个颅脑入口（Hummingbird监测系统, Innerspace Medical）将所有监测数据导向一个床旁数据收集系统（神经监测系统组件，CNS，Moberg科技公司）。5年间Akbik等持续监测100例患者的脑实质及脑室颅内压，其中包括近期发生的颅内压在20~25mmHg波动时进行的脑脊液引流治疗术。这些患者中有30例有足够的脑脊液引流史用于进一步分析脑脊液引流对脑血流量和脑组织氧分压（$PbtO_2$）指标的作用。通过统计求和方法分析CBF和$PbtO_2$变化，Akbik等认为可以清晰看到脑室液引流后患者CBF和$PbtO_2$的显著升高。颅内压指标低于25mmHg时，这些变量的升高并不明显，而当初始颅内压较高时变化则更为显著。有少数引流患者的脑组织氧分压增加了13~20mmHg，这与患者从高度脑缺血风险到无风险的变化一致。由此，该研究者得出结论：这些观察性研究为脑室液引流过程能降低严重脑损伤后脑组织缺血风险这一前提提供了支持。Akbik等提及，需要更多的前瞻性研究来证实改善脑血流量和氧输送的益处超过了由于放置脑室液引流管而带来的可能感染的风险。

（王　晶编译　张　赛审校）

14. 中、重度创伤性颅脑损伤患者格拉斯哥昏迷评分中言语反应各项分数估计的验证

Bassil R, et al. Neurocrit Care, 2015, 23: S37

在msTBI对患者影响的队列研究中，Bassi等找到了估算带管患者格拉斯哥昏迷评分中言语反应（evGCS）分数的方法：他们选用该msTBI队列中伤后3个月和12个月的患者，让他们进入某一级创伤中心的一项前瞻性观察研究中并应用该方法进行evGCS估算，从而使结果得到确认。Bassil等在2009年11月至2015年5月连续分析了349例中、重度颅脑创伤患者。运用了3种格拉斯哥昏迷评分：运动反应GCS（mGCS）；GCS总分（tGCS，带管时言语反应格拉斯哥昏迷评分为1），每项研究均接受以中毒和镇静消退后的创伤后第1个24小时评分作为最低格拉斯哥昏迷评分这一定义；GCS总估计值（teGCS）。其中，teGCS的evGCS是通过既有公式进行计算的：$0.3756 + mGCS \times 0.5713 + $睁眼反应$GCS \times 0.4233$。通过采用受"核心+断层"影响的变量，建立了多变量逻辑回归模型，从而预测msTBI后3个月和12个月患者的不良预后（格拉斯哥预后评分为1~3分），转换mGCS、tGCS和teGCS。运用C统计量比较模型拟合度。通过比较去除GCS后整个模型$\triangle R^2$指标的下降量，Ribal等确定了不同GCS评分类型对不同msTBI患者预后的相对影响情况。结果发现：该研究中，研究对象的平均年龄为（51 ± 22）岁，严重程度评分的中位数（IQR）为（29 ± 1.3）分，mGCS中位数为（4 ± 0.4）分，tGCS中位数为（6 ± 0.5）分，teGCS中位数为（7 ± 0.8）分。66%的患者带管。院前低血压和低氧患者分别占8%（27例）和5%（19例）。26%的患者双侧瞳孔无反应性。msTBI后3个月预后不良260例，占75%；msTBI后12个月预后不良244例，占70%。伤后3个月，C统计量和指标$\triangle R^2$逐渐增加改善：mGCS的C统计量0.82266，$\triangle R^2 = 0.0137$；tGCS的C统计量0.83617，$\triangle R^2 = 0.0359$；teGCS的C统计量0.85688，$\triangle R^2 = 0.0796$。伤后12个月，C统计量和指标$\triangle R^2$有了更大程度地增长：mGCS的C统计量0.85878，$\triangle R^2 = 0.0236$；tGCS的C统计量0.87067，$\triangle R^2 = 0.0481$；teGCS的C统计量0.88558，$\triangle R^2 = 0.0854$。由此，该研究者得出结论：尽管有很小的改进，但不管是msTBI后3个月还是12个月，teGCS均呈现出了最好的模型拟合度，与患者结局多样性关系最为密切。在msTBI研究中，使用这种容易计算的格拉斯哥评分方法可能更具优越性。

（王　晶编译　张　赛审校）

15. 血管紧张素转换酶抑制剂可增加单纯性颅脑创伤患者死亡率

Catapano JS, et al. Neurocrit Care, 2015, 23: S38

颅脑创伤(TBI)致死处于所有创伤致死原因的第三位。伤前应用心血管药物可能影响TBI患者结局。血管紧张素转换酶抑制剂(ACEI)可加重脑细胞损伤并在实验中被证明恶化患者功能性预后。然而,β受体阻滞剂(BB)可降低单纯性颅脑创伤患者死亡率。Catapano等的研究探讨了创伤前使用ACEI对单纯性颅脑创伤患者临床结局的影响。Catapano等在一所学术性一级创伤中心进行了一项回顾性队列研究,检查了2010年1月至2014年12月期间的孤立性颅脑创伤患者入量。单纯性颅脑创伤的定义是:头颈部和胸部损伤AIS评分(简明损伤评分)≥3分,腹部和四肢损伤AIS评分≤2分。TBI伤前用药由一图表式检查决定,而院内死亡率则是首要测量结果。Catapano等在5年研究期间共研究了698例单纯性颅脑创伤患者,其中124例(17.8%)在TBI伤前使用了ACEI。在ACEI队列中有11例(8.9%)死亡,在非ACE-I队列中31例死亡(5.4%)($P=0.14$)。在两组队列间进行差异统计后,进一步进行回归分析显示:ACEI队列具有两倍于非ACEI队列的死亡风险($P=0.047$)。其后,Catapano等又进行了一次单独分析,该分析排除了创伤前应用β受体阻滞剂这一暴露因素的98例患者,从而确定了ACEI/非β受体阻滞剂队列相比于其他队列具有3倍的死亡风险($P=0.0007$)。由此,该研究者得出结论:伤前应用ACEI增加了单纯性颅脑创伤患者的死亡率。这一结论对于伤前未应用β受体阻滞剂的研究对象更为显著,从而为此类药物可能对TBI患者有保护性作用这一结论提供了进一步的证据。

（王　晶 编译　张　赛 审校）

16. "命在旦夕": 未合并其他颅脑创伤的主导性弥漫性轴索损伤, 它与危重症颅脑创伤患者的生存率相关

Compton RA, et al. Neurocrit Care, 2015, 23: S39

弥漫性轴索损伤(DAI)可能作为主要病损或与其他创伤性病变的发生相关。资料显示,对于脑创伤患者,弥漫性轴索损伤代表着预后不良,这很可能是因为存在以弥漫性轴索损伤为"主导"或"相关"病灶的患者的不完全分化。该研究旨在探讨CT诊断为弥漫性轴索损伤为"可能"、"主导"或"相关"病灶的ciTBI患者的住院诊疗经过和伤后3个月、12个月的预后情况。采用前瞻性观察性研究,Compton等连续分析了某一级创伤中心2009年11月至2015年1月期间的341例ciTBI患者(格拉斯哥昏迷评分3~12分)。CT上的病灶呈现"部分"、"主导"或"相关"的弥漫性轴索损伤由3位神经危重症专家进行裁定。用单因素和多因素回归曲线来检验上述研究目的。结果发现: 341例中72例(72%)存在弥漫性轴索损伤,其中54%为DAI"主导",46%为DAI"相关"。与无弥漫性轴索损伤患者相比,有部分弥漫性轴索损伤的患者较年轻(平均年龄分别为57岁和32岁, $P<0.0001$),运动反映格拉斯哥昏迷评分较低(分别为4分和1.5分, $P=0.0098$),损伤严重程度评分ISS较高(分别为26分和38分, $P<0.0001$),ICU停留时间较长(分别为6天和15天, $P<0.0001$)。弥漫性轴索损伤患者出院前死亡率为29%,而无弥漫性轴索损伤患者出院前死亡率为42%。由此,该研究者得出结论: 尽管看起来奄奄一息,"主导"弥

漫性轴索损伤患者有更高的生存几率,应当接受ICU护理。在"相关"弥漫性轴索损伤患者,其他创伤性病变可能是患者住院期间死亡的决定因素。

（王　晶 编译　张　赛 审校）

17. 梯度回波磁共振成像预测颅脑创伤后远期功能预后

Izzy S, et al. Neurocrit Care, 2015, 23: S40

在TBI患者,MRI的T_2加权像梯度回波序列(GRE)可能通过提高创伤性脑内微小出血(TMBs)的检测率而扮演着潜在预后标志物的角色,它是创伤性轴索损伤的标志。在研究中,他们假定测量总创伤微小出血、创伤性胼胝体微小出血、创伤性脑干背侧微小出血的梯度回波序列,并使它们分别独立预测颅脑创伤患者1年功能预后。功能性预后数据来自于一前瞻性数据库的350例患者,这些患者均在1999~2007年期间接受了TBI后治疗。在回顾性分析中能够确定,数据库中有53例研究对象在入院和创伤后14天正在进行MRI梯度回波扫描。神经病学家对这些TMBs患者的20个预先指定的脑部区域的临床数据进行了盲法梯度回波评估,获得了创伤后1年残疾评定量表(DRS)。运用Spearman相关分析检测总TMBs、区域性TMBs以及创伤后1年DRS评分,得到了研究中潜在的混杂因素: 年龄、入院时格拉斯哥昏迷量表(GCS)评分。结果发现: 由上述53例TBI患者组成的队列包括38例男性和15例女性,平均年龄为(43±23)岁,入院时格拉斯哥昏迷评分3~15分,平均7分。无论年龄还是入院时GCS评分均与伤后1年DRS评分无关,总TMBs也与伤后1年DRS无关,但脑桥背侧区域性TMBs($R=0.25$, $P=0.04$)和基底神经节区域性TMBs($R=0.25$, $P=0.03$)与伤后1年DRS评分有关。然而,这些结果在Bonferroni校正的多重比较中仍具有统计学意义。由此,该研究者得出结论: 背侧脑桥和基底神经节区TMBs可能比总TMBs更能预测TBI患者伤后1年的功能性预后。作者认为需要更为大型前瞻性研究,使用高分辨率磁敏感加权成像技术来进一步阐明TMBs患者这些大脑区域的预后价值。

（王　晶 编译　张　赛 审校）

18. 颅脑创伤患者磺酰脲受体-1是脑水肿的潜在生物标志

Jha RM, et al. Neurocrit Care, 2015, 23: S41

在颅脑创伤(TBI)患者,脑水肿是一个关键性的预后不良指标。尽管促成脑水肿形成的潜在原因很多,但并没有可用于临床的生物学标志确定水肿患者是否应当进行个性化/分子精确治疗。Sur1是一种仅在脑创伤时表达的磺酰脲类受体,当这种受体上调时,会打开一个非选择性阳离子通道,从而引起细胞去极化、水肿和死亡。Jha等旨在确定Sur1是否可在CSF中测得,以及Sur1是否可作为脑水肿及其预后的生物学信息标志物。Jha等收集了28项前瞻性研究中所囊括的TBI患者(格拉斯哥昏迷评分3~8分)的119份脑室外引流(EVD)脑脊液标本。标本分别在12、24、48、72小时及EVD移除前采集,而对照标本取于15例正常压力脑积水患者。ELISA法定量分析Sur1水平。快速CT扫描测定脑水肿预后,当格拉斯哥预后评分(GOS)>4时支持预后结局,<4时不支持。其后进行单因素和多因素Logistic回归分析。结果发现: 实验组TBI患者Sur1水平升高,平均(3.54±3.39)ng/ml,最高(7.13±6.09)ng/8ml;对照组患者Sur1未测得($P<0.001$)。与非脑水肿患者[平均(2.45±1.56)ng/ml]相比,脑水

肿患者[平均(5.00±4.5)ng/ml]Sur1的平均水平和最高水平均较高(P<0.05)。在多变量对照模型中,Sur1水平始终与脑水肿患者的格拉斯哥昏迷评分、性别及年龄有关(OR=1.6,P=0.05)。ROC曲线下面积为0.8355。Sur1和GOS之间并无关联。由此,该研究者得出结论:这是对人类脑脊液Sur1水平的首次报道。在重症TBI患者,Sur1水平升高,而对照组Sur1水平不可测。Sur1水平与脑水肿初始CT结果密切相关。Jha等的研究结果表明,对有脑水肿的TBI患者,Sur1是一种潜在的有用的生物学标志物。由于可以用格列本脲glibenclamide治疗抑制Sur1,因此作者认为可以在更大型的研究中评估脑脊液水平,并估计其在诊断、监测和诊断治疗方面的实用性。

（王　晶编译　张　赛审校）

19. 早期（而非延长期）全脑水肿独立预测中重度颅脑创伤后患者长期和短期预后: 一项为期5年的队列研究

Kaddouh F, et al. Neurocrit Care, 2015, 23: S42

中重度颅脑创伤(msTBI)患者头颅CT显示全脑水肿(GBE)是一个值得关注的严重放射医学标志。Kaddouh等旨在确定msTBI患者早期和延迟期全脑水肿的发生频率、预测因子和对预后的影响。该研究为前瞻性观察性研究,Firas等采用单变量和多变量回归分析,连续分析了某创伤中心2009年11月至2015年5月期间的349例msTBI患者。通过电话回访TBI后3个月和12个月患者,Kaddouh等前瞻性获得了这些患者的预后情况(格拉斯哥预后评分)。入院CT所获得的早期脑水肿图像及第一次随访CT所获得的延迟期全脑水肿图像脑沟和基底池完全或近乎完全消失,仅遗留模糊指状灰白质分界。将图像交由3位神经病学家进行分析,以裁定图像类型。结果发现: 研究对象中有116例(33%)有全脑水肿,其中早期全脑水肿93例,延迟期全脑水肿16例。早期全脑水肿肢体运动格拉斯哥昏迷评分较低(1分,延迟期5分),损伤严重度评分较高(34分,延迟期26分),入院瞳孔无反应性比例较大,损伤速率大,出现院前心搏骤停及某些ICU并发症(疝、再发骤停、需升压药治疗的低血压、需再输血的贫血),这些都与早期及延迟期全脑水肿的预测有关(以上P均小于0.001)。年龄较小可作为早期全脑水肿(平均43岁)的预测因素而非延迟期全脑水肿(平均55岁)(P<0.001)。伤后3个月的死亡或重度残疾几率为75%,伤后12个月为70%。伤后3个月预后不良(格拉斯哥昏迷评分1~3分)可通过早期全脑水肿、年龄、创伤原因、瞳孔无反应性及脑疝预测,而伤后12个月预后不良可通过早期全脑水肿、年龄、瞳孔无反应性、ICU低钠血症并发症、脑疝及心搏骤停预测。延迟期全脑水肿在任何时间点都不是一个独立性的预后预测因素。由此,该研究者得出结论: 早期(而非延长期)全脑水肿是中重度颅脑创伤后患者长期和短期预后的独立性危险因素。Kaddouh等认为,已经确定了ICU并发症为msTBI后患者长期和短期预后的潜在可变危险因素。

（王　晶编译　张　赛审校）

20. 颅脑创伤患者去骨瓣减压术: 普遍适应证与其他临床试验相似?

Kramer AH, et al. Neurocrit Care, 2015, 23: S43

经筛选TBI合并脑水肿患者需行去骨瓣减压术(DC)。多中心随机试验多依据是否存在颅内压增高（ICP）挑选研究对象。然而也有些患者由于脑疝综合征而接受DC治疗,此时不论ICP增高与否,他们都不能够达到这些试验的纳入标准。Kramer等在中、重度TBI并接受机械通气的成人患者中进行了一次以人群为基础的队列研究并进行了评估:①患者接受DC治疗的特点;②主要临床试验（DECRA和RESCUE-ICP）的适应证纳入标准一致;③正在接受DC治疗的患者的预后;④预后预测因素。结果发现:在过去6年中,Kramer等共分析了669例中、重度TBI机械通气患者,其中51例（8%）接受过DC治疗,47例行半去骨瓣减压术,4例行双侧额骨去骨瓣减压术。整个过程中仅有9例（17%）有ICP升高史记录。DC的主要适应证是:临床和影像学证据指导的脑疝治疗和（或）肿物病灶切除术后即刻进行的基本性DC。患者术前中线移位的中位数为9mm（IQR 6~13）,所有患者均有部分脑基底池消失。肢体运动格拉斯哥昏迷评分的中位数为3分（IQR 1~5）,53%的患者有至少一侧的瞳孔对光反射异常。11例（22%）存在与预后不良相关的围术期脑梗死。45%的患者顺利恢复。大多数患者因生命支持被撤回而死亡,DC后患者无1例进展为脑死亡。在多变量分析中,更好的肢体运动反应及低程度的中线移位等术前因素更有利于患者预后。由此,该研究者得出结论:DC是小脑幕切迹疝的首选治疗方法。以前的临床试验为大多数患者考虑是否行DC治疗提供了有限的指导意见。良好的预后比较常见,尤其是当DC可以在中线大范围移位之前进行时,或是术前有比单纯伸肌姿势更好的运动反应应答。

（王　晶编译　张　赛审校）

21. 血浆血管性血友病因子抗原水平在急性颅脑创伤后早期升高: 一项试点研究

Kumar MA, et al. Neurocrit Care, 2015, 23: S44

脑血管微血栓形成是一种常见的颅脑创伤（TBI）后继发并发症,它可能由TBI相关性凝血障碍形成。血浆中血管性血友病因子抗原（vWF Ag）的升高与微血栓形成有关,并可能在TBI后继发性损伤中起重要作用。Kumar等推测,随着中、重度脑创伤天数的增加,vWF Ag将逐渐升高,并且这种升高趋势与患者死亡率相关。Kumar等于2010年2月至2014年11月期间连续登记了一些TBI患者作为IRB批准的TBI患者组织标本的观察性研究中的一部分。他们分别于患者入院的0、1、2、3、4天收集并储存了超过100例血液标本。样本分析采用商用标准进行控制。vWF Ag的免疫探测过程采用蛋白质印记法。包括死亡率的人口统计和结果数据均来自一前瞻性维护数据库。结果发现: Kumar等的研究对象年龄18~85岁,平均40.5岁,其中男性占79%。48%的患者GCS评分3分。损伤机制包括:42%摔伤,27%机动车事故,12%行人车祸,18%其他。多聚体分析证明了vWF Ag在院外的显著升高HD0[（28.1 ± 15.3）%; 15.1 ± 6.2; $P=0.0002$], HD1[（31.2 ± 13.9）%; 15.2 ± 6.2; $P<0.0001$], HD2[（43.7 ± 29.2）%; 15.1 ± 6.2; $P<0.0001$], HD3[（52.6 ± 42.7）%; 15.1 ± 6.2$P<0.0001$], HD4[（49.3 ± 28.8）%; 15.1 ± 6.2）$P<0.0001$]。vWF Ag水平在研究期间逐渐升高,但其升高水平与预后不良（如死亡）无关。由此,该研究者得出结论: 初步研究数据显示,颅脑创伤后早期可能会有vWF Ag大量积累。在更大的患者群中进一步研究探索这种联系是很有必要的。

（王　晶编译　张　赛审校）

22. 在轻度颅脑创伤AIS 3~4分患者中控制管理发热比低温治疗更好：多中心随机对照试验

Kuroda Y, et al. Neurocrit Care, 2015, 23：S45

在脑低温（B-HYPO）的前瞻性多中心随机对照试验中，Kuroda等不能得出神经系统预后的任何差异，因为他们创伤的严重程度具有异质性。因此，Kuroda等旨在严重脑创伤患者（AIS 3~4分）和关键部位脑创伤患者（AIS 5分）中澄清和比较两种治疗的温度管理方案的有效性。在目前的脑低温事后研究中，Kuroda等对AIS 3~4分及AIS5分患者的创伤严重程度进行了重新评估，并分析比较了伤后6个月患者的格拉斯哥预后及死亡率。最后有135例进入了研究。最终，129例中，AIS 3~4分患者中有47例进入了轻度低温治疗（MTH）组，31例进入了控制发热组；AIS 5分的患者中36例进入了MTH组，15例进入了控制发热组。结果发现：除了AIS 5分患者的损伤严重程度评分之外，对颅脑创伤患者的性别、年龄、头部CT扫描评分、手术等均未观察到明显的组间差异。在AIS 3~4分患者，与MTH组相比，发热控制组的TBI相关性死亡率明显下降（9.7% vs. 34%，P=0.02），神经系统预后结果理想率升高（64.5% vs. 51.1%，P=0.26）。而对AIS 5分患者，其死亡率及预后理想率并无差异。由此，该研究者得出结论：在颅脑创伤AIS 3~4分患者中，控制发热可能替代MTH治疗。

（王　晶 编译　张　赛 审校）

23. 实验动物脊髓损伤模型中减低体温、雌激素和应用甲泼尼龙对神经的保护作用

Kwon TG, et al. Neurocrit Care, 2015, 23：S46

在实验动物模型中能达到满意的效果，所以提倡应用亚低温治疗。在最近的研究中，作者假定，把全身性的低体温方法和神经保护药物结合起来[雌性激素和（或）甲泼尼龙]要比单个药物服用更能很大程度地提高解剖和功能预后；这个可能是因为扩大了治疗窗口和（或）通过不同的细胞机制，干预了添加剂的保护作用。Kwon团队对100只成年雌性Fisher小鼠（160~200g）用horizon impactor行中等程度的脊椎颈部的损伤。建立1小时的脊髓损伤（在33℃下4小时的逐渐全身变暖，每小时1℃）的全身性的亚低温。量化行为和组织学评定用来检查干预措施的效果，相比单一的治疗方法和没有治疗的损伤对照组。在组织学上，脊髓损伤后应用亚低温技术，应用雌激素，联合应用亚低温与雌激素和所有结合亚低温的应用一样。结果发现：脊柱损伤后，就损伤程度而言，应用雌激素和甲泼尼龙可使脊髓体积（包括正常灰质和白质体积）明显增加，而在脊柱损伤后应用低体温、雌激素和甲泼尼龙8周后可显示有统计学意义的神经功能改善。由此，该研究者得出结论：全身亚低温结合多个神经性药物治疗在实验性脊髓损伤动物模型中有很好的效果。

（朱　旭 编译　张　赛 审校）

24. 在颅脑创伤中量化BPZ治疗后的海马神经元改变

Liu FX, et al. Neurocrit Care, 2015, 23: S47

TBI后的神经细胞死亡是一个引起神经功能障碍和死亡的主要原因。然而在各种类型的脑损伤中,神经细胞已经转化为研究的主要焦点,不断增加的实验数据表明了现在的研究从神经导向的研究向在中枢神经系统的血-脑屏障(BBB)功能紊乱这个研究较少的领域转变。作者在之前的研究中发现,BPZ可以减少血-脑屏障的渗透性或由于损伤导致的液体渗出,而且还可以减少脑水肿和提高脑外伤后的Morris水迷宫实验(MWW)的表现。Morris水迷宫实验是由神经细胞的数目和海马结构的改变引起的。这里,分子量化BPZ可能会减弱海马神经性的死亡,用重物坠落模型法制作成的实验用的脑外伤小鼠身上可以提高认知预后。Marmarou重物坠落模型诱发脑外伤用于这项研究。运动技能的评定采用转杆实验和TruScan机。动物的认知能力采用Morris水迷宫通过两个不同阶段来评定:空间学习获得阶段和空间学习记忆保留阶段。用unbiased stereological细胞数目计数法来计数脑外伤后10天的海马神经细胞死亡数。结果发现,小范围的分子量化BPZ改进认知能力,防止脑外伤后的海马细胞死亡。由此,该研究者得出结论:小范围的分子量化BPZ可以防止海马细胞死亡,而且临床上可以改善运动和认知的不足。

(朱　旭编译　张　赛审校)

25. 中枢神经系统细胞外基质抑制内皮祖细胞的黏附和增殖

Marrotte EJ, et al. Neurocrit Care, 2015, 23: S48

干细胞疗法的新发展是在伤后诱导中枢神经系统的再生,这仍然是一个很难完成的任务。内皮祖细胞(EPCs)是骨髓不断循环衍生的细胞,这些细胞诱导血管在受伤的组织中生成。这些新生成的血管通过在受伤组织中释放嗜神经生长因子提高灌注、促进了再生。内皮祖细胞(EPCs)黏附在受伤组织的细胞外基质,然后扩散,这是内皮祖细胞(EPCs)诱导血管生成的一个十分重要的步骤。作者测试假设中枢神经系统细胞外基质(CNS-ECM)可以调节内皮祖细胞的功能。中枢神经系统细胞外基质从鼠脑分离,内皮祖细胞(EPCs)从小鼠骨髓中分离出来。细胞培养皿被涂上纤连蛋白、玻璃体结合蛋白、中枢神经系统细胞外基质纤连蛋白、中枢神经系统细胞外基质玻连蛋白、中枢神经系统细胞外基质纤连和玻连蛋白。每个培养皿然后放上1×10^4的来自相同细胞群的内皮祖细胞。iCELLigence用来通过电阻抗来测定内皮祖细胞的黏附和增殖,或可以改称细胞指数(CI)。一个比较高的细胞指数和细胞的高黏附增殖能力是一一对应的。结果发现,接种于中枢神经系统细胞外基质的内皮祖细胞的黏附增殖能力明显低于接种于纤连和玻连蛋白的内皮祖细胞(最大的CI: 纤连蛋白2.42,玻连蛋白0.74,中枢神经细胞外基质0.11)。中枢神经系统细胞外基质、中枢神经系统细胞外基质纤连蛋白、中枢神经系统细胞外基质玻连蛋白、中枢神经系统细胞外基质纤连和玻连蛋白的CI曲线经过了2小时的黏附能力对比(每组$n=3$,和CNS-ECM相比$P>0.05$),然后经过50小时的细胞增殖能力对比(每组$n=3$,和CNS-ECM相比$P>0.05$)。Marrotte团队的数据首次说明了中枢神经系统细胞外基质抑制EPC的黏附和增殖,而且CNS-ECM的纤连蛋白和(或)玻连蛋白的改变是无法扭转这个抑制作用的。在CNS-ECM中骨髓细胞产生的EPCs的黏附和增殖能力下降可能会成为干细胞治疗中枢神经系统修复的新发展的限制因素。

（朱　旭编译　张　赛审校）

26. 创伤性出血损伤：损伤的位置和再吸收程度对认知预后的影响

Martin RM, et al. Neurocrit Care, 2015, 23: S49

出血性挫伤经常是脑外伤后最明显的占位性病变。然而，创伤性脑实质出血的发生率、定位、自然病程和影响在神经性疾病预后的作用是现在需要研究的问题。寻找可以检查创伤性脑实质出血的定位和纵向演化以及与认知预后的关联。选择16例由于挥鞭伤导致脑出血挫裂伤的患者作为研究对象，他们都有急性（伤后平均6.3天）和慢性（伤后平均192.9天）阶段的磁共振成像记录。J图像用来形成GRE指标。为了说明头部尺寸的个人变化，用SIENAX来计算每个研究对象的大脑组织的总体积。GRE指标用来规范化大脑组织的总体积，并形成绝对和相对GRE以及大脑总体积变化生成。史匹曼等级相关系数计算出来以决定伤后6个月的注意力的神经心理测试（SDMT: 符号数字模式测试，口语和写字能力）、记忆力（选择性提醒试验、意向和延迟回忆）、执行功能（TMT-B: 跟踪测试B部分）和神经影像的关联。结果发现，患者的平均年龄为（31.4±14.0）岁，平均的道格拉斯评分为7.9±2.8。损伤部位大部分定位在额叶（11处损伤）和颞叶（9处损伤）。GRE指标上平均减少的本分数为（44.2±46.1）%和80.5%±26.3%。GRE损伤的体积百分数变化执行能力（TMT-B; 5.29, $P=0.43$）和注意力的口语表达能力（SDMT-O; 6.18, $P=0.14$）有关联。由此，该研究者得出结论：创伤性脑实质出血大部分集中在额叶和颞叶而且明显的血液残留物的产生在伤后的6个月，是一个潜在的发展性的二次脑损伤。有趣的是，大量的出血再吸收与注意力执行能力的评分低有关联，说明最初的组织损伤会产生一个持续的对认知能力的损伤。

（朱　旭编译　张　赛审校）

27. 小儿颅脑创伤中的双额顶的十字减压颅骨切除术

McHugh DC, et al. Neurocrit Care, 2015, 23: S50

在儿科里，严重颅脑创伤是导致死亡和残疾的主要原因。作者调查了一种新手术方法去骨瓣减压术的应用，双额顶的十字减压颅骨切除术。十字状的去骨瓣减压术相比较于传统的去骨瓣减压术是一个从根本上不同的方法去设计以控制颅内压，手术内容为减压静脉窦和桥静脉，并允许脑扩张以维持大脑的顺应性。McHugh团队做了一个回顾性研究，对象为2004~2012年在机构接受了十字状的去骨瓣减压术的治疗的18例严重脑外伤的儿童患者。作者调查了死亡率，术前和术后的ICP和CPP的趋势和不良反应。十字状的去骨瓣减压术包括在所有四个象限的颅骨切除术。矢状面和冠状面的骨性结构（形成了一个十字状）在颅骨的骨连结处打开使其自由浮动以提高减压能力。结果发现，18例患儿里15例幸存。在这15例中，颅内压在去骨瓣减压术之前平均为22mmHg（5~63mmHg）。术后颅内压为3~14mmHg。93%（14/15）的患者术后的颅内压比术前的颅内压低。术前颅内压的变化明显。CPP在所有患者术后的大部分时间里是维持在适当的范围内（>50mmHg）。由此，该研究者得出结论：十字状的去骨瓣减压术在严重脑外伤的儿童患者中可以降低颅内高压和维持适当的CPP。在他们的队列中,观察了急性下降的颅内压和长期控制下的颅内压。十字状的去骨瓣减压术这种浮动的骨结构可以降低静脉窦和桥静脉压力,而且最大限度上缓解脑水肿。作者的研究可以长期地观察十字状的去骨瓣减压术作为一个儿童神经创伤的颅内压处理技术的进展。

（朱　旭　编译　张　赛　审校）

28. 道格拉斯评分和全面无反应性评分的长期预测结果的对比研究

McNettmm , et al. Neurocrit Care , 2015 , 23 : S51

全面无反应性评分的初步研究表明它在预测出院后的死亡率和功能预后方面可以比得上道格拉斯评分。没有研究来调查昏迷分数和伤后12个月预后的关系。这个研究的目的是对比道格拉斯评分和全面无反应性评分在患者的脑外伤后长期预后的预测能力。McNett团队做了前瞻性群组研究。数据收集了城市级创伤中心1级的成年脑外伤患者。道格拉斯评分和全面无反应性评分分配在24、72小时和在出院后。格拉斯哥预后量表评分(GOS)分配在6个月和12个月。本研究共107例,年龄53.5岁(SD: 21; 18~91岁),大部分为男性白种人(72.9%)。主要研究的是出院在家的人群,平均的住院时间为8.64天。6个月格拉斯哥预后量表评分(GOS)的中间值是3.93(1~5, SD: 1.45),在12个月的时候增加到了4.00。大约一半的患者在6个月里经历了一个好的恢复期($n=53$, 49.5%);在12个月的时候这个百分比升到了55.1%($n=59$)。斯皮尔曼相关性是具有可比性的,而且在出院的12个月的道格拉斯评分和全面无反应性评分结果中是最强的(分别为$R=0.73$, $P<0.000$; $R=0.72$, $P<0.000$)。多元回归模型表明年龄和出院的道格拉斯评分是最能评价疾病预后的。ROC曲线展示的曲线以下区域和道格拉斯评分和全面无反应性评分类似。道格拉斯评分和全面无反应性评分的出院评分占了6~12个月的预后的大部分区域。由此,该研究者得出结论: 与长期预后相关联的道格拉斯评分和全面无反应性评分在双变量分析上具有可比性。在昏迷出院评分上,两个评分都具有比较好的参考意义。出院后的道格拉斯评分和年龄在多变量模型中是个很好的预测工具。

（朱　旭　编译　张　赛　审校）

29. 颅脑创伤后精神性疾病的风险

Merkler AE , et al. Neurocrit Care , 2015 , 23 : S52

在专业运动员中的几个引人注目的案例引起大家的关注。头部受伤可能导致不良的精神后遗症。然而很少有数据可以支持脑外伤后发生精神疾病。因此作者目的是量化脑外伤前和脑外伤后的神经疾病的风险。Merkler团队在加州、佛罗里达州和纽约急诊科的就诊管理数据和住院治疗,选出在2005~2012年诊断为脑外伤的患者。脑外伤的定义用国际疾病分类(第9版临床修正规范并按照疾病控制中心对脑外伤的定义)。轻微的脑外伤包括所有的从急诊室出院回家的患者,中度的患者包括不需要机械通气的在院患者,重度患者包括需要机械通气的在院患者。精神性疾病定义为急诊科患者或者有基础精神疾病诊断标准的在院治疗患者,不包括那些痴呆患者。用泊松回归稳健标准误差来比较脑外伤后的精神病的发病率和脑外伤前的基本几率。结果发现,作者选出的1236274例脑外伤患者中,1007494例有轻微脑外伤,202063例中度脑外伤和26717例重度脑外伤。大部分的随访时间为脑外伤前的(3.3±1.5)年和脑外伤后的(2.8±1.5)年。精神性访视的发生率相对于脑外伤前,脑外伤后的患者明显增高(发生率比值IRR: 1.36; 95% CI: 1.34~1.38)。作者发现类似的:轻度脑外伤(IRR: 1.39; 95% CI: 1.36~1.41);中度脑外伤(IRR: 1.25; 95% CI: 1.20~1.30);重度脑外伤(IRR: 1.35; 95% CI: 1.22~1.49)。由此,该研究者得出结论脑外伤后的精神访视相比于脑外伤前的患者基本几率明显增高。作者的发现和脑外伤会导致不良精神后遗症的假设是一致的。

(朱　旭编译　张　赛审校)

30. 作为辅助治疗的右美托咪定对于颅内压增高的作用

Schomer KJ, et al. Neurocrit Care, 2015, 23: S53

　　Schomer团队的研究的目的是检测右美托咪定(DEX)在用于患者救护治疗失控的颅内压的作用。这个回顾性病例研究用来评估在2009年8月1日至2014年10月22日的神经重症监护病房接受右美托咪定治疗失控的颅内压的患者。其中包括除了颅内高压的其他适应证。比较救护治疗(高渗溶液和EVD的脱水)在右美托咪定应用前,应用中和应用后3个时间段使用时的不同。最基本的疗效是每天执行一个复合的救护疗法。次要试验评估指标包括每天个人救护疗法的次数、颅内压偏移(≥20mmHg)的次数和心动过缓(HR<50bpm)、血压过低(SBP<90mmHg)的发作性症状。结果发现,17例符合入选标准。大多数患者有脑外伤和(或)道格拉斯评分≤8(68%)的入院诊断。在右美托咪定应用前和应用中的最基本的疗效的平均差没有统计学意义(0.57 vs. 0.59, P=0.94)。个人救护疗法的平均水平和右美托咪定应用前的差不多。右美托咪定应用前相比于除去甘露醇片剂的右美托咪定数据更有统计学意义:EVD脱水(12.4 vs. 12.4, P=0.99),甘露醇片剂(1.2 vs. 0.30, P=0.03),高渗片剂(1.4 vs. 22.3, P=0.86)。每天颅内压偏移程度在服用右旋美托咪定时无明显减低(24.9 vs. 22.3, P=0.70)。在服用右旋美托咪定时29%的患者经历过低血压,41%的患者经历过心动过缓。然而,右美托咪定应用前和应用中的对比(9.0 vs. 1.5, P=0.40和10.1 vs. 7.5, P=0.70)没有统计学意义。由此,该研究者得出结论:右美托咪定与失控的颅内压的综合疗效上的显著减少无关。右美托咪定与血流动力学平衡无关,在这类人群中是安全的。甘露醇救护治疗的减少可能标志着在神经性病患者群中有进一步的研究机会。

(朱　旭编译　张　赛审校)

31. 脑代谢和生理参数在严重颅脑创伤幸存者中的改变

Stiefel MF, et al. Neurocrit Care, 2015, 23: S54

　　严重颅脑创伤患者的管理重点是防止二次脑损伤。最终目标包括颅内压(ICP)、脑灌注压(CPP)、脑局部氧分压(PbtO$_2$)和近红外神经影像学(NIRS)。令人遗憾的是,尽管维护这些最终目标在正常范围内,代谢紊乱仍有可能发生。Stiefel团队研究试图确定异常生理和脑代谢与死亡率之间的相关性。在27例严重颅脑创伤患者中进行回顾性分析。对第一个3天的生理监控器进行了分析。损伤的多峰性监测(MMM)可分为MMM1: CPP(<60mmHg)+NIRS(<55%); MMM2: CPP(<60mmHg)+PbtO$_2$(<20mmHg); MMM3: PbtO$_2$(<20mmHg)+

NIRS（<55%）。大脑的微透析技术（CMD）随时进行分析。代谢妥协（MC）定义为乳酸盐/丙酮酸盐的比率（LPR）>25；代谢危象的LPR>40。MMM平均超过1小时，这样可以使大脑的微透析技术来收集数据并综合MMM和CMD进行评估。结果发现，27例严重颅脑创伤患者中，幸存者组（S）18例和死亡组（NS）9例。多峰性监测记录了83890分钟；幸存者：55891分钟，死亡组：27999分钟。单纯地看，不正常的多峰性监测和不正常的新陈代谢说明了幸存者组和死亡组之间没有区别。损伤的多峰性监测观察在死亡组和幸存者组分别为记录时间的1.56%和1.51%。幸存者组和死亡组异常代谢分别发生在CMD的样本的67%和59%。把异常的多峰性监测和代谢妥协的分析结合起来可以表明，死亡组有9小时的时间内在损伤的多峰性监测中存在代谢的异常，而幸存者是0小时。由此，该研究者得出结论：尽管生理监测参数正常，脑代谢异常仍然会发生。脑代谢和生理监测的分析相结合起来说明幸存者和死亡组存在差异，而孤立地分析显示没有区别。检测终点复苏和大脑的反应可能有助于改善结果。

（朱　旭编译　张　赛审校）

32. 严重颅脑创伤患者的血糖变化：回顾性分析大量ICU数据资料集

Subbian V, et al. Neurocrit Care, 2015, 23: S55

在病危患者中，血糖的变化提示预后不良。在严重颅脑创伤患者中，高血糖很常见而且提示预后不良。该研究的目的是在9个月里在一群非糖尿病患者并有严重颅脑创伤之中确定血糖变异性和死亡率之间的联系，还要确定其是否为显著增加预后不良的风险的转折点。对MIMICⅡ重症监护病房数据集进行二次分析。数据集中的颅脑创伤患者按照国际疾病分类第9次修订本颅脑创伤监测原则和出院患者电子病历汇总筛选而出。入选标准为：①年龄≥18；②格拉斯哥昏迷评分<8；③住院时间≥3天；④在重症监护病房接受过胰岛素治疗（静脉滴注或者滑动胰岛素注射法）。除了一开始就在ICU住院的记录外，其他都不在考虑范围之内。妊娠妇女和糖尿病病史患者被排除在外。终点是院外的死亡率（出院后9个月）。葡萄糖的逻辑回归系数的方差、年龄的调整用来评估和死亡率的关系。结果发现，经过对32535例的1305例颅脑创伤患者（4%）的研究，488例是严重颅脑创伤。这些病例中，76例在ICU接受胰岛素治疗，而且包括在分析之内。在这76例中测出高血糖的患者65例（85%；95% CI：75.9~91.7）。血糖变异系数（CV）在死亡组明显高于幸存组（$P<0.001$）并且增加了1.1倍的死亡率（95% CI 1.03~1.19；$P=0.009$）。Subbian团队的研究表明在单变量分析中血糖改变增加出院死亡率的风险。血糖改变在CV=37.5以上时表示出院死亡率的风险增加的转折点。

（朱　旭编译　张　赛审校）

33. 低温治疗严重颅脑创伤的并发症

Talukder R, et al. Neurocrit Care, 2015, 23: S56

脑外伤是一个很常见而且经常会由于引起颅内压增高导致非常严重的伤害。低温治疗是难治性颅内高压的为数不多的可选的治疗方案之一。该研究中，在颅高压患者身上寻找了任何可以确定短期低温治疗的并发症的因素。Talukder团队于2011~2014年在得克萨斯州圣安东尼奥大学医院进行了一次回顾性研究。所有的严重颅脑创伤患者都通过影像学脑外伤评分来评估损伤程度。通过回顾性图表分析,在接受和未接受低温治疗的患者中筛选出例如感染(泌尿道感染、支气管的感染)、脓毒血症、心搏骤停、血浆置换和深静脉血栓这些院内治疗还有他们住院治疗期间的手术方法,比如开颅手术、打骨钉和基于国际疾病分类第9版的诊断标准的气管造口术。实验室值,CMP和CBC,从两组中收集起来进行分析。单变量和多变量数据分析用来解释数据。结果发现,本研究77例符合入选标准的患者中,19例做过低温治疗,其余58例没有做过。低温组里面,在出院时有一个趋势,这个趋势对于更多的死亡人数的意义重大($P=0.082$)。在以下涉及泌尿道感染($P=0.673$)、支气管感染($P=0.836$)、C.Diff感染($P=0.228$)、败血症($P=1.000$)、心搏骤停($P=0.435$)、血浆置换($P=0.412$)和深静脉血栓($P=0.521$)的组别中,在院的发病率没有明显的不同。在低温治疗的患者中,打骨钉和气管切开术的患者有十分显著的发病率,两组患者在有机械通气的时间段内差异无统计学意义($P=0.118$)。低温患者的血清乳酸值高(趋势有意义 $P=0.091$)。Talukder团队的研究表明:在院医疗中,严重颅脑创伤的患者里相对于不接受低温治疗的来说,接受了低温治疗的患者的在院并发症没有明显的增加。不论是治疗的短期影响还是长期后果都需要有更多的前瞻性随机对照研究。

（朱　旭编译　张　赛审校）

34. 勒姆里尔德综合征(胃心综合征): 一种被遗忘的高血压拟态

Wirkowski E, et al. Neurocrit Care, 2015, 23: S57

对创伤患者进行颅内压增高的判断比较困难。心动过缓的表现经常和库欣三病征伴随出现,但是颅内高压、心动过缓和高血压的频率增加可能不会经常表现出脑顺应性的减低。对于这些数据的误解可以导致不必要的干预和治疗行为(见病案报告)。Wirkowski团队的案例报告了1例年轻的患者,行走时与机动车发生相撞导致多发损伤,包括腹部、肺部和大脑的多处损伤。患者最初的心动过缓和高血压发作被认为是颅内压升高引起的。由于肠梗阻和腹部损伤及需要多个腹部手术引起对迷走神经的过度刺激与库欣三病征类似。由此,该研究者得出结论:勒姆里尔德综合征、反应性心动过缓和高血压都是由于迷走神经的过度刺激造成的,一般不会被认为是有多发损伤造成。除非承认它可以导致错误诊断和不必要的治疗。案例本身和迷走神经在多发伤所起的作用可以作更深入细致地讨论。

（朱　旭编译　张　赛审校）

35. 肥大细胞、水通道蛋白-4和金属蛋白酶-9在伤后大脑产生的脑水肿的作用

Zhu YJ, et al. Neurocrit Care, 2015, 23: S58

脑外伤后的水肿最容易导致死亡。肥大细胞脱颗粒作用参与脑水肿的形成和血-脑屏障(BBB)破坏。但是,潜在的分子机制仍然不明。水通道蛋白-4是主要表达在星形胶质细胞足突上的水通道蛋白。在大脑的水平衡上发挥很重要的作用。金属蛋白酶-9对于血-脑屏障的完整性有着关键性的作用,为了研究脑外伤后大脑肥大细胞在水通道蛋白-4和金属蛋白酶-9有活性的影响下是否参与大脑水肿的调节,Zhu团队建立两个颅脑创伤后的动物

模型,分别为重物坠落模型和外皮层挫伤模型,肥大细胞用甲苯胺蓝染色。水肿程度用干湿比重的方法评估而血-脑屏障的渗透性由埃文斯蓝色示踪白蛋白的溢出程度来评估。水通道蛋白-4和金属蛋白酶-9活性可由免疫组织化学直观的得到。还可以通过J图像和NIS-Elements半量化。结果发现,肥大细胞集中在丘脑,尤其以在血管周围最为典型。肥大细胞的脱粒作用在重物坠落模型和外皮层挫伤模型中均有增强,但是肥大细胞发生细胞脱粒作用的数量无明显增加。水的含量在脑外伤后显著增高。观察文斯蓝色示踪白蛋白的溢出量可见在脑外伤后明显增多。水通道蛋白-4和金属蛋白酶-9脑外伤后在脑内成不均匀分布。只有在皮层挫伤模型的实验组中,水通道蛋白-4的表达在伤后表达有明显的增高,而金属蛋白酶-9的活性更多的是在挫伤周围的部位有明显的增高。Zhu团队的数据可以表明:肥大细胞的脱粒作用可以通过增加水通道蛋白-4的表达来调节脑水肿。而肥大细胞和金属蛋白酶-9的活化是由脑外伤后血-脑屏障渗透性改变引起的。

(朱　旭编译　张　赛审校)

36. 在一家大型学术医疗中心,由神经科医生指导治疗性血浆置换术

Armahizer MJ, et al. Neurocrit Care, 2015, 23: S59

治疗性血浆置换术(TPE)用于治疗各种神经介导性失调症,等级为1A或者2B的数据可以推广其在感染性多发性神经根炎、重症肌无力和慢性炎性脱髓鞘多神经根神经病上面的应用。他们的神经重症加护照顾服务开创了神经科医生通过应用Gambro® Prismaflex系统的膜技术指导治疗血浆置换项目。这个服务的好处相比于centrifugal-based系统包括降低预期的直接成本、随时可以提供治疗以防止延误治疗和一定程度上减少了在ICU治疗的时间。这是一个回顾最初的5例2015年4~6月在他们神经重症加护病床住院并接受了血浆置换术的患者。所有的患者都利用这个等式应用5%的白蛋白:血浆容量=(1-血细胞比容)×体重(kg)×0.065。分析总剂量、时间设置、适应证和与并发症有关的副作用、感染和凝血障碍。结果发现,患者的平均年龄为50岁(25~70岁)并有以下适应证:感染性多发性神经根炎2例(40%);重症肌无力2例(40%);自身免疫性脑炎1例(20%)。血浆置换的平均的剂量为1.2(1~1.67)血浆体积。所有的患者接受了总共5次的血浆置换术,这些置换术大部分是在神经重症加护照顾单元的夜班时进行。人员配置、护士没有任何变化。没有动脉穿刺、感染和出血的并发症。所有的患者在血浆置换后都出现了凝血障碍,而且在每个血浆置换部分后需要输液或者冷冻鲜血浆。由此,该研究者得出结论:这个神经科医生指导血浆置换的最初报告阐明了适用性和安全性。其他的案例要求评估相比于血库管理、血浆置换在花费上的影响。

(朱　旭编译　张　赛审校)

37. 在神经科重症病房超声下的下腔静脉测量

Bulic S, et al. Neurocrit Care, 2015, 23: S60

对自主呼吸(SBP)的患者和正压机械通气(PPVP)的患者做下腔静脉(IVC)直径、呼吸道变异性的超声检查,可以优于用物理的测试方法评估容量状态。研究的目的是探索下腔静脉和呼吸道变异性的关联相对于内科医生在非重症监护室治疗时的临床诊断和呼

吸道变异性的关联是不是更好。此外,探索尿素氮/肌酐和容量反应性之间的关联,住院天数(LOS)与临床诊断的一致性,钠和尿素氮/肌酐的关联。一个监测器用GE V-Scan超声检查获得了POC下腔静脉的直径。计算SBP患者的下腔静脉易坍塌性指标(IVCCI)和PPVP患者下腔静脉膨胀性指标(IVCDI)。SBP患者的IVCCI≥50%代表流体响应(FRP),下腔静脉的IVCCI<50%代表没有流体响应(FNRP)。正PPVP患者IVCDI≥15%代表流体FRP,IVCCI<50%代表没有FNRP。kappa测试方案计算了临床诊断和IVCCI/IVCDI的关联。皮尔逊相关系数用来计算钠和尿素氮/肌酐的关系以及尿素氮/肌酐和流体响应的关系。泊松回归用来计算临床诊断准确性和住院天数(LOS)的关联。SAS9.4用来分析数据。Bulic团队获得了173个下腔静脉POC。IVCCI/IVCDI使临床诊断率达到43%的准确度。而且平均尿素氮/肌酐在FRP和FNRP患者身上是一样的。在所有研究对象观察钠和尿素氮/肌酐的相反的关联($R=-0.21$, $P<0.01$),SBP($R=-0.21$, $P=0.03$),PPVP($R=-0.33$, $P=0.02$)和FRP($R=-0.23$, $P=0.01$),但不是在FNRP($R=-0.17$, $P=0.26$)。临床诊断精确性的日改变是0.02%(95% CI: $-0.02\sim0.06$),表明与住院天数一致性。由此,该研究者得出结论:下腔静脉的直径测量可能会有助于患者决定在非监护病房就医。临床诊断和住院天数是一致的,但是和下腔静脉直径的关系不大。尿素氮/肌酐和流体状态的联系不多,不能作为POC的超声波代理。

(朱　旭　编译　张　赛　审校)

38. 在神经重症护理教育上的优先级的变化

Cohen AS, et al. Neurocrit Care, 2015, 23: S61

为了未来的课程发展,作者评估的重点在NCC奖学金培训提供者组。一项搬运工调查在美国的90年代中流传。应答者表明首选的独立性轮换的具体能力和持续时间。卡方检验和方差分析统计数据评估各组之间的差异。结果发现,127个来自30个机构(98%学术中心)的临床医生参加,其中21%为NCC课程/理事单位(PD),14%为主治医师(PHY)、12%为研究员(FELL)、26%为住院医师(RES)、29%为护士(NURS)。没有优化独立执行神经定位在群体中的差异(100%),脑死亡测定(100%),血管通路(100%),急救护理超声波(95.9%),或者气道管理(85.6%)程序;或者体积状态(100%),颅内压监测(100%),先进的侵入性神经监测(95.8%),神经影像(95.8%),神经声像图检查(93.8%),脑血管造影术(87.6%)或者EEG(82.5%)评价与诊断,组与组之间在没有明显差异。比起PD、FELL,更多的PHY和RES主张独立执行脑室切开术(50.0%和54.5%),NURS是相对的(20.8%、30.7%和17.4%; $P=0.03$)。同样地,比起PD或者NURS(12.5%和8.7%; $P=0.006$),PHY、FELL和RES更多的主张执行气管造口术(40%、30.8%和50%)。在神经病学ICU组之间没有关于培训时间的偏好(48.6%);内科ICU(8.9%),外科ICU(6.4%),心脏科ICU(3.9%)或者麻醉学(4.5%)轮转。然而PD和FELL比PHY和RES主张更少的小儿科ICU时间(0.6%~0.7% vs. 2.5%~3.0%; $P=0.02$)和更少的伦理咨询时间(0.6%~1.1% vs. 1.7%~1.8%; $P=0.03$)。FELL比起PD、PHY和RES来说,主张更多时间致力于指导指南的制订。由此,该研究者得出结论:第一个关于NCC训练时间的调查的重点是发现关于时间和核心轮转和独立能力类似的反应,但不是进阶技能和基于这些轮转教学系统实践的优先级。

(朱　旭　编译　张　赛　审校)

39. 在神经危重症护理中生理警报的负担

Hefton S , et al. Neurocrit Care , 2015 , 23 : S62

在急救护理中,床上报警疲劳会导致延迟反映患者的痛苦。更好地描述报警类型和阈值的特征可以减少警报的负担,提高医生的反应能力和患者的安全。Hefton团队回顾性分析了从2014年11月30日至2015年1月30日从BedMasterEX(Excel Medical LLC)系统收集到的患者和在他们22张床位的神经重症监护科的监测器(GE Solar)数据。这个系统允许高分辨率地实时捕获生理数据点(240Hz波形,2秒趋势)和生理警报。同时记录和分析频率和持续时间。需要分析更多的氧分压低的警报来决定基于默认的报警阈值较低造成的潜在的报警减少(<92%)。本研究共分析了311例NCCU的患者,其中49.8%是女性,平均年龄58岁,中位道格拉斯评分13分,38.26%气管插管,平均NCCU的住院时间为7.2天。记录了610569个警报器(共计6527小时33分钟),大多数分类为患者咨询的警报器(n=541991,89%)。频率最高的生理的警报是高通气频率(RR>30bpm)(n=103196, T=452小时),氧分压低(<92%)(n=40792, T=350小时),心动过速(HR>130bpm),(n=54216, T=33小时)。氧分压警报的分析表明降低警报的阈值至原来的90%或者88%可能会导致警报频率的减少15%和64%,警报持续时间减少15%和61%。由此,该研究者得出结论: 在3个月的研究期间里,来自生理警报的负担是有意义的。关于临床严重程度指标的各种警报类型的进一步分析可能会帮助不同的报警设置的模型的发展,因而减少报警疲劳和提高患者的安全。

(朱　旭编译　张　赛审校)

40. 增加床位流动性以改善临床预后对经济的影响

Hester JM , et al. Neurocrit Care , 2015 , 23 : S63

把危重患者的静止的危害很好地记录下来。证据表明应用系统性活动过程有利于ICU患者增加机体功能的参数。2011年,在UF Health-Shands医院的神经危重症护理中心执行逐步向上流动方案(PUMP × Plus),产生了一些积极的临床预后,包括减少ICU和医院的住院时间。然而,成本效益不被接受。Hester团队通过2013年1月1日至2013年6月30日在NICU住院的一群患者(约750例)对二次成本分析的初始数据集合进行了分析。临床和经济方面包括ICU和住院时间、机械通气天数、在住院期间保持流动性的措施、出院办理、医院获得性感染和30天内的再住院率这些内容的总花费。结果发现,在ICU住院的时间干预前6.5天,干预后立刻变为5.8天,在维持期间是5.9天。在医院的住院时间是干预前11.3天,干预后立刻变为9.2天,在维持期间是8.8天。每例患者平均成本从干预前到立刻干预减少了15%(P<0.001),当调整了异常值和膨胀时,维持期间减少了13.1%。从执行时间开始,2011年2月至2013年止,离群值的估计直接还原调整和膨胀超过了1240万美元。由此,该研究者得出结论: 在神经重症监护人群中,不断进步的流动性计划有临床和财政利益。方案实施应该结合不断的努力来提高预后并应该考虑到在神经病学重症监护中心的护理水平。

(朱　旭编译　张　赛审校)

41. 韩国神经危重护理中心对死亡率的影响

Jeong JH, et al. Neurocrit Care, 2015, 23: S64

特别神经重症中心（NCU）可以提高神经性危重症患者的预后。韩国的第一个NCU于2013年3月15日建成。这个研究的目标是通过NCU引入韩国来比较前后的神经性危重症患者的死亡率。这个研究是在一个大型学术三级保健医院进行的，该医院NCU拥有20个床位。回顾性分析了神经性重症患者的临床资料。对ICU和NCU的患者进行对比。主要的结果为ICU的死亡率。次要的结果是ICU的治疗时间和机械通气的天数。结果发现Jeong团队的这个研究包括2487例患者，建立NCU前和后分别有1572例和915例。两组之间的个人背景特征和入院的道格拉斯评分指标没有明显差异。ICU的死亡率明显比NCU的死亡率高很多（7.3% vs. 4.7%，*P*=0.012）。而且，患者在NCU的入住时间和机械通气的时间都要比ICU短。患者主要的入住原因为手术后护理和脑血管疾病，例如蛛网膜下腔出血、恶性缺血性卒中和脑内出血。由此，该研究者得出结论：在NCU住院的神经危重症患者明显比在总的ICU住院有一个良好的临床预后。

（朱　旭 编译　张　赛 审校）

42. 传统指标的局限性和引入新方法评估计算机自动化脑电图诊断

Kolls B.J, et al. Neurocrit Care, 2015, 23: S65

自动分析脑电图经历了几十年的发展。然而在国际上，缺乏特异性和要求原始数据审核以确认诊断限制了其作为床旁监测器的使用。评估自动化的阅读性能是复杂大量的阅读过程，却来自短暂的分析时间，使其无法验证，这是因为人类以整体的形式为文件作出解释。一对多对照给应用Kappa、敏感性、特异性、PPV、HPV这些传统的测量方法带来了挑战。作者在此说明这些限制和引用新颖的方法来评估自动阅读结果。Kolls团队建立了一个模拟脑电图诊断资料组，由400个含有1~3个诊断的片段组成，这基于和普通脑电图模式联系的频率并看起来更接近临床。在执行测量过程中，用这些良好的自动阅读功能来展示一对多对照的效果。一个真实的数据集包括每120份资料需要5个人阅读。作者计算Kappa、敏感性、特异性、PPV、HPV来对比和进入非常纯净的片段及气泡图（graphic）对照方法。结果发现，尽管假设完美的性能，多样的阅读方法减少了Kappa、特异性、NPV，但是敏感性、PPV仍然100%保留。这说明了在这样的对比情况下，这些指标相关性没有意义。单纯脑电图片段包括仅有一种临床诊断和心电图模式结果相关，而且在所有的时间分辨率里只有一种诊断，这就使得可以在此模式下以标准的性能指标进行有意义的计算。不幸的是，这些指标并不代表真实的表现。作为选择，诊断性比较的定性图形显示(气泡图)在人类的各种解读和机器的自动解读之间产生了简单的视觉对比。由此，该研究者得出结论：由脑电图产生的各种的诊断结果呈现显著的性能测量挑战。本质上讲标准性能指标在现实世界的数据是无意义的。单纯的片段允许在单独的模式下进行性能测量，但是并不能呈现真实世界的结果。量化气泡图表现提供了简单的性能概述和允许直接和人工阅读变异性进行比较。

（朱　旭 编译　张　赛 审校）

43. 在神经科重症监护病房每天7个小时的工作在一定几率上起到了上调整死亡率和住院时间的效果

Manno EM, et al. Neurocrit Care, 2015, 23: S66

在神经科重症监护病房整个晚上的工作的有益影响一直备受争议。到目前为止在神经科重症监护病房没有研究评估这个模式的效果。在同一个学院的神经科重症监护病房内提供3~4年的纵向数据从传统的模式过渡到整晚的工作这个模式来评估住院时间和死亡率。Manno团队评估3个时期: 2009年7月1日至2010年6月30日（1组）（n=1002; 1个神经急诊外科医生工作12小时）,2010年7月1日至2011年3月31日（2组）（n=994; 3个神经急诊外科医生工作16小时）,2011年4月1日至2013年7月30日（3组）（n=3321; 2个白天工作的神经急诊外科医生工作12小时和1个内部夜班神经急诊医生工作12小时,总计1天中7小时工作）共5267例在一个22床位的神经重症病房里住过的患者。ICU和住院时长、死亡率、APACHE Ⅲ评分和再入院率分别在3个时期使用Kruskall-Wallis测定趋势和Cochran-Armitage试验非参数测试进行对比。数据是通过他们的机构维护的一个数据库系统获得的。结果发现, ICU、住院时间和死亡率的所有参数显示改善了主治医师工作时间增加的趋势。1和2组之间、1和3组之间比较显示群体之间的ICU住院时间减少有统计学意义（1组: ICU住院时间5.23天,2组: ICU住院时间4.49天,3组: ICU住院时间4.22天, $P<0.005$）。虽然观察到预期死亡率的比例调整后使国家基准从0.83下降到0.80,再到0.73, ICU死亡率在3组之间也没有明显不同。由此,该研究者得出结论: 增加包括整夜工作在内的人员配置模式可以改善ICU住院时间和调整死亡率。但整体降低死亡率并没有统计学意义。

（朱　旭 编译　张　赛 审校）

44. 神经科ICU再入院患者: 以当前的风险计算会低估风险

Peacock SH, et al. Neurocrit Care, 2015, 23: S67

当前的再入院风险计算是基于保险现状、教育水平和常见的医疗问题,例如充血性心力衰竭和糖尿病。作者假设神经科ICU患者再入院可能不同于医疗/外科ICU和医院的患者。因此,当前再入院风险评分标准可能会错误地预测神经科ICU患者再入院的风险。用标准化再入院工具来预测出院1年时间后30天内再入院的患者实际神经科ICU再入院风险。所有患者最初在神经科ICU住院而且再收入科里时计算一个再入院评分。作者修订了初始入院诊断的图表,以及专门神经性问题准备的再入院诊断,比如癫痫、卒中复发症状/体征和不同于医疗患者的疼痛。Peacock团队一共研究342例住在神经ICU的患者,其中38例（11.1%）是30天内再入院。38例再入院患者的平均再入院风险评分是7（1~18）,这个评分是由目前的医院再入院风险计算者评估这些低风险的再入院患者。这表明目前的工具低估了神经ICU患者再入院风险。由此,该研究者得出结论: 在首次住院后,由于目前再入院工具的低估和所谓低风险的再入院导致神经ICU再入院率是11%。这个数据表明目前的再入院工具需要细化神经ICU患者的特殊再入院诊断和固有疾病。在这种人群中,再入院的原因需要有进一步研究来创建一个更好的预测神经ICU患者的再入院率的工具,这个工具进而可以用来制订具体的干预措施来防止再入院的发生。

（朱　旭 编译　张　赛 审校）

45. 一项可以同时观察颅内压和视频监测的新方法

Santos GI, et al. Neurocrit Care, 2015, 23: S68

当有颅内压监测器时,护理行为和干预措施与患者整体的健康息息相关。然而,对于其关联的确切机制,作者还知之甚少。在观测数据收集和分析时,先前的研究显示出错误和矛盾。通过观测数据收集时,需要完全理解检查直接影响的方法和干预结果之间的关系。该研究描述了使用视频监控生理数据同步的特定的护理干预结合ICP变化的使用方法的发展。支持中枢神经系统的监控用于收集和监控数据。颅内压类似于水注满了注射器和应变仪传感器。心电图、脉搏血氧仪、视频监控数据是通过健康的志愿者获得的。视频和生理数据的关联是使用Plan-Do-Study-Act（PDSA）的方法进行重复试验获得的。Noldus Observer XT软件用于手动同步。Santos团队一共做了29个独立的PDSA试验。开发和测试一个可重复的方法,需要118步和产生一个带时间标记的视频加护理行为和生理参数的生理输出（例如颅内压、心率、血压）。这个过程可以在30分40秒内完成并产生csv文件数据。这个文件是使用标准合并软件转换的。最终的文件可以在商用评分软件（例如Observer XT; Noldus）中编辑。由此,该研究者得出结论: 直接导入导出功能并不存在。Santos团队已经成功地定义了一个可再生的方法来产生一个带时间标记的文件,这个文件可以把观测活动（如护理）和相关的生理数据联系起来进行评分。通过这种方法,观测数据（视频监控）可以用来量化行为（如提高床头高度）作为暂时的独立变量和依赖性生理变量的关联。

（朱　旭 编译　张　赛 审校）

46. 一个新的评估监测实验猪模型脑血流量的脑组织探针

Seule M, et al. Neurocrit Care, 2015, 23: S69

监测脑血流量（CBF）可以观察脑损伤的病理生理机制,这可能会对治疗继发性缺血性事件有重大意义。作者测试一个新的脑实质探针（NeMoProbe®）,这个探针和现有的热扩散探测器（Q-Flow）相比,结合了近红外光谱和吲哚菁绿染料稀释法对CBF进行监测。Seule团队在7头猪身上,将NeMoProbe®和Q-Flow的探针插入到皮层下的白质内,将一个颅内压力探头插入对侧。同时测量脑血流量: ①基线;②血压过低;③高血压;④过度换气。在①~④的实验后,缺氧就被诱导出来了。对趋势分析和重复测量精度进行了分析统计。结果发现,有63个脑血流量测量用的是NeMoProbe。CBF值在低血压期间从（ 22.4 ± 4.3 ）ml/（ $100g \cdot min$ ）降低到（ 16.0 ± 2.3 ）ml/（ $100g \cdot min$ ）时,在高血压期间增加到（ 37.5 ± 8.0 ）ml/（ $100g \cdot min$ ）（ $P < 0.0001$ ）。为了防止过度换气,脑血流量降低至（ 17.2 ± 3.4 ）ml/（ $100g \cdot min$ ）（ $P = 0.006$ ）。在缺氧期间, CBF的减少没有统计学意义（ $P = 0.108$ ）。对于两种CBF探针来说, CBF的变化值的相关系数为0.821（ $P < 0.0001$ ）。变异系数在稳定的生理条件下重复测量, NeMoProbe探针是12.9%, Q-flow探针是51.6%。由此,该研究者得出结论: NeMoProbe探针提供可靠的趋势和适用于临床诊断的高精度。进一步的研究是必要的,要使用灌注和氙CT等影像学研究建立测量精度值。

（朱　旭 编译　张　赛 审校）

47. 神经重症监护病房撤机对大脑半球梗死后的影响和对资源利用率的影响

Shah SO, et al. Neurocrit Care, 2015, 23: S70

　　脑梗死（AIS）是美国的第四大死因。大量研究已经证明了综合卒中病房和神经重症监护病房（NICU）在改善AIS预后是有效的。2010年之后，在作者的机构开始收治合并LHI的AIS患者到专用神经医院，扩大他们的NICU服务覆盖面，提供自由机械通风的日常评估。该研究的目的是确定这些组织的变化是否会影响资源利用率。作者假设扩大NCC服务将降低资源利用率。Shah团队用回顾性队列分析2011~2013年在美国的一个三级学术转诊中心。数据要求从连续收治的需要机械通气的LHI患者中收集。主要结果是随着时间的推移，气管造口术的数目。次要结果是无机械通气的天数（Vfd）、总住院费用、和在ICU及医院住院时间（LOS）。医院收费转化为满足正态性假设和剩余方差方差齐性的条件。作者使用广义线性模型计算OR和95% CI。结果发现，73例患者中，33%（24/73）需要气管造口术。总的来说，气管造口的数量自2011年以来，随着时间的推移在下降（OR: 0.8；95% CI: 0.6~0.9, P=0.02）。低的Vfd可以在需要医疗呼吸设备的患者中看到（OR: 0.11, 95% CI: 0.1~0.26, P<0.0001）。住院费用随着时间的推移下降，但并不明显（2012年，OR: 0.9, 95% CI: 0.78~1.07, P=0.2；2013年，OR为0.99, 95% CI: 0.85~1.16, P=0.8）。最后，在ICU（23天与10天，P=0.01）和普通病房住院时间（33天与11天，P=0.008）在需要医疗呼吸设备的患者中比较高。Shah团队的数据表明，对于需要机械通气的LHI患者，一个专门的NCC服务通过减少通风率及气管造口术，增加Vfd，减少ICU和医院住院时间来提高撤机率。

（朱　旭 编译　张　赛 审校）

48. 将瞳孔计信息直接下载到医院电子病历（EMR）的系统的发展

Tran DK, et al. Neurocrit Care, 2015, 23: S71

　　带有说明文档的瞳孔检查通常在神经重症监护病房进行。先前的研究证明与通过标准的小手电筒的目视检查相比，神经光学瞳孔计可提高精度。尽管如此，该工具仍然存在一些局限性，包括可用性和输入到电子病历系统时的劳动强度。他们开发并实现了能够直接将瞳孔计信息下载到EMR系统里的电脑接口。Tran团队对神经重症病房护士不愿总是使用瞳孔计的原因进行调查，最主要的原因之一是输入数据到EMR所需的时间和精力。他们团队开发的计算机接口，允许直接下载NeurOpticsNPi 200瞳孔计的数据。设备通过一个小型化电脑附带的一个HID（人机接口设备）阅读器连接到EMR。HID的阅读器都有一个唯一的与患者相连的标志符，以确保患者有自己特定的阅读器报告。HID的阅读器从一个位于设备里微芯片收集信息。采集数据的无线芯片使用iSironaDeviceConX程序。带时间标志符和HL7格式，接近实时的EMR的接口。结果发现，在护理的调查中，50%缺乏瞳孔计，41%因相关的劳动强度和数据录入的原因不愿使用瞳孔计。瞳孔计: 病床率已经降低到1∶3，在瞳孔测量的数据和文档中直接下载数据到EMR可以提高工作效率。当前配置允许收集左和右的NPi、瞳孔最大和最小值、百分比变化、延迟收缩、收缩速度、最大收缩速度和扩张速度。由此，该研究者得出结论:直接接口下载瞳孔计数据到EMR的实现改善了ICU工作流程,增加了瞳孔有关发现的数据和变化。

（朱　旭编译　张　赛审校）

49. 对服用利伐沙班脑出血患者的急诊科管理

Brehaut SS, et al. Neurocrit Care, 2015, 23: S72

在颅内出血(ICH)中,抗凝治疗的存在是一项高危因素,如果需要神经外科干预,可能还会同时存在血肿扩张、显著出血的风险,相关的死亡率高达50%。利伐沙班片是一种新型口服抗凝剂,没有FDA批准的拮抗药。作者的目的是介绍一个中心在管理ICH中利伐沙班片的使用的经验。Brehaut团队对服用利伐沙班片的脑出血(脑内出血、脑室出血、硬膜下出血)患者进行回顾性研究。在急诊室最初的头部计算机断层扫描(CT)确诊。所有患者接受50U/kg Profilnine-a3因子凝血酶原复合物(PCC)、神经外科咨询、连续的检查和一系列头颅CT。结果发现,5例脑出血表现为勃起功能障碍。平均年龄(68.4±17.4)岁。男2例,女3例,都是白种人。跌倒是最常见的损伤原因(80%)。最初的格拉斯哥昏迷评分平均10.8±2.4。虽然不定量,国际标准化比率(INR)可以证实利伐沙班片的作用; INR值平均1.7±0.2。在PCC管理后,一系列头部CT显示血肿大小没有变化。患者1和2在接受神经减压术后90分钟内出现勃起功能障碍,没有明显的出血并发症,转移到重症监护病房。对所有患者来说神经检查是非常稳定的,出院时的恢复性治疗平均改良Rankin得分3±0.7。除了5例外其他所有患者恢复到从前。在住院治疗期间,没有病例死亡,没有患者出现静脉血栓性并发症。由此,该研究者得出结论: 在这个小的独立性的中心报告的服用利伐沙班片的患者呈现急性的ICH,PCC的使用可能在临床上起到有效的逆转作用。有必要进一步研究。

（朱　旭编译　张　赛审校）

50. 使用立体定向引导脑手术路径解除自发性脑内出血: 单个机构的经验

Chen JW, et al. Neurocrit Care, 2015, 23: S73

在美国,大约每年有150000例自发性颅内出血(ICH)发生。其有很高的死亡率和发病率。以前的临床试验没有展示神经外科手术解除ICH的效果。然而,最近闭合差试验利用微创手术方法并表明其优点是可以将ICH出血量减少到10~15cc。脑路径技术是立体定向引导下侵入皮层下的ICH特别是周围白质的途径。在Chen团队的机构,他们回顾性研究了利用脑路径技术解除自发性幕上颅内出血的患者。患者神经功能缺损评分(NIHSS)>10,ICH出血量>20cc,术前脑CTA排除任何血管异常。脑路径技术过程涉及立体定向引导定位ICH,在此处用1.3cm直径空心鞘跨过脑沟将出血部位中心凝固。需要注意脑水肿和ICP的增加,10例中8例完成多通道脑监测。ICH出血量(ABC/2方法)用来估计术前和术后。改良Rankin规模(MRS)评估功能预后。结果发现,从2014年9月至2015年6月,10例接受了脑路径技术解除自发性幕上颅内出血。9例有高血压病史。他们最初的GCS、NIHSS和ICH出血量分别是3~15cc,15~30cc和20~168cc。稳定后,这些患者在症状出现的1~5天内被送往OR做脑路径引导ICH解除。平均体积减少(63.46±24.55)%。有一个周期性的并发症: 凝血功能障碍患者术中再出血,经颅骨切除术治疗抢救,患者得到有效治疗。平均机械通气天数、ICU住院时间分别是(5.4±5.7)天和(5.4±5.9)天。出院时中位MRS值为4(3~5),没有术中死亡。由此,该研究者得出结论:脑路径技术在治疗ICH时是一个有用的辅助,可以很安全地解除ICH。有减少机械通气天数、ICU住院时间、附带的钠离子和更好恢复功能的趋势。

(朱　旭编译　张　赛审校)

51. 系统回顾HEARTMATE Ⅱ 使用后的缺血性脑卒中和颅内出血及左心室辅助装置

Cho SM, et al. Neurocrit Care, 2015, 23: S74

各种研究对于放置LVAD(左心室辅助装置)后脑血管并发症的发病率没有一个好的描述。作者的目标是比较缺血性卒中(IS)和颅内出血(ICH)在两个最常用的设备——HeartMate Ⅱ(HMII)和HeartWare(HVAD)使用后出现的几率。Cho团队从2015年2月25日开始在Pubmed的系统性回顾所有英文文献中对"HeartMate Ⅱ"、"HeartWare"、"continuous flow ventricular assist"、"device"、"HVAD"、"LVAD"、"stroke"、"ntracranial hemORrhage"、"intracerebral hemORrhage"、"subdural hematoma"、"neurological complication"和"neurologic event"这些关键词进行搜索。作者选择的文章只有报道的卒中发病率(缺血性或出血性)并比较设备之间的并发症的发生率。结果发现,在所有的478篇文章中,36篇(8299例)符合入选标准(28篇HMII; 3篇HVAD; 4篇两个都有; 1篇连续和轴流)。中位随访持续时间是324天(30~1095)。标准抗凝疗法为在100%的HVAD和90%的HMII条件下阿司匹林或双重抗血小板加华法林。在HMII患者中,IS平均发病率是4.6%(2%~13%)而HVAD患者为6.3%(4%~14%)。在HMII患者中,ICH发生率为3.0%(0%~12%)和HVAD患者10.4%(8.0%~23.1%)。未指明的卒中类型在HMII患者中为8.8%(4%~5%)和HVAD患者12.1%。在所有的ICH中,亚型在两项研究报告中出现,包括:28%~50%的SAH,22%~50%的IPH和0%~50%的SDH。在经历了凝血障碍逆转的患者中,只有一项研究报道并发症(0%IS; 没有其他并发症的细节)。由此,该研究者得出结论:在LVAD放置后,IS和ICH会同时发生,但有缺乏研究这些威胁生命的并发症的数据。

(朱　旭编译　张　赛审校)

52. 在一项多民族人群中,自发性脑出血后平均动脉压降低与弥散加权成像(DWI)显示占位相关

Juni OR LD, et al. Neurocrit Care, 2015, 23: S75

DWI检测到缺血性病变描述了1/3的脑出血患者(ICH)和提高对降血压安全方面的关注。作者的目的是评估在多民族的患者中急性脑梗死合并自发ICH的发病率和预测患者DWI显示的病变与功能预后的相关性。JuniOR团队评估连续入住三级甲等医院合并自发ICH的患者,这些患者从2009年1月至2014年12月在到医院的15天内做磁共振成像检查。作者通过在第一住院48小时内最高及最低的血压差异来计算平均动脉压的变化(脑电图)的。作者比较患者做和没做DWI成像的差别。结果发现,59例ICH患者中[平均年龄(63.9±13.2)岁,54.2%为男性],39%的患者观察到DWI显示的缺血性病变。做和没做DWI成像的患者

年龄、以前的卒中历史和高血压都相似。DWI监测到病变的患者更多的有心房纤颤（17.4% vs. 2.8%，$P=0.04$），患糖尿病的趋势增加（27.3% vs. 11.1%，$P=0.11$），入院48小时内更高的最大MAP[（132.1 ± 18.84）mmHg与（112.8 ± 13.6）mmHg，$P=0.01$]和第一个48小时内更多的MAP降低[（56.3 ± 23.2）mmHg与（36.4 ± 15.1）mmHg，$P<0.01$]。多变量逻辑回归分析确定了更高的δ脑电图（$OR=1.06$，$P<0.001$）和心房纤颤（$OR=16.2$，$P=0.05$）作为预测DWI显示的缺血性病变。在控制了年龄和格拉斯哥昏迷评分，DWI显示的病变呈现一个出院后预后不良的趋势（MRS 3~6，$OR=3.1$，$P=0.08$）。由此，该研究者得出结论：一个多民族的人口中，自发的ICH后的急性脑梗死是常见的。心房颤动和那些MAP降低的患者发生缺血性损伤的频率更高。

（朱　旭 编译　张　赛 审校）

53. 颅内FEIBA在扭转新型口服抗凝血剂的作用

Dibu J, et al. Neurocrit Care, 2015, 23: S76

　　与脑出血（ICH）相关的新型口服抗凝血剂（NOAC）比较少，但是没有经过证明的可以逆转的方法。作者的目标是评估在使用了激活凝血酶原复合体后集中在扭转NOAC相关的ICH。Dibu团队从2013年5月至2015年5月开始对于患有自发性ICH的患者的前瞻性研究。医院的并发症记录了包括出血（胃肠道出血、需要输血的贫血、手术部位出血）和血栓形成（PE/深静脉血栓形成，缺血性卒中和MI）。所有ICH的患者接受头部CT扫描以及后续6小时持续的观察。48小时内服用NOAC的症状表现可以被FEIBA逆转（50单位/公斤）。3个月的结果用改良Rankin评分进行评估（mRS）。结果发现，本研究登记了127例ICH患者，记录了以下凝血障碍患者：华法林29例（23%），ORal-factOR XA抑制剂6例（5%），83%服用利伐沙班片，17%服用阿派沙班和直接凝血酶抑制剂1例（0.8%服用达比加群）。在所有患者的平均CHADS2VASC评分中，NOAC的症状是心房纤维性颤动，评分为4（2~5）。入住NIHSS的中位值在NOAC组为2（0~28），在没有凝血功能障碍的ICH患者中为8（0~33），在华法林相关的ICH的患者中为8（0~32）。ICH出血量的中位值在NOAC组为9ml（1~44ml），在没有凝血功能障碍的ICH患者中为15ml，在华法林相关的ICH的患者中为9ml。6例服用NOAC的患者在中位值8小时（1.75~20小时）内接受FEIBA治疗。没有1例接受FEIBA治疗的患者有ICH扩张、出血性或血栓性并发症。3个月内，中位mRS在用FEIBA治疗的NOAC患者是1，相对地，在没有凝血功能障碍的患者中是4，在华法林相关的ICH的患者中是4。由此，该研究者得出结论：在一系列小的病历中，FEIBA逆转NOAC与ICH扩张或血栓性或出血性并发症无关。3个月的结果与没有凝血功能障碍的患者和华法林相关的ICH患者具有可比性。

（朱　旭 编译　张　赛 审校）

54. 在ICH患者实际使用中，大量临死不复苏或仅仅安慰医嘱的使用是基于高估的血肿情况

Edwards NJ, et al. Neurocrit Care, 2015, 23: S77

　　在患有脑出血（ICH）的患者中，大量血肿（HV）的患者可以很好的预测预后，因此是

多个预测模型的关键因素(如ICH评分)。尽管ABC/2公式帮助临床医生快速估算HVs,但一些研究表明实际工作中临床医生高估了出血量。这个因素是否在预测中,临床医生也不清楚。一个前瞻性ICH的数据库进行分析比较临床病历里对于计算机分析的HV的估计(医学图像处理、分析和可视化[MIPAV]),这些过程由独立的、训练有素的人员执行。单变量和多变量逻辑回归分析探讨是否高估HV与临死不复苏或者仅仅是安慰的医嘱有关。结果发现,112例ICH患者纳入该研究。临床医生高估了108例患者的HV(96.4%)。临床医生平均高估血肿量为(13.7±14.4)cm³,相当于平均增加了97.5±116.8)%。这导致在指定的22例(19.6%)中ICH的分数更高。在单变量分析中,相比与计算机分析了HV(*P*=0.289),DNR医嘱与临床医生估计的HV(*P*=0.002)和HV高估的程度(*P*=0.001)相关度更高。而且在完全调整好了的模型中,HV高估的程度独立地与DNR医嘱(OR: 11.4,95% CI: 1.09~1.79)和过渡到CMO相关(OR: 1.24,95% CI: 1.05~1.45)。由此,该研究者得出结论: 实际工作中临床医生经常高估ICH患者血肿量。在这个队列研究中,这些过高的估计单独地与DNR医嘱和过渡到CMO相关。进一步的研究以证实这些发现和识别工具来提高监测HV的真实性是必要的。

(朱　旭编译　张　赛审校)

55. 在神经重症监护中,疾病严重度的全基因组关联研究: 颅内出血量的中期分析

Falcone GJ, et al. Neurocrit Care, 2015, 23: S78

自发性脑出血(ICH)带来了不良预后且治疗方法有限。ICH出血量仍是最有效的预测预后的方法。全基因组关联研究(GWAS)构成一个强大的技术来识别人类疾病的新的生物途径和药物靶点。作者报告了一个由国际卒中遗传学基金会支持的首次用GWAS对ICH出血量进行中期分析。Falcone团队进行两级(发现和重复)队列研究,包括美国多中心研究(发现)和两个欧洲研究(重复)的课题。作者利用头颅CT计算血肿体积,将ICH病例分类为大叶性或非大叶性。基因分型(lllumina 610 platfORm)和计算后,700万的遗传变异可用于测试。使用线性回归进行联合检验。复制和检测带有$P<5\times10^{-8}$的信号,是为了分别使用顺序和逻辑回归与入院的格拉斯哥昏迷评分(GCS)和3个月二值化(0~2 vs. 3~6)改良兰金量表(mRS)相关联。结果发现,发现片段包括394例ICH病例(228例大叶性和166例非大叶性),并确定2个易感性位点: 大叶性ICH出血量的易感位点在基因组区域的23q13上,包括PARVB基因(top SNP rs9614326, β=1.84, P=4.4×10⁻⁸);非大叶性ICH出血量的易感位点位于基因间隔区的17q12上,靠近PIRT基因(top SNP rs11655160, β=0.95, P=4.3×10⁻⁸)。重复的队列研究包括240例ICH病例(71例大叶性和169例非大叶性),并证实了17q12的关联性(P=0.036; meta分析P=2.5×10⁻⁹; 异质性0.17)而不是23q13(P=0.49)。在多变量分析,rs11655160也降低住院GCS(OR=0.23, P=0.004),增加了本来就很低的3个月mRS的风险(OR=1.94, P=1.94)。该中期分析确定了对于非大叶性ICH出血量来说,17q12作为一个可能的易感位点。令人放心的是,这个位点也与入院和3个月的临床状态相关。这一发现说明新生物学途径是可以通过流行病学及其分支的研究实行的。这些结果需要进一步的重复研究。

(朱　旭编译　张　赛审校)

56. 颅内出血导致的不安、谵妄和认知损害结果

Francis BA, et al. Neurocrit Care, 2015, 23: S79

精神错乱的特点是意识的波动改变和预后不良。极度活跃的子类型和亢奋的精神错乱曾在历史和DSMV上有描述记载,但没有证据证明这些是否对预后有意义。假设在未来的脑出血(ICH)患者群中,评估躁动会在认知功能的领域上改善健康相关生活质量的预测(HRQOL)。Francis团队预期性地确定174例患有急性ICH的患者,并采用卒中严重性的评估量表、躁动和谵妄标准化住院协议。紧接着使用Neuro-QOL的运动功能和HRQOL的结果,并于28天、3个月及1年时进行评估。116例幸存者中,HRQOL结果在81例中是有效的(69%)。作者把患者分组为既不躁动也不谵妄、躁动但不谵妄、谵妄但不躁动3类。每天的基础上评估(Richmond Agitation Sedation Score评分至少2,用Confusion Assessment方法评估ICU患者的谵妄)并从电子病历里进行检索。结果发现,样本的人口统计数据包括平均年龄61岁的患者。82例(47%)为女性。住院患者的平均NIHSS是11,GCS为13.5。躁动谵妄患者在28天时的认知功能HRQOL T分数(*P*=0.03)比1年没有躁动的患者分数低(*P*=0.006)。校正NIH卒中规模、年龄和时间的随访后,在混合模型中有类似的结果(*P*=0.0006)。由此,该研究者得出结论:躁动谵妄预测在后续ICH的幸存者的认知HRQOL更糟。对于随后的认知功能HRQOL,躁动对预后有意义,且增加了证据支持精神错乱亚型的诊断。

（朱　旭　编译　张　赛　审校）

57. 对颅内出血后的抑郁症状缺少相关诊断

Francis BA, et al. Neurocrit Care, 2015, 23: S80

抑郁症状在脑出血(ICH)等神经损伤类疾病中是常见的,与较差的预后相关。由于在各种未经选择的样本中无法知晓ICH幸存者抑郁症的记录频率,目前尚不清楚这是否是潜在的需要改善的目标。国际疾病分类检索,根据第9版修订(ICD-9)诊断规范,使用一个电子医疗记录搜索3个芝加哥大学卫生系统。另外,Francis团队前瞻性筛查与健康有关的生活质量(HRQOL),包括进行验证抑郁症状(NIH患者报告结果测量信息系统,PROMIS TScore[3]60),在他们中心1、3、12个月后出现ICH症状的患者。他们比较抑郁症状的检出率和抑郁症的3所大学卫生系统ICD-9规范。结果发现,在3个大学卫生系统,ICD-9规范在任何时间都适用于2416例中的153例患者的抑郁症状(6.3%,95% CI: 5.4%~7.3%)。其中,只有39例(25%)在ICH诊断后记录1个或多个月。作者的筛选前瞻性队列中,在1个月后出现ICH症状的患者中,144例中的30例(20.8%,95% CI: 15%~28%)记录到抑郁症状;在3个月后出现ICH症状的患者中,83例中的11例(13%,95% CI: 7%~22%)记录到抑郁症状;在12个月后出现ICH症状的患者中,83例的14例(17%,95% CI: 10%~26%)记录到抑郁症状。由此,该研究者得出结论:对ICH的幸存者抑郁症状诊断不足。前瞻性评估时,在大都市的ICH幸存者中,抑郁症状是普通各种医院按照诊断规范诊断人数的2倍多。ICH开始后,抑郁症状很少在1个或多个月被发现,而这是最合适的时间。在缺血性卒中的幸存者中,抗抑郁药物改善预后,一个类似的策略是合理地在ICH的幸存者中改善HRQOL。

（朱　旭　编译　张　赛　审校）

58. ICH患者入院时淋巴细胞减少与短期死亡率增加有关

Jeppe AG, et al. Neurocrit Care, 2015, 23: S81

缺血性卒中和出血性卒中后,卒中相关的免疫抑制是一个日益公认的可能影响功能预后的因素。以前的实验和临床研究表明体液介质压力诱导免疫障碍导致感染和影响预后。这项研究调查了入院时淋巴细胞减少(OALP)和评估OALP在死亡率及功能短期预后的临床意义。Jeppe团队做的这个包括569例自发ICH的患者的观察性研究。患者人口统计、临床和神经科入院数据,以及实验室和临床住院措施是从机构检索数据库中得到的。OALP被定义为淋巴细胞计数<1000/μl并与临床发生肺炎、全身炎症反应综合征有关。3个月后死亡率和短期功能结果进行评估,并将mRS 0~3分定义为死亡或短期出现功能障碍; 4~6分定义为预后不良。结果发现, OALP的患病率为28.5%(162/569)。患者的淋巴细胞中位数水平有和没有OALP分别为1.77(1.39~2.3)和1.39(0.6~0.9; $P<0.001$)。NIHSS[17(9~32)和13(6~25)],基本血肿体积[23.0(7.0~51.8)和14.8(4.9~42.2)], OALP患者比没有OALP更高($P<0.001$, $P=0.023$),而年龄、发病前的mRS、机械通气的必要性、肺炎和败血症两组之间没有显著差异。作者观察统计住院死亡率增加的趋势[30.2%(49/162)和23.3%(95/407)]和显著增加短期死亡率[42.3%(66/162)和32.0%(126/407),分别 $P=0.087$, $P=0.087$],尽管对于有利与不利的患者功能的结果没有明显差异。由此,该研究者得出结论: ICH患者中, OALP与更大的血肿体积、不良的功能状态和死亡率的增加有关。需要进一步的研究以阐明是否OALP对死亡率的影响反映了先前存在的疾病或是否独立于卒中相关的免疫抑制效果。

（朱　旭编译　张　赛审校）

59. 对脑内出血发热的预测

Gillow SJ, et al. Neurocrit Care, 2015, 23: S82

发热通常在脑出血患者(ICH)中很常见而且预后不良。发热导致感染和中央机制失调。作者试图识别预测发热。Gillow团队做的这个回顾性研究从2009年4月到2009年3月进行。收集的数据包括年龄、性别、病史,脑出血位置、脑室出血(IVH)、ICH出血量(用标准的ABC/2公式衡量)、脑室外引流(EVD)位置、手术解除、积极的护理和发热。发热定义为住院治疗期间温度>100华氏度。用单变量分析和多变量逻辑回归模型预测发热。结果发现,共351例ICH患者,平均年龄(61.9±14)岁,186例(53%)为男性。出血位置: 171例(40%)较深,122例(35%)大叶性,58例(17%)幕下。平均脑出血量为28.8ml(1~221ml),160例表现为IVH(46%)。136例(30%)存在发热。在单变量分析中,与热相关的因素是存在IVH的表现(68% vs. 32%)、ICH出血量(41ml vs. 21ml)、EVD(50% vs. 12%)、颅骨切开术(20% vs. 4%)和积极的护理(63% vs. 21%)。在多变量分析,以下变量仍然在发热患者中是重要的预测因子: 出血量(OR: 1.0; 95% CI: 1.0~1.02; $P=0.04$), IVH(OR: 2.0; 95% CI: 1.07~3.74; $P=0.03$),EVD OR 3.7(95% CI: 1.92~7.13, $P<7.13$),手术解除OR 6.78(95% CI: 2.74~16.64, $P<0.0001$)。由此,该研究者得出结论: 发热在1/3de ICH患者中存在。发热的预测包括ICH的严重程度和手术。进一步的研究是必要的,以便更好地发现发热的原因。

（朱　旭编译　张　赛审校）

60. 皮质传导性去极化与患者脑水肿扩张和自发性脑内出血的代谢紊乱相关: 一项多通道神经监视系统的研究

Helbok R, et al. Neurocrit Care, 2015, 23: S83

　　脑水肿扩张(PHE)导致增加发病率和死亡率。PHE的病理生理学不能完全解释清楚。最近,皮质传导性去极化(CSDs)导致了继发性脑损伤,这种损伤在蛛网膜下腔(SAH)和颅脑创伤(TBI)患者中存在。然而,CSDs的价值并不清楚。Helbok团队从21例ICH患者前瞻性记录的数据,侵入性颅内监测仪器测量分析包括颅内压力(ICP)、脑组织氧张力(PbtO₂),脑水肿部位的脑代谢采用皮质电描记法(EcoG)。EcoG抑制的持续时间定义为抑郁发作和EcoG复苏的开始功率计算之间的时间(0.5~45Hz; 60秒持续衰减)。数据在二分位和四分位之间的范围。结果发现,患者平均年龄61岁(56~73岁),43%为女性。中位的ICH出血量50ml(34~72ml)。所有患者血肿解除,而其中只有1例需要颅骨切除术。每例颅内监测时间中位数为8天(4~12天)。总共184CSDs 17分钟(10~31分钟),观察到EcoG抑郁的患者占67%(n=14)。57%(n=12)的患者显示标记出血后3~6天内PHE的扩张15ml(6~46ml)。CSDs发生在83%(n=10)PHE扩张和36%(n=4)没有PHE发展的患者(P<0.01)。CSDs明显降低PbtO₂ 4mmHg(2~6mmHg); 50%(74/126)的持续时间12分钟(5~23分钟),80%(80/100)的代谢紊乱在与CSDs相关。传导性抽搐(n=4)和CSDs集群(n=5)只发生在PHE扩张。由此,该研究者得出结论: ICH患者中,皮质传导性去极化与脑水肿代谢紊乱相关。电生理代谢失调现象可能是一个新颖的病理生理机制,可导致脑水肿扩张的不良预后。

（朱　旭 编译　张　赛 审校）

61. 美国医院为脑出血住院患者放置喂食管的实践可变性大

Hwang DY, et al. Neurocrit Care, 2015, 23: S84

　　原发性脑出血(ICH)住院患者的喂食管放置理论上是由主管医护和患者或患者家属共同决定的。作者先评估患者和医院预期情况后,经ICH住院患者同意,开始探究①美国医院中的ICH患者喂食管放置的可变性,②量化这种可变性的程度。Hwang团队回顾性观察研究全国住院患者,计算2008~2011年接受内镜或手术放置喂食管的ICH患者比例,发现每年在美国医院进行喂食管放置的ICH住院患者≥30例。作者调查了未经调整的医院差异。对有完整种族资料数据的一部分医院,作者使用多级多变量回归模型,将其调整为与患者和医院相关的变量,并作为一个随机效应来评估医院之间的残差,用平均赔率比来计算(MOR)。结果发现,在668家医院住院治疗的52622例ICH患者中,5310例(10.1%)放置鼻饲管。医院间的喂食管放置几率差异很大,从0%~39.5%(IQR: 5.0%~12.7%,变异系数0.54)。用24895例住院完整数据制作回归模型,OMR达到1.28(95% CI: 1.20~1.37)。这个数字表明,如果患者转至有更高喂食管放置管理规定的医院,置管率会增加1.28倍,这与患者方面和医院方面的风险因素有关。由此,该研究者得出结论: ICH住院患者喂食管置管率的可变性大,当地各家医院实践模式对其变化程度有很大意义。

（朱　旭 编译　张　赛 审校）

62. 硬脑膜动静脉瘘的脑室内出血后的症状性血管痉挛

Jadeja N, et al. Neurocrit Care, 2015, 23: S85

　　蛛网膜下腔出血后血管痉挛是一种已知发病原因,但不是脑室内出血(IVH)的各种病因造成的。Jadeja团队报告1例罕见的硬脑膜动静脉瘘(dAVF)的IVH后症状性血管痉挛。1例47岁患有糖尿病、高血压和有吸烟史的患者,出现急性发作的恶心、头晕和心悸。其入院后精神状态恶化。CT显示右顶叶与脑室内出血。行脑室切开术减轻颅内高压。导管血管摄影显示Cognard Ⅳ型dAVF,第二天发生栓塞。出血后(PBD)12小时患者陷入昏迷。MRI显示急性双边基底核梗死,MRA显示严重的多支病变血管痉挛,诱发了高血压。血管造影,维拉帕米注入颈内动脉和椎动脉,两段大脑前动脉做球囊血管成形术。PBD后29小时失语,血管造影显示严重多病灶的血管痉挛,进行了多气囊血管成形术,血管炎检查为阴性。血管痉挛没有复发。PBD后52小时出院,患者可步行。此案例强调了考虑血管痉挛的重要性,血管痉挛是dAVF IVH之后神经恶化的一个原因。据作者所知这是第2个报告病例。

(朱　旭编译　张　赛审校)

63. Ⅷ因子抑制剂旁路活动(FEIBA)治疗服用利伐沙班所致的颅内出血患者抗凝效果: 病案报道

Jones MC, et al. Neurocrit Care, 2015, 23: S86

　　使用利伐沙班变得越来越普遍。尽管利伐沙班与华法林阻凝剂相比降低出血风险,管理出血性并发症可能是一个挑战。有关拮抗利伐沙班抗凝效果的数据有限。作者在本文中描述了对服用利伐沙班患者的Ⅷ因子抑制剂旁路活动(FEIBA)疗法。作者对所有入院患者进行回顾性病案分析,并与Jones团队的卫生系统设置利伐沙班疗法。结果发现,7例符合入选标准。相关的统计如下: 男3例(42.9%); 年龄(84±9.5)岁; 体重(74.6±18.2)kg; CrCI(36.9±36.9)ml/min; 急性肾损伤3例(42.9%); APACHE-Ⅱ 16±8; 入院GCS12±4; 出院GCS13±4; LOS(6.9±4.5)天; ICU LOS(4.4±2.7)天; 住院死亡3例(42.9%)。7例接受25u/kg FEIBA。医学影像检查后平均管理时间为(138.9±90.7)分钟。1例初始剂量后445分钟重复给予FEIBA。除了FEIBA,1例接受FFP,2例输入血小板。FEIBA治疗后,1例后继续医学影像检查显示出血量增加,并且1例9天后再次出血。副作用可能与FEIBA治疗包括NSTEMI2例(28.6%); 深静脉血栓形成1例(14.3%); 低血压1例(14.3%); 心动过速1例(14.3%)。出院患者(n=4)统计如下: 在家1例(25%); 亚急性康复1例(25%); 专业设施护理2例(50%)。由此,该研究者得出结论: 病案证明拮抗利伐沙班有关的出血在临床上仍然是一个挑战。开发一种安全、有效的拮抗剂仍然是最需要做的。

(朱　旭编译　张　赛审校)

64. 2000~2012年自发性脑内出血医疗成本和死亡率的趋势

KOR bakis G, et al. Neurocrit Care, 2015, 23: S87

　　与缺血性卒中相比,过去10年治疗脑出血(ICH)进步较慢。然而,从1999年开始,已经有越来越多的治疗试验和治疗手段指南。该研究的目的是确定关于脑出血患者在2000~2012年的国家成本和死亡率的趋势。KORbakis团队从医疗利用项目（HCUP）全国住院患者样本（NIS）中选取，提出机构卫生保健研究与质量（AHRQ）。作者对分析所有自发脑出血患者的资料、程序执行和死亡率的变化类型和总体成本。结果发现，2000年、2006年和2012年有15785、21582和14767例患者分别得到诊断。ICH总体死亡率分别为31.81%、22.09%和25.55%。死亡率没有随医院类型改变；然而，在大容量教学中心，患者从28.94%上升到34.27%和43.08%，其相对应的死亡率为29.04%、22.97%和24.63%。平均费用2000年44890美元，2006年52428美元，2012年90218美元。由此，该研究者得出结论：自发ICH总体死亡率从2000至2012减少了，而医疗成本翻了一倍。最初与2006年第一次出版的指导方针一致。然而，死亡率从2006~2012有所增加，准则在2007年和2010年进行修订。大型教学医院进行越来越多的程序。而评估规定，培训和医院坚持的准则不会在这项研究中，减少死亡率可能增加大量ICH患者接收经验。

（朱　旭编译　张　赛审校）

65. 感染是脑出血后30天再入院的主要因素

LOR d AS, et al. Neurocrit Care, 2015, 23：S88

感染是脑出血（ICH）后的常见并发症，但对出院后感染风险所知甚少。LORd团队对2006~2010年在加州非急性病治疗的医院出院且主要诊断为脑出血的患者进行了回顾性队列研究。将ICH作为主要ICD-9CM第431条出院诊断准则。首先要符合ICH入院标准。排除标准不听医生的劝告出院、住院死亡、没有加利福尼亚的居留权的患者。出院后，作者评估30天内再次入院的比例，这与患者感染有关。临床分类软件（CCS）ICD-9CM分类代码用于区分再入院病因。有计划的转院和再入院（颅骨切开术、栓塞）不包括在内。Log-Binomial回归用来评估基线特征和再入院死亡率之间的关系。结果发现，2006~2010年有24540例ICH患者住院。再入院意外发生的有14.8%（n=3269）。这些病例中，934例（26%）有感染相关性诊断。当评估所有重新入院的诊断时，1945例（54%）再入院与感染有关。其他常见再入院的主原因包括与卒中相关的因素（n=894, 24.6%）和医疗或外科治疗并发症（2.5%, n=92）。最常见的感染相关性初步诊断是败血症（n=422, 11.6%）、呼吸道感染（n=292, 8.0%）、尿路感染（n=141, 3.9%）和胃肠道感染（n=90, 2.5%）。再次入院患者感染相关性比其他类型的再入院有更高的死亡率（15.7% vs. 7.7%, P<0.001）。在控制了其他预测因素后，原发感染的发生率仍与住院死亡率相关（RR=1.5, 95% CI: 1.2~1.8）。由此，该研究者得出结论：再入院感染是常见的，与住院死亡有关。在ICH出院后患者中，应努力减少感染相关性并发症。

（朱　旭编译　张　赛审校）

66. 血栓弹力图表明肾脏功能障碍和脑内出血患者存在高血凝状态

Meier K, et al. Neurocrit Care, 2015, 23：S89

伴肾衰竭的脑出血（ICH）患者存在血小板功能障碍和高凝状态。作者试图使用血栓弹性描记法量化凝血病（TEG）。Meier团队对一学术机构2009年11月至2015年5月自发脑出血患者进行回顾分析。入院时行TEG。肌酐清除率（CCr）通过Cockroft-Gault方程计算。患者分为肾功能正常（CCr＞90）组或肾功能低下（CCr＜90）组。比较两组之间的基线人口统计学、实验室数据和结果。调整潜在易混因素后，多变量回归模型比较两组之间的TEG成分差异。共纳入分析120例。与肾功能低下组相比，正常CCr组患者更年轻（56.1岁 vs. 62.3岁；$P<0.01$），男性居多（73.6% vs. 53.7%；$P=0.03$），平均入院血红蛋白更高（14.2mmol/L vs. 13.2mEq/L；$P<0.01$）。两组使用抗血小板或抗凝剂、凝结实验和标准ICH体积相似。随后进行多元分析，与正常组相比，肾脏功能降低组发现K更短（1.5分钟 vs. 2.2分钟；$P=0.04$），角度升高（66.0° vs. 62.2°；$P=0.04$），MA增加（67.3 vs. 62.3；$P=0.02$），G增加（11.3dynes/cm^2 vs. 9.9dynes/cm^2；$P=0.04$）。两组之间的死亡率、不良功能预后（mRS 4~6）、血肿扩大、住院时间以及手术治疗无明显差异。由此，该研究者得出结论：ICH和CCr降低使患者的凝固速率更快、凝固程度增加，提示肾脏功能障碍患者基于TEG血小板参数，表现为相对高的血凝状态。尿毒症的血小板功能障碍可能并不被TEG充分量化。

（朱　旭 编译　张　赛 审校）

67. 颅内出血性扩张患者可用新型抗凝血剂

Melmed KR, et al. Neurocrit Care, 2015, 23: S90

新型口服抗凝剂（NOAC）相对于常规抗凝治疗可显著降低颅内出血（ICH）风险。NOAC治疗ICH的风险约华法林的一半。ICH血肿扩张（HE）增加可预测华法林治疗ICH的死亡率。NOAC治疗ICH的发病率增长时，很少有人知道用NOACs对ICH扩张的影响。Melmed团队从2010年10月至2015年3月回顾了因ICH入院到CSMC的患者，识别使用NOAC的患者，收集了以下数据：处方原因、大脑成像时间、HE的影像证据、放电情况和MRS。作者比较有无HE患者的预后。结果发现，642例患者，5例满足入选标准。平均NIHSS为21（SD 3.9），平均ICH得分为3（SD 1.4）。5例凝血功能障碍的NOAC患者中，3例是HE。这个子集中，平均NIHSS为22.6（标准差2.9），平均ICH的分数为3（SD 1.7），出院平均MRS为5.4（SD 0.9），而没有HE的为5（SD 0.5）。由此，该研究者得出结论：最初的血肿扩张可能是一个医疗干预的目标。在凝血功能障碍NOAC患者群中，HE持续超过6小时的患者占60%。这是报道有关HE伴NOAC使用的最大病案。尽管预后不良，但这类病案没有从统计上显示出组间差异，不良预后可能与潜在的凝血障碍有关，这需要和HE患者使用华法林相比。

（朱　旭 编译　张　赛 审校）

68. 非外伤性脑出血的急性磁共振发现

Miller JC, et al. Neurocrit Care, 2015, 23: S91

CT能及时显示脑出血（ICH）情况，辅助治疗决策。然而，许多病变显然不能单靠CT。该研究提出磁共振成像检查可敏锐地提供额外的诊断信息。Miller团队对2012年11月至2014年3月入院的ICH患者进行回顾性研究。如发现患者存在缺血性卒中和出血性卒中，但MRI无表现，或之前有血管畸形则排除。多变量分析MRI可识别新发现。结果发现，241例患者入院期间，154例符合研究标准。从分析排除的患者中，未发现明显差异。MRI的平均时间为12小时。在MRI常见的是淀粉样蛋白（$n=19$, 41%）、肿瘤（$n=11$, 24%），血管畸形（$n=8$, 17%），梗死（$n=8$, 17%）。在单变量分析中，年龄[（64 ± 12）岁 vs.（59 ± 15）岁，$P=0.04$]，肺出血（73.9% vs. 30.2%，P=0.001），认知障碍（30% vs. 9%，P=0.001）和使用抗血小板（43.5% $vs.$ 27.1%，P=0.047）与MRS新发现有关，严重的出血（51.4% vs. 13%，P=0.001）、脑室内出血（53.3% vs. 32.6%，P=0.02）与MRI找到额外信息的较小可能性有关。在多变量分析中，认知障碍（OR: 3.18; 95% CI: 1.03~9.38; P=0.05），大叶性出血（OR: 3.1; 95% CI: 1.1~8.5; P=0.03）分别与较高可能性增加有关，而45~70岁与MRI新发现的可能性减少有关（OR: 0.4; 95% CI: 0.17~0.94; P=0.03）。由此，该研究者得出结论：及时做MRI的ICH患者可能提供更多的诊断信息，有出血和认知障碍病史的主要用于协助诊断淀粉样血管病。

（朱　旭 编译　张　赛 审校）

69. 自发性脑出血患者万古霉素的药代动力学参数

MOR bitzer KA, et al. Neurocrit Care, 2015, 23：S92

感染是增加患者住院时间和自发性脑出血（sICH）患者30天再入院的最主要因素之一。万古霉素是一种常用的抗生素。预测万古霉素人口药代动力学（PK）参数差异已被证实可危及疾病。没有任何研究评估万古霉素PK参数。该研究是收集2010年5月至2015年3月入院的可能接受万古霉素治疗的成年sICH患者的单中心回顾性队列研究。人口数据基础上预测的PK参数与血清浓度基础上的PK参数相比较，差异有统计学意义（P<0.05）。结果发现，66例符合入选标准。研究对象中71.2%为男性，平均年龄（60.7±12.9）岁。入院ICH的平均值为2（IQR 2~3），ICH平均体积为（44.6±42.2）ml。入院GCS平均得分为7（IQR 5~9），入院SOFA平均得分为4（IQR 3~5）。受伤后血清浓度平均（9.3±5.1）天。根据标准方法估计，患者平均入院肌酐清除率为（98.7±38.1）ml/min，万古霉素体积分布的平均值为64.2±21。平均给药为（15.9±4.3）mg/（kg·12h）。平均测量槽浓度低于预测槽浓度[（10.7±4.6）μg/ml vs.（17.5±8.5）μg/ml; P<0.001]。均值计算消除速率常数高于预测值（0.106±0.03 $vs.$ 0.079±0.02; P<0.001），计算平均半衰期比预计的低[（7.2±2.3）小时 vs.（9.6±3.2）小时; P<0.001）]。由此，该研究者得出结论：与根据人口数据预测PK参数相比，sICH患者表现出PK改变有利于增加万古霉素的消除。这可能导致万古霉素曝光不足，导致治疗失败和其他严重并发症。

（朱　旭 编译　张　赛 审校）

70. 自发性脑出血的发病率、预测和脑室切开术后相关感染的预后

Murthy SB, et al. Neurocrit Care, 2015, 23：S93

脑室切开术相关感染（VAI）对脑出血（ICH）的预后尚未明确，尽管先前的研究已经试图找出原因和VAI的预测。作者旨在探索个体水平上的VAI特点及其对ICH预后的影响。Murthy团队从2002~2011年ICD-9的全国住院患者样本中收集有或无VAI的ICH需要脑室切开术的患者，进行回顾性队列研究。人口统计、并发症、医院特点，住院患者预后和资源利用率在两组之间进行比较。采用皮尔森的χ平方分布Wilcoxon-Mann-Whitney对分类和连续变量进行分析。使用逻辑回归分析VAI的预测因子。研究共纳入分析34238例，其中1934例（5.6%）有VAI。ICH的脑室切开术利用率从2002~2003年的5.7%增加到2010~2011年的5.7%（趋势P<0.001），VAI率显示出上升趋势（从5.0%到8.0%，趋势P<0.001）。VAI组有更高的住

院死亡率（41.2% vs. 36.5%，$P<0.001$），在控制了基线人口统计学、医院特点、疾病、严重程度案例和退出治疗后，它仍然较高（调整OR: 1.38; 95% CI: 1.22~1.46; $P<0.001$）。VAl未愈出院比率更高（OR: 1.24; 95% CI: 1.10~1.42; $P<0.001$）。VAl组住院时间（LOS）更长，护理成本更高。VAl的预测因子包括更高的年龄、男性、教学医院、高ICH体积、机械通气管造口术和胃造口术。由此，该研究者得出结论: VAl导致住院死亡率高，不宜出院处理，资源利用措施高。减轻VAl可能有助于改善ICH的预后和医院成本。

（朱　旭编译　张　赛审校）

71. 亚急性血清胆固醇下降先于颅内出血发生: 纵向研究的结果

Phuah CL, et al. Neurocrit Care, 2015, 23: S94

高胆固醇血症与颅内出血风险减少有关（ICH）。理解时间趋势血清血脂水平及其与ICH的关系可能会提高对血脂异常的风险生物学的认识。作者试图确定48个月之前和之后在总胆固醇（TC）、低密度脂蛋白（LDL）、甘油三酯（TG）、高密度脂蛋白（高密度脂蛋白）的时间变化。Phuah团队进行了纵向单中心回顾性病例对照分析。ICH病例来自一个主要对ICH的持续的队列研究。采用分段线性mixed-effects模型（PLME）比较ICH对血脂的影响趋势。人口统计资料、病史、药物和健康维护评定后果。群体之间和自身内在血脂水平的变化建模为随机。本研究共212例ICH病例和301例对照组。ICH受试者血清中TC和LDL水平在6个月前大幅下降，相比之下，TC水平在6~24个月为0.33mg/（dl·m），在0~6个月为2.21mg/（dl·m）（$P<0.03$）；低密度脂蛋白在6~24个月为0.07mg/（dl·m），在0~6个月为1.77mg/（dl·m）（$P<0.02$）。子群分析显示类似的趋势只有单纯他汀治疗的患者[TC: 0.44mg/（dl·m）（6~24个月），2.82mg/（dl·m）（0~6个月），$P<0.01$；低密度脂蛋白: 0.93mg/（dl·m）（6~24个月），2.56mg/（dl·m）（0~6个月），$P<0.004$]。由此，该研究者得出结论: 纵向血脂水平证明血清TC和LDL水平下降是在6个月之前发生的，独立于他汀类药物或饮酒。这些时间趋势表明血清TC和低密度脂蛋白水平变化预示着一个可能发生沉淀的过程。还需要进一步的研究复制这些结果，并在血清脂质描述速度变化以应对即将发生的潜在生物标志物急性脑损伤。

（朱　旭编译　张　赛审校）

72. 幕下神经颅内出血: 病例报告和文献综述

Pizzi MA, et al. Neurocrit Care, 2015, 23: S95

结节病是一种慢性多系统肉芽肿性疾病。神经介入是罕见的，影响大约5%~15%的结节病患者。大多数神经脑血管事件与缺血有关。神经肉状瘤颅内出血，特别是幕下出血是非常罕见的。Pizzi团队使用术语"肉质的/结节病"、"脑出血"、"卒中"和"脑血管"从PubMed上进行检索。图表回顾患者的病例报告。案例: 42岁男子有肺和肝结节病，眩晕、构音障碍、轻偏瘫病史。MRI显示左小脑脚脑实质内出血脑室扩展到第四脑室。脑血管造影血管炎阴性。无临床发作，脑电图上无癫痫样或电活动。住院时给予地塞米松3天，2mg/4h，提高了患者的神经，其次是泼尼松90mg/d。应用泼尼松和环磷酰胺，住院患者康复出院。系统的点评: 发表过的17例描述有神经肉状瘤颅内出血的表现。平均年龄36岁，男女比例为3∶1。最常见的脑实质出血的位置是额叶（27%）。50%的病例发生癫痫，37%有小脑出血的迹象。幕下脑出血占所有颅内出血的33%。颅内出血患者的死亡率是27%。由此，该研究者得出结论：幕下脑出血是一种非常罕见的神经表现。年轻患者脑内出血提示临床医生考虑神经肉状瘤，这通常是响应抗肉芽肿类固醇或介质激素疗法等药物治疗。

（朱 旭 编译 张 赛 审校）

73. 系统性常温脑出血：中期分析

Provencio JJ, et al. Neurocrit Care, 2015, 23: S96

发热与脑出血（ICH）较差预后有关。炎症与二次脑损伤是发热的原因；反过来，发热可以加重炎症。为探究如何预防发热、控制炎症、改善预后，Provencio团队进行了一项随机、单中心、单盲研究，比较发热开始前>5cc幕上的ICH24小时内的出血患者。患者随机的传统管理协议（TM）用于他们的加护病房或逆流凝胶接口表面设置在36℃冷却装置。保持正常体温（NTh）。采用传统的措施治疗颤抖。主要结果是MRI（或CT）显示出血后第1天和第5天脑水肿增长。作者在第3天收集血液评估细胞因子/趋化因子数组。预计9/100的患者登记。40/252的患者都有资格。15例拒绝研究，15例超出了作者预先确定手术配额。1例随机化后立即退出。4/9的患者被随机分为系统性正常体温。NTh比TM显著降低温度（P=0.03）。NTh只有很少部分患者接受相对脑水肿减少测定。两组没有明显的不良事件。颤抖的治疗NTh很好（P=0.047）。对照组比NTh，sICAM-1、INF-rIL-4、IL-6、CXCL11>2×；NTh与对照组比较，IL-1α、βil-1、IL-10、CXCL10、MIP-1α、sTREM-1、IL-17>2×。由此，该研究者得出结论：这个临时的分析是一个小群体。NTh没有不良事件是可行的和有效的。NTh引起细胞因子模式的转变表明免疫系统的调节可能在正常体温是重要的减轻损害的因素。患者拒绝手术是结果不好的重要原因。多中心的方法可能会进一步促进更好的入组和调查。

（朱 旭 编译 张 赛 审校）

74. 吸食大麻和颅内出血性卒中：全国住院患者样本的研究

Reddy AY, et al. Neurocrit Care, 2015, 23: S97

作者的目的是发现脑出血（ICH）、重型卒中和休闲吸食大麻的流行病学关系。目前没有相关数据。Reddy团队收集2004~2011年全国住院患者样本，确定使用大麻组（n=2496165）和不使用大麻组（n=116163454）。ICH的患者（15~54岁）使用ICD-9代码诊断。单变量分析用来确定人口和ICH的危险因素。二进制逻辑回归分析是用来确定ICH患者独立使用大麻的风险。结果发现，使用大麻的ICH患者的患病率高于不使用大麻的群组患病率（RR：1.11，95% CI：1.07~1.16）。25~34岁年龄组相对风险最高（RR：2.44，95% CI：2.22~2.69）。滥用大麻常见于较年轻的患者（P<0.0001），其中男性（P<0.0001）、非裔美国人（P<0.0001）和医疗补助资金人群（P<0.0001）更为常见。大麻替代品烟草（44.0% vs. 14.5%; P<0.0001）、酒精（24.4% vs. 4.88%, P<0.0001）、可卡因（17.8% vs. 1.35%, P<0.0001）、苯丙胺（4.53% vs. 0.26%, P<0.0001）少有ICH的风险因素，包括高血压（22.3% vs. 19.3%, P<0.0001）、凝血障碍（1.82% vs. 2.36%, P<0.0001）、心房纤颤（0.94% vs. 0.50%, P<0.0001）、颅内肿瘤（0.0096% vs. 0.04%, P<0.0001）。调整后为其他非法毒品的使用和医疗风险因素，可卡因

（OR: 1.83, 95% CI: 1.83~1.71）、苯丙胺（OR: 3.47, 95% CI: 3.07~3.91）、酒精（OR: 1.08, 95% CI: 1.08~1.03）使用是ICH的独立预测指标。大麻（OR: 1.063, 95% CI: 0.963~1.173）和烟草（OR: 0.656, 95% CI: 0.656~0.628）使用不是ICH的独立预测指标。由此,该研究者得出结论:相对于不使用大麻的人,年轻的大麻使用者ICH更普遍。然而,吸食大麻不是ICH的独立预测指标。

（朱　旭 编译　张　赛 审校）

75. 累积趋化因子CCL2有关自发性脑出血后的长期不良预后

Rincon F, et al. Neurocrit Care, 2015, 23: S98

ICH后,血液渗透到大脑导致神经性炎症反应,主要由炎症性单核细胞趋化因子受体2（CCR2）驱,CCL2迁移到发炎位置。该研究的目的是测试是否更高水平的CCL2与长期的不良功能预后有关。Phase-IIa/b临床试验期间的温度调制（TTM-ICH clinicaltrials.gov: NCT01607151）, Rincon团队测量登记患者的外周血CCL2的水平。血液样本每天收集,从入院的首天（D0）直到第7天（D7）。CCL2水平log变型来满足正常的剩余方差和方差齐性的假设条件。然后,评估了在6个月持续改良Rankin量表（mRS）。不良结果为mRS为5~6（死亡或严重伤残）。结果发现,总共10例ICH患者参与了这项研究。平均年龄57岁（IQR 22）, 55%的女性,55%的黑人, GCS中值为7（IQR 4）, ICH得分中位数为2（IQR1）,中位数NIHSS20（IQR5）, CCL2 log水平增加随着时间从D0[（2.6 ± 0.14）logPg/ml]到D2[（3.2+0.14）logpg/ml]（P=0.04, post-hoc ANOVA-Tukey-Kramer）。累积CCL2log-levels在6个月mRS为0~4相比于MRS5~6要低[（3.7 ± 0.1）logpg/ml与（4.2 ± 0.1）logpg/ml, P=0.02]。由此,该研究者得出结论:高初始累积log水平CCL2与长期不良功能结果有关。调制的CCR2-CCL2炎症通路可能代表未来ICH治疗的方向

（朱　旭 编译　张　赛 审校）

76. 脑淀粉样血管病相关的危险因素脑叶出血: 一项单中心队列研究

Roh DJ, et al. Neurocrit Care, 2015, 23: S99

年龄较大、表面肺铁末沉着症和遗传偏好（ApoE）似乎与颅内出血（ICH）脑淀粉样血管病（CAA）有关。CAA-ICH额外的临床危险因素和比较研究不好描述。在目前的研究中,作者试图确定一组全面的CAA-ICH临床危险因素相比没有淀粉沉淀的ICH。Roh团队从2009年12月至2015年1月评估收集400例患者ICH的数据。了解治疗病史,重型ICH（ICH得分、格拉斯哥昏迷评分、出血量）,血管的风险因素、人口统计、出血病因、医院并发症和出院的结果使用波士顿条件,逻辑回归确定CAA-ICH的相关风险因素。结果发现,从400例中确定了44例CAA-ICH入院患者（11%）。CAA-ICH患者的年龄[（80.2 ± 7.2）岁]明显较不是CAA-ICH的患者[（60.19 ± 17.19）岁]大。44例CAA-ICH患者中,33例（75%）是女性（OR: 4.4, 95% CI: 4.4~9.02, P<0.001）。多变量逻辑回归分析显示,老年（OR: 1.1; 95% CI: 1.07~1.15, P<1.15）、女性（OR: 5.3; 95% CI: 2.32~12.24, P<0.001）、ICH病史（OR: 7.14; 95% CI: 7.14~21.85, P<0.001）和癌症病史（OR: 3.49; 95% CI: 3.49~10.58; P=0.02）与CAA-ICH显著相关。血脂异常和CAA-ICH之间的联系不是十分显著（OR: 2.05, 95% CI: 2.05~4.45, P=0.067）。两

组之间ICH严重程度或结果没有明显不同。由此,该研究者得出结论:这群分析与之前CAA-ICH研究一致,揭示发病率随着年龄的增加、前痴呆和出血增加。然而,性别、癌症和血脂异常与CAA-ICH无关,可能反映了一个特定的患者表型CAA-ICH和风险,还需要进一步调查。

（朱　旭 编译　张　赛 审校）

77. 自发性脑出血患者的脑自动调整和皮质扩散去极化

Schiefecker AJ, et al. Neurocrit Care, 2015, 23: S100

多通道神经监测包括皮质的监控扩散去极化(CSDs)在病理生理的过程导致二次脑损伤,作者旨在调查脑慢性主观性眩晕与CSDs发生的关联指数。Schiefecker团队从18例记录的带有入侵性神经监测ICP,脑组织氧饱和脑血流量和EcoG的装置的ICH患者得到的数据进行分析。脑灌注压(CPP)和PbtO$_2$(氧气反应性指数,ORx)、平均动脉压(MAP)、ICP(压力反应性指数,PRx)、MAP和CBF(CBFrx)之间的脑自动调整指数计算使用300秒移动皮尔森的相关性系数之间10秒趋势值。受损的大脑自动调整指数>0.2。统计分析执行使用广义估计方程。提出了数据中位数和四分位(IQR)。结果发现,中间值ICH量48cc(IQR: 32~70),平均年龄61岁(IQR: 56~73)。脑自动调整监控每例可以超过40小时(IQR: 14~54),包括163例CSDs,每例CSDS平均为7(IQR 3~15)。所有ICH患者中,24%~73%受损的大脑自动调整中检测出可用的自动调整数据。45%(n=73)的患者脑自动调整CSDs前受损99%(n=72/73)中CSDs后保持受损。55%(90/163)与基线CSDs完整地自动调整,21%(n=19)自动调整指标改为受损状态CSDs后(P<0.0001)。受损的大脑自动调整CSDs前皮质活动延迟状态[25分钟(IQR 14~35分钟)vs.13分钟(IQR 9~24分钟);P<0.001],以及CSD期间更严重的CBF降低[−10ml/(100g·min)与3ml/(100g·min);P=0.02)。CSDs后PbtO$_2$显著下降,开始独立于基线自动调整能力。由此,该研究者得出结论:受损的大脑自动调整与显著相关大脑皮层活动的延长状态和更有影响的CSDs血流动力学反应有关。

（朱　旭 编译　张　赛 审校）

78. 自发性脑内出血去骨瓣减压术预后的病例对照研究

Shah SO, et al. Neurocrit Care, 2015, 23: S101

脑出血(ICH)仍然是一个毁灭性的卒中。除了血压控制,治疗方案仍然有限。恶性脑水肿需抢救治疗的患者可能需要行偏侧颅骨切除术(DHC)。该研究旨在评估DHC对初级ICH、恶性脑水肿和它对死亡率和功能预后的影响。Shah团队进行了病例对照研究。记录患者的年龄、性别、格拉斯哥昏迷评分(GCS)和入院ICH分数、出院、随访。记录患者接受DHC的时间。回顾CT,计算ICH的分数。功能预后使用简化的改良Rankin量表评估(smRSq)。匹配(1:1)情况下控制(ICH没有DHC)年龄和ICH分数。随着时间的推移,主要的结果是生存。二次出院GCS和长期的结果功能预后由smRSq衡量。结果发现,那些1:1匹配的DHC患者有17例。DCH平均时间是(61.3±101)小时。DHC组的死亡率下降(29% vs. 47%,P=0.2)。DHC组MRS 5~6的比例比对照组低(40% vs. 56%,P=0.4)。在多变量分析中,随着时间的推移,预测死亡ICH分数>2,为女性。生存预测DHC,不仅ICH患者分数>2(HR

0.83，95% CI: 0.7~0.9，*P*=0.04）。由此，该研究者得出结论：这个病例对照研究表明，ICH患者明显的脑水肿和ICH的分数＞2。进一步的研究需要更大的患者人群进行前瞻性研究。

（朱　旭编译　张　赛审校）

79. 原降钙素不能作为神经重症护理单元非感染性发热的预测

Shah SC, et al. Neurocrit Care, 2015, 23: S102

发热是神经重症护理单元（NCCU）常见的临床表现，可占70%。多达50%的发热与非传染性有关。由于这是一个排除诊断，一个完整的热评价必须排除感染。原降钙素（PCT）已被确定为一个可能区分传染性和非传染性病因发热的生物标记，假设PCT可以作为预测神经重症护理单元的感染性发热。Shah团队进行前瞻性观察队列研究，从2014年1月至10月收集入院12个床位的NCCU三级护理医院的患者。颅内出血（动脉瘤蛛网膜下腔出血、颅脑创伤、颅内出血，或非创伤性硬膜下出血）患者发热定义为＞101.4华氏度。所有患者有尿常规和胸部X线，两组血培养和PCT作为发热评估的一部分。患者也有尿、痰、临床脑脊液培养和梭状芽孢杆菌毒素PCR作为临床预测。不完整的患者发热评估被排除在外。结果发现，74例患者符合入选标准：37例有感染，37例无感染。颅内出血的类型两组间无差异（*P*=0.98）。对于那些确定感染的，PCT平均值是0.15ng/ml（IQR 0.06~0.5ng/ml）。对于那些没有发现感染的，PCT平均值是0.09ng/ml（IQR 0.05~0.45ng/ml；*P*=0.22）。高PCT（＞0.25ng/ml）不是确定感染的相关性（32% vs. 27%，*P*=0.80）。与无感染（平均12×10⁹/L）相比，确定感染的患者白细胞计数较高（平均13.6×10⁹/L；*P*=0.02）。由此，该研究者得出结论：患者颅内出血，PCT并不区分哪些人感染哪些人不感染。

（朱　旭编译　张　赛审校）

80. 自发性脑室内出血感染患者脑室内出血的血块溶解加速解决评价结果（CLEAR）的Ⅲ期临床试验

Shah JN, et al. Neurocrit Care, 2015, 23: S103

脑室内出血（IVH）发生于约40%的脑出血（ICH）患者，具有高死亡率，比无IVH的ICH患者预后更差。ICH患者中常见感染，但IVH患者的数据是有限的。Shah团队在前30天对首批400例参与CLEARⅢ试验、多中心、双盲、随机研究的患者进行前瞻性分析感染事件报告，比较外部心室排水（EVD）加脑室重组组织纤溶酶原激活物（rtPA）与EVD+安慰剂治疗阻塞性IVH和脑出血（ICH）量＜30cc。感染是决定因素。测量30天和180天的死亡率、ICU和住院时间（LOS）以预测感染。使用二进制物流和线性回归进行多变量分析。结果发现，49.25%（197/400）的患者感染。最常见的感染是肺炎（31%）、尿路感染（15%）和脑室炎（3.8%）。总的180天死亡率是23%。比较有感染患者与无感染患者，人口因素没有差异。感染人群有比正常的平均IVH的出血量更高（32.5ml vs. 27.2ml，*P*=0.028），但是其他ICH特征相似。感染组平均第一个EVD期间（11.5天 vs. 10.3天，*P*=0.035）。调整了易混因素后，感染与30天死亡率（OR: 1.06，95% CI: 0.55~2.056；*P*=0.860）或180天死亡率（OR: 1.12；95% CI: 0.68~1.82，*P*=0.653）无关。在线性回归模型中，感染会使ICU LOS（20和16天，β: 0.18，SE: 1.05，*P*＜0.001）延长，而住院LOS没有（β: 0.04，SE: 3.25天，*P*=0.479）。感染的主要预测包括基础IVH出血量,机械通风和气管造口术。由此,该研究者得出结论: IVH患者高感染率和IVH出血量是预测感染的重要的因素。感染会使ICU LOS延长但没有办法预测30~180天的死亡率。

（朱　旭编译　张　赛审校）

81. 出血性脑卒中后抑郁症的发病率与卒中结果的恶化相关
Stern-Nezer SJ, et al. Neurocrit Care, 2015, 23: S104

卒中后抑郁症(PSD)是脑卒中后遗症中最常见的精神性疾病,缺血性脑卒中患者中,20%~40%会患有该疾病。由于可以单独增加发病率和死亡率,所以PSD是相当重要的,但是鲜有研究调查过颅内出血(ICH)后PSD的发病率。本实验试图阐明抑郁症、ICH和预后之间的关系。方法: 这是一个自发颅内出血(DASH)研究的亚实验,主要依靠MRI预期诊断的准确性。共收集178例DASH患者,其中40例在1年内死亡,49例失去随访,89例在出血后1年患抑郁症。汉密尔顿抑郁评定量表>10时就可诊断为抑郁症。对抑郁症和人口统计学、临床、影像学和临床相关的炎性因子之间进行单变量分析。所选变量符合多变量逻辑回归模型。回归曲线分析评价了抑郁症和改良Rankin分数(mRS)之间的关系在3~12个月之间的变化。结果: 尽管34%的患者出现了一定程度上的情绪低迷,但是抑郁症的患病率仅为15%。通过测量出血体积发现抑郁症与脑出血的严重程度无关,尽管年龄和性别具有一定意义,但是IVH的出现和入院NIHSS与年龄、性别、并发症或感染之间均无关。尽管这些基线变量没有差异,情绪低迷的患者在1年内还是会出现明显恶化的结果($P=0.004$),而且3~12个月内不太可能有所改善,而且还有可能进一步恶化($P=0.042$)。结论: 这是第一个调查ICH1年后抑郁症患病率的研究。ICH后抑郁症是很常见的,这与晚期伤残的恶化程度相关,而与患病初的出血严重程度无关。这还需要进一步的研究来理解抑郁症是否为伤残的变化所导致,或相反的说法是否属实,通过对ICH后抑郁症的进一步了解,他们将可以确定一个新的治疗方法,以更好地促进患者的恢复。

（朱　旭编译　张　赛审校）

82. 心搏骤停和复苏前短期内限制热量可促进神经系统的恢复
Akbari Y, et al. Neurocrit Care, 2015, 23: S110

热量限制可预防神经退化,最近的研究表明其对急性卒中模型是有益的。然而,都是长期热量限制的研究,并没有把重点放在短期热量限制对脑损伤(包括脑卒中)有益上面。此外,短期内热量限制对脑缺血后心脏搏动减少的影响还尚未研究。该研究调查了影响12小时的急性热量限制对啮齿动物心搏骤停(CA)模型血糖和神经系统恢复的影响。方法: 将38只雄性Wistar大鼠在制备CA模型前1周,植入脑电图电极。然后,制备CA模型前12小时,将大鼠分为75%热量控制和无热量控制两个组。并对其进行插管、机械通风、股血管置管,然后进行7分钟窒息的CA,其次是心肺复苏(CPR)。进行CA之前测量血糖。本实验使用称为信息数量(EEG-IQ)得熵方法,在CA后4、24、48、72小时中的30分钟进行了定量脑电图分析。同时进行神经系统损伤规模(NDS)行为测试。结果: 热量控制组和无热量控制组相比,CA后24小时(66.7 ± 14.5 vs.52.2 ± 12.8; $P<0.05$),48小时(77.1 ± 2.2 vs. 55.2 ± 2.2;

$P<0.05$），和改进的EEG-IQ的24小时（0.95 ± 0.062 vs. 0.86 ± 0.039；$P<0.05$）和48小时（0.97 ± 0.039 vs. 0.91 ± 0.039；$P<0.05$）的NDS评分均较高。预期结果，CA前热量控制会使血糖水平大幅度降低（169.5 ± 25.49和228.0 ± 48.3；$P<0.05$）。研究结果表明，12小时的75%热量控制在CA/CPR前能够改善血糖水平，同时也显著改善了神经系统的恢复（NDS和EEG-IQ）。结论：CA前短期热量限制改善神经系统恢复的预后还需要需要进一步研究。这12小时的热量限制提高了大鼠的血糖控制水平，研究这些神经系统疾病治疗优势背后的分子机制，将有利于改进治疗方法。

（朱　旭编译　张　赛审校）

83. 静脉溶栓、机械栓子切除术和颅内支架治疗MOYA-MOYA疾病患者超急性缺血性脑卒中

Argetsinger DS, et al. Neurocrit Care, 2015, 23：S111

Moyamoya日文翻译为"烟雾"，是指血管造影可见扩张的颅内大动脉环的一部分侧支血管的慢性进行性阻塞。从组织病理学角度来说，烟雾病是一个非炎症、非血管病变，显示大血管闭塞，异常扩张表现出支离破碎的弹性板的侧支血管，血管中层变薄和相关微动脉瘤。虽然脑缺血是最常见的症状，但20%~40%的成年患者有出血性卒中的表现。由于烟雾病比较罕见，不建议以此证据为基础的超急性治疗。病理结果和流行病学均表明，通常不考虑静脉TPA。该研究为回顾性研究，并附有图表总结。结果：55岁老年女性晕厥之后出现麻木、失语并进行性加重，NIHSS评分为22。对其进行气管插管以保护气道，大脑非扫描CT显示ASPECTS得分为9，并对左侧密集的大脑中动脉做血管造影。在发现后120分钟，对每段静脉进行TPA。CT下血管造影表现与烟雾病是一致的，这表明颈动脉远端附近和颅内左M1段闭塞。在发现后180分钟进行腹股沟穿刺，且机械血栓切除术是利用一种支架寻回术（TICA评分0~2b），然而，这段血管在较短时间内再通了。在发现后30分钟随TICI 2b血流的恢复将翼展支架植入。服用氯吡格雷以维持双重抗血小板治疗，监测表明无出血或恶性水肿。90天后改良Rankin量表得分为3。结论：在超急性血管再生缺血性脑卒中时，烟雾病的存在可能不是一个绝对的禁忌，许多研究认为溶栓和血管再生疗法是相对的。

（朱　旭编译　张　赛审校）

84. 侧髓（瓦伦堡）综合征的双边声带功能障碍导致上呼吸道阻塞

Babi MA, et al.Neurocrit Care, 2015, 23：S112

侧髓综合征（LMS）是最常见与椎动脉疾病有关的卒中综合征。双边声带麻痹性痴呆（VCP）是一种极为罕见的卒中并发症，可能会由于上呼吸道阻塞而危及生命。该研究报道了一个LMS结合二次VCP急性上呼吸道梗阻的案例。他们提出了一个神经解剖学上声带双边潜在的参与机制，强调了解并发症对其生命的潜在威胁的重要性。这是在评审之前对一个案例报道情况的描述（通过Pubmed搜索）。临床诊断患者为急性侧髓（瓦伦堡）综合征。结果：入院24小时内，该患者无法清除气道分泌物，为了控制气道而进行气管插管。灵活的喉镜检查显示双边声带真正的可动性减少，需要后续气管造口以及经皮胃造口术管营养支持。该患者住院后合并脓毒症，这与复发吸入性肺炎有关，胃造口术位置出现蜂窝织炎，故

需要重复手术再探索。患者与其家人最终选择临终关怀服务。结论：这种情况下就凸显了罕见的LMS的潜在并发症：双边VCP导致上呼吸道阻塞。降低运动神经元在锥体束和锥体外束不成比例皮层下神经支配，双边VCP急性缺血性卒中的表现是不正常的。虽然这种疾病极为罕见，但是了解到VCP先驱症状，和对生命具有潜在威胁的机械性气道阻塞这一并发症的体征是非常重要的。然而，即使有药物和外科治疗，患者的双边VCP并发症发生率依旧很高，尤其是肺部的并发症。

（朱　旭编译　张　赛审校）

85. 利用多个学科相关的指南来提高急性脑卒中后系统性血栓溶解管理-增强CT在急性脑卒中中的转变-新英格兰的一个大型社区医院的经验

Babi MA, et al.Neurocrit Care, 2015, 23: S113

静脉注射t-PA是FDA唯一批准的治疗急性缺血性脑卒中的疗法。最近的研究表明，脑卒中指南改善了就诊到做影像检查、就诊到溶栓时间，并增加了溶栓治疗的速率（IVT）。电脑断层血管摄影和灌注扫描（CTA/CTP）越来越多地用于诊断急性脑卒中，且有利于选择最佳的疗法，但在溶栓前获得的管理可以延迟治疗。作者试图实现NCCT的脑卒中指南，这可能会减少就诊到溶栓的时间而又不违反他们的溶栓治疗指南。该研究是一个从2014年10月至2015年5月的观察分析诊断的前瞻性研究，只纳入急诊科最初评估并遵照急性脑卒中指南治疗的患者。患者分为两组：多峰性组（患者在IVT之前除了做NCCT之外还做了CTA/CTP）和NCCT组（患者IVT之前只做了NCCT）。结果：共治疗32例：22例（68.8%）为多峰性组，10例（31.2%）为NCCT组。平均CT转机时间（就诊到做CT）为20分钟（IQR：18，中位数：16.5分钟）。平均就诊到溶栓时间为64.5分钟，标准偏差为27分钟（95% Cl: 52.5~76.5），平均63.5分钟。NCCT组，平均CT转机时间为14.2分钟（IQR：15，平均15）。平均就诊到溶栓时间为57.1分钟（SD 27分钟，95% Cl: 52.5~76.5），IQR为45，中位数为63.5分钟。结论：研究结果表明，直接做CT的新脑卒中指南的实现与减少就诊到做CT的时间和降低就诊到溶栓时间有关，在两个治疗组没有明显的并发症发病率的差异，也没有违反相关指南。

（朱　旭编译　张　赛审校）

86. 细胞毒性损伤的表观扩散系数的管理分析可预测脑卒中的结果且与高血糖和糖尿病相关

Bevers MB, et al. Neurocrit Care, 2015, 23: S114

缺血性脑卒中后最初的细胞毒性损伤是导致脑组织损伤的主要因素，但很少有人了解其危险因素及相关结果。他们假设胰岛素抵抗是一种可能导致细胞毒性损伤的不利的代谢反应。该研究通过收集急性脑卒中急性脑扩散的加权成像（DWI）和基线的血液样本，进行了一个前瞻性研究。卒中病灶体积计算应用感兴趣部位分析。在脑卒中病变和正常侧半球（ADCr）之间进行对比，细胞毒性损伤的程度用明显的信号强度比率测量扩散系数管理分析。血样品测定血糖和胰岛素水平，用稳态模型评估（HOMA-IR）计算胰岛素抵抗。利用这些变量之间的关联和90天的修改Rankin量表分数，使用单变量和多变量模型进行评估。结果:单变量预测结果包括患者年龄、性别、基线梗死体积、基线NIHSS和ADCr。在多变量模型中,ADCr是一个独立的预测结果。低ADCr与糖尿病病史、血糖、血红蛋白A1c和HOMA-IR升高有关,但与体重指数和血脂水平无关。在多变量分析中,糖尿病病史独立与ADCr有关。结论:缺血性脑卒中后的初始细胞毒性损伤严重程度是预测不良结果一个独立指标。较低的ADCr价值与高血糖、高红蛋白A1c和胰岛素抵抗相关,所有这些都是糖尿病的特点。这表明,糖尿病是一种严重细胞毒性损伤的危险因素,但是建立这种联系需要进一步的研究。

(朱　旭编译　张　赛审校)

87. 城市社区医院用多学科方法来减少组织纤溶酶原激活物(tPA)的治疗时间

***Box TD**, et al.Neurocrit Care*, 2015, 23: S115

运送患者到CT扫描仪并进行CT扫描仪初步评估和tPA干预将直接减少就诊到tPA时间。利用一个多学科小组(专业脑卒中护理护士、技术员、抽血者、药剂师和医生)将减少就诊到tPA时间。这个社区医院在一个多学科组成的团队参加重组其代号B(大脑攻击)过程,包括ED的主治医师,脑卒中神经学专家,神经介入方向的,EMS和ED护理确定当前程序的缺点。随后更改的代号B过程包括以下:1名专门的护士和技术员确认每一个转变;多学科小组(刺络医师和药剂师)对照规范;在CT区域设定两个快速脑卒中处理团队。一旦启动代号B,指定的护士和技术员陪伴患者做最初的CT扫描。如果没有出血,团队将通根据NIH卒中量表、实验室检查、心电图和潜在tPA管理,通过CT进行初步评估。结果:2014年代号B的总记录(2014年1月1日至2014年12月14日),406例患者从就诊到做CT的中位数时间为18分钟,就诊到拿到CT结果为30分钟,就诊到进行tPA管理平均为57分钟。新流程在2014年12月15日实施后,对代号 B的患者进行评估,就诊到做CT中位数时间为12分钟,就诊到拿到CT结果为23分钟。1~3月份的14例患者接受tPA治疗,100%在60分钟内,78.5%在45分钟内。结论:在没有明显的增加患者疾病不良后果情况下,新流程似乎促成了更迅速的tPA管理。它还围绕着团队培养了更多的协作环境,团队成员的积极反馈可以证明这一点。

(朱　旭编译　张　赛审校)

88. 急性缺血性脑卒中拔管失败和气管切开术

***Brogan ME**, et al.Neurocrit Care*, 2015, 23: S116

由于气道保护故障失效而出现的急性呼吸衰竭,是一种严重的急性缺血性脑卒中(AIS)并发症。拔管失败率、气管切开术的最佳时间和拔管率都不是很清楚。该研究为连续的回顾性研究,从研究部门获得2010~2014年之间神经重症监护室(ICU)主要诊断为AIS且需要插管的患者。收集的数据包括年龄、性别、脑卒中的位置、NIHSS、拔管、气管切开术、滞留时间(LOS)及出院处理,气管切开术出现在最后的随访电子记录当中。结果:确定了108例插管气道保护的AIS患者:81例为前面堵塞,20例为后面堵塞,8例为混合循环堵塞。年龄中位数为74岁(IQR=19),平均LOS为9.0天(IQR=13.5),NIHSS中位数为22(IQR=11)。整体死亡率为55.6%。脑死亡和心脏死亡分别占12%和5%。脑卒中位置和NIHSS严重程度对死亡率或LOS影响不显著。25例(72%)需要在48小时内气管切开再插管。44例(40.7%)接受了气管切开术,43%提前拔管。拔管前与气管切开的时机显著相关(P=0.037),平均差为5天,并且LOS显著增加(P=0.052),平均差为6天。最后随访的患者18%实施气管切开术,但有50%的拔管患者失访。他们得出结论:AIS性呼吸衰竭与临床上患者死亡率明显相关。在这项研究中,他们的气管切开率是高于最近出版的国家数据的。拔管失败是常见的,这与延迟气管切开术和LOS增加有关。对气管切开术的时机及其功能结果的进一步研究是十分必要的。

(朱　旭编译　张　赛审校)

89. 24小时内大面积梗死后CSF容量分析预测恶性脑水肿

Dhar R, et al.Neurocrit Care, 2015, 23: S117

恶性脑水肿(MCE)是早期死亡和神经功能恶化后大面积梗死的主要原因,但哪个风险最高不是通过临床基线和影像学变量预测的。MRI评估梗死体积可能提供了一个风险评估指标,但在大范围内适用性有限。他们建议测量从基线到脑脊液(ΔCSF)变化,在24小时内进行FU CT扫描,这样预测MCE评估比建立变量更好。该研究调查了33例脑卒中患者,基线NIHSS≥8,首次CT<6小时,FUCT大约24小时(平均18小时, IQR: 14~30)。该研究对两个扫描量化ΔCSF的体积以及相关的低血压,列出了所有CSF容量(IL和CL沟和心室)。作者测量中线移位(MLS)后CT水肿的峰值(n=20)。确定MCE需要偏侧颅骨(切除术、渗透或恶化/死亡, MLS>5mm)。结果: 33例中有10(30%)例发展为MCE。基线NIHSS没有差别(19 vs.16,P=0.27),但发展为MCE 24小时的NIHSS更高(22 vs. 15,P=0.04)。脑脊液体积下降32ml(22~54ml),从基线减少32%。这些MCE ΔCSF更多(41% vs.28%, P=0.04),剩下的一个预测因素便是调整了基线后24小时ΔNIHSS。有识别力的值是最大的降低IL沟的量(80% vs. 46%, P<0.001),且与MLS峰值也紧密相关(r=-0.72, P=-0.72)。在这些MCE中,低密度体积是较大的(211ml vs.81ml, P<0.001),但只与MLS峰值弱相关(r=0.62)。在梗死体积调整后(P=0.025),ΔCSF也与MLS相关。结论: 在24小时CT扫描测量ΔCSF是一个能够识别的指标,相比于临床变量,这个指标能够识别高风险MCE。

(朱　旭编译　张　赛审校)

90. 脑卒中患者转移后延迟治疗CT灌注引导动脉内治疗安全有效吗?

Gao BS, et al.Neurocrit Care, 2015, 23: S118

最近的研究表明,使用新一代设备进行动脉内(1A)的治疗高度有效,以简短地评价再灌注时间为特点。然而,许多患者不会提出直接进IA治疗中心,而是需要转移。目前还不清楚这对患者会有什么益处,因为转移较大地延迟了治疗时间。该研究的目的是确定CT灌注(CTP)引导IA治疗转移患者的安全性和有效性,即使有转移相关的治疗延迟。该研究回顾了从2012年5月至2014年11月在CPMC支架寻回术治疗的转移急性缺血性脑卒中患者。所有患者接受CTP扫描的预处理,且只有这些视觉上不协调的行动是符合IA疗法。不使用自动化的CTP软件。基线人口统计资料包括年龄、NIHSS、IV tPA治疗、CTP成像时间点和相关程序。主要结果是90D的MRS成像。二级端点包括成功再灌注和死亡率。主要安全终点是ICH症状(sICH)几率。结果: 鉴定85例患者,大多数转移时间<2小时。所有程序都是在麻

醉情况下进行。平均年龄是69岁，NIHSS中位数14.70%接受IV tPA。CTP平均发病为323分钟。CTP腹股沟穿刺中位数为137分钟。CTP再灌注时间中位数为197分钟。78%可以得到TICI 2B或3再灌注，平均值传递次数为2.3次；76%使用交流道。78例有90D的结果数据。有利的结果达到了64%。sICH率为4.7%。90天的死亡率为12%。开始治疗的完成时间比最近报道的临床试验长至少90%，但结果是相同的。结论：尽管长时间延迟治疗，但转移患者仍受益于CTP引导的lA治疗脑卒中。

（朱　旭编译　张　赛审校）

91. 视网膜动脉阻塞的病理学和血管的病变结果

Hong JH, et al.Neurocrit Care, 2015, 23：S119

视网膜动脉阻塞（RAO）是一种失去视物能力，眼部血管闭塞的障碍导致突然视力丧失，是导致脑血管和心血管疾病的危险因素。该研究调查了1年内RAO患者的系统性血管危险因素、病因及其临床事件。该研究从2003~2013在一家三级医院连续回顾研究了151例急性非动脉性RAO患者。用Kaplan-meier法来计算临床事件发生率。临床事件是一个定义为复合卒中的血管事件、心肌梗死或血管和非血管死亡。结果：平均年龄为61.5岁，65.5%的男性。高血压（57.6%）是最常见的RAO危险因素，大型动脉动脉粥样硬化（LAA）是主要病因。对80例患者施行脑血管造影术或动脉内的溶栓，单纯眼动脉闭塞结合眼科和颈动脉的分别为8.8%（7/80）和11.3%（9/80）。一年事件率为10.6%。缺血性脑卒中在1年内发生率占8.6%，大部分为健侧上肢的问题。其中一半以上RAO发生在1个月内。独立相关因素与临床事件的病因是LAA。结论：RAO血管危险因素是缺血性脑卒中，其最常见的病因是LAA。1年内的血管和非血管事件发生率类似于缺血性脑卒中，超过一半的人在1个月内发生。推荐RAO后二级预防。

（朱　旭编译　张　赛审校）

92. 卒中病房患者心动过速的负担与缺血性脑卒中后功能结果相关联

Jeong HG, et al.Neurocrit Care, 2015, 23：S120

卒中病房患者的护理与降低死亡率和改善急性中脑卒中患者神经系统的结果有关。心率是一个常见的监控变量，然而，心动过速与急性脑卒中患者神经系统功能结果是否相关目前还尚不清楚。该研究调查了心动过速的负担对急性缺血性脑卒中患者功能结果的影响。该研究是在2013年7月至2014年6月之间，收集了来自251例缺血性脑卒中入住卒中病房患者的数据。心动过速的负担被定义为在总的监测时间出现心动过速的百分比。将研究群体根据心动过速负担的四分位数进行划分。逻辑回归分析将心动过速负担和3个月的不良功能结果（改良Rankin得分3~6）的风险进行关联。结果：平均年龄为67.5岁，53.8%为男性，平均初始NIHSS为3（IQR：1~7），33.9%存在不良功能结果。不良结果的患者年龄比较大（74.5岁 vs.63.7岁，$P<0.01$），初始卒中较严重（中位数NIHSS：7 vs. 2，$P<0.01$），空腹血糖（112mg/dl vs. 101mg/dl，$P<0.01$），溶栓治疗（14.5% vs. 5.5%，$P=0.03$），发热（5.9% vs. 16%，$P<0.01$），感染（50.6% vs. 5.5%，$P<0.01$），降低血细胞比容（36.9% vs. 39.8%，$P<0.01$），在卒中病房时间更长（2.9天 vs. 1.8天，$P<0.01$）。心动过速负担增加则不良预后增加（mRS 3~6）

（ $P<0.01$ ）。与最低四分位数相比（ $<0.1\%$ ），第三和第四（分别为0.7%~6.0%和≥6.0%）3个月时四分位数的心动过速的负担高于不良功能结果的风险（调整OR: 3.64[1.14~11.74]，$P=0.03$; 4.24[1.17~15.40]，$P=0.03$ ）。结论: 卒中病房患者心动过速负担与急性缺血性脑卒中患者的不良功能结果有关。

（朱　旭编译　张　赛审校）

93. 多中心实验研究后循环急性脑卒中介入治疗的预后
Kaur G, et al.Neurocrit Care, 2015, 23: S121

众所周知,后循环缺血性脑卒中预后较差。本实验观察了后循环脑卒中在接受血管内介入治疗后的结果变化。本实验通过回顾性图表总结所有患者,这些患者均在2007~2014年做了后循环年急性缺血性脑卒中后的血管内介入。所有椎基底动脉、PCA、PICA和SCA闭塞都包括在内。结果: 对19例进行干预治疗,年龄中位数为59岁（52%的男性）。入院时NIHSS中位数为19.26,50%的病变在基底动脉。头部CT的中位时间为6.5小时,平均溶栓时间为10小时。42%的患者在脑卒中前服用过阿司匹林,5%的患者分别服用了氯吡格雷和香豆素。11%患有糖尿病,58%患有高血压,21%患有房颤,10%患有CHF。死亡率为32%,21%为急性康复后出院,21%为亚急性康复; 15%到了疗养院。在出院存活的患者中, NIHSS中位数为6。出院mRS为4。21%转化为出血; 5%患者的出血危及了生命。58%的患者实施了动脉内溶栓。64%的患者服用阿哌沙班和tPA,其他的为单独服用tPA。47%的患者用可回收支架,10%的患者是机械性取栓,16%的患者是Solitaire,10%的患者建立交流道,26%的患者用翼展和多链接支架,37%的患者使用取栓设备。根据TOAST诊断,37%的患者为大血管最常见的病因,心脏栓塞占32%。结论: 与全国注册的卒中相比,整体死亡率为32%; 平均患病年龄只有56岁。由于患者为年轻的人群,出院时NIHSS和mRS中位数可能比较低。但是心脏栓塞和大动脉疾病有相似的频率,大动脉疾病在后循环脑卒中后发生率更高。对于年轻患者,早期介入治疗并更新可回收支架包括Solitaire和交流道,这些是对结果预后更好的预测因子。

（朱　旭编译　张　赛审校）

94. 功能基因组学证明人类缺血性脑损伤各种不同影响因素的发病机制
Kofke WA, et al.Neurocrit Care, 2015, 23: S122

缺血性脑损伤的发病机制是多因素疾病。神经保护作用的研究通常是针对不明的单一途径且相对重要的发病机制。该研究的目的是描绘人类缺血性脑损伤的发病机制最重要的途径。对84例患者接受深低温循环停滞和主动脉瓣置换手术后引起缺血性脑损伤的生物标志物进行了研究,包括术后即刻及1、24小时后的S100和神经丝H（NFH）的表达。另外每例患者接受了95个snp的单核苷酸多态性分析。分析snp蛋白质与途径中描述缺血性脑损伤的发病机制相关。S100和NFH水平与SNP基因相关,通过线性回归分析调整年龄、性别和血糖水平。结果: 有意义的水平为0.05,1、24小时S100变化均与单核苷酸多态性基因NADPH氧化酶、ROCK2 Calpain CAPN10、delta-1鸦片类受体基因NFKB1及促红细胞生成素、CASP8、运输-2基因有关。NFH生物标志物在1小时和24小时的变化与基因SELE、CALM2、能量代谢蛋白质3、神经递质受体亚基、碳酸氢钠运输和基因TGF-B1、能量代谢蛋白质-2和MDM2有关。然而,多重比较调整后并没有显著的关联,根据病理生理的途径与细胞内第二信使蛋白质产生显著的关联和凋亡的因素,为S100/NFH相同变化组SNPs。结论: 研究数据表明,蛋白质所代表的特定途径可能比其他缺血性脑损伤的发病机制更重要。这些途径可能包括基因和(或)蛋白过氧化在能量代谢、钙稳态、细胞凋亡和炎症方面的作用。他们应该利用多方面各种因素对发病机制影响这种新方法,来更好地进行神经保护治疗。

(朱 旭 编译 张 赛 审校)

95. 对大面积脑梗死灶的监测及医疗管理实践的相关调查

Kumar A, et al.Neurocrit Care, 2015, 23: S123

大面积梗死(LHI)患者可能需要去骨瓣加压术(DHC)以减轻恶性脑水肿。在DHC监测和实施医疗管理方法之前与之后本不可能建立有利的依据。该研究调查探讨了神经科医生实践现有的制度变化。该研究通过问卷方式提出15个问题,这些问题是由3名神经科医生和心理学家编写的。神经护理协会(NCS)批准并传递给NCS的神经科医生成员。结果: 到目前为止,有24名神经科医生尽可能代表不同的机构参加。多数首选头颅CT以监测脑水肿的发展(58%),也使用大脑磁共振成像来确定梗死体积(58%)。并不是经常执行颅内压(ICP)监测(12%)。渗透疗法通常用于成像技术发现水肿或神经系统恶化的检查(42% vs. 42%);甘露醇(45%)和食盐水丸(32%)为首选。受访者没有考虑渗透疗法失败,患者是否最终需要DHC(83%)。DHC恶化的关键点通常在没有或有神经恶化的后续成像(42% vs. 33%)。是在大多数情况下(71%)通常需要DHC后成像,而1/4采用ICP监测术。ICP为基础的治疗,而很少使用渗透剂(8%)或镇静治疗(4%)。渗透治疗用于先前指定的持续时间(29%),神经影像突出表现持久(29%)或正处于恶化阶段的检查(38%)。扩大颅骨切除术在患者出现神经恶化事件时可以使用多叶切除术(69% vs. 30%)。结论: 预计有更多神经科医生将参与这个调查。完整的结果将在调查完成后共享。现有的可变性参与者这一实践模式将促进多中心观察,而介入性研究则可用以阐明对大面积脑梗死灶的监测和差异医疗管理方法是否会导致明显不同的结果。

(朱 旭 编译 张 赛 审校)

96. 低温治疗恶性大脑中动脉梗死在内的强化治疗

Lee K, et al.Neurocrit Care, 2015, 23: S124

恶性大脑中动脉(MCA)梗死因其恶性发展,是临床卒中里重要的亚型。既往研究认为去骨瓣减压术虽然可能不适用于老年或病情不稳定的患者,但是拯救生命的唯一方法。因此,作者比较强化医疗方法中包括低温治疗和减压手术之间的具体特征,从而应用到临床研究之中。通过从某大学脑卒中研究中心纳入在6小时内接受脑部MRI的MCA急性缺血性脑卒中患者来证明这项假设。①恶性大脑中动脉梗死定义为加权图像(DWI)基线扩散>82;②美国国立卫生研究院的卒中评测(NIHSS)>15或者更高。用改良Rankin量表评估两组临床结果: 效果较好(mRS 0~3)、效果较差(mRS 4~6)和死亡。研究发现临床特征(年龄、性别和危险因素)方面无统计学差异的。NIHSS评测严重性,脑卒中特征(分类、就诊、影像学检查和溶栓治疗模式）药物治疗组共32例,外科手术治疗组共17例。两组之间死亡率无差异。与药物治疗组相比,调整多个逻辑回归分析,外科治疗组的患者有较高的不良反应。（OR：25.7；95% Cl：1.35~486.5,P=0.031）。此项回顾性研究表明系统化强化医疗方案可能是可行的。在特殊情况下（老年或治疗不稳定的患者）,避免侵入性骨瓣减压术,防止围术期并发症和缺乏其他积极的医疗ICP管理。

（朱　旭 编译　张　赛 审校）

97. 评估80岁或以上急性缺血性脑卒中患者大脑中动脉支架植入血栓切除术预后的探索性研究

Lodi YM, et al.Neurocrit Care, 2015, 23: S125

急性缺血性脑卒中（AIS）患者年龄≥80岁预后情况并不清楚,尤其伴有大动脉栓塞和高NIHSS评分的患者。由于这种不确定性,会排除这些患者做支架寻回血栓切除术（SRT）。为了评估和预测在年龄≥80岁与≤80岁的AIS患者伴有阻塞凝块负荷（>8mm）的大脑中动脉（MCA）接受SRT（LCB）。从2012~2014年纳入NIHSS>10且MCA闭塞行SRTAIS患者。结果用30天改良Rankin测量量表（mRS）表示。使用SAS软件数据分析。研究发现,有21例平均年龄（70.60±14）岁的患者（平均NIHSS为16±15）因MCA闭塞接受了SRT。完成（TIC13）和接近完成（TIC12b）分别占90.5%和9.5%。从脑卒中发病时间到再通时间是（230±160）分钟。在SRT后24小时和30天,NIHSS立刻降低到7.5和2。有效（Mrs≤2）占76%,无效占24%。单变量分析血管再通时间,SRT后和再通后24小时NIHSS的预测结果（分别P=0.0039,0.0039和0.003）。在多元逐步回归分析血管再通时间（P=0.03）和SRT后的NIHSS（P=0.003）是唯一的预测结果。虽然80岁以上的患者有更高的NIHSS评分（P=0.006）,但患者的年龄和NIHSS不是一个预测结果。两个组没有再通时间差异（67±16 *vs.* 60.23±22.38,P=0.42）和血管再通率。他们得出结论：患者年龄≥80岁与年龄<80岁的患者有相同的血管再通机会和预后。因此,SRT应该应用于所有符合条件的患者,不论患者的年龄。进一步的研究必要的。

（朱　旭 编译　张　赛 审校）

98. 大脑中动脉闭塞（PAST3-MCA）后3小时急性脑卒中血栓切除术探索性研究

Lodi YM, et al.Neurocrit Care, 2015, 23: S126

大型动脉栓塞（LAO）伴有高NIHSS（>10）评分的急性缺血性卒中（AIS）是抵抗IV溶栓,支架寻回血栓切除术（STR）与血管再通率和预后有关。在大脑中动脉（MCA）大型凝血负担的静脉溶栓（>8mm）（LCB）不容易血管再通。然而,静脉溶栓后3小时内血栓切除术表现为二级。作者的目标是评估3小时SRT, NIHSS>10的MAC栓塞的安全性、可行性和预后。Lodi团队基于制度批准方案的3小时内LAO,LCB患者提供主要SRT作为IV rtPA替代。他们进入脑卒中数据库。2012~2014年患者3小时内接受基本的SRT用SAS软件回顾性分析。结果用改良Rankin量表（mRS）处理。结果发现,12例MCA闭塞患者,平均年龄（65±15.87）岁,平均NIHSS 16±5,知情同意后行血栓切除术。血栓切除术时使用支架寻回设备和动脉内的rtPA（2~4mg）。平均通过数量1.4±7。在所有患者观察接近完成（TIC12b）和完成（TIC13）血管再通。从症状开始到再通平均时间是（55.6±17.31）分钟。血栓切除术后即刻、术后24小时h和30天NIHSS得分分别为2.6±1.4,1.9±3.7和0。没有手术相关的并发症。无症状的灌注相关出血出现3例（25%）。观察30天,所有患者结果很好（mRS0=41.67%,mRS1=41.67%,mRS2=16.66%）,不仅坚持90天,也展示独立性和功能（mRS0=66.67%,mRS1=66.67%,mRS2=8.33%）。Lodi团队的第一个试点研究表明AIS MCA闭塞行SRT是可行的,安全的,与完整的血管再通和良好的功能结果有关。但更多的随机控制的研究是必要的。

（朱　旭编译　张　赛审校）

99. 急性大脑后循环脑卒中特征

Madhok DY, et al.Neurocrit Care, 2015, 23：S127

大脑后循环卒中（PCS）约占脑梗死的20%。目前,仍然没有有效的方法来预测PCS的临床症状。NIHSS是用于判定大脑前循环卒中（ACS）的方法,但没有提供等分量的PCS标志。因此,PCS患者神经学评估时间和就诊到tPA时间间隔大大延长。PCS评分将是对ED和EM的神经学家有用的筛查工具。Madhok团队设计图表,回顾2008年9月至2010年2月在综合脑卒中中心治疗的324例急性脑卒中患者。提取NIHSS评分及预先确定的病史和体格检查,以及最后的X线诊断。运用单变量分析进行数据分析,评估预先确定变量和PCS的诊断之间的联系。研究发现,几个预选变量（眩晕、复视、恶心/呕吐、测距不准、眼球震颤）与PCS的表现有关。其他变化（轻偏瘫、单侧感觉丢失、发声困难、舌头疲软/侧偏）与PCS无关。有些变化与PCS无显著相关性（跌倒/共济失调、共轭反应眼球运动/麻痹、双边胳膊或腿无力、上睑下垂、倾斜偏差、警觉性下降）。NIHSS显示（肢体共济失调）与PCS有明显的相关性。一个变化（视觉范围）与PCS呈正相关但不显著。NIHSS的其他变量无关联,这些大多是具有统计学意义。这项研究表明,NIHSS只有一个变量可用于特殊检测PCS缺陷,对评估PCS没有帮助。在这项研究中,一些预先选择变量与PCS呈明显相关,可以作为临床检测工具的基础。进一步分析,这些可能成为PCS分数的基础。

（朱　旭编译　张　赛审校）

100. 妊娠妇女盆腔静脉结石栓塞致大脑中动脉梗死的病例报告和系统回顾

Majic T, et al.Neurocrit Care, 2015, 23：S128

1例32岁妊娠女性,表现为盆腔静脉结石栓塞导致右大脑中动脉梗死二级。这是第一个记录在案的大脑血管栓塞的静脉石,经过放射学和上行右床突上段的动脉栓子切除术后肉眼观察双重确认。静脉结石是血管内钙化球形结构,由同心聚集的胶原纤维组织重复沉积静脉内形成血栓。这些低骨盆的静脉都是很常见的,通常是没有临床意义的。通过检索文献发现,患者在妊娠37周时出现左侧轻偏瘫。常规头部CT显示位于右颈内动脉末端钙化占位,直径约5mm,疑为动脉瘤。CT血管造影/CT灌注显示血流缓慢的流入右大脑中动脉,大量射线涉及右额叶、颞叶但没有发现弗兰克动脉瘤。剖宫产手术随后执行,接产37周胎儿进行脑血管造影。脑血管造影显示钙化斑块在颅内右颈动脉末端,这个不能从一个血管内通过气囊导管介入。行半影处理后,患者进行右侧颅骨切开术,打开床突上段的内部动脉行栓子切除术,轻偏瘫有显著改善。骨盆的CT显示存在另一个静脉结石,超声心动图显示一个大卵圆孔未闭/心房中隔缺损,患者接受了卵圆孔闭合术。Majic的团队是第一个报告的盆腔静脉结石通过卵圆孔未闭脉管系统栓塞大脑。进一步而言,这种情况下提出了严重卒中治疗和二级预防卒中这样有趣的问题。

(朱　旭 编译　张　赛 审校)

101. 西奈山医疗体系中急性脑卒中血管内治疗:神经内科医生引导的系统鉴别诊断

MAscitelli JR, et al. Neurocrit Care, 2015, 23: S129

血管内治疗团队的选择和动员患者进行紧急的血管内治疗(IAT)具有深远的意义。作者描述1位神经医师的急诊热线对促进运送紧急IAT的西奈山医疗体系的影响。在纽约,西奈山医疗系统由6个医院组成,每年治疗1520例AIS患者。自2014年12月1日开始,MAscitelli团队制订了一个神经急症的热线工作,24部电话中7部电话由西奈山医院主治神经医师接听,目的是满足所有神经急症的转诊请求。结果发现,2014年11月,32例患者通过整个卫生系统接受IAT(2.9/月),而相比于37例(7.4/月)。2015年12月和4月治疗增加2.6倍(P=0.04)。医院之间的转诊的数量从2014年5月(所有IAT病例的16%,0.5/月)增加到建立的新的治疗策略后的13(35%所有病例,2.6/月,P=0.10)。TPA的利用率持平(53% vs. 54%)。就诊到穿刺的时间从181分钟整体下降到104分钟(减少了43%,P<0.001),转移的患者从197分钟到68分钟(减少了65%,P=0.14)。在所有患者TICI 2 b/3率没有改变(87% vs. 81%),患者出院的比例也没有改变,mRS 0~2(22% vs. 19%)。由此,该研究者得出结论:针对新研究数据及技术发展,转诊脑卒中患者的管理团队的成立,假设神经医师配备紧急热线和使用一组消息传递应用程序,有助于简化护理,患者增加IAT的治疗,包括医院之间的转移,大幅减少就诊时间到穿刺时间。

(朱　旭 编译　张　赛 审校)

102. 高渗盐水对大脑半球卒中患者颅骨减压切除术时间的影响

Mathew J, et al. Neurocrit Care, 2015, 23: S130

临床试验显示早期颅骨减压切除术比恶性大脑中动脉梗死的保守治疗更有效(<92小时),其可减少发病率和死亡率。然而,鉴于颅骨切除术较高的风险,挑战在于确定患者是否有脑水肿的风险,从而在减压手术中获得最大的收益。最近,数据表明使用高渗盐水可限制脑水肿,可能不用颅骨切除术。作者研究假设高渗盐水可推迟大半球卒中患者颅骨切除术。Mathew团队进行了回顾性队列研究,纳入2008年4月至2013年7月入院的患者,有大半球卒中(RMCA LMCA)且接受了颅骨切除术。作者比较了患者从正常到最后颅骨切除术的时间,患者颅骨切除术之前输注高渗盐水而对照组不应用高渗盐水。结果发现,共有纳入36例患者[平均年龄(52.8+11.8)岁;NIHSS中位数19],22例颅骨切除术之前输注高渗盐水。患者接受颅骨切除术之前输注高渗盐水到颅骨切除术时的中值时间66.85小时(IQR 47.25~112.34),而没有输注高渗盐水的患者中位数时间为25小时(IQR 18.7~124.13)。与

没有收到高渗盐水组（1/14,7%）对比,高渗盐水接受组颅骨切除术后92小时的患者（5/22,23%）比例较高（P<0.05）。由此,该研究者得出结论: 保守颅骨切除术与高渗盐水渗透疗法可能会延迟时间。患者保守的渗透疗法应密切观察传统的大脑水肿症状。

（朱　旭 编译　张　赛 审校）

103. 脑卒中移动单位脑缺血性卒中的治疗

Organek N, et al. Neurocrit Care, 2015, 23: S131

在脑卒中移动单位（MSTU）,神经血管学家在到达医院前利用远程医疗治疗卒中。Organek团队回顾性研究在MSTU患者治疗的前瞻性数据库。结果发现,在MSTU,从2014年7月至2014年11月有100例缺血性卒中患者进行评估（63%）。其中6例（10%）有明确的急性缺血性卒中（头部CT确诊）,27例（43%）不确定卒中,30例（48%）有可能卒中。16例（59%）可疑卒中患者用静脉tPA治疗。可疑卒中患者、不能使用IV tPA（41,72%）、运用其他的治疗（23,56%）、伴有轻微的症状（11,27%）,以及担心卒中类似症状的可能性大于卒中（1,2%）。其他禁忌证tPA（6,15%）包括: 近期有卒中病史、tPA之前自发地改善、提升INR、无法找到静脉、CT结果只能到达医院后查看、MSTU中视频故障。在MSTU静脉tPA平均97分钟内进行,他们最熟悉的就诊到溶栓中位数时间为31.5分钟。由此,该研究者得出结论: 脑卒中移动单元提供早期的院前溶栓治疗急性缺血性卒中,溶栓过程障碍很少。

（朱　旭 编译　张　赛 审校）

104. 社区医院急性缺血性卒中静脉T-PA相关出血与发病率、死亡率、住院时间的相关性研究

Otite FO, et al. Neurocrit Care, 2015, 23: S132

静脉注射组织纤溶酶原激活物（IVt-PA）是FAD唯一批准的治疗急性缺血性卒中（AIS）的方法,但IVt-PA有增加颅内出血的风险（ICH）。由于社区医院数据不足。因此该研究的目的是评估社区医院ICH与AIS患者的发病率、死亡率、医院住院时间（LOS）和成本的关系,不是临床试验。Otite团队确定了所有的患者>18岁,主要诊断AIS,全国2008~2011年接受IVt-PA的住院患者,使用国际疾病分类,第9次修订（ICD-9-CM）准则。ICH患者也确定使用二级诊断ICD-9-CM准则。单独的多元逻辑回归模型调整患者的人口、临床和医院特征,用来评估ICH和肺炎、急性肾功能失败（ARF）、呼吸机使用、深静脉血栓形成和肺栓塞（DVT/PE）、颅骨切除术,任何主要手术过程和住院死亡之间的联系。倾向分数调整是用来减少混杂和在ICH和非ICH患者之间比较LOS和成本的不同,比较使用倾向评分kernel相匹配。结果发现,359349例AIS患者代表1774869例的美国住院人口。17132例（4.8%）接受IVt-PA,1214例（7.1%）发生ICH。ICH可能与增加呼吸机使用（OR: 2.86,95% CI: 2.44~3.35）、肺 炎（OR: 2.06,95% CI: 1.47~2.48）、ARF（OR: 1.27,95% CI: 1.01~1.59）、DVT/PE（OR: 2.88,95% CI: 2.05~4.03）、脓毒症（OR: 2.95,95% CI: 2.20~3.96）、颅骨切除术（OR: 5.34,95% CI: 3.61~7.91,）、任何手术过程（OR: 2.34,95% CI: 1.95~2.80）和住院死亡（OR: 3.27,95% CI: 2.79~3.81）有关。平均LOS非ICH组为6.6天（SE=0.06）,ICH组为9.8天（SE=0.32）（P<0.001）,平均住院费用非ICH组为23021美元（SE=166）,ICH组为35224

美元（SE=990）（P<0.001）。倾向得分匹配,中位差异在患者的LOS和成本ICH组和非ICH之间[3.18天（95% CI: 2.68~3.79）,11176美元（95% CI: 9471~13197）]。由此,该研究者得出结论: ICH与发病率增加、呼吸机使用、主要的手术过程和死亡率有关。ICH与增加中位LOS（3天）和成本（11000美元）。这个信息是有价值的,因为它有潜在的临床、管理和政策影响。

（朱　旭 编译　张　赛 审校）

105. 牛聚乙二醇碳氧血红蛋白治疗改善大鼠MCAO模型的预后

Parmar DV, et al. Neurocrit Care, 2015, 23: S133

牛聚乙二醇碳氧血红蛋白（SANGUINATE™）是一种临床静脉注射生物治疗阶段,旨在提高氧气传输能力,使其通过循环系统到达缺氧组织。由于其抗炎和氧气交换能力,进行了一项调查,以确定其在脑缺血/再灌注（I/R）在大鼠损伤模型中的作用。Parmar团队对大脑内侧动脉闭塞（MCAO）I/R模型Wistar大鼠进行确定SANGUINATE对脑组织、pO_2、神经缺血,梗死大小和炎症的影响。输注SANGUINATE（8mg/kg）或生理盐水开始于MCAO的20分钟。脑缺血/再灌注采用EPR pO_2测量血氧定量法。神经缺血评分: 大鼠死亡与血液炎症基因表达分析和孤立的脑梗死体积的部分准备和TTC染色得分。结果发现,SANGUINATE治疗的动物表现出神经缺血得分没有显著改善,相应的组织pO_2增加。SANGUINATE治疗组也显示了一个统计上显著减少的梗死体积。相关基因表达由qPCR蛋白质、MCP-1和il-6进行了C反应。这些炎症标记物SANGUINATE镇压治疗组。这些数据表明,SANGUINATE能够表现出抗炎血液样本和脑组织内的影响。由此,该研究者得出结论: SANGUINATE治疗可能会限制I/R脑损伤和系统性炎症,改善认知功能。SANGUINATE设计一氧化碳与氧气之间交换模型可显著改善脑损伤,表明SANGUINATE介入治疗有潜在的限制脑损伤,I/R损伤和改善临床预后的作用。

（朱　旭 编译　张　赛 审校）

106. 吸食大麻与急性缺血性卒中: 全国住院患者的研究

Rumalla K, et al. Neurocrit Care, 2015, 23: S134

吸食大麻已经被认为存在负面影响。最近的一项研究表明吸食大麻和急性缺血性卒中（AIS）有关。在年轻人中吸食大麻和AIS之间的关系上,流行病学数据尚缺乏支持。Rumalla团队研究从2004~2011年全国住院患者,分吸食大麻组（n=2496165）和不吸食大麻组（n=116163454）。患者年龄范围15~54岁,的初步诊断AIS使用ICD-9-CM准则。单变量分析用来比较人口和AIS的风险因素,每组由AHA决定。在控制了其他已知的AIS风险因素后,二元逻辑回归分析确定吸食大麻是否为一个独立的AIS风险因素。结果发现,吸食大麻在年轻患者中更普遍（32.44 ± 10.94和36.16 ± 11.20日, P<0.0001）,男性（61.4%比32.4%, P<0.0001）,非裔美国人（30.8%比18.0%, P<0.0001）,和医疗欠佳地区（37.02%比28.10%, P<0.0001）。大麻群体吸食大于烟草（RR: 4.62,95%CI:4.61~4.63）、可卡因（RR: 15.81, 95% CI: 15.81~15.76）,和苯丙胺（RR: 18.05,95% CI: 18.05~17.938）的使用,但没有AIS的风险因素,包括高血压（RR: 0.84,95% CI: 0.83~0.84）、心脏疾病（RR: 0.66,95% CI: 0.66~0.66）、

糖尿病（RR：0.69，95% Cl：0.68~0.69）和心房纤颤（RR：0.53，95% Cl：0.53~0.52）。使用大麻（OR：1.29，95% Cl：1.23~1.36）是AIS的独立预测因素，调整对其他毒品使用和AIS医疗风险因素。由此，该研究者得出结论：吸食大麻是AIS的独立预测指标。

（朱　旭 编译　张　赛 审校）

107. 大型医学神经研究中心缺血性卒中的流行病学研究

Saied NN, et al. Neurocrit Care, 2015, 23: S135

　　缺血性卒中（IS）在美国正在老龄化的人口中，是残疾、医疗花费和死亡率的一个重要来源。作者试图通过IS关于急性呼吸衰竭的回顾性研究评估流行病学和结果。IRB的批准后，从2010年1月至2014年10月，作者回顾性评估所有入住范德比尔特大学医学中心的IS患者。收集的数据包括人口、入住ICU、气道并发症、医院和ICU停留时间（LOS）和出院的目的。2010年美国普查年龄数据用于确定IS年龄的相对风险。Saied团队研究发现，1072例诊断为IS的患者（513例女性，48%）入住神经科，接受医疗服务。50岁后的IS相对风险明显增加（49岁及以下的风险<0.5%）到1.3%，稳步上升到70岁及以上患者的5倍于49岁及以下的患者。平均医院和ICU住院时间（LOS）分别4天和3天[平均（6.1±6.4）天和（5.1±6.4）天]。14%的IS患者住院期间需要机械通气（MV）。在MV队列中，69.2%的患者需要≤5天，45%气管切开≤48h。此外，3%需要气管造口术。住院期间，10%患者脱离ICU护理。在幸存者中，42%的患者出院回家可以自理，9%出院回家需要帮助。出院后，34%需要中级护理，[康复中心（23%）或专业的护理（11%）]。由此，该研究者得出结论：虽然在医院的整体存活率是90%以下，大部分患者需要额外的中期和长期使用护理设施。这说明了高发病率和恢复患者仍需要提供照顾。

（朱　旭 编译　张　赛 审校）

108. 疼痛刺激反应的痛苦表情对确定格拉斯哥昏迷评分水平的运动反应的效果

Ajimi Y, et al. Neurocrit Care, 2015, 23: S136

　　ICU患者接受监测或由于颈椎脊髓损伤四肢瘫痪局限于病床上，使用格拉斯哥昏迷评分（GCS）很难评估其运动反应（M）的水平。作者调查疼痛的刺激、M的痛苦表情和GCS的水平，通过面部动作来评估M水平。Ajimi团队从132例意识受损运往川崎市医院的急诊室的患者中记录了153个痛苦反应和GCS评分。作者用痛苦的反应刺激132例患者的胸骨、指甲床或眼眶上的所有部分。153个GCS评分被分为6个病理类别：卒中（36）、颅脑创伤（TBI，23）、代谢性疾病（34）、中毒（26）、癫痫（13）和其他人（21）。作者调查每个M水平（M1~M6）痛苦反应频率，比较低的水平（M1~M3）和高水平（M4~M5）频率。使用卡方检验、卡帕系数和灵敏度/特异度进行统计评估，结果发现，观察痛苦反应M4或M5比M1~M3（$P<0.01$）明显更频繁。敏感度、特异度和卡方检验所有得分系数作为一个整体、卒中、颅脑创伤，代谢疾病、中毒、癫痫等（83.3/87.7%，0.688），（88.0/100%，0.810），（73.0/100%，0.657），（95.4/91.7%，0.871），（78.9/100%，0.669），（80.0/62.5%，0.395），（70.0/72.7%，0.417）。除了癫痫，所有类别和其他一样有高特异度和高一致率。由此，该研究者得出结论：对刺激的痛苦反应可能表明

M4或M5水平；然而，因为不是所有类别不是相同的几率，进一步的调查需要定义痛苦反应作为替代标准。

（朱　旭 编译　张　赛 审校）

109. 服用华法林的神经重症患者血栓弹性描记法与INR的关联性

Allison TA, et al. Neurocrit Care, 2015, 23: S137

报告提出TEG的作用和组织因子激活rTEG来检测华法林相关的凝血障碍存在争议。Allison团队回顾了2013年1月至2015年5月服用华法林的神经科重症监护室的患者。所有患者至少有一个相应的INR和TEG或rTEG包括在内。TEG/rTEG价值和INR值来评估第一次入院的价值，然后重复使用所有可用的配对INR-TEG/rTEG值。结果发现，共有53例名患者，包括22例TEG和31例rTEG。患者以男性为主（60%），平均年龄（71.9±11.7）岁，因创伤性损伤入院（56%）。入院时组间INR没有区别；（TEG：2.05±0.78，rTEG：2.46±1.1），分析入院INR和TEG显示INR和R-时间之间无相关性（$r=0.183$；$P=NS$）。平均R-时间是（4.6±1.8）分钟（正常是5~10分钟）。入院INR和相应rTEG表明INR与ACT（$r=0.459$，$P<0.05$）和R-时间（$r=0.438$，$P<0.05$）有着显著的相关性。平均是行动=146±26秒（正常=86~116秒）和平均时间=1.0±0.3分钟（正常=0.4~0.7分钟）。正常INR的患者，rTEG显示提升ACT。分析所有INR和TEG值（$n=65$）显示，INR和R时间（$r=0.381$，$P<0.381$）、K-time（$r=0.272$，$P<0.05$）、α角（$r=-0.279$，$P<0.05$）之间的相关性。检查所有INR和rTEG（$n=53$）显示INR和ACT（$r=0.455$，$P<0.05$）和R时间（$r=0.468$；$P<0.05$）之间的类似的相关性。然而，R时间的值在正常范围内。由此，该研究者得出结论：在神经重症保人群中快速的TEG证明它有能力识别华法林凝血障碍，虽然TEG、R时间与INR、所有R时间值被发现是在正常范围内，但这可能会限制其临床应用。需要进一步评估确定的临床意义。

（朱　旭 编译　张　赛 审校）

110. 改善心排出量: 多系统联合应用降低风险和花费

Angulo M.N, et al. Neurocrit Care, 2015, 23: S138

心排出量（EVD）可反映管理和监控不同的神经外科疾病如出血性卒中，继发于肿瘤阻塞性脑积水、VPS故障、脑室-腹腔分流术术后脑脊液（CSF）泄漏、脑室炎（Gardner, 2009），是测量颅内压（Rickert, 2003）黄金标准。最常见的并发症是EVD相关的感染，其可危及生命（Lackner, 2008）。EVD相关的感染可能导致不良的结果，增加住院时间。在2008年，人们发现EVD相关的感染率比前几年翻了1倍。令人担忧的结果提醒病房的感染控制委员会合作开发一个具有成本效益的，以证据为基础的干预来减少EVD相关的感染。首先，在所有患者除非禁忌，病房实现使用抗生素涂层的EVD导管。这一阶段了从2010年9月持续至2012年12月。其次，病房最少化CSF抽样的频率，从每日到每周两次，此外还要利用抗生素涂层的EVD。这一阶段从2013年1月持续至2014年12月。结果发现，EVD相关感染平均感染率是2.6感染/1000设备天数。经过第一阶段，观察到减少1.4感染/1000设备天数。第二阶段进一步降低EVD相关的感染率平均水平0.6感染/1000设备天数。在2014年，没有EVD

相关的感染病例。每例患者节约平均成本估计约816美元/天。由此,该研究者得出结论:抗生素涂层EVD导管的使用、减少频率CSF取样对设备相关的感染率有直接相关性。通过这些证据为基础的干预措施,内外科能够提高手术效果,减少不必要的医疗成本。

(朱 旭编译 张 赛审校)

111. 神经重症监护合作项目中训练气管插管的差异性

Arshi B, et al. Neurocrit Care, 2015, 23: S139

目前没有建立对气道管理的国家级标准。没有指南、培训项目对个体化能力的规范。这些任意标准可能影响安全实践关于是否允许没有足够经验的研究员独立行动。Arshi团队完成了一个正在进行的全国性研究,有52个神经重症保健合作项目来评估气道管理和阈值建立的能力的培训模式。结果发现,目前有14个调查项目(27%)。79%的项目考虑气管插管是核心竞争力,插管的最低要求有广泛的变化(从5到少于50最大共识集群为11~20)。在那里,人员进一步接受培训的场所:85%学习气道管理在神经重症ICU,46%在其他ICUs,38%在模拟实验室,100%的人员在培训。紧急气管插管团队可视为核心竞争力(10~11,91%),而相反的所有过程中没有插管就没有培训(0~3,$P=0.03$)。由此,该研究者得出结论:目前的培训需求及建立神经重症护理实习生气道管理能力的模式,机构之间存在显著不同。有一个重要的项目,可以不考虑插管作为核心合作能力,这些程序也没有提供一个备用的应急气道管理团队。未来的研究应该确定插管所需安全气道管理的最小值数量以及最优的环境。

(朱 旭编译 张 赛审校)

112. 5%氯化钠与23.4%氯化钠渗透疗法的疗效、安全性和时机的比较

Carter C, et al. Neurocrit Care, 2015, 23: S140

23.4%氯化钠常用于治疗颅内高压,然而在没有中央静脉的置管时可能会发生延迟的治疗。在作者的医院中,5%氯化钠已经成为23.4%氯化钠的潜在替代,因为是现成品并且能够很好地管理。作者试图评估5%氯化钠相比23.4%氯化钠在降低ICP、管理时间和安全疗效的差异。Carter团队纳入从2012年7月至2014年6月连续入住神经病学/神经外科ICU的患者,接受23.4%氯化钠或5%氯化钠,持续ICP>20mmHg。收集的数据包括ICP的基线和连续测量、MAP、CPP和钠的浓度、剂量、时间药物管理和不良事件。结果发现,44例中,11例使用5%氯化钠,33例接受23.4%氯化钠,平均剂量为3.1ml/kg(1.26~5.08 ml/kg)和0.45 ml/kg(0.27~0.78 ml/kg)。中位数百分比在30、60、120分钟降低的患者接受5%氯化钠与23.4%氯化钠比较分别为34% vs. 26%,48% vs. 40%,46% vs. 30%。管理的时间中值为5%氯化钠组7分钟和23.4%氯化钠组11分钟。两组有27%的患者发生不良事件。由此,该研究者得出结论:这些数据表明,5%氯化钠和23.4%氯化钠一样有效降低ICP,在时间管理上没有显著的临床差异,并且没有显著增加不良事件。

(朱 旭编译 张 赛审校)

113. 重新入住重症监护室气管切开患者增加肺不张的发病率的相关因素

Datta M, et al. Neurocrit Care, 2015, 23: S141

原发性脑损伤（PBI）呼吸衰竭的患者再入院通常是由于气道的保护失败。尼奎斯特等人证明再插管PBI患者肺不张的发病率增加，而与呼吸无关。作者研究加护病房行气管切开的患者，为了明确是否PBI患者肺不张病率增加，并确定与之相关联的因素。Datta团队回顾性总结了在2007~2013年间在一个三级护理教学机构行气管造口术的所有患者。胸部X线片（CXR）表明肺不张和与其发生的相关变化的关联性，以频率和百分比计算分类数据，标准差的计算间隔的数据，逻辑回归分析来识别预测因素。结果发现，1644例气管切开患者中，10%（$n=164$）再次入院到加护病房。64例再次入院，46例两次入院，9例患者患者3次入院。50例（30.49%）PBI患者再次入住神经重症监护病房。第一次再入院神经重症监护病房PBI患者再入院几率明显高于与没有入住神经重症监护病房的患者（13.7% vs. 8.86%，$P=0.004$）。163例有完整的数据。相比没有入住神经重症监护室的PBI患者，再入住神经重症监护室的患者发展为肺不张风险更高。此外，神经重症监护室PBI患者中，GCS较低或精神状态较差的患者被发现有更高的肺不张发病率（95%CI: 0.72~0.98; $P=0.028$）。由此，该研究者得出结论：气管切开的患者再入院到神经重症监护病房几率增加，并且肺不张的患者与再次入院神经重症监护病房有明显关联。另外再入院到重症监护室的低GCS及患者的精神状态与肺不张的发病率相关。

（朱　旭 编译　张　赛 审校）

114. 成年鼠中异氟烷的过度暴露

DeYoung TP, et al. Neurocrit Care, 2015, 23: S142

先前的研究已经报道了异氟烷介导神经毒性和神经保护。有时由于在急救护理环境中长时间吸入麻醉药，作者连续7天管理异氟烷处理的老鼠，为了判定是否这样的极端暴露与神经病理学相关。DeYoung团队对成年SD雌性大鼠（$n=11$）用1.5%异氟烷诱导、气管插管和给予肌松药。脑电图电极植入皮下EKG Ag电极和膀胱、股动脉和股静脉插管。这些程序后，异氟烷浓度降低到0.5%，结合肌松药物，持续了7天。动脉血气在3个时间点测量，体温调节并维护静脉输液7天。对照组（$n=8$）和异氟烷介导组小鼠在7天后对进行安乐死，大脑免疫组织化学分析细胞死亡（caspase-3）和反应性胶质增生（胶质原纤维酸性蛋白lba-1）。结果发现，免疫组织化学检测没有发现任何炎症标记或实验组和对照组的细胞凋亡的显著差异。血糖水平于3~4天和6~7天显著降低，氧分压显著减少，但在6~7天内仍在正常范围。所有其他血气体测量没有变化。由此，该研究者得出结论：暴露在0.5%异氟烷1周后，在大脑中未发现免疫组织化学变化，神经毒性的缺乏。这些数据表明，即使是很长时间暴露在低浓度的吸入麻醉药下，也是没有明显的后果。

（朱　旭 编译　张　赛 审校）

115. 关于当前神经重症患者禁食期间插管的一项临床调查

Athar MK, et al. Neurocrit Care, 2015, 23: S143

目前,手术患者需要在术前禁食。由于缺乏关于禁食时间的指导和相关临床试验研究,许多医院为手术或可能拔管的患者在夜间进行肠内营养(EN)。这可能会导致不必要的长时间的没有营养。未达最佳标准的EN与感染性的并发症的发生、在医院机械通气的天数有关,并有增加死亡率的趋势。这个调查试图评估当前临床中神经重症护理工作者对术前和拔管前的禁食时间。Athar团队提出了9个问题的调查问卷,通过电子邮件分发(1296例NCS成员)并在2014年10月19日到31日参与。采用描述性统计分析数据。结果发现,102例受访者中,71例(70%)在手术前夜间行EN; 64例(63%)在拔管前4~6小时行EN,45例(44%)在手术或拔管前不行EN的胃内营养。喂食管孔的大小和位置在禁食期间没有发挥重要作用。决定当前禁食时间受制度实践指南(73%)和气管风险(58%)的影响。由此,该研究者得出结论: 当前临床关于插管禁食时间,神经重症护理相差很大。大多数工作者在术前夜间和在拔管前4~6小时行EN。EN的频率和长期中断导致热量和蛋白质不足,进而导致不良的临床结果。作者建议进行临床试验来评估这类短时间禁食的患者的安全。此外,临床实践指南必须在危重症插管患者内决定禁食时间。

（朱　旭编译　张　赛审校）

116. 在TTM实验中神经预测和WLST对死亡率和死因的影响

Dragancea I, et al. Neurocrit Care, 2015, 23: S144

在重症监护室治疗的院外心搏骤停(OHCA)患者的主要死亡原因是缺氧缺血性脑损伤。由于可能导致神经系统预后不良,多数人死于撤除生命支持治疗(WLST)。该研究的目的是调查神经预测转变为纳入目标温度管理(TTM)试验患者的WLST的决定因素是如何进行的。通过预先确定因果分析的TTM实验,Dragancea将939例OHCA昏迷幸存者在恢复自身循环后随机分配到目标管理温度33℃或36℃两组。遵循神经预测,拟定出推荐护理水平和WLST决定因素。结果发现,939例中,313例CA后接受神经预测的中位数117小时(IQR 93~137)。117例(37%)建议在这个时间点继续积极护理,55例(18%)维持现状,141例(45%)WLST。这个推荐方案是基于临床检查(n=280,89%)、躯体感觉诱发电位(n=151,48%)、脑电图(n=213,68%)、CT(n=92,29%)和磁共振(n=3,4%)。在推荐WLST的141例中,133例(94%)实施了WLST; 132例平均5天死亡(IQR 4~7),1例中度脑功能残疾患者在6个月内幸存下来。8例推荐WLST中,7例没有实施的患者平均9天死亡(IQR 5~73),1例重度脑功能残疾患者6个月内存活。172例推荐继续或维持现状的患者中,67例(39%)最终执行WLST,66例CA后8天(IQR 6~10)去世,1例重度脑功能残疾患者在6个月中幸存下来。由此,该研究者得出结论: 2/3的OHCA昏迷的幸存者死于基于不良神经系统预后假设做出的WLST决定。

（朱　旭编译　张　赛审校）

117. 床旁踏车测力计在监测有脑室导管患者颅内压中的安全性和效果

George P, et al. Neurocrit Care, 2015, 23: S145

神经重症监护病房(NICU)中患者由于意识受损,运动功能缺乏或者受损的认知功能,往往被限制于床上。新的证据表明,早期运动对于重症监护患者是安全的,可以改善短期预后。特别是低强度的被动伸展被证明能够成功减少肌肉萎缩。作者的NICU近期实行的早期活动项目要求使用床旁踏车测力计,以增加他们的卧床患者参与主动和被动的肌肉活动。目前的文献提供放置脑室导管(IVC)的患者使用踏车测力计的安全性和效果以及对颅内压的影响的早期研究结果。5例神经危重症患者被纳入研究。置入ICV的原因是由于升高的颅内压合并脑积水进行脑脊液分流治疗。5例使用的床旁踏车测力计(MOTOmedLetto 2,RECK-Technik GmbH & Co)利用设置采用被动或主动运动。在每次运动中,至少选择3个时间点监测ICP,以确保安全。被动运动设置应用于镇静、轻瘫或昏迷的患者,但要求有意识而无轻瘫的患者积极参加。结果发现,5例床旁踏车测力计有很好的疗效。在其被动或主动的调动期间没有增加ICP、IVC移动或治疗的不良反应。由此,该研究者得出结论: 这是一项关于置入IVC患者检测ICP的安全性和有效性的研究。对于早期运动障碍的IVC患者床旁踏车测力计是一个相对安全的仪器。

（朱　旭编译　张　赛审校）

118. 使用盐酸右美托咪定和其他镇静剂后的脑灌注压

Hendry R, et al. Neurocrit Care, 2015, 23: S146

镇静剂经常用于急性脑损伤(ABI)后的机械通气和控制颅内压升高(ICP)。大多数可用镇静剂使血流动力学活跃,相对降低平均动脉压(MAP),同时并发脑灌注压(CPP)降低。当进行神经系统检查时突然中断镇静,MAP和CPP可能急剧增高。镇静中断造成频繁波动的血流动力学参数可能损害神经重症患者脑血管自动调节功能。由于右美托咪定缺乏血流动力学效应,所以它能减少这些波动,保持神经检查的完整进行。相对于使用标准镇静治疗,右美托咪定可能降低ICP可变性和提高CPP。Hendry团队进行了一个随机、双盲、安慰剂对照研究。将入住杜克大学医院的需要机械通气、颅内压监测和镇静的ABI患者纳入研究。患者被随机分为标准镇静24小时连续注入右美托咪定或安慰剂。不断对生理参数和药物输注速率进行收集和统计分析。结果发现,34例被随机分配到治疗组(T),25例分配入对照组(C),组间ICP可变性(T=5.66mmHg, C=5.61mmHg)、MAP可变性(T=12.3mmHg, C=13.8mmHg), 或压力反应性指数(T=0.42mmHg, C=0.42mmHg)没有区别。与对照组相比,治疗组平均MAP(T=88.4mmHg, C=88.4mmHg; $P=0.023$)和CPP(T=11.5mmHg, C=12.3mmHg; $P=0.024$)较低。由此,该研究者得出结论: 这个单中心研究没有发现将右美托咪定加入到标准的镇静后ICP和血流动力学变化的差异。为了进一步评估ABI中右美托咪定镇静的作用,可能需要进行一个更大型的研究或实行不同的给药方案。

（朱　旭编译　张　赛审校）

119. 开发用于诊断术后细菌性脑膜炎的预测规则

Ortiz OH, et al. Neurocrit Care, 2015, 23: S147

诊断术后细菌性脑膜炎（PBM）在神经外科是困难的。标准的脑脊液（CSF）检测的诊断并不可靠，70%的脑脊液细菌培养依然是阴性的。尽管进行了不同的尝试和研究，但它还是没有足够的诊断准确性。为了开发结合临床、实验室和CSF变量和神经性感染的风险因素，并且能够用于诊断术后细菌性脑膜炎的预测规则，Ortiz团队在麦德林4所大学的混合重症监护病房中心开展了回顾性横断面研究。入组的患者是在2010~2013年之间入院，在神经外科手术之后疑似PBM；PBM被定义为：患者神经功能恶化，伴有发热和急性期反应物水平升高。确诊PBM和疑似PBM主要的研究终点。制订一个多元Logistic回归诊断预测规则，用AUC-ROC评估和Hosmer Lemeshow拟合优度检验校准。确定最佳模式后，每个选定的变量β系数是重新编码为预测规则。结果发现，研究的320例患者中，154例确诊PBM或可疑PBM（48,1%），166例排除PBM（51,8%）。双变量分析，15个变化与结果显著相关。多元变量分析了6个变量的最终模型，建立10点预测规则：动脉瘤的蛛网膜下腔出血诊断：1分；C反应蛋白（CRP）≥6mg/d：1分；CSF/血糖比：1分；CFS漏：1.5分；CFS中性粒细胞≥50%：1.5分；CFS乳酸水平≥4：4分。获得的预测规则有很好的信度（HL适配：0.71）和效度（AUC-ROC：0.94）。由此，该研究者得出结论：诊断MN的预测规则提高了神经外科患者的诊断准确性。≥6分，神经性感染的可能性很高，所以考虑抗生素治疗。

（朱　旭编译　张　赛审校）

120. 凝血酶原复合物逆转口服直接XA抑制剂引起威胁患者生命的脑出血

Human T, et al. Neurocrit Care, 2015, 23: S148

由于缺乏标准的监控工具来确定抗凝的水平、逆转剂缺乏、药物半衰期长，逆转口服直接Xa抑制剂引起的危及生命的出血是具有挑战性的临床状况。在健康个体中用利伐沙班抗凝，表明凝血酶原复合物（PCC）可能有利于逆转标记抗凝；然而只有有限的临床证据支持这一观点。Human团队研究了从2014年1月至2015年6月连续入院接受PCC逆转直接Xa抑制剂，造成的颅内出血患者。收集的数据包括抗凝剂、入院诊断、PCC注入的剂量和时间、凝固监测参数、血肿扩大、不良事件和死亡率。结果发现，35例接受41剂量的PCC；27例服用利伐沙班，8例服用阿哌沙班。入院诊断包括ICH（11例）、SAH（8例）、SDH（16例）。中等剂量的PCC是44单位/kg（IQR 30~50单位/kg），5例服用2倍剂量。35例剂量平均预处理INR 1.59（0.95~2.55），30例剂量服用后PCC后INR平均减少0.3（0.1~0.5）。6例（17%）有血肿膨胀，50%的患者因为血肿膨胀破裂死亡。有血肿膨胀的患者中，PCC平均剂量为42单位/kg（25~54单位/kg）单位/kg。2例（6%）有24小时内PCC的血栓并发症。LOS的中位数为3天（2~7天），死亡率为23%。由此，该研究者得出结论：这个小群体表明，PCC扭转直接XA抑制剂的作用十分可靠。该研究的平均剂量接近说明书推荐逆转的华法林的上限，可能是最佳剂量。这个数据也进一步证实INR不是评估凝血状态最佳的工具。

（朱　旭编译　张　赛审校）

121. 在脑死亡患者中,可监测的机械通气的促进呼吸和保护颅底血流作用不明显

Kim JS, et al. Neurocrit Care, 2015, 23: S149

　　统一死亡确定法案和美国神经病学学会的确定死亡指导方针将诊断脑死亡定义为器官移植之前的程序,包括临床评估和呼吸暂停测试。经颅多普勒超声(TCD)提供准确的脑循环骤停(CCA)确认脑死亡,然而一些确认脑死亡的患者显示存在颅底血流。近期,随着机械技术进步,呼吸机辅助确认了临床脑死亡患者可以驱动自发呼吸。由于无效的触发,脑死亡患者很少驱动可检测的机械通气维持呼吸。该研究的假设是可检测的机械通气很少的驱动呼吸与保留的颅底循环有关。Kim团队研究10例满足临床脑死亡的患者,进行呼吸暂停测试,观察脑电图。经颅多普勒检查超声(TCD),他们分别完全CCA(颈动脉和椎基底血流回声)和不完全CCA(血流回声在颈动脉,但在基部的动脉保留正常的循环模式)。这些模式能够发现是否可检测机械通气很少驱动呼吸。本组10例中,6例完全CCA模式和4例不完全CCD模式。所有的完全CCA患者完全没有任何机械通气驱动呼吸,而3例不完全的CCA患者可检测的机械通气很少的驱动呼吸(卡方检验, $P=0.011$)。Kim团队的结果表明,可检测的机械通气很少的驱动呼吸相对常见(30%),与颅底血流有关。

(朱　旭编译　张　赛审校)

122. 血浆、颅内葡萄糖和乳酸的浓度之间的关系分离: 比较心脏停搏后综合征和颅脑创伤

Kuroda Y, et al. Neurocrit Care, 2015, 23: S150

　　评估和控制血浆葡萄糖和乳酸浓度是神经重症护理的基础。患者在目标温度管理(TTM)心脏停搏后综合征(PCAS)和颅脑创伤(TBI)的情况下研究血浆和脑内葡萄糖浓度和乳酸浓度之间的关系。10例PCAS(25~76岁,男6例,女4例)和15例TBI(19~80岁,男12例,女3例)患者进入Kuroda团队的大学医院。TTM期间神经监测由脑微量透析(MD)和颅内压(ICP)测量。每小时行微量透析技术(MD),并用酶光度学分析MD参数。MD检查右额叶(PCAS和弥漫型TBI)或邻近结构区域TBI病灶的类型。结果发现,在PCAS行MD检查71(最低)到191(最高)h,在TBI行MD检查43~287小时。作者分析了1287个(PACS)和2016个(TBI)MD样本。PCAS患者的血浆葡萄糖与MD血糖相关($P<0.01$),血浆乳酸也与MD乳酸相关($P<0.01$)。在TBI的患者中,血浆葡萄糖(50~280mg/dl)与MD葡萄糖没有相关(0.1~5.5mm);血浆体乳酸(4~100mg/dl)与MD乳酸也没有相关(0.1~11.0mm)。PCAS和TBI脑灌注压(CPP)和MD的乳酸/丙酮酸比(L/P)之间没有相关。在TBI患者,MD葡萄糖在60mmHg以下CPP条件下显著降低。由此,该研究者得出结论:可能因为它的异质性和PCAS相比,颅内乳酸和葡萄糖监测是在TBI神经重症监护中发挥关键的作用。

(朱　旭编译　张　赛审校)

123. 验证由神经重症护理人员操作的床旁护理超声心动图的可行性
Levin I, et al. Neurocrit Care, 2015, 23: S151

在重症监护室(ICU)中,超声心动图发挥了无可比拟的作用。这项技术使医生快速评估心脏的解剖和功能,直接通过视觉评估来辅助指导患者的持续管理。基本的重症监护超声心动图应该成为每个ICU医生培训的一部分。这个研究的目的旨在探讨是否能够为没有操作超声心动图经验的神经重症护理人员提供基本的操作课程。神经重症护理人员课程由1小时讲课和5小时床边超声心动图讲解组成,由一位经委员会认证的心脏病专家进行讲解。3位有神经专业背景而无超声心动图操作经验的神经重症监护工作人员参与该研究。他们要进行124个独立床边超声心动图。入选标准为NICU中所有的患者,正常的经胸廓的超声心动图准备但尚未实施操作。研究人员记录的几个参数包括左心室功能(高动力性、正常、EF30%~50%的轻度受损与EF＜30%的严重)存在严重受损心包积液,右心室功能(正常或异常),以及IVC动力学。他们的结果与正式TTE相比。结果发现,LV功能诊断一致(κ: 0.76; 95% CI: 0.65~0.87)。存在的心包积液吻合率高(κ: 0.79; 95% CI: 0.51~1.0)。RV功能吻合率高(κ: 0.82; 95% CI: 0.64~0.99)。由此,该研究者得出结论: Levin团队的这项研究表明1小时课程和紧随其后5小时的床边超声心动图讲授对于之前没有执行基本的重症监护超声心动图经验神经重症监护人员是足够的。

（朱　旭 编译　张　赛 审校）

124. 脑脊液培养阳性的解释: 脑室造口引流术相关的感染的定义是什么?
Lewis A, et al. Neurocrit Care, 2015, 23: S152

比较不同机构脑室造口引流术相关的感染(VRI)发生的几率是困难的,因为缺乏一个标准的定义。作者试图建立VRI的鉴别和提供检测队列来确定VRI诊断差异的程度。Lewis团队通过PubMed搜索"ventriculostomy-related infection" 和"ventriculostomy-associated infection" 来确定VRI。作者提供18个脑脊液(CSF)培养阳性的测试队列,从2家机构脑室切开术比较每个感染定义的使用频率。Lewis团队发现16个的VRI独特定义。定义应用于测试队列时,感染的频率从22%~94%(中位数61%, IQR: 56%~74%)。VRI诊断和与VRI介导的抗生素治疗之间具有一致性,至少7天时间,范围为56%~89%(中值72%, IQR: 71%~78%)。由此,该研究者得出结论: 在文献中无数的定义产生不同的感染发生率。为了比较机构之间的VRI定性指标和研究的目的,一致的VRI定义是必要的。

（朱　旭 编译　张　赛 审校）

125. 神经重症监护病房维生素D缺乏监测
Liang N, et al. Neurocrit Care, 2015, 23: S153

维生素D缺乏在危重患者中很常见。然而每个测试261美元的普遍筛查太过昂贵。因此,作者对神经重症监护病房患者每周进行常规营养实验筛查,评估基于风险筛查方案的可行性,同时可以减少成本。Liang团队回顾了2013年所有入院的患者,他们维生素D水平正常。维生素D缺乏定义为25(OH)D<20ng/ml。收集患者的性别、体重指数、种族、并发症、维生素D的补充、入院日期、主要诊断和入院前白蛋白和转铁蛋白水平。所有变量分类,建立ROC分析了前白蛋白和转铁蛋白切割点。对所有因素进行了单变量卡方检验;与维生素D缺乏有重大关联的进入多元逻辑回归。结果发现,528例,60%维生素D缺乏。6个风险因素: ICH以外的诊断(62% vs. 40%, $P=0.002$);年龄<65(66% vs. 52%, $P=0.001$);非白人(69% vs. 57%, $P=0.018$);入院时间为白天较短(8月中旬到4月)(63% vs. 53%, $P=0.034$);前白蛋白低(69% vs. 55%, $P<0.001$),转铁蛋白低(67% vs. 47%, $P<0.001$)。值得注意的是,ICH与缺陷的风险减少有关。在多变量分析中,独立的预测因素包括年龄(OR: 1.9, 95% CI: 1.3~2.8),白天时间较短(OR: 1.6, 95% CI: 1.1~2.4),转铁蛋白水平(OR: 1.1, 95% CI: 1.4~3.1),和非ICH诊断(OR: 2.1, 95% CI: 1.1~3.9)。风险因素的数量与维生素D缺乏密切相关,1个风险因素23%,6因素88%($P<0.001$)。由此,该研究者得出结论: 这项研究提供了关于维生素D缺乏的风险因素的初步数据,可以用于一个经济有效的筛选策略。需要建立筛选算法进行额外的分析。

(朱　旭 编译　张　赛 审校)

126. EVD患者的并发症导致住院时间延长

Lynch G, et al. Neurocrit Care, 2015, 23: S154

外血管插管(EVDs)是最常见的紧急插入装置。住院时间(LOS)、接受EVD放置、治疗组之间以及其他范畴都存在差异。作者假设潜在形成的并发症可以被证明与患者的LOS、EVD放置有关。Lynch团队在全国住院患者样本(NIS)数据库检查平均LOS和Elixhauser发病率分数(ECS),通过每年的间隔(2000、2004、2008、2011年),将所有患者按接受EVD和没有接受EVD(NEVD)放置分为两组。ECS是加权分数计算多个并发症与死亡率关联。多变量线性回归模型被用来确定住院日期(年)和并发症(ECS)在LOS的影响。结果发现,合并2000、2004、2008和2011年,在NIS总共有31637534住院患者。EVD放置在21280例中进行(约7/10000)。2000~2011年LOS减少,EVD(14%, $P<0.0001$)和NEVD(5%, $P=0.0233$)下降频率的差异显著($P<0.03$)。住院时间在两组并发症的数量有关。每一个单位分数增加,观测到LOS的显著差异,EVD为4.23%,NEVD为3.45%($P<0.001$)。这项研究表明LOS和并发症之间较高的相关性,包括直接并发症在神经重症护理管理。为了降低LOS和潜在结果的改善,需要进一步的研究来确定更好的方法管理这些EVD患者的并发症。

(朱　旭 编译　张　赛 审校)

127. 用细胞周期阻滞生物标志物预测危重神经病患者早期急性肾损伤

McCarthy PJ, et al. Neurocrit Care, 2015, 23: S155

危重神经患者的急性肾损伤(AKI)发病率和死亡率是相互联系的。AKI在这个研究人群的报道约10%。2个尿液标志物——组织抑制剂金属蛋白酶2(TIMP2)和胰岛素样生长因子结合蛋白7(IGFBP7),参与细胞周期阻滞,显示AKI的危险分层。在发生AKI后12~24小时之内(TIMP-2)×(IGFBP7)>0.3预测高风险,>2则预测最高风险。这些信息可以帮助临床决策的制订。McCarthy团队研究发现Sapphire/Topaz和临床验证（Opal）在各种ICU患者中，（TIMP-2）×（IGFBP7）的截断值作为敏感/特异AKI的早期生物标志物。作者报道了这项研究中神经病患者和生物标记物预测中度到重度AKI（KIDGO阶段2和3）的能力。报道的（TIM*P*-2）×（IGFBP7）价值单位为（ng/ml）²/1000。结果发现，137例神经诊断确诊的ICU患者中，53%为女性，77%为白人和高加索人，平均年龄是65岁（SD15）。诊断包括蛛网膜下腔出血、硬脑膜下血肿、颅脑创伤、肿瘤、癔症、癫痫持续状态、缺氧损伤/脑病。15例发展为严重的AKI，13例（87%）中1例（TIMP-2）×（IGFBP7）]＞0.3。 没有AKI的患者，67%（TIMP-2）×（IGFBP7）≤0.3。AKI的相对风险6.5（95%Cl: 1.6~26.7, $P<0.01$）和31.5（95%Cl: 8.2~119.0, $P<0.001$），患者（TIMP-2）×（IGFBP7）0.3和2.0之间和值＞2.0，分别相对于患者≤0.3值。接受者操作特征曲线下的面积作为AKI预测指标（TIMP-2）×（IGFBP7）为0.82（95% Cl: 0.69~0.95, $P<0.001$），与一般ICU患者相同。由此，该研究者得出结论: 在这个人群中，10%的患者有中度到重度的AKI。尿（TIMP-2）×（IGFBP7）＞0.3（ng/ml）²/1000对危重神经病患者发生AKI具有预测性。

（朱　旭编译　张　赛审校）

128. 脑室炎伴阻塞性脑积水的特殊的毛霉菌病表现
McFaline-Figueroa JR, et al. Neurocrit Care, 2015, 23: S156

院外的脑室炎是一种常见的中枢神经系统感染，尤其在免疫功能完整的宿主身上。标志成像发现是室管膜增强和分化（包括肿瘤），如淋巴瘤、出血、结节病、惠普尔氏病、细菌、病毒、寄生虫和真菌感染。作者呈现一个特殊的活组织切片证实自发性脑室炎继发于毛霉菌病。McFaline-Figueroa团队的病例报告，1例多重药物滥用史和慢性乙肝和丙肝感染的43岁男子表现为呼之不应，无发热，收缩压220mmHg，自然睁眼，服从有限的命令，余无明显异常。头部CT显示阻塞性脑积水，压缩第三脑室、脑室旁高压和脑室碎片。MRI显示室管膜血流和室管膜增强。住院第1日（HD1）放置脑室外引流管（EVD）。一项广泛的炎症、肿瘤和感染引起室管膜增强的检查显示艾滋病毒抗体阴性和无病毒装载，CSF中红细胞1100和24有核细胞（中性粒细胞13%，9%非典型）。开始万古霉素和头孢吡肟治疗脑膜炎。脑脊液培养阴性。细胞学和流式细胞术检查阴性。患者住院第5天接受了内镜下第三脑室切开术活检，显示急性坏死性肉芽肿性炎，真菌生物与毛霉菌病一致。开始使用脂质体两性霉素B后加入泊沙康唑补充作为抢救治疗。尽管如此，患者二次行EVD失败后继发化脓性炎症，CSF和MRI显示感染恶化。考虑到不良预后，家属将其转入临终关怀，入院第45天患者去世。该研究者得出结论: 院内脑室炎与细菌感染有关。相比之下，自发性脑室炎与罕见的尤其是在免疫功能不全的中枢神经系统病原体有关。作者的案例突出了考虑脑室炎患者真菌感染的重要性。

（朱　旭编译　张　赛审校）

129. 降钙素原: 急性脑损伤患者细菌感染的生物标记?
Meier KT, et al. Neurocrit Care, 2015, 23: S157

降钙素原（PCT）在内科/外科重症脓毒症患者的诊断已成为一个有用的生物标志物。

研究表明,PCT可以区分感染性和非感染性全身炎症反应综合征(SIRS)。PCT能作为一般的细菌感染的标志。Meier团队在PCT水平前瞻性研究中收集NICU的ABI危重住院患者。医生怀疑细菌感染,连续测量PCT水平,包括基线水平和随访。不考虑SIRS标准(例如,如果一个患者"带菌",对应的PCT水平也降低)。采用CDC标准和阳性培养数据定义细菌感染。本研究的100例中,感染患者平均PCT水平峰值是0.875ng/ml,而没有感染的患者为1.035ng/ml(P=0.208)。感染的患者中有16.7%、未受感染的患者27%的PCT>2ng/ml。关于PCT的增长速度,比较基线峰,两组之间没有显著差异(P=0.347)。调整APACHE评分、肾衰竭、抗生素持续时间和类固醇的使用,感染组和健康人组的PCT没有统计上的显著差异(P=0.750)。如果1例患者有肺炎或者泌尿道感染或者菌血症或者院内脑室炎,PCT也没有显著变化(P=0.250)。由此,该研究者得出结论:在ABI队列中,PCT不是一个有效的诊断细菌感染的生物标志物。特别是在低频率的菌血症和院内脑室炎发生时,还需要更大规模的研究来确认没有相关性。

(朱　旭 编译　张　赛 审校)

130. 严重颅脑创伤患者深静脉血栓形成

Mendez PM, et al. Neurocrit Care, 2015, 23:S158

深静脉血栓形成(DVT),经常是肺栓塞的前驱症状,造成重大发病率和死亡率。术后药物预防在临床医师之间是有争议的,因为担心颅内出血(ICH)及其危害。在得克萨斯州的圣安东尼奥,Mendez团队进行了一项回顾性病例对照研究,2011~2013年,在大学医院NICU住院的严重颅脑创伤(TBI)患者被要求在48小时内入院行颅内压监测。患者未满18岁、入院时深静脉血栓形成、妊娠、慢性抗凝或72小时内死亡的患者排除在外。汇总人口统计、并发症、医院住院时间(LOS)、药物开始日期数据。ICH进展的定义为病变扩大或再次行CT扫描出现新的ICH。用Fisher和Mann-Whiney U检验分析数据。结果发现,经过排除后,155条记录被选中。群体主要是白人(71.6%),男性(76.8%)和平均年龄(23±15.79)岁。共有122例接受了预防,19例(12.26%)深静脉血栓形成,28例(18%)过期。药物预防使深静脉血栓形成的发生率下降(OR:3.72,95% CI:1.65~8.41,P=0.001),降低死亡率(OR:3.02,95% CI:1.60~5.71,P=0.001)。需要治疗来预防深静脉血栓形成是1.27。药物预防后ICH进展的发生率是7.74%。头颅CT稳定后的平均入院天数是(2.74±2.51)天,起始的药物预防是4.85±3.32,深静脉血栓形成发展为8.7±8.55。患者深静脉血栓形成增加了LOS(18.07天 vs. 8.72天,P=0.01)。由此,该研究者得出结论:Mendez团队的数据显示深静脉血栓形成的发生率12.26%,深静脉血栓形成的发生率较低,接受药物预防的患者死亡率低。这个发病率低于其他深静脉血栓形成的报道。应进行进一步研究,以确定在严重TBI患者开始药物预防的最佳时间。

(朱　旭 编译　张　赛 审校)

131. 创伤性损伤脑死亡后的器官功能障碍

Miller JC, et al. Neurocrit Care, 2015, 23:S159

创伤性损伤脑死亡是在创伤重症监护室内常见的。大量的重症监护医生和从业人员处理出现的多种生理紊乱后,患者被宣布脑死亡。许多这样的患者成为器官捐赠者,处理好严重的并发症可能增加捐赠成功的可能性。本研究旨在描述这个从未被研究的特殊患者人群器官特点和并发症。Miller团队从2004~2014年创建连续回顾性队列,患者注册当地器官采购部门和在1级创伤中心匹配创伤注册。收集人口、临床数据,以及在脑死亡之前和之后的12小时关于特定器官功能障碍测定。顺序器官衰竭评估(SOFA评分)标准用于定义器官功能障碍。结果发现,105例患者,平均年龄(33.0 ± 13.6)对,84.9%为男性,平均GCS 3(IQR 3~4),平均损伤严重程度评分为34.8 ± 13.6。80%脑死亡之前有低血压,中位数SOFA 4。89.7%的患者有呼吸功能障碍,SOFA中间值2。75%的患者脑死亡前尿崩症。38.2%有酸中毒,49%有肾功能障碍,SOFA中间值为1。体温过低发生在44.1%的患者中,平均温度最低点(34.4 ± 1.51)℃。48%和71.6%脑死亡之前和之后有凝血障碍。SOFA中间值为2。由此,该研究者得出结论:严重的器官功能障碍与脑死亡平行发生。预测和理解这些并发症将促进管理和成功稳定患者病情,有利于器官捐献。

(朱　旭 编译　张　赛 审校)

132. VAD并发症: 在神经科学重症监护室整合VAD管理

Pearce D, et al. Neurocrit Care, 2015, 23: S160

由于对心脏移植等待时间的增加和器官捐献者短缺,终末期心力衰竭患者要求植入心室辅助装置(VAD)。VAD现在在移植中心桥疗法或目标疗法很普遍。虽然VAD疗法可以延长寿命,提高生活质量,但是有越来越多的神经并发症出现,如缺血性卒中和颅内出血。确定可行的管理神经系统的并发症,启动试点合作项目重点培训NICU护士监督管理。VAD患者最初2012年12月到NICU,2013年6月开始,NICU护士经历了长达3个月每次4小时的VAD监督培训,由监督小组实行。培训包括VAD基础、整体管理、电池变化、故障排除、设备运输、动手实践和最后评估。监督团队、冠心病监护病房具有执照的护士和心血管重症监护病房提供对NICU人员咨询支持。在30个月后,质量评估人员通过NICU中VAD特定事件的处置和在住院期间持续的获得RTF血压测量来评估护士培训的质量。结果发现,85名NICU护士中的61人完成VAD培训。有一个偶然事件是电源断开,没有产生后遗症。每例入院患者平均有3.8次(CT扫描和OR)没有事故记录。RTF一直执行,在NICU住院期间平均69.7~101.3mmHg。由此,该研究者得出结论:协作模型赋予神经科学护士在NICU熟练的管理VAD患者,并有机会改善预后。

(朱　旭 编译　张　赛 审校)

133. 对神经重症监护病房中颅内出血患者常规静脉注射阿片类药物的评估

Rinehart JL, et al. Neurocrit Care, 2015, 23: S161

静脉注射(Ⅳ)阿片类药物通常用于缓解疼痛。应用阿片类药物的不良反应包括恶心、呕吐、肠梗阻、尿潴留和不准确的神经系统评估。该研究的目的是确定静脉注射乙酰氨基酚是否可以减少阿片类药物使用。Pearce团队完成的回顾图表分析是关于2014年1月1日至2014年9月30日诊断为ICH的住院的患者(*n*=51)。护士和医生的健康宣教是由药剂师和护士完成,介绍关于使用静脉注射对乙酰氨基酚益处和安全性。随后,完成2015年1月5日至2015年3月31日关于诊断ICH患者(n=33)的前瞻性图表分析。结果发现,回顾性和前瞻性图表分析共有84例患者,其中52例(59%)男性,29例(33%)有硬膜下出血(SDH),24例(29%)有蛛网膜下腔出血(SAH),27例(32%)有脑出血,4例(5%)有其他类别的出血。积极对护士和医生教育后增加静脉注射对乙酰氨基酚使用,教育前23%和教育后38%(P=0.44)。不同出血位置的患者接受静脉注射对乙酰氨基酚分别为SAH(50%)、SDH(42%)和颅内出血(8%)。前瞻性数据表明,静脉注射乙酰氨基酚的患者没有需要阿片类药物控制死亡疼痛。最常见的不接受静脉注射乙酰氨基酚的原因是医生偏好、酒精中毒和血液透析。这些数据表明,结合静脉注射对乙酰氨基酚和积极的护理及医生教育可以最小化使用阿片类药物,限制并发症和药物不良反应。目前还需要进一步的研究来证实这一发现。

(朱　旭 编译　张　赛 审校)

134. 优化急性神经损伤昏迷的成年患者的非侵入性神经监测脑灌注

Lara LR, et al. Neurocrit Care, 2015, 23: S162

在急性神经疾病中监测脑自动调节(CA)有助于识别CA损伤和描述最优平均动脉血压(MAP$_{opt}$)。作者的目标是确定测量来自近红外光谱(NIRS)的CA,利用脑血氧指数(COx)与一个来源于经颅多普勒(TCD)的动态CA指数、平均速度指数(Mx)的关系以确定在昏迷的患者中进行MAP$_{opt}$的CA评估是否可行。Lara团队使用TCD监测大脑中动脉(MCA)血流速度(CBFV),近红外线监控用于急性昏迷了3天的23例患者。将Mx作为运动进行计算,慢波MCA CBFV和MAP之间的具有线性相关性。COx是计算NIRS介导的慢波区域脑氧饱和度(rS$_c$O$_2$)和MAP之间的相似系数。当脑血流量是自动控制的,Mx和COx在0附近变化。丢失CA导致Mx和COx阳性。线性回归和偏差分析Mx和COx之间的平均时间价值。CA的下限定义为MAP在Mx逐步增加≥0.4的地方。结果发现,患者平均年龄(56.6 ± 17)岁。GCS中位数是5(IQR: 4)。COx和Mx之间的有相关性和良好的一致性(r=029, P=0.01;偏差:0.17 ± 0.48)。平均MAP的CA下限是(77 ± 16)mmHg。虽然COx的MAP确定下限CA在统计学上不同于由Mx决定[(76 ± 13)mmHg; P=0.02],但是这个区别也不太可能有临床意义。由此,该研究者得出结论:监控CA和NIRS相关且与和之前验证基于TCD方法具有一致性。CA下限的MAP是相似的两种方法,表明NIRS派生的COx可能是一个可以接受的替代Mx监测,是敏锐地发现昏迷的患者的指标。

(朱　旭 编译　张　赛 审校)

135. 肥胖(体重)影响肺栓塞的风险和精确剂量的化学预防

Roberts D.E, et al. Neurocrit Care, 2015, 23: S163

肺栓塞(PE)代表一个重要的、潜在的、可预防的发病率和危重患者的死亡率很高的疾病,特别是NICU中的患者,由于不能活动,更加高危。肥胖的发病率增加肺栓塞的风险,作者调查了体重对深静脉血栓形成化学预防剂量和PE风险的影响。Lara团队回顾性研究2013年1月至2015年2月,NICU怀疑PE,接受CT肺血管造影术(CTPA)的患者。深静脉血栓形成化学预防剂量和起始的确定是来源于那些有和没有PE的患者。体重、PE和化学预防剂量之间的关系使用Mann-Whitney U检验进行评估。结果发现，98例平均体重为83kg（IQR 71~103kg），体重指数27.5（24.3~32.6）。69例（70%）BMI＞25，36例（37%）肥胖（BMI＞30）。31例（32%）被发现存在PE，增加的体重与PE有关（95.2kg存在PE，80.5kg没有PE，P=0.013）。98例中，73例（74%）深静脉血栓药物预防，主要是皮下肝素（SQH）。每日总SQH剂量有和没有PE的患者患者是类似的（12065单位/天 vs. 12857单位/天，P=0.24）。然而，当剂量规范化的重量，其从78.1~78.1单位/（kg·天），存在显著差异。PE患者显示低重量规范化剂量趋势[141~157单位/（kg·天），P=0.16]。由此，该研究者得出结论：肥胖患者PE风险增加的原因可能有多方面。虽然总SQH剂量相似，体重规范的剂量在肥胖患者较低，可能还不够，肥胖患者也可能难以走动，因此不会容易或经常移动。肥胖可能会增加炎症因素导致静脉血栓栓塞的风险。深静脉血栓形成预防性剂量前瞻实验可能被批准，在主要神经重症监护病房超重人口中确定其是否可以保护PE不增加出血。

（朱　旭　编译　张　赛　审校）

136. 在神经重症监护病房中采用多学科策略减少导尿管相关尿路感染和中央线相关血液感染

Rollins MD, et al. Neurocrit Care, 2015, 23: S164

数据显示导尿管相关尿路感染（CAUTI）比其他重症监护患者更需要神经重症监护。尽管在他们的神经重症监护病房（NICU）中使用最佳操作活动来聚焦减少感染，而CAUTI和中央线相关血液感染（CLABSI）的几率持续大于目标值。一个或多个多学科小组成员关注患者日常并记录结果。团队包括单元护士和上级医生、感染防护人员、临床护理专家、药剂师和床旁护工。对有尿导管患者进行评估：线的必要性、持续时间、确认提前保健和护士拔管。CLABSI关注线的必要性、敷料完整性和静脉输液管标记过期日期。单元护士长在每周的协调工作会上报告护理变化和进程，同时跟踪和回顾每月的感染率。将2013年和2014年NICU的CAUTI和CLABSI的发病率进行比较，分析显示从2013年到2014年CAUTI发病率减少47%，CLABSI发病率减少100%。Rollins团队的结果表明在神经重症监护室实施规范化操作和多学科交叉可以减少CAUTI和CLABSI的发病率。

（朱　旭　编译　张　赛　审校）

137. 早期气管造口术用于严重卒中患者的机械通气：多中心随机试验2方案（神经危重症病房的卒中相关早期气管造口术和长期口腔气管插管法）

Seder DS, et al. Neurocrit Care, 2015, 23: S165

气管造口术（TT）通常在严重的卒中患者长期通气中是必不可少的。气管造口术最佳时间点还不清楚，并且早期TT在功能恢复是否有好处一直是个疑问。德国神经重症社会（DGNI）和美国神经重症保健协会（NCS）之间的合作试验旨在澄清这个问题。Seder团队的研究在神经危重症保健试验2（SETPOINT2）卒中患者早期气管切开术与长期气管插管是一个多中心、前瞻性、随机、开放的盲法（PROBE-design）试验。严重急性缺血性卒中（AIS）

患者、颅内出血（ICH）或蛛网膜下腔出血（SAH）且需要2周的机械通气的患者是可以入组的。每组纳入190例患者（共380例）。患者被随机地在插管前5天内进行经皮气管切开（PDT）或者在脱机或拔管的情况下进行持续口腔气管插管，或者在插管后10天行PDT。主要评价指标是6个月后的功能恢复量表评分（mRS，0~4为良好，5~6为不良）；次要的评价指标包括mRS的改变、死亡率和其原因、ICU住院时间、撤去生命支持设施的时机和原因，以及颅内压（ICP）的影响。该研究者得出结论：卒中患者进行TT的必要性和最佳时间点需要确定下来。可以通过TT来实现SETPOINT2在良好功能恢复方面的作用。

（朱　旭 编译　张　赛 审校）

138. 心排量低的患者早日下床活动的安全性和可行性：一项观察性研究

Shah SO, et al. Neurocrit Care, 2015, 23: S166

长时间保持不动的ICU患者可导致肌肉萎缩和虚弱，同时伴随着患者住院时间的增加，患者约束时间和医院获得感染也增加。越来越多的证据显示了ICU中早期运动的安全性和可行性。然而，心排量（EVD）低的患者缺乏安全性和可行性的证据。在他们的ICU病房里，经常动员EVD患者以满足他们特定的需求。该研究的目的是确定早日下床活动的安全性和可行性。Shah团队在机构进行了一项前瞻性、观察性研究。所有研究中的患者都用标准方案和程序化的活动进行管理，包括早期的运动。接受早期动员的EVD患者是清醒，可以执行命令，林德加德比（Lindegard）<3.0或者大脑中动脉（MCA）平均流速<120，MAP>80并且ICP持续<20。数据由理疗医生及时收集。结果发现，124例患者中，57例在6个月的时间被记录。EVD位置和PT之间平均时间的是（8.7±5.6）天。87例（71%）能够站立或者更好，52例（42%）可以在协助下行走。2例（1.6%）有不良事件记录，但在中期分析和调整方案后，包括增加护士和医生之间的安全检查表，没有进一步的不良事件发生。由此，该研究者得出结论：这项观察性研究表明PT在EVD患者中是可行的，可以被安全接受。在更大的人群中进行前瞻性的研究，以评估早期下床活动对患者的潜在好处。

（朱　旭 编译　张　赛 审校）

139. 舌下含服阿托品减少神经重症患者的分泌物

Staffieri P, et al. Neurocrit Care, 2015, 23: S167

神经系统疾病患者的呼吸道分泌物过多是一个众所周知的问题。当前的全身治疗选择是有限的，因为抗胆碱能药物有不良反应。在其他患者群体中使用舌下含服阿托品的局部管理以控制非感染性分泌物而且不良反应最小。Staffieri团队利用回顾性的图表总结收集数据关于对神经系统疾病的患者在ICU接受舌下阿托品控制过多的口腔和呼吸道分泌物。对患者的人数、吸痰量、频率和阿托品后不良反应进行了管理评估。结果发现，舌下阿托品每6~12小时给予1~2mg的药量，治疗的持续时间从3~67天不等。大部分患者体验到了吸入量的减少，而有4/7的患者在治疗过程中体验到了痰液分泌量的减少。1例由于痰液分泌物的黏度增加而停止治疗，1例因错误地应用阿托品导致不必要的医疗检查，没有其他的治疗相关的不良反应报告。当系统性抗胆碱能方式换成舌下含服阿托品，1例尿量得到了改进。由此，该研究者得出结论：舌下含服阿托品耐受性良好，并且在7例神经重症患者中与口腔与呼吸道分泌物的黏度相关,舌下阿托品可能可以用在拒绝其他治疗的患者的合理替代治疗。

（朱　旭 编译　张　赛 审校）

140. 神经重症患者联用药物复律法与静脉注射胺碘酮可能是安全的

Su M, et al. Neurocrit Care, 2015, 23: S168

神经损伤通常与心脏异常相关,包括电生理问题。没有抗凝的急性心房颤动复律法(<48小时的持续时间)有1%血栓栓塞的风险。在管理急性心房颤动上数据是有限的,特别是在神经重症监护病房。作者试图确定使用静脉注射胺碘酮的安全性,以恢复推定神经系统损伤后新发心房或室性心动过速患者的窦性心律。Su团队进行了一项回顾性研究,收集了从2011年6月至2015年3月入住他们高容量、时刻护理神经ICU的患者。原发性神经系统疾患和静脉使用胺碘酮以致心率加速的患者被纳入组。基线人口统计数据和已知的心房纤维性颤动存在的危险因素都被记录下来,主要的终点是出院前新发的卒中。结果发现,85例患者被纳入,但37例由于早期心律失常的病史被排除,留下的48例作最后的分析。没有患者静脉注射胺碘酮后出现新的卒中。平均随访时间为14.0天,大多数患者没有确定心房纤颤的预先风险因素。92%的患者在平均6.9小时转化为窦性心律,然而仅仅只有56.3%的患者注射胺碘酮后72小时还在单独窦性心律,85.4%的患者服用的稳定心率药物。缺血性卒中和颅脑创伤是最常见的入院诊断。由此,该研究者得出结论:主要神经损伤患者使用静脉注射胺碘酮控制心房急性发作心率,在第一个2周内房颤导致心因性血栓卒中的风险较低。进一步的调查,包括与大样本前瞻性研究和更长的随访时间是十分必要的。

（朱　旭 编译　张　赛 审校）

141. 关于体温的变化是死亡或脑损伤后的不良预后的一项独立预测因素队列研究

Thavalapan V, et al. Neurocrit Care, 2015, 23: S169

温度调节是一个重要的颅脑创伤后反应。体温调节的变化可能反映了热的自控机制。该研究旨在验证假设: 更高温度变化会与颅脑创伤后的不良预后显著相关。脑损伤(AIS, sICH, aSAH和TBI)患者的多中心队列研究在美国的94个ICU病房进行,温度变化(T_{var})被定义为在入院的第一个24小时最高与最低温度之差(℃)。对Tvar进行了对数转化以满足假设与残差的正态性和方差齐性。不好的结果被定义为严重残疾,需要长期护理机构或死后出院。为了测试Thavalapan团队的假设,确定Tvar和不良预后之间的关系,使用广义估计方程和调整了已知的颅脑创伤后的不良结果的预测。结果发现,总共13695例参与了这项研究,21%为AIS,31%为ICH,17%为SAH,30%为TBI。T_{var_log}高 于TBI(0.140 ± 0.01) ℃,通过对AIS(−0.009 ± 0.01) ℃, sICH(0.040 ± 0.01)℃,和aSAH(060 ± 0.02)℃ ($P<0.001$)的对比。每四分位数(Q)的T_{var}不良的结果的比例增加: 1^{st}Q=27%,2^{nd}Q=26%、3^{rd}Q=36%和4^{th}Q=57%($P<0.0001$)。在多变量分析中,调整脑损伤后预测不良预后[年龄、种族、性别、血压、医嘱状态、GCS、诊断和器官障碍,T_{var_log}预后不良显著相关(OR,1.34;95% CI,1.25~1.43, $P<0.0001$)]。观察到一个交叉相关在ICH(OR: 1.1;95% CI: 1.01~1.21;$P=0.03$)和SAH(OR:

1.2; 95% CI: 1.2~1.1; *P*=0.002）患者中是有意义的,而在AIS患者中无意义。由此,该研究者得出结论: 温度变化是脑损伤后的不良预后一个独立的预测因素。似乎取决于颅脑创伤类型这些关联有所不同。预测高风险的预后不良的患者可以从ICU的大幅度的体温波动中得出。

（朱　旭编译　张　赛审校）

142. 一项实时自动调整监控的临床前研究

Tsalach A, et al. Neurocrit Care, 2015, 23: S170

脑自动调整（CA）指通过感受平均动脉压（MAP）的变化保持恒定的脑血流量（CBF）的机制。CA可能受到大脑某些疾病的影响而导致其损伤甚至失去功能,使大脑保护机制受损,从而使血压（BP）的变化可能对大脑产生损害。CA机制功能的实时评估可能是至关重要的,自动调整受损时因为BP的变化,可能会导致不良结果,例如脑缺血或出血。然而直到今天,没有有效的监控CA功能的措施。作者开发了一种新型设备,把MAP数据与脑血流指数（CFI）相关联,实时获得患者的自身调节的状态信息。作者报告了一个临床前研究,测试基于近红外光谱的监控跟踪自动调整的能力。Tsalach团队给小猪使用异丙酚麻醉,使用c-流量监控测量MAP（Ornim医疗, lsrael）,通过导丝引导进入颈动脉或股动脉。CFI也使用c-流量监控,用一个非侵入性的探测装置放在动物的额部,MAP CFI相关指数（MCCI）实时计算,并在监控中显示。使用静脉注射去甲肾上腺素增加BP到180mmHg的MAP或双基线的MAP。使用静滴硝普钠增加剂量使静脉血压减少30mmHg。结果发现,MCCI的值由c血流量监测获得,自身调节的状态在有统计学差异（低水平的MAP平均MCCI 0.47 ± 0.35,而对于中等MAP水平MCCI是0.23 ± 0.21, *P*<0.001）,提供证据表明,自动调整和它的边界是可检测的。由此,该研究者得出结论: c-血流监测可能有利于自动调节、反应性和界限。这表明在脑自动调整受损的情况下, c-血流监视器可能会在临床实践中成为一个方便的工具来个性化管理血压（BP）。

（朱　旭编译　张　赛审校）

143. 韩国第一项联合神经和神经外科重症监护病房的临床结论

Yum KS, et al. Neurocrit Care, 2015, 23: S171

在韩国,重症监护室（ICU）的数据收集结果在一般ICU,但只有很少的神经外科重症监护病房的结果。第一个神经和神经外科重症监护结合病房（NCU）在韩国成立于2013年3月15日。该研究的主要对象是评估韩国神经重症患者的临床结局。Yum团队的研究在三级医院的20个NCU病床进行资料收集。作者回顾性分析了临床前瞻性收集的NCU数据。由训练有素的护士专门记录APACH Ⅱ评分。利用方程和计算系数发表呈递对患者的死亡率进行预测。评估功能结果,入住NCU 6个月以后的改良Rankin评分（mRS）从病例和电话随访中获得。结果发现,数据收集于2013年3月15日至2014年3月31日之间进入NCU的915例患者。排除16岁以下（44例）后、先前入住ICU（58例）和术后护理（340例）的患者,共分析了473例。患者的平均年龄为60.6岁,其中51.2%为男性。患者主要来自急诊科（44.4%）、其他医院（25.2%）、手术室（17.5%）和一般病房（12.9%）。NCU平均住院时间和平均通气时间分别为7.7和4.3天。观察到的NCU死亡率为8.9%（*n*=42）,由APACH Ⅱ评分预测死亡率是26.1%。

228例（48.1%）显示良好的功能恢复（mRS 0~2），然而245例（51.9%）（mRS 3~6）结局不良。由此，该研究者得出结论：这是韩国第一篇关于神经创伤患者在NCU中临床预后的报道。进入NCU并且有神经监护医生护理显示良好的临床结局和死亡率的降低。

（朱　旭编译　张　赛审校）

144. 吉兰-巴雷综合征的术后预测

Nagarajan E, et al. Neurocrit Care, 2015, 23：S172

为确定吉兰-巴雷综合征（GBS）外科治疗8周内临床预测指标，Nagarajan团队回顾性研究了梅奥诊所在1995年至2014年6月期间年龄＞18岁诊断为GBS的患者。患者症状在术后8周内出现与有其他术后GBS患者和其他会议的入组标准相比较。208例55岁（IQR 41.3~68.0）的患者被纳入。31例（14.9%）发展为术后GBS。外科程序到发病的中间潜伏期为19天（IQR：±-37.5）天。手术前GBS/程序包括：胃肠（10例，35.2%），心脏（5例，16.1%）、骨科（4例，12.9%），胸、妇科和血液科（3例，9.6%）。在31例术后GBS患者中，19例（61.3%）恶性肿瘤。肠胃（5例，26.3%）和血液恶性肿瘤（5例，26.3%）最常见，其次是前列腺癌（3例，16%）和妇科癌症（3例，16%）。9例（29%）术后GBS患者中出现自身免疫病。11例（35.5%）确定有其他潜在的触发因素，最常见的是化疗（5例，45.4%），输血（4例，35.3%）。随诊时间的中位数为41.8（2~123.3）个月。中位数1（0~2）手术/程序后发生GBS，没有复发的GBS患者。在单变量分析中，与术后GBS有显著相关的因素是老年（P=0.003）、恶性肿瘤（P≤0.0001）、活动期恶性肿瘤（P=0.05）和先前存在的自身免疫性疾病（P=0.001）。在多变量分析中，年龄（P=0.045）、恶性肿瘤（P<0.0001）和预先存在的自身免疫性疾病（P=0.004）仍然显著。由此，该研究者得出结论：术后GBS患者代表了不同的群体更易患恶性肿瘤和自身免疫性疾病。这一发现的临床意义是未知的，并且需要外部验证。

（朱　旭编译　张　赛审校）

145. 对侧静脉回流系统发育不全与单侧脑静脉窦血栓形成颅内压升高之间的联系

Moeller RF, et al. Neurocrit Care, 2015, 23：S173

脑静脉窦血栓形成（CSVT）在儿童中的发病率为（0.34~0.67）/100000。临床表现是多样的。脑静脉存在显著的解剖变异，会影响调节引流静脉的能力和增加颅内压力的风险。作者展示一系列单侧CSVT儿童病例并且探讨对侧引流静脉窦的大小对颅内压升高的影响Moeller团队对一个单一机构放射数据库查询和单边CSVT患者包括在内。新生儿以及其他原因导致ICP的增加和外在的原因被排除在外。不同大小的静脉窦和ICP升高也被有效地评估。对侧静脉引流系统发育不良（VDS）定义是横窦腔径减小50%，患侧对比与1.5cm的窦汇汇合。ICP升高表现为视神经乳头水肿和ICP升高的相关症状，对VDS没有发育不全的患者进行了研究。结果发现，对12例单侧CSVT的儿童病例进行了分析。6例有对侧VDS发育不良，6例没有。VDS发育不全的患者中，83%（5/6）ICP升高，非发育不良的不存在ICP升高。83%的患者对侧VDS发育不良与静脉窦血栓和ICP的升高有关系，无VDS发育不良的占0%。由此，该研究者得出结论：静脉窦解剖变异和大小变化在也存在于正常儿童。他们报告6例单侧CSVT伴发对侧VDS发育不全导致颅内压升高的病例,并用6例对侧VDS正常未出现颅内压升高的病例。虽然单侧发育不全的引流静脉系统是一种常见的变异,在CSVT占显著性优势的一侧,它可以导致ICP。

（朱　旭编译　张　赛审校）

146. 坐姿颅骨切开术中的脑氧合情况

Heroabadi AH, et al. Neurocrit Care, 2015, 23: S174

坐姿是对颅后窝和颈椎有帮助的姿势。只有少数文献报道有患者接受神经外科脑灌注和氧合处理时采用这种姿势。该研究旨在监测坐姿颅骨切开术的脑氧合情况。Heroabadi团队纳入了从2013年5月至2015年2月,择期颅骨切开术自愿采用此姿势的95例患者。在术前给患者用等张液并且如果主动脉压低于基线>20%,就可以用血管收缩剂(Akrinor)。在这项研究中,应用坐姿是一个改进的姿势,意味着采用坐姿后把患者的脚趾抬到耳屏的水平。MAP、心率、局部血氧饱和度水平(rSO_2)和呼气末二氧化碳量在麻醉前都进行记录,取前坐定位(pre-sitting),然后不间断直到手术结束。全静脉麻醉对患者实施Propfol,Sufentanyl/Remifentanyl和Rocuronium麻醉技术。氧浓度和新鲜气体流量进行调整FiO_2保持在40%~50%的范围,每分通气量将保持在呼气末二氧化碳量在30~35mmHg,约$5cmH_2O$。结果发现,与基准68.36 ± 9.26相比,坐定位后15分钟rSO_2减少(67.30 ± 67.30; P=0.037)。与坐位时MAP[(69.88 ± 11.51)mmHg]比较,坐定位后15分钟MAP[(66.55 ± 11.52)mmHg]也减少(P=0.018)。由此,该研究者得出结论:虽然MAP和rSO_2显著减少,15分钟后定位这些变化非常低,没有临床意义。可以认为坐姿是不会增加大脑缺氧风险的颅骨切开术姿势。

（朱　旭编译　张　赛审校）

147. 护士和神经生理学家所进行的基于频谱图的成人脑电图癫痫筛查的效能

Amorim E, et al. Neurocrit Care, 2015, 23: S175

神经生理学家通过频谱图或压缩谱阵图(CSAs)对连续性脑电图进行了筛查,结果显示了其探测癫痫发作的高敏感性和快速反应性。神经重症监护室护士也可基于CSA的部分数据发现癫痫发作。该研究包括来自2家学术型医疗中心的33名神经科ICU护士及3名癫痫专家,他们使用CSA分析了连续性EEG每2小时所记录的40份脑电记录。每名护士均需在试验开始前进行1小时的训练。所有脑电图数据均来自于一急救护理脑电图服务数据库。受试者每次进行CSA分析后均需对癫痫发生或不发生的可能性进行评分。40份CSA中有20份出现癫痫发作标记。研究中,所有受试者均不知道原始数据。2名神经心理学家未看到CSA数据,他们对原始数据进行独立地原始视觉分析,并将其分析结果视为金标准。结果发现:护士探测到癫痫的平均准确率为55.7%,癫痫专家为67.5%。护士探测到癫痫的灵敏度为73.8%,特异度为37.6%。癫痫专家探测到癫痫的灵敏度为67.5%,特异性为63.3%。与传统原始脑电图分析相比,应用CSA后护士间的一致性较低(Gwet AC1统计值为36.6%),而癫痫专家间具有中度一致性(AC1为51.8%)。由此,该研究者得出结论:护士利用CSA对连续性EEG进行分析,从而探测癫痫发作是可行的,并且具有中度敏感性。护士和癫痫专家对癫痫探测的敏感性相似,因此护士观察频谱图在提高频谱图观察频率的同时不会降低癫痫探测的敏感性,从而可提高癫痫发作的早期发现率。这些数据表明,建立更为全面的癫痫发作护士审查的教育计划是很有必要的,这需要更为大型的研究探索。

(王 晶编译 张 赛审校)

148. 左乙拉西坦评价作为癫痫持续状态患者管理的一线紧急用药

Bledsoe K.A, et al. Neurocrit Care, 2015, 23:S176

患者在应用苯二氮䓬类药物进行初始治疗后,若癫痫持续状态(SE)未被纠正,则建议进行抗癫痫药物(AED)的紧急控制治疗。没有证据证明某种AED好于其他药物。左乙拉西坦为一种广谱AED,广泛应用于SE患者治疗中。该研究的目的是描述左乙拉西坦作为一线紧急控制治疗药的使用方法和效果。对2012年1月1至2014年9月30日入院的成人SE患者进行回顾性分析。通过电子病历审查收集数据。在使用AEDs不进一步加药的情况下,根据患者应用某AED后癫痫活动的临床终止或影像学终止,对一线AED的作用效果进行评估。结果发现:左乙拉西坦对61%的SE发作患者有效,其作用效果与苯妥英/磷苯妥英、丙戊酸相似(分别为80%和60%,P=0.17)。为终止癫痫发作,在对治疗有反应的患者和需要进一步加用另一种AEDs治疗的患者,左乙拉西坦初始用量并无区别。左乙拉西坦无应答患者更可能出现癫痫发作及周期性边缘性癫痫样放电,而其出现弥漫性癫痫发作的可能性小(P=0.006)。在左乙拉西坦无应答患者中,59%的患者需要使用超过2种AEDs治疗来控制癫痫活动,18%的患者无SE完全终止的记录。患者住院时长和死亡率由于使用一线AED药物的不同而产生差异,但与左乙拉西坦有应答患者相比,左乙拉西坦无应答患者的这种差异较小。由此,该研究者得出结论:左乙拉西坦作为SE患者应用苯二氮䓬类药物进行初始治疗后临床和(或)电生理学治疗的一线AED药物,其作用效果与苯妥英/磷苯妥英、丙戊酸相似。作者表明,该情况下左乙拉西坦使用的最佳剂量仍有待进一步研究确定。

(王 晶编译 张 赛审校)

149. 急性硬脑膜下血肿患者的癫痫样脑电图发现对患者结局的影响

Busl KM, et al. Neurocrit Care, 2015, 23:S177

癫痫发作和癫痫样放电与硬膜下血肿(SDH)具有相关性。然而,这种联系在人们了解孤立性急性SDH(aSDH)的特征时还不足够,对于aSDH患者癫痫发作和癫痫样脑电发现对患者结局的影响,人们知之甚少。Busl等试图确定癫痫发作和癫痫样脑电发现对aSDH患者的影响。该研究包括2009年1月至2012年3月在Rush大学医疗中心(RUCM)进行治疗的aSDH患者,根据其临床表现,他们均接受了EEG监测。记录患者人口统计学数据和临床数据、并发症、治疗方案、死亡率和住院时长(LOS)。应用单变量和多变量分析评估临床癫痫发作和癫痫样脑电发现对患者死亡率和LOS结局的影响。结果发现:在76例接受EEG监测的aSDH患者中,患者平均年龄为68.1岁(SD 17.5);49例(65%)为男性,43例(57%)接受了手术SDH血肿疏散治疗。27例(36%)在住院期间出现癫痫临床发作,24例(32%)EEG上癫痫样脑电发现,11例(14.5%)癫痫发作和癫痫样脑电发现均有。患者住院死亡率为12%(9例)。在单变量分析中,临床癫痫发作与患者结局无相关性。癫痫样脑电发现的出现于LOS延长有相关性(分别为10天和4天,$P=0.002$),也与患者在院死亡率升高有相关性(分别为33%和12%,$P=0.03$)。在多变量分析中,癫痫样脑电发现可独立预测住院LOS和ICU-LOS明显延长(OR: 13.99,95% CI: 2.92~67.06,$P=0.001$)。由此,该研究者得出结论:癫痫临床发作对aSDH患者结局无影响,但癫痫样脑电发现可独立预测住院LOS和ICU-LOS延长。作者表明,仍需进一步前瞻性研究以探索aSDH患者癫痫样脑电发现的出现及其对患者结局的影响。

（王　晶编译　张　赛审校）

150. 硬膜下血肿患者脑电图监测的临床效用

Hargis M, et al. Neurocrit Care, 2015, 23: S178

导致硬膜下血肿(SDH)患者神经系统检查结果改变/波动的原因很多,其中包括亚临床癫痫发作。临床中,在SDH患者应用常规/扩展脑电图(EEGs)监测探测癫痫发作的方法尚未被完全接受。Hargis等试图确定对SDH患者使用脑电图监测的临床效用。2013年1月至2014年3月,Hargis等前瞻性回顾研究了EEG的常规和扩展检查。收集EEG应用前可能有癫痫发作的患者的年龄、血肿大小、中线移位距离、自发性SDH及创伤性SDH患者数量、凝血障碍史、手术治疗史、癫痫发作史、AED预防治疗史和临床运动表现的数据以探索其与脑电图所记录的癫痫发作的关系。结果发现:该研究共包括25例SDH患者,其中12例接受常规EEG监测,2例接受扩展EEGs监测,11例同时接受常规/扩展EEGs监测。记录EEGs监测结果以评估患者精神状态、癫痫样运动性症状,并评估患者经临床癫痫发作治疗后的持续性非痉挛性癫痫发作。2例常规EEG监测及4例扩展EEGs监测的患者出现癫痫发作(16%)。在所有出现癫痫样脑电发现患者中,仅1人例进行肾疾病终末阶段血液透析(出现脑电记录癫痫发作的ESRD患者的RR=22,95% CI: 3.2~149.3)。研究调查的所有临床因素与脑电记录癫痫发作之间均无显著相关性。在接受常规EEG监测后扩展EEG监测的患者中,有6例癫痫发作未被探测到,无1例被检测到脑电活动。由此,该研究者得出结论:蛛网膜下血肿后精神状态发生改变的患者,普遍有癫痫样脑电发现(在该样本有限的研究中占16%),但在该研究中,扩展EEG不会改善患者诊断。唯一与癫痫发作有关的是1例正在接受血液透析的ESRD患者。作者表明,该研究为一次小规模研究,研究结果的影响力有限,仍需进一步前瞻性研究以证明这些发现。

（王　晶编译　张　赛审校）

151. 在ICU应用连续性脑电图监测预测患者结局

Khawaja AM, et al. Neurocrit Care, 2015, 23: S179

有限的研究数据表明,某些连续性脑电图(cEEG)监测参数可预测ICU患者结局。该研究前瞻性获得了234例ICU患者的人口统计学数据和临床数据,且患者不存在癫痫和癫痫持续状态。所记录的cEEG参数包括:背景节奏(BR)、最初12小时和最后24小时的活动性。BR进一步细分为: A1(正常α节奏)、A2(间歇性α节奏)、A3(中度弥漫性阻滞节奏)、A4(严重弥漫性阻滞节奏)。主要结果包括:患者出院GCS(GCSD)和出院倾向(从好到差依次为:回家、住院康复治疗、疗养院、死亡)。结果发现: 97例有癫痫样活动,但不能预测患者结局。控制了混杂因素(年龄、并发症、入院GCS、cEEG监测时长)后,与其他节律相比,最初24小时患者无活动性($P=0.004$),出现A4节律($P=0.002$)可预测平均GCSD差[分别为9.2(5.4)和9.4(5.1)]。

最后24小时,与其他节律相比,A1(P=0.02)和A2(P=0.02)可预测GCSD好[分别为13.8(2.6)和13.0(3.6)],而A4(P<0.0001)和反应性(P<0.0001)可预测GCSD差[分别为7.5(5.1)和5.1(5.2)]。考虑到患者出院倾向,在最后24小时有活动性患者有正常倾向或更好倾向的可能性为无活动性患者的3.5倍(P=0.0001,95%CI: 1.9~6.6)。就BR而言,在最后24小时有A1节律患者有正常倾向或更好倾向的可能性为有A2节律患者的3.6倍(P=0.01,95%CI: 1.3~10.0)。A1是A3的4.9倍(P=0.0006,95%CI: 2.0~12.5),A1是A4的1.4倍(P<0.0001,95%CI: 7.3~59.9),A2是A4的5.8倍(P<0.0001,95%CI: 2.5~13.3),A3是A4的4.2倍(P<0.0001,95%CI: 2.2~8.2)。由此,该研究者得出结论: 在该研究中,cEEG监测显示患者反应性和背景节律变缓是患者结局的唯一预测因素。BR放缓和活动性丧失可预测患者结局不佳。这些信息有助于ICU患者出院计划的设定。

（王　晶　编译　张　赛　审校）

152. 脑电图参数可显著预测抗癫痫药物更改: 一项前瞻性观察研究

Khawaja AM, et al. Neurocrit Care, 2015, 23: S180

有限的回顾性数据表明,连续脑电图(cEEG)显著影响抗癫痫(AED)药物的更改。该研究旨在确定ICU患者cEEG参数与AED更改的相关性。该研究前瞻性获得了234例ICU患者的人口统计学数据和临床数据,且患者不存在癫痫和癫痫持续状态。所记录的cEEG参数包括任何癫痫样活动的数据: 周期性边缘性癫痫样放电(PLEDs)、广泛周期性EDs(GPEDs)、发作间期EDs(EDs)、多灶性EDs(Multi-EDs)、脑电记录显示的癫痫发作。背景节律(BR)、病灶阻滞(FS)、反应性和癫痫样活动的位置(灶性、弥漫性或均有)。主要结局是指AED变化的平均值(SD)(Mean-nAED)。应用广义线性模型分析脑电特征与患者结局的相关性。结果发现: 对患者进行cEEG监测期间AED变化的平均值(SD)为2.2(3.1)。97例(41.5%)有癫痫样的活动,为无cEEG监测患者mean-nAED的4.35倍(P<0.0001)。22例(9.4%)出现PLEDs,21例(9.0%)出现GPEDs,89例(38.0%)出现EDs,64例(27.4%)出现multi-EDs,39例(16.7%)出现癫痫发作。在控制了年龄、入院GCS、并发症、cEEG持续时间后,相对为癫痫样电活动患者,有癫痫样电活动患者的EDs的平均nAEDs高出3.62倍(P<0.0001),癫痫发作3.24倍(P<0.0001),Multi-EDs 3.04倍(P<0.0001),PLEDs 2.78倍(P<0.0001),GPEDs 1.65倍(P=0.42),平均每天cEEG监测时长延长可使平均-nAED增加20%(P<0.0001)。cEEG期间的Mean-nAED为cEEG监测前、后的3.5倍(P<0.0001)。根据癫痫样活动的位置、BR、FS和反应性可知,Mean-nAED没有显著差异。由此,该研究者得出结论: 大多数AED变化发生于存在任何形式的EDs患者,其次才是癫痫发作、多发性EDs和PLEDs患者。脑电图背景活动、GPEDs和癫痫样电活动的位置与AED变化无显著相关性。这些信息对预测哪些患者需要更多的AED治疗很有用。

（王　晶　编译　张　赛　审校）

153. 定量脑电图可对自发性癫痫进行检测和通知

Khawaja AM, et al. Neurocrit Care, 2015, 23: S181

实时快速检测癫痫的方法有许多,包括信号处理、仪器学习、非专业人员培训。将这转化为临床实践具有一定挑战性。Khawaja等建议借助癫痫发作时的频谱特征进行自动化检测和通知。Khawaja等评估了其有效性,并描述了仪器的特征。该研究包括在ICU、医院走廊或癫痫监测病房(EMU)治疗超过28天的17岁以上患者。每天记录包括脑电图记录、癫痫样脑电记录事件、癫痫样放电(EDs)、弥漫性或周期性边缘性EDs(GPEDs及PLEDs)、癫痫持续状态(SE)在内的各种数据。通过将脑电信号压缩至1小时时长,使用商用癫痫检测软件(Persyst v.12)对数据进行分析。可视脑电图分析为其黄金标准。通过计算量化软件性能:真/假阳性(TP、FP)、假阴性(FN)。仪器被划分为生理相关、机械相关和电极接触相关性仪器。结果发现:研究共记录了308次EEG研究,共记6164小时。患者平均年龄54.3岁。42次研究发现患者癫痫和SE阳性,29次出现EDs、GPEDs、PLEDs。28天内共检测到1580次癫痫样脑电事件,50.9%为TP,49.1%为FP。11次研究未发现癫痫样脑电事件(假阴性)。对在ICU、医院走廊或EMU进行治疗的患者,TP率分别为50.2%、55.2%、50.2%,而FP率分别为49.8%、44.8%、51%。其结果无统计学意义($P=0.20$)。对90次研究的仪器造成的FPs进行了评估。仪器造成的肌肉活动最为频繁(28/90),其次为电接触相关异常(11/90)、其他混杂因素(8/90-心电图异常)。43/90研究未对仪器进行分析。由此,该研究者得出结论:虽然可应用软件探测绝大多数的癫痫/癫痫样事件,但由仪器所导致的假阳性结果也很多,最常见的是肌肉活动。为了增加阳性预测价值,可对仪器进行修改。该方法将使非专业人员对有干预的脑电图模式进行实时识别。

（王　晶 编译　张　赛 审校）

154. 蛛网膜下腔出血患者癫痫样异常的频率及时间进程评估

Kim JA, et al. Neurocrit Care, 2015, 23: S182

在急性颅脑创伤患者,癫痫发作间期连接体异常(IICA),包括散发性和周期性癫痫样放电及节律异常,均为常见的脑电图病理发现。IICAs的功能性意义已被讨论过。在急性颅脑创伤患者,IICAs抑制是否可以预防癫痫发作、改善神经系统功能,或简单预示患者偶发症状尚不清楚。在该研究中,Kim等对蛛网膜下腔出血(SAH)患者的IICAs的出现及时间进行了定量分析评估。Kim等希望通过这种处理确定IICAs的时间进程是否可以预测癫痫发作、延迟性脑缺血或长期住院时间。Kim等分析了2011年9月至2015年1月的102例ICU非创伤性SAH患者的EEG报告,这些患者的Hunt-Hess评分4~5分,Fisher分级3级。应用常规10~20电极EEG记录连续性EEG数据。每天的记录均经过临床神经生理学家的审查以识别脑电记录的癫痫发作模式和癫痫发作间期模式。将这些报告的结果标记为:癫痫、散发癫痫样放电、单侧或弥漫性周期性癫痫样放电(LPDs和GPDs)、单侧或弥漫性节律异常δ活动(LRDA和GRDA)。结果发现,60.7%的患者出现散发癫痫样放电。41.2%的患者出现GRDA,在所有发现中占第二,其次是LRDA(19.6%)。分别在10.8%和11.8%的患者身上发现LPDs和GPDs。Kim等分析了这些模式的时间进程与出血天数(从第0天开始计数)、血管痉挛发生、延迟性缺血性神经功能下降、癫痫发作间的相关性。Kim等发现,癫痫脑电波分别于SAH患者出血后第3天和第8天出现两次高峰。广泛化的IICAs在出血后第3天的发生率最高,在出血后第10天明显好转。由此,Kim等认为,IICAs可在很大比例的SAH患者身上出现。对这些模式的时间进程及相关临床结局进行评估,是识别部分癫痫发作间期特征及确定患者并发症发生率的第一步。

（王　晶 编译　张　赛 审校）

155. 日本神经危重症护理患者非痉挛性癫痫持续状态的诊断和治疗

Nakamoto H, et al. Neurocrit Care, 2015, 23: S183

　　非痉挛性癫痫持续状态(NCSE)是当代神经危重症护理中具有挑战性的疾病。在日本，尚不存在该病的指导方针，目前的治疗方案也不太令人满意。在美国，连续脑电图(cEEG)监测结果已成为NCSE的诊断标准，然而，cEEG在日本并非如此普遍，很多NCSE患者仍未被诊断和治疗。为诊断NCSE，2013年，Nakamoto等首次在其ICU及SCU的危重症患者身上引进cEEG监测。进行超过12小时的cEEG监测。Nakamoto等根据2012年发表的ACNS标准化危重病脑电图术语评估了其cEEG发现。当cEEG记录仪上出现波动性LPDs或进行性LPDs征象时，将其诊断为NCSE，并立即开始磷苯妥英和左乙拉西坦治疗。Nakamoto等在110例危重症患者身上进行了cEEG监测，其中58例有卒中史，27例有癫痫史，14例有脑创伤史，3例有脑炎史，2例有癫痫发作史，4例有系统性疾病史。卒中患者中有12例(21%)、癫痫患者中有10例(37%)、脑创伤患者中有5例(37%)、脑炎患者中有2例(67%)被检测出有NCSE。由此，该研究者得出结论：在日本，cEEG的医疗花费不能报销。这是许多日本神经学家、神经外科医生和急诊医生不熟悉cEEG的主要原因。Nakamoto等首次在日本试图通过在危重症患者身上应用cEEG从而发现NCSE。其结果与之前的报道相似。在日本，发展设施和报销医疗费用是该技术施行的主要问题。这是CEEG和NCSE检测第一次在日本进行。作者表明，对日本神经学家和医生进行更多的cEEG病例和cEEG教育解释是十分必要的。

（王　晶编译　张　赛审校）

156. 急性硬膜下血肿患者癫痫持续状态的患病率及其对患者结局的影响

Pollandt SW, et al. Neurocrit Care, 2015, 23: S184

　　急性硬膜下血肿(aSDH)患者的癫痫发作和癫痫持续状态(SE)已越来越多地被人们所认识，连续脑电图(EEG)监测的可用性增加是其一部分原因。Pollandt等试图确定aSDH患者的临床患病率及其对患者结局的影响，以及aSDH患者的亚临床癫痫持续状态。该研究包括从2009年1月至2012年3月进入Rush大学医疗中心进行治疗的成人aSAH患者，他们均接受了EEG检查。对患者的临床和影像学结果、并发症、死亡率、气管切开术/PEG放置的必要性、住院时长(LOS)、出院时间均进行记录。应用单变量和多变量分析来评估SE与患者结局之间的相关性。结果发现：324例aSDH患者中，76例接受了常规或连续脑电图监测。最普遍的监测结果为76例中有26例(34.2%)出现癫痫样活动(抽搐/震颤症状、广义癫痫)，30例(39.4%)精神状态改变，11例(14.4%)发现新症状如轻度偏瘫或失语症。12例(15.8%)被诊断有SE。这12例中有9例(75%)在SE发作前使用过抗癫痫药物，其中3例人仍在入院前aSDH发作时出现SE。9例(11.8%)有临床SE，3例(3.9%)有非抽搐性SE(NCSE)。临床SE的9例中有2例在其后的EEG监测中出现NCSE。运用单因素($P=0.002$)及多因素($P=0.03$)分析，在SE出现后均可预测ICU-LOS时长(<6或≥6)。癫痫持续状态与死亡率、出院时间、气管切开术/PEG放置的必要性均无显著相关性。由此，该研究者得出结论：尽管对患者进行抗癫痫药物的预防性用药，15.8%经EEG监测的aSDH患者仍可发生SE。SE在独立预测

ICU-LOS时长的同时,对患者死亡率及出院时间并无影响。作者表明,仍需进一步前瞻性研究以评估aSDH患者的SE患病率。

（王　晶编译　张　赛审校）

157. 定量突发抑制在SAGE-547二期试验阶段中作为生物学标记: 从第一项国际高度难治性癫痫持续状态随机控制试验(状态试验)的三期试验阶段所得到的教训

Rosenthal ES, et al. Neurocrit Care, 2015, 23: S185

高度难治性癫痫持续状态(SRSE)通常可由注入麻醉剂后脑电图持续诱导突发抑制进行治疗。突发抑制的好处及其最佳深入或持续时间仍然未知。在最近进行的SRSE SAGE-547(四氢黄体酮的专有形式)(547-SSE-201)二阶段完全性开放标记试验中, Rosenthal等对突发抑制划定了变化范围及规则。Rosenthal等对547-SSE-201队列进行分析,从而为SRSE的第一次三阶段随机对照、安慰剂控制临床试验提供了突发抑制目标值: 治疗癫痫持续状态时, SAGE-547作为辅助治疗进行试验(状态试验)。Rosenthal等回顾审查所有与547-SSE-201有关的患者数据: 在定量脑电图抑制率(qSR)基线水平注入麻醉剂; qSR与SAGE-547的负荷剂量、维持剂量均具有相关性; 成功中断麻醉剂输注; SAGE-547血清浓集度。其后, Rosenthal等为此状态试验开发了有针对性的突发抑制准则,以缓和试验过程中突发抑制的多变性。结果发现: 该研究共包括25例547-SSE-201患者, qSR基线水平具有高多变性(变化范围0%~70%)。多变性与机构指南类型、麻醉剂使用的最大剂量有关。qSR有统计上显著的增加,这与SAGE-547负荷剂量有相关性。初始qSR增加与SAGE-547注入后9小时内的SAGE-547血清浓集度正相关。样本容量对的有限性与成功中断各种麻醉剂输注后的qSR基线及最大值均具有相关性,尽管如此,分析仍在进行中。由此,该研究者得出结论: 即将到来的三阶段状态试验协议指定,将用临床标准化指导准则(CSGs)指导SRSE临床管理,然而目前并没有统一的、已发表的临床标准。547-SSE-210二阶段试验表明,状态试验中控制麻醉剂突发抑制,使其具有低多变性,可促进药物调查研究,并明确qSR和成功中断麻醉剂后患者反应之间的相关性; 这种形式的指导将通过CSGs实现。

（王　晶编译　张　赛审校）

158. 氯胺酮治疗难治性癫痫持续状态的临床疗效和安全性: 一项10年单中心回顾性研究

Srinivas M, et al. Neurocrit Care, 2015, 23: S186

据报道,静脉注射(Ⅳ)氯胺酮对治疗难治性癫痫持续状态(RSE)有效。Srinivas等报道了在某神经重症监护室对RSE患者应用氯胺酮的临床疗效和安全性。2006~2015年期间,Srinivas等对患者Ⅳ型氯胺酮应用进行了回顾性分析,应用Ⅳ型氯胺酮为RSE治疗准则的一部分。对临床数据进行系统记录。氯胺酮反应被定义为: 在当氯胺酮作为麻醉过程的最后一种药物成分被添加时,患者SE可被永久控制,且撤回氯胺酮不会导致患者SE复发。在氯胺酮注射期间,分析利尿剂和升压药的使用情况,从而分别间接测量高血容量和低血压的发病率。应用格拉斯哥预后量表(GOS)测量患者结局。结果发现: 该研究包括80例RSE发作的患者。患者平均年龄54.65岁（13~88岁），45%为女性。患者氯胺酮应用天数1~54天（中位数为3天）。52例（65%）出现氯胺酮反应。20例（25%）结局良好（GOS 4~5分）。16例（20%）应用利尿剂。33例（41.25%）未应用升压药，其中9例（11.25%）血压下降。仅有9例（11.25%）需应用升压药升压。没有迹象表明颅内压升高或脑疝出现与氯胺酮应用有关。由此，该研究者得出结论：氯胺酮对65%的终末期SE患者有效。氯胺酮应用是安全的，它导致血压恶化性下降的可能性很低，且无临床迹象表明颅内压显著升高与氯胺酮应用有关。

（王　晶编译　张　赛审校）

159. 癫痫发作间期连续体活动的代谢相关性：连续脑电图监测期间的18F-氟脱氧葡萄糖正电子发射计算机断层扫描脑显像

Struck A.F, et al. Neurocrit Care, 2015, 23：S187

连续脑电图（cEEG）监测癫痫发作间期连续体（IIC）活动模式与患者结局不良具有相关性。为了研究IIC模式如何影响癫痫持续状态，考虑到FDG-PET所示的代谢亢进与疾病突发活动相关但又常与cEEG发现有区别，Struck等研究了癫痫持续状态患者[18]F-氟脱氧葡萄糖正电子发射计算机断层扫描（FDG-PET）脑显像的代谢特征。研究所用的cEEG数据库来自于应用cEEG IIC模式期间正在进行FDG-PET的患者。校准MRI后可在FDG-PET上辨别患者的额叶、颞叶、顶叶、枕叶和皮质下区域，测量小脑最大标准摄入值（SUV_{max}）并与小脑SUV_{max}（SUV_{ratio}）进行比较；$SUV_{ratio}>1.20$被认为是代谢亢进。两名临床神经生理学家均认为，cEEG复查为利用ANCS标准化的重症患者急救护理的脑电图术语。复查医疗记录从而评估患者对病因和治疗的反应性。每次分析在形式上均是双盲的。"确定性脑电图记录"的癫痫持续状态（SE）被定义为节奏模式>3Hz或无发作背景离散脑电记录的癫痫复苏。将"可能临床脑电记录"SE定义为IIC模式无确定脑电记录的癫痫，但与以下因素具有相关性：①对抗惊厥药物的脑电记录反应和临床反应；②阵挛性活动；③持续的癫痫发作后脑病。结果发现：18例在IIC模式期间接受FDG-PET的患者被纳入该研究，该研究从2008年持续到2014年，受试者平均年龄56.6岁。61%的患者有FDG-PET所示的代谢亢进病灶，28%有分散或聚集代谢减退病灶，11%FDG-PET现象正常。8例（44%）的最终诊断为急性结构性功能障碍，7例（39%）为神经系统炎症或神经系统感染，2例陈旧性癫痫。FDG-PET可预测"确定性脑电记录"的SE或"可能临床脑电记录"的SE，其敏感度79%（95% CI: 0.53~0.93），特异度100%（95% CI: 0.51~1.0）；Fisher评分正确（$P=0.01$）。预先确定的参数>1Hz或出现高振幅PDs时，其对代谢的影响具有高度特异性（1.0），但其置信区间与样本量有关。由此，该研究者得出结论：在包括LPDs、GPDs、"可能临床脑电记录"SE在内的IIC活动患者身上，可能会观察到FDG-PET所示的脑代谢亢进与"确定性脑电记录"SE所示结果相似的现象。Struck等将可能临床脑电记录SE定义为：与抗惊厥治疗应答反应、阵挛性活动及癫痫发作后脑病相关的IIC模式。

（王　晶编译　张　赛审校）

160. 成人难治性癫痫持续状态生酮饮食疗法的安全性：系列病例报告

Su K, et al. Neurocrit Care, 2015, 23：S188

尽管有很多关于生酮饮食（KD）在儿科应用的文献，但在难治性癫痫持续状态（RSE）

的成人患者,应用生酮饮食治疗的文献却并不多。Su等描述了一些ICU中成人RSE患者KD治疗的安全性和耐受性。该文章为包括3例接受KD治疗的RSE患者在内的回顾性研究的病例综述。数据比较包括人口统计特征、临床表现、实验室检查结果和不良反应。需要观察的患者主要结局包括是否出现与饮食有关的酮症及不良反应。结果发现: 对3例神经科ICU的RSE患者开始KD治疗,其中2例为女性,年龄分别为58岁和31岁; 1例为男性,28岁。3例中有2例出现KD酮症[依据其出现尿酮阳性和(或)血清β-羟丁酸(BOH)阳性]。KD治疗后的不良反应包括: 所有患者LFTs升高、3例中有2例甘油三酯升高。对1例停止KD治疗后酮症消失(尿酮消失)、LFTs水平上升消失、甘油三酯升高消失(尽管可能增加独立的KD审查图)。对另外2例进行持续KD治疗直至RSE解决。所有3例患者最终均出院回家(由于缺乏保险)或进入在院康复治疗。基于改良Rankin评分的患者功能状态评分平均为4分,表明患者最终出现中重度残疾。研究发现,酮体生成在ICU患者十分常见,加强对血清β-羟丁酸及尿酮水平的监测可提高酮症探测的敏感性。监控患者LFTs及甘油酸三脂水平可提高患者安全性。在该有限的研究中,KD总体上可用于治疗RSE,并且可能是RSE的安全饮食措施。作者表明,进一步前瞻性研究是很有必要的。

（王　晶编译　张　赛审校）

161. 拉科酰胺(布洛芬)终止癫痫持续状态: 是有效而安全的选择吗

Suchdev K, et al. Neurocrit Care, 2015, 23: S189

癫痫持续状态(SE)是一种具有高发病率和死亡率的神经科急症。其治疗包括传统抗癫痫药物(AEDs)如磷苯妥英治疗,及紧随其后的苯二氮治疗。新一代药物如拉科酰胺[布洛芬(LCM)]如今也应用于临床,它具有比老一代AEDs药物更好的患者耐受性。然而,仍缺乏文献证据证明,新一代ADE药物具有终止SE作用。该文章为包括2011~2013年间因SE入院的79例患者在内的回顾性研究的图表综述。所有患者均接受静脉注射LCM(剂量范围200~400mg)治疗。Suchdev等收集的基线特征包括: 年龄、性别、病因、SE类型、AEDs用药史、AEDs给药顺序及SE终止给药时间。SE给药终止时间由临床脑电图特性决定,被定义为: 若患者在SE停药后24小时内未复发,则该停药时间即为患者的SE给药终止时间。结果发现: 该研究共包括79例患者,其中49例(62%)为男性。42例(53%)具有广泛抽搐性SE。结构病变是最普遍的潜在病因。LCM可作为SE的一线至五线用药。79例中有45例(57%)在LCM Ⅳ级管理运用后SE终止。30例SE终止于发病后6小时内,12例SE终止于发病后6~12小时,3人SE终止于发病后12~24小时。当LCM作为一线用药时,57%患者SE终止; 而当LCM作为二线用药时,69%患者SE终止; 当LCM作为三线用药时,58%患者SE终止; 当LCM作为四线用药时,35%患者SE终止; 当LCM作为五线用药时,50%患者SE终止。无患者不良反应报告。该研究显示,LCM可能是SE治疗的有效且安全的可选治疗措施,在SE管理时,LCM应用越早疗效越好。用药过晚而导致的SE终止失败可能反映了SE本身的难治性特性而非药物失效。耐受性是其另外一个好处。作者表明,仍需进一步的前瞻性控制研究以更好地确定LCM的疗效和耐受性。

（王　晶编译　张　赛审校）

162. 重症/非重症患者间歇或持续输注丙戊酸治疗的药代动力学稳定状态比较

Van Matre E.T, et al. Neurocrit Care, 2015, 23: S190

丙戊酸(VPA)是一种广谱抗癫痫药,可用于急性癫痫发作、癫痫持续状态和其他适应证如偏头痛等。与传统间歇性静脉制剂相比,丙戊酸具有较短的半衰期,这可能导致患者血清血药浓度的变化。连续静脉输注VPA治疗是减轻这些药代动力学和动力学效应的一种方法。该研究的目的是了解连续静脉输注VPA在急性重症患者的药代动力学特点,并确定要获得稳态的目标血药浓度所需的给药方案。该研究为回顾性药物动力学研究,研究对象包括作者所在结构内签过癫痫和偏头疼持续状态协议的接受连续性注射VPA治疗的急性重症患者。研究回顾了234例(25例病危)的药代动力学参数,利用t检验和卡方检验对两组的药代动力学参数进行比较(非危重症护理和危重症护理)。利用Monte Carlo模拟两组的间歇性/持续性注射剂量策略。研究还报道了血药浓度水平百分率。结果发现: 非重症和重症疾病组患者的目标血药浓度百分率分别为69.4%和58.3%(P=0.282),后负荷剂量分别为69.7%和37.5%(P=0.004)。两组的血药容积分布具有显著差异,分别为0.35L/kg和0.68L/kg($P<0.0001$)。不管是重症组还是急性发病组,持续注射药物2mg/(kg·h)后均可达到最高目标血药浓度(50~100mcg/ml)百分比,分别为45.19%和48.16%。由此,该研究者得出结论: 危重症患者的血药容积分布增加,从而需要更大剂量的VPA来达到血药浓度的治疗水平。连续输注VPA为患者提供了与减轻患者药代动力学变化相一致的稳定的血清血药浓度水平。

（王　晶 编译　张　赛 审校）

163. 危重患者镇静作用的无意识突发抑制

Zafar SF, et al. Neurocrit Care, 2015, 23: S191

在危重症患者和手术后患者,药理学作用所致的无意识突发抑制被定义为: 与死亡率增加、精神错乱和长时间机械通气有关的潜在可改良危险因素。Zafar等评估了危重症患者无意识突发抑制的频率、危险因素和结局。Zafar等2012年1月至2014年12月对某中心的重症监护室患者进行了回顾性研究。所有年龄>18岁、正在进行机械通气和镇静治疗、已进行至少24小时脑电图监测的患者被纳入该研究。排除了为治疗癫痫持续状态或ICP升高而出现的药理学作用所致的无意识突发抑制的患者,同时排除具有心搏骤停史或缺氧性脑损伤史的患者。符合该研究纳入标准的患者共150例。其中50.1%为女性。患者平均年龄58.6岁。55例(36.7%)在脑电图监测期间出现无意识突发抑制。所有患者的脑电图背景从突发抑制转为连续模式均是由于停用镇静剂或镇静剂剂量减少所致。19例(34.5%)在住院期间死亡,36例(65.5%)出院时仍存活。患者入院的最常见原因是由败血症、多器官衰竭和(或)多种药物滥用所致的中毒性/代谢性脑病(23.6%)。其他常见入院诊断包括: 颅脑创伤(20%)、癫痫发作(16.4%)和SAH(16.4%)。在该研究中,虽然存在ICU镇静剂使用协议,但约1/3的患者经历了无意识突发抑制。可能的解释包括: 危重症患者的麻醉药物动力学和药效学改变、ICU复杂的多种药物相互作用、危重症患者脑神经生理学而非药理学作用效果。作者表明,仍需进一步研究来确定减少患者无意识抑制发生率的最佳措施,以及确定这些措施是否可以改善危重症患者的结局。

（王　晶编译　张　赛审校）

164. 癫痫持续状态严重程度评分的外部校验及癫痫持续状态基于流行病学的死亡率

Oh JH, et al. Neurocrit Care, 2015, 23: S192

两个临床评分系统——癫痫持续状态严重程度评分(STESS)和基于流行病学的SE死亡率评分(EMSE)被用于预测癫痫持续状态(SE)患者的死亡率,而不是预测其功能性结局。该研究为关于成人SE患者的大型前瞻性队列研究,其目的是通过STESS和EMSE评估患者在院死亡率从而校验SE患者的结局预测功能。此外,Oh等表明,应用这些评分系统不仅可以预测患者死亡率,也可以预测患者功能性结局良好。该研究在韩国三级医院的8个癫痫学术中心进行。2013年1月至2014年12月期间所有成人癫痫持续状态(SE)患者的临床和脑电图(EEG)数据均来自于一前瞻性SE数据库。主要结局变量为患者在医院死亡。次要结局变量为患者功能性结局差,出院时格拉斯哥结局评分(GOS)1~3分。结果发现: 该研究共包括120例患者,其中16例(13.3%)在医院内死亡,64例(53.3%)功能性结局较差。通过STESS预测患者院内死亡情况的操作特性曲线(ROC)的曲线下面积(AUC)为0.673,且具有辨别差异的最佳截断值(≥4)(敏感度和特异度最佳匹配分别为0.69和0.41)。三种EMSE联合(EMSE-LDE, EMSE-ECLE和EMSE-ALDE)不仅可预测具有敏感性和特异性最佳匹配的患者的院内死亡率(最佳匹配敏感度0.6,特异度≥0.6),还可预测患者功能性结局不良(最佳匹配特异度≥0.72,特异度≥0.6)。STESS不能预测患者结局不良(AUROC 0.581, P=0.2292)。由此,该研究者得出结论: EMSE和STESS预测患者院内死亡率时并无区别。EMSE可同时解释SE患者的个体死亡率和功能性结局。

（王　晶编译　张　赛审校）

165. 蛛网膜下腔出血合并难治性血管痉挛患者动脉注射米力农的益处

Alamri AS, et al. Neurocrit Care, 2015, 23: S198

血管痉挛所致的延迟性缺血性神经功能障碍(DIND)是SAH患者发病和死亡的首要原因。除低温治疗外,对DIND患者的新型治疗措施正在出现,有报道称,应用Ⅳ和ⅠA型米力农均可成功治疗DIND。Alamri等报道了他们在难治性血管痉挛患者身上应用ⅠA型米力农后患者的发病率和治愈率。该研究为单中心回顾性研究,研究对象包括2006年1月至2015年1月期间经ⅠA型米力农治疗的难治性血管痉挛患者,其MNI协议包含等容量治疗、适宜血压维持、心输出量记录和Ⅳ型米力农应用。结果发现: 该研究共包括560例SAH患者。平均年龄50岁, Hunt-Hess评分的中位数为3分, Fisher评分的中位数为4分。116例(20.71%)有血管痉挛。米力农首剂负荷剂量的中位数为8mg;首剂维持剂量的中位数为0.75mcg/(kg·min)。尽管将Ⅳ型米力农剂量提升至2mcg/(kg·min),116例中仍有17例有难治性血管痉挛(DIND)。给予该116例ⅠA型米力农治疗,负荷剂量1~10mg。17例中有4例也给予同样剂量的ⅠA型米力农。对2例行血管球囊成形术,1例病情改善;对4例行支架治疗,2例病情改善。Ⅰ A型米力农治疗后,Ⅳ型米力农维持剂量为0.75~2mcg/(kg·min)。10例的血管痉挛明显改善,1例部分改善,2例轻微改善,4例无任何改善。17例中有13例用药后立即出现临床情况改善,且未出现米力农副作用。6例CT扫描图上出现缺血征象。出院mRS中位数为3分,出院后3月变为2分。整个研究过程中共有5例失访。由此,该研究者得出结论:在该小型回顾性研究中,对SAH后难治性血管痉挛患者动脉内注射米力农药物似乎是有效的。血管造影血管痉挛状况和临床现象均有所改善,17例患者中只有6例(35.3%)发展为永久性的缺血。作者表明,进一步前瞻性研究是十分必要的。

(王　晶　编译　张　赛　审校)

166. 入院嗜中性粒细胞-淋巴细胞比率预测动脉瘤性蛛网膜下腔出血后延迟脑缺血

Al-Mufti F, et al. Neurocrit Care, 2015, 23: S199

免疫调节异常可长期影响动脉瘤性蛛网膜下腔出血(aSAH)后延迟性脑缺血(DCI)的发展。入院嗜中性粒细胞-淋巴细胞比率(NLR)是癌症、心脏疾病及脓毒症患者的确定性诊断指标。该研究试图确定SAH患者的NLR与DCI间是否具有相关性。该研究为单中心、前瞻性、观察性队列研究,Al-Mufti等对2006~2015年期间的1045例动脉瘤性SAH患者进行了评估。对患者白细胞差异(NLR)进行分析(阈值为≥5.9)。脑血管痉挛性DCI被定义为:①临床恶化(如局限性功能障碍、意识水平下降,或二者同时存在),和(或)②CT上新发梗死灶,而在入院CT或最近的CT扫描上不可见,且研究小组认为其原因是血管痉挛。研究中同时应用了logistic回归模型。结果:研究发现,749例(72%)的入院NLR≥5.9。多变量模型评估所得NLR与入院Hunt-Hess评分低(OR: 1.6, 95% CI: 1.2~2.6, P=0.005)、白种人种族(OR: 2.6, 95% CI: 1.9~3.7, P<0.001)、前动脉瘤位置(OR: 1.7, 95% CI: 1.2~2.4, P=0.004)、发病后意识丧失(OR: 1.4, 95% CI: 1.0~2.0, P=0.055)、重症SAH(改良Fisher评分≥3分)(OR: 1.8, 95% CI: 1.3~2.4, P<0.001)具有相关性。已知的经控制处理后入院NLR预测DCI发展情况(OR: 1.7, 95% CI: 1.1~2.5, P=0.008)的预测因子包括:年龄、入院临床分级不佳、重症SAH的出血量及入院MAP升高。该研究表明,入院NLR为炎症和DCI间相关性研究提供了进一步证据。在对SAH患者进行评估时,入院NLR可能成为预测患者临床结局的稳定性预测因子。

(王　晶　编译　张　赛　审校)

167. 血管造影阴性的自发性非中脑周围蛛网膜下腔出血患者的结局

Al-Mufti F, et al. Neurocrit Care, 2015, 23: S200

血管造影阴性的蛛网膜下腔出血(SAH)患者占所有自发性SAH患者的20%,且该情况与患者并发症显著相关。然而,大部分研究血管造影阴性SAH[包括中脑周围出血(PMH)]的文献均表明,血管造影阴性的SAH比动脉瘤性SAH的患者结局更好。因此,Al-Mufti等试图评估血管造影阴性的非中脑周围SAH(NPAN-SAH)患者的结局。该研究为包括SAH患者在内的前瞻性、观察性、队列研究,Al-Mufti等对行血管造影检查的弥漫性SAH患者进行了评估。检查评估所有分散的SAH患者接受血管造影和参与了一项前瞻性观察性队列研究的SAH患者。所有有弥漫性SAH的患者的病后3个月原发性临床结局评估结果均不佳

（mRS 3~6分）。继发性结局包括出血、血管痉挛、癫痫和梗死灶形成。结果发现：在1674例SAH患者中，191例（11%）血管造影检查阴性，其中83例（4.9%）有NPAN-SAH。除了NPAN-SAH患者中女性、糖尿病患者占优势外，每组患者的人口统计学特点和临床特点均相似。与AP-SAH患者相比，NPAN-SAH与预后不良（mRS 3~6分）基本无相关性（OR: 0.53,95% CI: 0.31~0.92, $P<0.026$ ）。在对患者Fisher评分、性别、糖尿病和Hunt-Hess评分>3分进行了标准化整合后，应用多变量回归模型进行分析显示：NPAN-SAH患者出现血管痉挛的可能性更小（分别为4.8%和20.8%）（OR: 0.197,95% CI: 0.07~0.55, $P<0.002$ ）。NPAN-SAH患者的再出血率也较小（OR: 0.13,95% CI: 0.02~0.98, $P<0.005$ ），但在对患者Fisher评分、性别、糖尿病和Hunt-Hess评分进行了标准化整合后，该联系将不再有统计学意义。NPAN-SAH和AP-SAH患者在出现癫痫、脑梗死或死亡方面无显著统计学差异。由此，该研究者得出结论：AP-SAH患者虽然有出现血管痉挛的风险，但其再出血及预后不佳的风险并不是很高。NPAN-SAH患者仍然是这些事件的高风险人群，应谨慎对待。

（王　晶 编译　张　赛 审校）

168. 颅内出血后经超声视神经鞘膨大检查预测分流装置依赖性

Anand A , et al. Neurocrit Care , 2015 , 23 : S201

目前，尚无可靠方法预测颅内出血后脑室外引流（EVD）是否需要行脑室-腹腔分流术（VPS）。研究发现，经超声视神经鞘直径（ONSD）检查对颅内压（ICP）>20 cmH_2O 的预测很敏感。同时，ONSD作为一种非侵入性筛查工具，在急诊医学中的应用也越来越广泛。该研究的目标是：评估ONSD测量是否可用于预测非创伤性颅内出血后EVD患者对VPS的需求性。该研究为前瞻性研究，研究对象包括颅内出血后需EVD治疗的急性脑积水患者。分别于夹闭EVD前、后10~15分钟对ONSD测量数据进行标准化处理。夹闭EVD之前及夹闭期间均记录患者ICP值。记录通过ICP波形定性评估所测得的其他颅内依从性测量值。结果发现：该研究对15例患者进行了147次ONSD和ICP测量，其中80%的患者有蛛网膜下腔出血，患者平均年龄（58±9）岁。夹闭EVD期间及夹闭前24小时的ICP峰值分别为（12.7±4.6）cmH_2O 和（12.4±6.2）cmH_2O。夹闭EVD前、后平均ONSD分别为（5.28±0.6）mm和（5.28±0.6）mm。该研究中，ONSD仅与ICP峰值有一定程度的相关性（$r=0.4$, $P<0.001$ ）。非依从性ICP波形与高ONSD值相关[分别为（5.8±0.6）mm和（5.1±0.5）mm, $P<0.001$]。对12例存活患者（4例为行VPS治疗存活，占33%）的分流依赖性进行研究可知，ROC图显示了夹闭EVD后平均ONSD的高区分度（ACU=0.91, $P=0.03$ ），而非夹闭EVD前的平均ONSD区分度（ACU=0.59, $P=0.6$ ）。Anand等的初步研究数据表明，夹闭EVD后的ONSD值可准确预测颅内出血后患者对VPS需求性。应用其他已知的临床和影像学检查对其他患者进行分析，从而对患者VPS需求性进行预测，将有助于确定ONSD的整体测量效用。

（王　晶 编译　张　赛 审校）

169. 早期认知功能障碍而非抑郁症与蛛网膜下腔出血后长期功能结局相关

Bajgur SS , et al. Neurocrit Care , 2015 , 23 : S202

最近许多研究都在关注急性蛛网膜下腔出血（SAH）后认知和抑郁的筛查。早期筛查的临床意义尚不清晰。在该研究中，Bajgur等探索了早期认知功能障碍和抑郁症症状与患者长期功能结局的关系。该研究在作者所在综合性卒中中心进行，Bajgur等试图在SAH患者急性发病住院期间，对其进行认知功能和抑郁症筛查。通过出院后3个月~1年电话随访，经认知和抑郁评分、改良Rankin评分（mRS）确定的SAH患者被纳入该研究。mRS 3~5分为结局不佳。使用改良Montreal认知评估（mMoCA）进行认知筛查，使用改良患者健康问卷-9（mPHQ-9）进行抑郁筛查。认知功能障碍（CD）被定义：mMoCA评分<9分。抑郁症症状（DS）被定义为：mPHQ-9评分>4分。Bajgur等应用logistic回归对患者SAH后完全远期复苏（定义为：mRS评分0分）进行预测。结果发现：该研究包括2013年2月至2015年3月期间的341例SAH患者；128例同时有抑郁和认知得分研究及远期结局研究。患者的平均年龄为（53±13）岁，62%为女性，67%为白人，Hunt-Hess评分的中位数（IQR）为2分（2~3分）。mMoCA评分的中位数（IQR）为9分（7~9分），mPHQ-9评分的中位数为4分（1~6分）。42%的患者有CD，40%有DS。mMoCA分数可预测患者的远期完全康复时间（OR: 1.17, 95% CI: 1.04~1.3, $P<0.01$）。有抑郁症症状的患者其功能性结局不良的风险较高。由此，该研究者得出结论：由mMoCA所测得的认知功能障碍可预测远期完全恢复时间。然而，早期抑郁症状并不能预测SAH后远期功能性结局。

（王　晶编译　张　赛审校）

170. 持续静脉冷却治疗作为蛛网膜下腔出血后严重脑血管痉挛患者的辅助治疗选择

Bele S, et al. Neurocrit Care, 2015, 23: S203

脑血管痉挛（CV）仍然是导致蛛网膜下腔出血患者死亡和发病的主要原因。Bele等在低温治疗（HH）不足以治疗严重CV患者时，应用连续性动脉注射尼莫地平（CIAN）治疗进行辅助。但即使采取了这种侵入性治疗方法，一些患者的多通道神经监测仍显示缺血性测量值。对于这些患者，低温治疗可能为辅助可选治疗措施。对难治性血管痉挛患者，当低温治疗不足以维持$PbtO_2>15mmHg$时开始CIAN治疗。当$PbtO_2$值维持于临界值附近、尼莫地平使用剂量已达最大剂量且同时存在HH治疗时，Bele等尝试使用连续静脉冷却设备（CoolGard®）使患者达到轻度低体温（35℃）。结果发现：在21例接受CIAN治疗的患者中，有2例对治疗无反应并在住院期间死亡。尽管尼莫地平最大剂量为1.2mg/h，8例$PbtO_2<15mmHg$。Bele等通过应用锁骨下静脉连续静脉冷却设备（CoolGard®）使患者出现轻度低体温（35℃）。所有患者在65分钟内均达到目标体温，冷却时间的中位数为94小时。$PbtO_2$水平在所有患者均稳定。控制温度回升速度为0.2℃/h以使患者复温。未发现由锁骨下静脉导管所致的血栓栓塞并发症及感染。出院后6个月患者GOS: 6例4分，2例5分。由此，该研究者得出结论：使用CoolGard®进行连续静脉冷却是诱导轻度低体温的一种可行技术。它使体温迅速而精确地下降，同时使用者可控制体温仅在小范围内波动从而维持体温稳定。轻度低体温可使验证CV患者$PbtO_2$水平显著改善，同时保持低并发症发生率。因此作者相信，持续静脉冷对SAH后CV患者来说，是一种有效的辅助治疗措施。

（王　晶编译　张　赛审校）

171. 动脉瘤性蛛网膜下腔出血后的多尿症和脑血管痉挛

Brown RJ, et al. Neurocrit Care, 2015, 23: S204

先前的研究显示出低钠血症和（或）脑耗盐综合征的动脉瘤性蛛网膜下腔出血患者的脑血管痉挛风险增加。然而，尿钠增多可能发生在无低钠血症或无血容量减少的患者。Brown等调查了多尿症本身是否与血管痉挛有关，以及两者之间是否存在一过性的联系。该文章对aSAH患者进行了回顾性研究。排除动脉瘤破裂>48小时、aSAH后5天内死亡、有尿崩症或于病后1天即接受透析治疗的患者。多尿症定义为24小时尿量>6L。血管痉挛由导管、计算机断层血管造影或经颅多普勒检查确定。护理标准为总液体摄入量保持在输出量或输出量之上。结果发现纳入该研究的95例患者中，51例有脑血管痉挛，63例有多尿症。在控制了年龄、Hunt-Hess评分、Fisher评分后，多尿症患者出现脑血管痉挛的可能性明显高（OR: 4.301, 95% CI: 1.378~13.419）。多尿症发病是紧紧围绕脑血管痉挛发病而出现的。多尿症在年轻患者更为常见，它并不影响患者死亡率（发病平均年龄分别为52岁和68岁，$P<0.001$）。由此，该研究者得出结论：多尿症是aSAH后很常见的疾病，与脑血管痉挛的发生显著相关。多尿症及脑血管痉挛发病可能存在一过性的相关，并且尿量增加可能是预测患者脑血管痉挛风险的有用且连续性的监测指标。

（王　晶　编译　张　赛　审校）

172. 动脉瘤性蛛网膜下腔出血后血压参数调查

Brown RJ, et al. Neurocrit Care, 2015, 23: S205

动脉瘤性蛛网膜下腔出血（aSAH）后建议进行血压（BP）调节，以防止患者再出血及治疗延迟性脑缺血（DCI）。然而，最佳血压阈值尚未完全确定。血压组成成分（例如收缩压和平均动脉压）的阈值存在多变性，偶发性动脉瘤是否影响血压阈值也存在多变性。Brown等对神经重症护理界的医生和高级别的医师进行了一次包括18个问题的问卷调查。问题包括了动脉瘤治疗前后的血压最大值和最小值、何时治疗DCI、他们通常会参考哪个血压参数以及这些参数是否会真正影响偶发性动脉瘤。对具有不同训练背景、治疗设备和患者容量的所在机构的答案进行分析发现：128人完成了该调查，大多数受访者为神经危重症学家（47名神经病学家和37名非神经病学家），经他们治疗患者大多（98例）在神经重症监护室。他们中的大多数人认为收缩压（SBP）比平均动脉压（MAP）更能反映血压状况。MAPs的最大值和最小值变化范围很广。最常见的血压阈值是动脉瘤治疗前SBP<140mmHg，DCI治疗期间SBP<220mmHg。约2/3的受访者表明，他们对参数的选择受到了动脉瘤破裂后是否进行DCI治疗的影响。由此，该研究者得出结论：aSAH后血压管理在临床实践中存在很大差异。在偶发性动脉瘤发生中哪项BP参数更为重要也存在很大差异，还需进一步研究以评估这种临床实践差异是否具有临床意义。

（王　晶　编译　张　赛　审校）

173. 蛋白组学作为动脉瘤性蛛网膜下腔出血患者预后的预测因素

Burrell CJW, et al. Neurocrit Care, 2015, 23：S206

有研究称蛋白组学生物标志物可以作为动脉瘤性蛛网膜下腔出血（aSAH）患者临床预后的预测因素。aSAH患者蛋白质组学与临床预后间相关性的确定，使患者得到及时治疗和准确预测成为可能。Burrell等试图通过评估aSAH患者脑脊液（CSF）以确定这种相关性。该研究为对佛罗里达州梅奥诊所高等学术医疗中心aSAH患者的前瞻性CSF样本试验研究。患者的纳入条件为：经CT血管造影或脑血管造影证实的，并以放置脑室外引流（EVD）作为标准的aSAH患者。分别于EVD放置后1、4、7、10、13和16天收集患者CSF样本。蛋白组学数据包括每个脑脊液样本中所测得的载脂蛋白-E、神经微丝蛋白轻链、神经微丝蛋白重链、E-选择素、白介素-1受体拮抗剂、单核细胞化学引诱物蛋白-1、可溶性肿瘤坏死因子受体-1（sTNFR-1）和肿瘤坏死因子-α。测量每个蛋白组学的平均值、最大值、最小值以及测量值随时间的变化情况。随后将这些结果与通过改良Rankin评分（mRS）所测得的临床结局相比较，mRS 0~2分为预后良好，mRS 4~6分为预后不良。结果发现：该研究包括2013年6月至2013年9月期间的9例患者，其中1例由于存在非功能性EVD而被排除。共从8例aSAH患者身上获得27个脑脊液样本，患者年龄36~70岁（年龄中位数53岁，75%为女性）。6例预后不良（mRS 3~6分），2例预后良好（mRS 0~2分）。在蛋白质组学的生物标志物检测中发现，sTNFR均值和最大值与临床结局间有统计学联系（$P=0.046$），所有脑脊液STNFR最大值>250 Pg/mL的患者具有较差的临床结局。由此，该研究者得出结论：aSAH患者的CSF sTNFR水平升高预示着临床预后不良。

（王　晶编译　张　赛审校）

174. 大脑中动脉瘤位置是蛛网膜下腔出血后可卡因阳性患者动脉瘤再破裂的首要影响因素

Chang TR, et al. Neurocrit Care, 2015, 23：S207

动脉瘤再破裂与患者高病死率相关，在这种情况中哪类患者的风险最高尚不确定。该研究旨在研究可能与动脉瘤性蛛网膜下腔出血（aSAH）后高再破裂率有关的各种因素。该研究前瞻性收集了1991~2009年期间进入2家神经重症监护室进行治疗的aSAH患者数据。Chang等对早期潜在影响动脉瘤再破裂（定义为在动脉瘤稳定之前再破裂）发生率的因素进行了分析，包括患者的人口统计、临床评分、医疗再发病率、与ICH、IVH、脑积水有关的影像学因素、动脉瘤位置以及可卡因的使用情况。通过入院72小时内毒理分析阳性或可卡因个人使用报告阳性来确定可卡因使用情况。结果发现：在所研究的1134例aSAH患者中，38例（3.4%）有早期动脉瘤再破裂史。与无动脉瘤早期再破裂史的患者相比，这些患者的院内死亡率明显升高，分别为17.5%（192/1096）和39.5%（15/38），$P=0.002$。与非可卡因使用（NC）组相比，可卡因使用（C）组患者的动脉瘤再破裂几率高，分别为2.7%（27/299）和7.7%（11/142），$P<0.005$。动脉瘤再破裂率与动脉瘤位置无关[前交通动脉/大脑前动脉（ACOM/ACA）：12/427，2.8%；大脑中动脉（MCA）：9/160，5.6%；颈内动脉（ICA）：3/117，1.8%；后交通动脉（PCOM）：6/260，2.3%；椎基底动脉8/170，4.7%]，与其他住院因素也无

关。然而,在对可卡因阳性组患者的分析中,与其他位置动脉瘤(nMCA)相比,MCA动脉瘤具有最高的再破裂率,分别为5/122(4.1%)和6/20(30%),P=0.001。可卡因组和非可卡因组患者动脉瘤再破裂率之间的统计学显著差异仅由MCA动脉瘤位置引起(MCA-C: 6/20,30%; MCA-NC: 3/140,2.1%, P<0.001)。其他部位动脉瘤的再破裂率不受可卡因使用影响(nMCA-C: 5/122,4.1%; nMCA-NC: 24/852, P=0.39)。由此,该研究者得出结论:可卡因阳性患者的动脉瘤再破裂风险升高,并且在该患者人群中,MCA动脉瘤位置与再破裂率升高有关。

(王 晶 编译 张 赛 审校)

175. 动脉瘤性蛛网膜下腔出血患者机构性脑室外引流管理策略调查

Chung DY, et al. Neurocrit Care, 2015, 23: S208

动脉瘤性蛛网膜下腔出血(SAH)患者经常出现脑积水,进而需脑室外引流(EVD)处理。研究表明,EVD管理影响了SAH存活患者延迟性脑缺血及引流并发症发生率、脑室-腹腔引流(VPS)管放置位置、ICU/医院住院时长(LOS)。然而,对EVD的最佳管理方法仍存在争议。为了了解美国自发性、假性动脉瘤SAH患者在ICU治疗期间的机构性EVD管理模式,Chung等对某些危重症工作者及神经外科医生所在的神经重症监护室进行了电子邮件调查。Chung等发现,在44个监护室中有35个(80%)有自己优势性EVD管理方案,这35个中有28个(80%)实施EVD逐步中断策略,7个(20%)实施EVD快速中断策略。通过排除不稳定动脉瘤,15个(43%)EVD在低压力水平持续开放(<20cmH$_2$O),20个(57%)EVD在高压力水平持续开放(≥20cmH$_2$O)或间歇引流关闭(高/低压力水平)。通过观察稳定性动脉瘤,32个(91%)EVD在低压力水平持续开放,3个(9%)EVD在高压力水平持续开放或间歇引流关闭。由此,该研究者得出结论:美国各医疗机构的EVD管理实践有很大不同,但几乎所有机构都允许动脉瘤稳定后CSF持续引流,还需进一步研究以了解该操作对患者并发症发生、VPS率、ICU和医院LOS的影响,从而确定最佳EVD管理策略。

(王 晶 编译 张 赛 审校)

176. 自发性蛛网膜下腔出血后的血栓弹力图

EsPino E, et al. Neurocrit Care, 2015, 23: S209

研究表明,蛛网膜下腔出血(SAH)后凝血功能障碍对出血和SAH后血栓形成均有促进作用。EsPino等描述了使用血栓弹力图(TEG)的SAH患者的凝血功能变化。该研究对进入休斯敦得克萨斯健康科学大学神经科ICU进行治疗的SAH患者进行了的前瞻性观察研究。分别于患者入院后0~24小时(T1)、24~48小时(T2)和3~5天(T3)收集患者血液并对患者进行TEGs。分别判定和收集包括有无全脑性脑水肿(GCE)、有无延迟性脑缺血(DCI)、出院时改良Rankin评分(mRS)所示临床预后等在内的人口统计学信息和临床信息。出院mRS>3分为临床预后不良。用Man-Whitney U检验来比较各组的连续性变量,用多元回归来分析测量TEG值随时间的变化情况。46例纳入该研究,9%Hunt-Hess评分4~5分,72%为女性,平均年龄(52±13)岁。初始平均R时间是5.3小时(1.5)、Δ=0.57(0.7)、K=1.5(0.54);角=69°(7.6); MA=70(5.0); G=12(2.8); LY30=0.34(0.84)。TEGs在任何时间均与DCI或

Hunt-Hess评分有关。与对照组相比,GCE相关组的基线LY30明显升高,分别为0.30(0.7)和0.83(0.8),$P=0.01$(正常变化范围为0~6%)。与基线相比,T3组LY30有升高趋势,$P=0.07$。在T1组,与预后良好患者相比,预后不良患者的Δ值更低,分别为0.7(0.9)和0.04(0.1)。在T2组,与预后良好患者相比,预后不良患者的MA值较高,分别为69(3)和72(1.5);G值较高,分别为11(1.9)和13(0.9);SP值较低,分别为4.6(1.6)和2.6(1.8),$P<0.01$。在T3组,与预后良好患者相比,预后不良患者的MA值较高,分别为68(3.88)和73(3.2),$P=0.05$。由此,该研究者得出结论:TEG显示SAH患者往往有较高的凝血倾向。病后前5天的高凝血能力与患者出院时临床预后不良有关。Hunt-Hess评分和DCI均与TEG量无显著相关性。

（王　晶编译　张　赛审校）

177. 血小板活化和炎症在蛛网膜下腔出血后急性脑损伤患者中的作用

Frontera JA, et al. Neurocrit Care, 2015, 23: S210

　　动脉瘤破裂的蛛网膜下腔出血(SAH)引起的急性脑损伤是功能性预后不良的主要预测因子,但其机制尚不清楚。Frontera等猜测,血小板活化和炎症可能导致微循环栓塞,从而导致急性脑损伤。该前瞻性研究人群是首次抗血小板SAH患者(实验组)与未破裂颅内动脉瘤患者(健康对照组)。实验组患者,在SAH后72小时内(在延迟性脑缺血/血管痉挛的临床或影像表现出现前进行),每24小时测定血小板活性(血栓弹力图最大振幅[MA]值)和炎症反应性(c反应肽[CRP])。对照组患者在动脉瘤修复术前进行以上测量。比较SAH患者和对照组患者的血小板活性和CRP水平,并比较中、重度脑损伤患者(Hunt-Hess评分[HH]分别为1~3分和4~5分)的早期血小板活性和CRP水平。应用卡方检验和Mann-Whitney U检验评估活化血小板及CRP水平升高与患者发病3个月后功能性预后之间的关系。共有52例SAH患者和11例对照组患者进入该研究。HH4~5分患者的活化血小板和CRP水平均高于HH1~3分患者(MA分别为74.1和64.8,$P=0.001$;CRP分别为15.3和3.0,$P=0.004$),并将其与对照组患者相比($P<0.01$)。随时间推移,与HH1~3分患者相比,HH4~5分患者的活化血小板和CRP水平均升高($P<0.01$)。血小板活性也与入院GCS评分、NIHSS评分低有关,但与动脉瘤修复方法无关。血小板活性水平升高与病后3个月患者死亡或重度残疾显著相关(mRS 4~6分,$P=0.046$),也与患者Barthel指数低有关($P=0.024$)。同时,CRP水平升高也与Barthel指数低有关。由此,该研究者得出结论:患者SAH后将出现明显的血小板活化及炎症反应,这与患者早期脑损伤以及病后3个月功能性预后不良有关。

（王　晶编译　张　赛审校）

178. 血小板—白细胞聚集体与蛛网膜下腔出血后急性脑损伤的关系

Frontera JA, et al. Neurocrit Care, 2015, 23: S211

　　蛛网膜下腔出血(SAH)患者动脉瘤破裂后急性脑损伤是患者功能性预后不良的主要预测因子。Frontera等的假说认为,SAH后早期将有血小板-白细胞聚集体(PLA)形成,且PLA促进SAH后急性脑损伤发生。该研究为SAH患者抗血小板物质的前瞻性研究,Frontera等在患者发作72小时内每24小时对患者进行采血,应用流式细胞术(使用CD45闸门和CD41/GPⅡbⅢa PLA染色)估计患者全血血小板-单核细胞、血小板-淋巴细胞和血小板-嗜中性粒细胞聚集体数量。结果显示仅活动性血小板可产生PLA，测量血小板经强效血小板受体激动剂（凝血酶受体激活肽[TRAP]）活化从而形成以上聚集体的能力。比较中、重度急性脑损伤患者（入院Hunt-Hess[HH评分]分别为1~3分及1~5分）的PLA，并比较发病后3个月预后良好及预后不良患者（mRS评分分别为0~3分及4~6分）的PLA。结果发现：共包括35例SAH患者。发病24小时内动脉瘤修复前HH4~5分患者的PLA显著少于HH1~3分患者（血小板-单核细胞聚集体分别为42.9%和56.0%，$P=0.044$；血小板-嗜中性粒细胞聚集体分别为15.2%和23.1%，$P=0.020$），发病72小时患者PLA显著减少（$P<0.05$）。与HH1~3分患者相比，血小板经TRAP刺激或活化从而形成PLA的能力在HH4~5分患者仍较低（血小板-单核细胞聚集体分别为93.2%和96.7%，$P=0.040$；血小板-嗜中性粒细胞聚集体分别为78.0%和88.3%，$P=0.006$），该结果在血小板活化/脱颗粒时仍适用。血小板-白细胞低水平与SAH发病后3个月患者死亡或重度残疾显著相关（mRS4~6分，$P=0.033$）。由此，该研究者得出结论：严重急性脑损伤患者的PLA较少且对刺激的应答反应较弱，PLA低水平与发病后3个月患者功能性预后不良有关。这表明在分级较低的患者，PLA可能形成较早，在早期即被清除或附着于内皮细胞而不脱落于血液中或迁移入脑实质中。这些假说还需进一步研究加以验证。

（王　晶编译　张　赛审校）

179. 动脉瘤性蛛网膜下腔出血患者的定点持续性缓释给药系统

Hanggi D, et al. Neurocrit Care, 2015, 23：S212

动脉瘤性蛛网膜下腔出血（aSAH）后患者的发病率和死亡率仍很高。口服尼莫地平是食品及药物管理机构唯一支持的aSAH患者治疗药物。尼莫地平可导致剂量-限制性低血压，因此，其被限制在每日口服最多6次。Hanggi等开发了一种可于特定位点持续释放尼莫地平微粒，它可以一次性直接送入脑室或蛛网膜下腔，从而潜在地改善动脉瘤性SAH患者的预后。对不同部位多聚体（蛋氨酸-丙交酯-酰基-乙交酯）（PLGA）的8种尼莫地平注射微粒配方进行体外测试，其中1种（EG-1962）提前进入临床前期研究，以评估药物经老鼠和米格鲁猎犬脑室和脑池路径后的毒性作用情况。与狗双重脑出血模型（对40只狗随机应用口服尼莫地平或口服安慰剂微粒，100mg尼莫地平微粒脑室内注入、40或100mg尼莫地平微粒脑池内注入）的血管造影性血管痉挛对比从而测试尼莫地平的药理学活动。结果发现：在老鼠和米格鲁猎犬的实验中，对特定尼莫地平-PLGA微粒配方（EG-1962）行脑室内或脑池内注射显示出了剂量依赖相关性。29天内对脑或系统性组织无毒性作用的血浆及脑脊液尼莫地平维持浓度剂量为：小鼠<2mg，米格鲁猎犬<51mg（在人类分别相当于612mg和1200mg）。与口服尼莫地平或安慰剂微粒相比，注射尼莫地平-PLGA微粒（EG-1962）可显著减少血管造影性血管痉挛患者数量。EG-1962二阶段剂量、安全性和耐受性研究（牛顿-尼莫地平微粒增强蛛网膜下腔出血后患者复苏可能性，同时减少药物毒性）已经开始。由此，该研究者得出结论：尼莫地平微粒（EG-1962）的脑室或脑池内路径显示，EG-1962有改善SAH患者结局的潜力。这项技术可能对那些发生于体腔或体间隙的、缺少有效治疗措施的自限性疾病具有更广泛的适用性。

（王　晶编译　张　赛审校）

180. ICP脉冲波形的形态变化作为脑室外引流钳夹试验早期判断的潜在标记

Hu X, et al. Neurocrit Care, 2015, 23: S213

　　对动脉瘤性蛛网膜下腔出血（aSAH）患者行脑室外引流（EVD）被用于管理患者颅内压（ICP）。引流一段时期后，作者决定移除引流管或放置一个分流装置，并通过夹闭引流管和CT检查观察患者脑室大小以及临床状态。该操作使患者住院时间和放射线暴露时间延长。在夹闭EVD期间，研究者应用经校验的ICP脉冲波形态学聚集分析法（MOCAIP）推算出了正常CSF系统及受损CSF系统。Xiao等的假说认为，在正常CSF系统，平均ICP值相似的波应具有相似的波形。该研究所报道的引流管夹闭试验为包括43例aSAH患者在内的回顾性研究，患者于2013年3月至2014年8月进入Xiao等所在机构。通过观察患者的临床记录及前后颅脑影像学检查，有25例进入正常CSF系统组（A），18例进入异常CSF系统组（B）。应用MOCAIP法对ICP信号进行分析，从而形成一系列非人为因素主导的脉冲波。最终找出有相似平均ICP的脉冲波并在4小时移动窗口中计算欧几里得距离和波间短程线距离。结果：方差分析显示，A、B两组的欧几里得标准差（$P<0.001$）和短程线距离（$P<0.001$）之间具有显著差异。使用Mann-whitney U检验测量平均距离显示，两组的欧几里得距离（$P=0.007$）和短程线距离之间具有显著差异（$P=0.02$）。标准差的ROC曲线下的面积分别是0.79和0.78，平均欧几里得距离和短程线距离的标准差分别为0.74和0.71。由此，该研究者得出结论：CSF受损系统患者具有更大的波间距平均值和多变性，这揭示了脉冲波形的频繁变化。该技术可以迅速为患者需要放置分流还是直接移除EVD作出决定。

（王　晶编译　张　赛审校）

181. 动脉瘤性蛛网膜下腔出血患者肺动脉导管的使用趋势

Inouye S, et al. Neurocrit Care, 2015, 23: S214

　　自19世纪80年代末某观察性研究显示应用肺动脉导管（PAC）不能降低患者发病率和死亡率以来，PAC的应用一直备受争议。该多中心观察和随机对照试验（RCTs）回应了PAC未能降低患者死亡率的原因。到目前为止，没有数据可以预测PAC在动脉瘤性蛛网膜下腔出血（aSAH）患者的使用趋势。该研究使用了国际卫生保健支出及利用工程（HCUP）住院患者样本（NIS）数据库2000~2010年期间的住院患者出院数据。该研究的首要目的是评估各个时期的PAC使用趋势。应用多元回归模型进行趋势分析，计算2005年前、后的PAC使用率曲线的斜率。同时评估同一时期的患者死亡率和常规出院趋势。结果：该研究共对363096例SAH患者进行了评估及推测，其中6988例有肺动脉导管使用史。随时间推移，PAC使用率逐渐减少，并在2005年出现显著下降。分析原始PAC使用率数据可知，2000年接受PAC治疗的aSAH患者占3.56%，到2010年下降到0.60%。2005年前PAC使用率曲线的斜率为−0.087（−0.108~−0.067），2005年后为−0.166（−0.196~−0.136）。分析还显示同一时期的患者死亡率也下降。由此，该研究者得出结论：2000~2010年aSAH患者的PACs使用率呈下降趋势。与其他研究结果相似，这种下降出现于使用PAC后患者预后不良的RCTs。这些研究的不同观点和方法可能会影响临床实践。

（王　晶编译　张　赛审校）

182. 蛛网膜下腔出血患者血浆D-二聚体水平与发作性梗死及患者预后有关

Kobata H, et al. Neurocrit Care, 2015, 23: S215

　　动脉瘤破裂后可能立即出现急性缺血性脑损伤。这种"发作性梗死"偶尔可在低分级的蛛网膜下腔出血(SAH)患者出现,并与患者预后不良有关。同时,血浆D-二聚体(DD)水平升高是患者预后不良的独立预测因子。Kobata等的假说认为,血栓形成或溶栓过程的最终结局是:血管内凝血伴微循环障碍后再灌注产生DD。Kobata等试图研究血浆DD水平和发作性梗死及患者结局之间的关系。该研究共包括2004~2013年期间符合条件的423例SAH患者,Kobata等对298例在其发病后3天内进行了弥散加权磁共振成像(DWI)评估。评估其WFNS评分、临床过程及预后、实验室检查数据、CT检查发现和DWI上缺血病变。Kobata等人认为,病变异常区域面积>10mm^{2}为阳性。任何可能具有与手术/血管内操作相关病变的患者均被排除在外。应用发病后3个月的Glagow昏迷评分评估患者预后;患者预后有:恢复良好(GR),轻、中(MD)、重度(SD)残疾,持续性植物状态(PVS)和死亡(D)。结果发现,研究对象平均年龄(62.9±0.7)岁。于SAH后(1.4±0.7)天行MRI检查。102例(34.2%)被检查出具有发作性梗死。神经系统分级低与发作性梗死发作率高有关:与WFNS分级1~5级所对应的发作率分别为0%、9.5%、30.8%、29.2%、54.9%,心搏骤停患者的发作率为100%(P<0.001)。DD(μg/ml)水平升高与患者预后不良有关:GR、MD、SD、PSV、D患者所对应的DD值分别为3.0、4.3、7.7、25.4、31.7(P<0.001)。出现发作性梗死患者的平均DD水平明显高于未出现发作性梗死患者(分别为14.4±0.9和2.8±2.8,P<0.0001)。由此,该研究者得出结论:SAH患者DD水平升高与患者出现发作性梗死及患者预后不良有关。

（王　晶编译　张　赛审校）

183. 动脉瘤性蛛网膜下腔出血患者的营养

Kofler M, et al. Neurocrit Care, 2015, 23: S216

　　重症患者的适宜营养目标目前仍存在争议。当前营养指南建议进行早期肠内营养(EN),热量供应达84~105kJ/d。当前的研究仍然在分析足够蛋白质供应[大于等于1.2g/(kg·d)]的重要性,而这些建议是否适用于神经危重症患者护理尚未可知。Kofler等记录了70例在其所在神经重症监护室进行治疗的动脉瘤性蛛网膜下腔出血(SAH)患者发病后14天内的营养数据。其所在营养机构通过早期鼻胃管EN以达到SAH后3天患者热量供给目标值[20千卡/(kg·d)]。若不能给予目标热量,则给予个别患者全合一乳剂(氨基酸+葡萄糖+脂质)进行肠外营养(PN)。每天给患者静脉注射氨基酸直至通过EN所供应的能量达到预期能量的70%。结果发现:研究对象平均年龄67岁。70例中有40例(57%)接受了经患者知情同意的营养治疗。26例在患病早期即可进食,4例在患病早期死亡,他们均不需营养治疗。EN平均开始于SAH急性发病后1天。通过EN治疗,40例中有24例(60%)在14天(平均10天)内达到营养治疗目标。EN同时静脉内注射氨基酸治疗的27例(68%)在平均8天内达到营养治疗目标。所有同时接受EN和PN治疗的患者均在平均2天内达到营养治疗目标。接受EN治疗而达到治疗目标的患者人数明显少于接受PN治疗患者(P<0.001),且患者入院后蛋白质摄入量明显少于PN[分别为

1.0kg/（kg·d）和1.2g/（kg·d）g/d，*P*=0.005，OR=0.8，95% CI: 0.68~0.93），而热量摄入无显著差异（*P*=0.23）。由此，该研究者得出结论: 对NICU中SAH患者进行常规肠内营养摄入护理可能不足以达到患者的热量需求目标。仅仅通过EN去达到营养目标的患者蛋白质摄入量显著减少（低于当前指南建议摄入量）。

（王　晶编译　张　赛审校）

184. 血浆血管性血友病因子抗原水平升高可能与蛛网膜下腔出血患者死亡率增加有关

Kumar MA, et al. Neurocrit Care, 2015, 23: S217

血浆血管性血友病因子抗原（vWF Ag）升高可能是延迟性脑缺血（DCI）的发生机制，而DCI是动脉瘤出血后SAH的严重并发症。Monisha等的假说认为，DCI期间vWF Ag逐渐升高，且这种升高与患者功能预后不良有关。该研究为经IRB支持的SAH患者生物标记物及生物标本的观察性研究，2007年9月至2014年4月的SAH患者被纳入该研究。分别于出血后（PBD）0、1、3、5、7和10天收集和储存血液标本。分析患者血液标本并将其与商用标本管理的标准控制方案进行比较。Western印迹法用于vWF Ag的免疫检测。人口学和患者预后的数据（包括功能性预后、血管造影显示血管痉挛、死亡率）均回顾性地从一前瞻性维护数据库获得。结果发现: 研究对象平均年龄为52.4岁（26~84岁），40例中有30例（75%）为女性。12例（30%）Hunt-Hess评分高，25例（62.5%）有栓塞史。多聚体分析显示与对照组相比，实验组平均vWF Ag明显升高: 住院0天时，两组分别为（24.7±10.3）%、（14.9±5.2）%，*P*<0.0001；住院1天时，两组分别为（32.2±14.0）%、（14.9±5.2）%，*P*<0.0001；住院3天时，两组分别为（42.9±32.2）%、（14.9±5.2）%，*P*<0.0001。死亡患者vWF Ag水平明显升高: 住院0天时，两组分别为（41.6±13.6）%、（19.5±16.1）%，*P*<0.005；住院3天时，两组分别为（563%±41.9）%、（33.1±13.4）%，*P*<0.011。血管造影显示血管痉挛的患者的vWF Ag未明显升高，两组分别为（37.2±12.0）%、（35.1±15.0）%，*P*=0.64，超声显示血管痉挛的患者的vWF Ag也未明显升高，两组分别为（35.6±12.8）%、（35.8±14.6）%，*P*=0.97。由此，该研究者得出结论: SAH后早期可能会有vWF Ag大量积累。vWF Ag水平上升可能与SAH患者死亡率有关，但与SAH患者动脉血管痉挛无关。

（王　晶编译　张　赛审校）

185. 蛛网膜下腔出血患者早期脑损伤的放射学生物标志物及其神经行为预后

Kummer TT, et al. Neurocrit Care, 2015, 23: S218

动脉瘤性蛛网膜下腔出血（SAH）是出血性脑损伤的一种致命形式，其病后1个月死亡率约为40%。SAH存活者最具毁灭性的后果是神经认知、社会和情感功能障碍。导致这些障碍深层原因是未知的和看不见的临床显像方法。Kummer等最近发现，SAH引起的辐射和病态性轴突损伤与创伤后损伤很相似。颅脑创伤也有神经认知障碍的特征，Kummer等试图使用鼠SAH模型及配对组织学、放射学分析来确定轴突损伤和其他关键性的早期脑损伤通路是否与远期神经行为结果显著相关。Kummer等发现了SAH后3个早期脑损伤的时空演化路径: 轴突损伤、微血栓形成和缺血。他们还专门为SAH导致的神经行为障碍模型另外开发了SAH感应成像和SAH后检查。最后, Kummer等开发了包括扩散峰度和广义q-抽样成像在内的高级的扩散MRI成像方法,用以定义急性脑损伤过程中的放射学生物标记物,以及这些生物标记物与神经行为预后的关系。定量组织学研究阐明了所研究的损伤过程中灰质和白质的独特分布。在一个高度易处理的生物模型中, SAH后检查可在记忆和认知、抑郁和焦虑性行为和社会行为方面测量患者神经行为障碍。这些障碍与SAH后患者神经障碍相似。与弥散加权成像相比,高级的扩散MRI成像可提供高信噪比(特别是在灰质),并可提供独特的对比。由此,该研究者得出结论: 借助临床可转移的生物学标记物,该研究结果为患者神经行为预后的相关分析和机械分析奠定了基础。一旦使用这种方法对神经行为障碍的关键损伤点和关键损伤路径进行定义,则很可能找出一种SAH早期脑损伤的精确治疗方法。这些放射学的工具将进一步允许类似的测试细胞的损伤与预后相关之类的研究以及其治疗方法。

（王　晶 编译　张　赛 审校）

186. 动脉瘤性蛛网膜下腔出血患者他汀类药物应用与延迟性脑缺血发作: 系统回顾和Meta分析

Laflamme M, et al. Neurocrit Care, 2015, 23: S219

历年来,有许多关于应用治疗性干预措施来预防继发于动脉瘤性蛛网膜下腔出血(aSAH)的延迟性脑缺血发作的研究。在这些干预措施中,他汀类药物被认为是一种潜在治疗措施,但其使用并没有强有力的证据支持。因此,在该文章中, Laflamme等做了随机对照试验(RCT)的系统回顾来评估他汀类药物的使用。在Medline、EMBASE和Cochrane图书馆中搜索与安慰剂或其他干预措施相比,评估他汀类药物对aSAH患者作用的RCTs。Laflamme等收集了患者的人群特征、干预措施、再干扰和预后结局数据。根据格拉斯哥预后评分(1~3分)或改良Rankin评分(3~6分),在所有预后结局中,排在第一位的是延迟脑缺血发作,其次为放射性血管痉挛死亡、不利的功能性结局或死亡。Laflamme等还应用Mantel-Haenszel随机作用模型估算相对风险,应用Cochrane协作网的评估工具评估偏倚风险。结果发现: 在7个RCTs(1159例患者)中,作者确定了1020例记录。6个RCT为安慰剂对照试验; 1个试验比较了辛伐他汀和法舒地尔(Rho激酶抑制剂)的作用。只有1个RCT被认为偏倚风险小。安慰剂对照的RCT结果显示DCI不明显下降(RR: 0.70; 95% CI: 0.45~1.08)。他汀类药物和安慰剂对照组在血管痉挛方面未观察到显著差异(RR: 0.85; 95% CI: 0.57~1.25),患者神经系统预后不良无显著差异(RR: 0.99; 95% CI: 0.82~1.20),患者死亡率无明显差异(RR: 0.63; 95% CI: 0.28~1.40)。这些结果不受他汀类药物剂量影响。由此,该研究者得出结论: 在aSAH患者中,与安慰剂对照组相比,试验组患者应用他汀类药物后DCI几率并未下降,应用他汀类药物对患者血管痉挛、功能性结局及死亡率也无任何潜作用,因此不推荐常规使用他汀类药物作为aSAH患者的标准护理来改善aSAH患者预后。

（王　晶 编译　张　赛 审校）

187. SAH后医生和护士预测患者临床预后时的区别

Luther C.M, et al. Neurocrit Care, 2015, 23: S220

急性颅脑损伤后患者预后预测是医疗护理的重要方面。很少有研究验证医生对患者预后预测的准确性。验证临床护士对患者预后预测准确性的研究就更少了。研究医疗服务提供者预测患者临床预后的能力是该研究的第一步,其后Luther等检查了卫生保健提供者对因蛛网膜下腔出血(SAH)住院治疗患者的临床预后预测的不同意见。该前瞻性质量改进项目包括被允许入住神经重症监护病房的SAH患者。纳入标准为预期将在入院72小时内死亡的患者。神经危重症护理护士、住院医师和主治医师直接参与患者的护理,询问他们在伤后3、6、12个月,借助改良Rankin评分(mRS),你能预测到的该患者最好的预后是什么? 分别在3个独立的时间间隔进行该提问: 第1~3天、5~9天和10~14天。对他们的答案进行盲法收集。估算Spearman相关性和Kappa评分来测量两组答案间的一致性。应用序列分析和二分位逻辑回归分析评估两组患者预后差异。结果发现: 该研究组于2014年11月至2015年5月期间收集了关于48例患者预后的900个预测值,参加研究的护士、住院医师和主治医师间具有明显相关性(不同组P变化0.59~0.86,且P<0.01)。定性地讲,护士只在极端情况下预测患者预后: mRS 0分或5~6分。不同截点的序列分析和二分位逻辑回归分析显示,答案提供者之间的差异无统计学意义。由此,该研究者得出结论: 神经危重症护理护士、住院医师和主治医师的预后预测意见高度相关。卫生保健提供者类型与SAH后患者预后情况之间无明显统计学差异。

(王 晶 编译 张 赛 审校)

188. 性行为相关性蛛网膜下腔出血病因和结局: 机构性回顾性研究

Mainali S, et al. Neurocrit Care, 2015, 23: S221

大约85%的自发性蛛网膜下腔出血(SAH)源自囊状动脉瘤破裂,而约10%可归因于非动脉瘤性病因。已确认性活动(SA)是SAH的催化剂之一,目前对SA和SAH关系的研究很少。该研究假设SA相关的SAH(SA-SAH)没有动脉瘤的预后较好。研究也对SA-SAH和非SA-SAH的预后进行了比较。该回顾性研究前瞻性收集了所有1990~2015年期间SAH患者的机构性数据库。对21例SA-SAH病例使用关键字搜索。4例被排除在外。最终有17例进入该研究。研究变量包括: 人口、SAH级别、既往史(PMH)、社会历史、抗凝剂使用、家族史(FH)、影像学发现、并发症及预后。结果发现: 患者平均年龄46.2岁,男性占41%。3例血管造影阴性,14例存在不同部位的动脉瘤。其他值得注意的发现包括: 41%的患者有高血压性PMH(HTN),29%的患者有偏头痛。该试验组患者出院时的平均mRS为2.1,出院后30~90天变为2.1。3例血管造影阴性的患者均预后良好(mRS 0~1)。比较数据库中所记录的2012~2015年期间的14例动脉瘤性SA-SAH患者和134例动脉瘤性非SA-SAH患者的预后情况,应用统计学分析,并对两组研究对象及结果进行比较。由此,该研究者得出结论: 大多数SA-SAH患者同时存在血管瘤。SA-SAH患者普遍存在HTN和偏头痛史。研究发现无动脉瘤性SA-SAH患者预后较好,然而这可能是小样本含量研究所得到的偶然发现。

(王 晶 编译 张 赛 审校)

189. 对动脉瘤性SAH患者应用白蛋白：施行持续静脉输入治疗方案对患者临床预后的影响

Mejia-Matilla JH, et al. Neurocrit Care, 2015, 23：S222

是否对aSAH患者应用白蛋白仍存在争议，但是有证据表明，白蛋白可能发挥着神经保护作用。2013年12月，该团队采用一项aSAH治疗的临床方案，包括5%白蛋白的持续性应用。该研究的目的是评价该治疗方案对aSAH并发症发生和患者神经功能预后的影响。该研究为获得IRB支持的回顾性研究，Mejia-Matilla等的研究来自2011~2013年期间aSAH患者前白蛋白应用的临床记录，以及2014年4月至2015年期间患者的白蛋白应用临床记录。根据新方案，有3天aSAH病史的患者接受5%白蛋白60g/d持续输注治疗。血流动力学评估包括超声心动图和心输出量监测。所有患者均常规行经颅多普勒（TCD）检查。Mejia-Matilla等对分类变量进行了卡方检验或Fisher检验，对连续变量进行了Wilcoxon检验。结果发现：26例在第一阶段接受治疗，24例在第二阶段接受治疗。绝大多数患者为女性（两组分别为80.8%和54.2%）。两组患者年龄相似（中位数分别为57岁和58岁），WFNS分级显示白蛋白组患者病情严重的倾向更为明显（WFNS-1分别为42.3%和20.8%；WFNS-4分别为26.6%和41.7%）。两组Apache-Ⅱ评分相似（中位数分别为11.5和11）。血钠异常发生率分别为65.4%和75%，低钠血症发生率分别为23.1%和16.7%（NS）。TCD血管痉挛发生率分别为46.5%和58.9%，延迟脑缺血发生率分别为53.9%和29.7%（NS），院内感染发生率分别为41.7%和42.3%，肺炎发生率分别为11.5%和25%（NS），肺水肿发生率分别为3.9%和33.3%。这些研究发现也普遍存在于白蛋白剂量的四分位数。死亡率分别为26.9%和25%。由此，该研究者得出结论：尽管TCD血管痉挛的发生率相似，在神经损伤患者仍应持续减少白蛋白用量。白蛋白可能增加患者的临床并发症，须谨慎用药以避免液体超负荷和肺水肿。

（王　晶编译　张　赛审校）

190. 脑室外引流放置和移除与脑出血危险因素有关

Miller CA, et al. Neurocrit Care, 2015, 23：S223

脑室外引流（EVD）是常见的神经外科操作，在神经系统疾病管理中有重要的作用。脑出血是放置EVD的常见并发症，其发生率高于预计。同时，出血也是EVD移除的常见并发症。在该研究中，作者所在机构调查了与患者的EVD放置及移除有关的危险因素。该研究已获得IRB支持，所建数据库包括2008年3月至2014年6月期间所有接受了EVD放置的患者。Miller等做了回顾性图表总结，研究了所有研究对象的影像学检查结果以找到脑出血与EVD放置和移除有关的证据。结果发现：在指定时间段内，研究组共进行了482例EVDs放置。置管后进行的影像学检查的患者中有94例（21.6%）出现脑出血。出血量0.003~45.9cm³，平均（1.96±6.48）cm³。244张影像学检查图像中有55例（22.5%）有EVDs移除后脑出血。平均出血量（8.25±20.34）cm³，范围0.012~382.08cm³。由此，该研究者得出结论：多个研究报告了不同患者EVD操作后的出血几率，但很少有关于EVD移除后继发性脑出血的研究。这是第一次关于EVD移除后脑出血相关性危险因素分析的报道。该研究中，入院患者血小板减少以及脑室外引流置管次数的增多均与EVD放置后脑出血危险升高有关。只有那些存在EVD旁路放置的患者在EVD移除后才更易发生脑出血。

（王　晶　编译　张　赛　审校）

191. 动脉瘤性蛛网膜下腔出血患者应用万古霉素的药代动力学参数

Morbitzer KA, et al. Neurocrit Care, 2015, 23: S224

动脉瘤性蛛网膜下腔出血（aSAH）患者易发生院内感染,其发生与否是aSAH患者预后的独立预测因素。万古霉素是一种aSAH患者频繁使用的抗生素。在一些危重症患者中,万古霉素预测用量的药代动力学（PK）参数差异已被证实。该研究获得了一定量的评估aSAH患者万古霉素PK参数的数据。该研究为单中心回顾性队列研究,研究对象为2010年5月至2015年3月期间接受万古霉素治疗的成人aSAH患者。将基于人口数据的PK预测参数于基于血清浓度的PK计算参数进行比较。$P<0.05$被定义为差异有统计学意义。结果发现: 共有8例符合研究对象纳入标准。研究队列中女性占71.5%,平均年龄（57.2 ± 10.9）岁。Hunt-Hess分级平均为4级（IQR 3~4）,改良Fisher分级平均为3级（IQR 3~4）。此外,患者入院时: 平均GCS8分（IQR 6~10）,平均SOFA评分3分（IQR 3~5）。动脉瘤破裂后平均血清浓集时间（9.5 ± 5.7）天。入院平均肌酐清除率（105.1 ± 32.7）ml/min,平均万古霉素分布容积（53.5 ± 14.6）L,所有数据均使用标准仪器获得。万古霉素用药剂量为: 每12小时给药（17.6 ± 4）mg/kg。测量所得浓集浓度（9.9 ± 4.4）μg/ml低于预测值（19 ± 8.7）μg/ml（$P<0.001$）; 测量所得持续血药清除率（0.092 ± 0.03）/小时高于预测值（0.135 ± 0.04）/小时（$P<0.001$）; 测量所得万古霉素半衰期（5.7 ± 1.8）小时低于预测值（8.3 ± 2.9）小时（$P<0.001$）。由此,该研究者得出结论: 与基于人口数据的PK参数预测相比,aSAH患者PK改变有利于万古霉素在患者体内的清除。这可能导致万古霉素在体内作用时间过短,从而导致治疗失败及其他严重并发症。

（王　晶　编译　张　赛　审校）

192. 参考CT灌注扫描研究微量透析探针在不同位置的灵敏度及其对延迟性脑缺血的探测作用

Morris NA, et al. Neurocrit Care, 2015, 23: S225

侵入性大脑监测检查可能探测到脑血流灌注的变化情况。但其空间反应性仍存在争议。该研究假定微量透析探针放置于血流灌注较少的血管时会显示缺血证据,而当血流灌注障碍发生部位离探针较远时,则不会被探针探测到。该研究为前瞻性队列研究,对54例动脉瘤性蛛网膜下腔出血（aSAH）患者CT灌注扫描前12小时及扫描后6小时的微量透析数据进行分析,并应用广义线性模型比较血流灌注异常患者的微透析数据,从而确认13例进入长平均通过时间（MTT）组,11例进入低脑血流量（CBF）组,其他人均无血流灌注异常。结果发现: 当微量透析探针置于MTT延长的区域时,CT扫描前4~6小时每小时平均乳酸/丙酮酸比值（LPR）会明显升高（分别为$P<0.0008$, $P<0.001$, $P<0.03$）,丙酮酸明显减少（分别为$P<0.006$, $P<0.006$, $P<0.001$）,CT扫描前6小时血糖含量会明显减少（$P<0.04$）。类似地,但探头放置于CBF减少区域时, CT扫描前6小时LPR会明显上升（$P<0.0007$）,丙酮酸明显减少（$P<0.01$）。当微量透析探针放置于CT灌注扫描异常区域以外时,分析物无显著差异。由此,该研究者得出结论: 微

量透析探针对其可探测区域内的缺血状态具有高度敏感性,当血流灌注障碍发生部位离探针较远时则不会被探针探测到。

(王　晶 编译　张　赛 审校)

193. 蛛网膜下腔出血后探测延迟性脑缺血的微透析探头位置

Morris NA, et al. Neurocrit Care, 2015, 23: S226

目前对动脉瘤性蛛网膜下腔出血(SAH)后微透析探头应放置于什么位置尚无共识。有数据表明,血管痉挛最有可能发生于动脉瘤的载瘤动脉。由于微量透析信号与缺血状态相符,该研究假设探针放置于载瘤动脉将增加探测到血管痉挛的敏感性。该研究是关于蛛网膜下腔出血患者的前瞻性队列研究,有研究对象110例,均放置微透析探针。探针的位置由CT检查和CT血管造影术决定。Morris等于脑出血后4~7天,每24小时将微量探针分别放置于载瘤血管或非载瘤血管上,应用一般线性模型收集的有关微量透析的数据。结果发现:脑出血后4~7天,每24小时载瘤血管上微量透析探针显示:乳酸(第1天$P<0.004$,第2天$P<0.009$,第3天$P<0.009$),丙酮酸(第1天$P<0.017$,第2天$P<0.05$,第3天$P<0.09$)值均高于非载瘤血管微量探针患者。研究显示,脑出血后4~5天,合并有血管痉挛的患者载瘤血管上微量透析探针探测到的乳酸含量和丙酮酸含量高(乳酸第3天$P<0.06$,第5天$P<0.08$;丙酮酸第4天$P<0.04$,第5天$P<0.05$)。由此,该研究者得出结论:SAH后微量透析探针的放置位置应考虑到对延迟性脑出血的探测。

(王　晶 编译　张　赛 审校)

194. 在ICU蛛网膜下腔出血患者使用脑室外设备的安全性、可行性和预后研究,及其多学科动员协议实施的初步研究

Moyer MT, et al. Neurocrit Care, 2015, 23: S227

考虑到导管的移动和(或)不恰当脑脊液引流,应用脑室外设备(EVDs)的患者其全身情况可能会难以调控,且EVDs可能导致患者住院时间延长及强化康复需求增加。该研究旨在确认对神经危重症患者施行EVD动员的安全性、可行性及疗效。多学科研究小组开发出了一份用于蛛网膜下腔出血(SAH)患者的EVD动员协议。7个月内共有16例进入该前瞻性研究,在此之前的14个月共有24例进入研究对照组。通过记录患者ICU住院时长(LOS)、第一次动员患者时间及出院情况来分析患者结局。结果发现:40例中,13例(33%)为男性。干预前后两组患者的平均年龄无显著差异,对照组18~82岁,平均56.1岁;实验组40~84岁,平均59.6岁($P=0.78$)。两组患者仪器使用时间无显著差异,对照组18~82天,平均56.1天;实验组40~84天,平均59.6天($P=0.79$)。该研究组共尝试过62次EVD操作,其中3次失败,原因分别为疼痛、颅内压升高及引流困难。13次虽尝试但未成功,4次因为血流动力学不稳定,3次因为昏睡时间过长,1次因为肺功能不稳定。所有患者均无导管移动。实验组ICU平均住院时长有缩短趋势[(20.2±7.6)天,平均20.2天;对照组为(18.6±5.3)天,平均18.6天($P=0.47$)]。实验组首次动员日期明显早于对照组[实验组在入院后(18.3±6.7)天,平均第18.3天;对照组(7±2.9)天,平均7天($P<0.001$)]。借助Hunt-Hess分级法评估,实验组患者出院回家或康复的几率高于对照组,分别为81%和67%。由此,该研究者得出结论:动员患

者进行EVD操作安全可行。完整的动员协议可能与早期动员、ICU住院时长减少、患者出院倾向升高有关。在该研究中,早期动员尚未导致严重并发症。

（王　晶编译　张　赛审校）

195. 动脉瘤性蛛网膜下腔出血患者脑性耗盐综合征对延迟脑梗死的预测作用

Murthy SB , et al. Neurocrit Care , 2015 , 23 : S228

脑性耗盐综合征(CSW)发生于动脉瘤性蛛网膜下腔出血(SAH)后,但它对患者结局的影响尚不确定。该研究旨在研究CSW发生后的SAH患者预后。该研究的研究对象包括2003年1月至2010年7月因SAH住院的患者,包括延迟性脑梗死(DCI)及入院30天格拉斯哥预后评分(GOS)4~5分的患者。在此之前无CSW的确诊标准,CSW的诊断依靠低钠血症(血钠<135mmol/L)、尿量>4L/12h且尿纳>150mq/L、未使用利尿剂或高渗治疗。Pearson卡方分布和Wilcoxon-Mann-Whitney分别被用于分类变量和连续性变量。使用逻辑回归分析评估CSW和SAH预后之间的关联性。结果发现: 该研究共有133例患者。24例(18%)发生CSW。CSW组高血压患病率较非CSW组低(分别为37.5%和66.1%, $P=0.081$),但CSW组患者低级别SAH的患病率较非CSW组高(分别为33.4%和23.9%, $P=0.008$)。对患者年龄、性别、种族、Hunt-Hess评分及脑积液进行多变量分析发现,CSW于DCI发生显著相关(OR: 7.16, 95% CI: 2.48~20.62, $P<0.001$)。CSW与患者功能性结局无关(OR: 0.79, 95% CI: 0.23~2.74, $P=0.711$)。由此,该研究者得出结论: CSW是SAH后脑性耗盐综合征的独立预测因子。作者表明需进一步研究来确定CSW的诊断标准、监控患者血管内容量。

（王　晶编译　张　赛审校）

196. 调查蛛网膜下腔出血患者的脑灌注功能障碍

Nelson S , et al. Neurocrit Care , 2015 , 23 : S229

出现在许多高级别动脉瘤性蛛网膜下腔出血(SAH)患者中的意识改变机制尚不完全清楚。该研究假设这可能与影响意识的关键性大脑区域的脑血流量(CBF)减少有关。12例SAH患者进入了该回顾性研究,他们于2013年8月至2015年2月住进了作者所在神经重症监护病房,Nelson等评估了运用MRI及有动脉标签标记(ASL)的脑积液量测量脑血流量的方法。Nelson等借助灰质内默认模式网络(DMN)对CBF值进行了双盲分析,这是意识恢复的必要前提。DMN神经节点研究包括双侧中央前额叶皮质层、丘脑和后扣带回层。分析节点脑血流量和格拉斯哥昏迷评分(GCS)分数、入院Hunt-Hess(HH)分级、MRI进行期间患者GCS分数(MRI GCS)之间的关联。结果发现: 从SAH发作到MRI影像学改变需要1~16天。对初入院患者CBF的GCS及MRI GCS进行分析发现,Spearman相关系数为阳性;而CBF的HH评分为阴性。所有人的关联性分析均无统计学意义, $P<0.05$ 。评分者间信度高($R^2=0.62$, $P=0.003$)。该研究为回顾性队列研究,SAH患者CBF的ASL测量与入院患者GCS评分、HH分级、MRI GCS间无显著联系。这些发现可能的解释包括: 小样本、ASL数据于SAH发作后的不同时间段获得、每例患者DMN节点的CBF分析可能对整体网络功能无影响。尽管如此,

高评分者间信度表明，CBF的ASL标记是可再生的。作者表明,需更为大型的前瞻性研究来阐明SAH患者减少脑灌注是否有助于改变患者意识。

（王　晶 编译　张　赛 审校）

197. 动脉瘤性蛛网膜下腔出血患者鞘内注射米力农治疗难治性血管痉挛: 2例病例报告

Osgood ML, et al. Neurocrit Care, 2015, 23: S230

延迟性脑缺血(DCI)是动脉瘤性蛛网膜下腔出血(aSAH)后患者发病率和死亡率上升的主要原因,动脉瘤破裂后患者死亡率可高达50%。尽管大多数血管痉挛患者对常规治疗有反应,30%的患者仍会治疗失败并发展为DCI。对这些难治性患者的治疗方案尚无定论。该研究探索了鞘内注射米力农治疗难治性血管痉挛的新方法。2例aSAH伴严重系统性难治性血管痉挛的患者进入该研究,其常规治疗包括: 尼莫地平、促血流动力学药物、IA型维拉帕米及血管成形术。两张连续性血管造影图像显示血管痉挛开始恢复时开始应用IT米力农,剂量0.87mg入原液,每隔8小时进行一次脑室外引流(EVD)。持续治疗直至血管痉挛恢复。结果发现: 本研究包括2例患者,年龄分别为43岁和37岁,aSAH改良Fisher评分4分,正在接受1T米力农治疗。尽管2例血管痉挛的经颅多普勒(TCD)变化率及血管造影表现出现实质性下降,但引流细节并不相同。IT米力农治疗期间2例均未进行进一步血管造影检查及IA型药物治疗。IT米力农暂停用药时TCD变化率回升说明患者仍需进一步IT米力农治疗。2例均未出现米力农应用的直接并发症。该病例报告阐述了对aSAH分级较高的患者,米力农治疗和预防血管痉挛的潜在应用价值。这是关于通过EVD间歇性应用米力农的第一次报道。虽然不知道米力农对患者预后是否有益,但研究显示IT米力农的应用是安全的。作者表明仍需进一步研究来评估米力农治疗的安全性和疗效。

（王　晶 编译　张　赛 审校）

198. 蛛网膜下腔出血后行主动脉球囊反搏泵治疗期间,经颅多普勒波形对血管痉挛的探测作用

Park S, et al. Neurocrit Care, 2015, 23: S231

该研究的主要目的是研究血管痉挛(VSP)患者心脏衰竭情况下主动脉球囊反搏泵(IABP)对平均动脉压的升高作用。IABPs可改变动脉波形,也可对整个心脏循环过程中脑脊液压力变化进行定性。心脏舒张期IABP进行反搏时所测得的压力高于心脏收缩期血压。这种动脉波形改变了经颅多普勒(TCD)的波形。这种情况下的TCD数据须仔细检查。该研究调查了由于IABP而改变的动脉搏动波形对血管痉挛的探测作用。3例SAH患者进入该研究,接受血管痉挛治疗期间同时解释IABPs治疗。该研究应用血管造影术(或CT引导下的血管造影术)及经颅多普勒检查了患者的4条血管(双侧中央动脉和大脑前动脉)。利用IABP引导的峰值速率(自动测量)及心脏收缩期收缩速率(手工测量)计算δ速率。一名神经介入学专家独立分析了患者同一天的脑血管造影、CT引导下脑血管造影及TCDs结果,并对发生血管痉挛的近端血管进行了分级。运用高斯分布建立一广义估计方程模型及一可交换的相关结构模型,从而估算脑血管痉挛状态与血流速率的关系。*P* < 0.05在此时显得尤为

重要。结果发现：3例均为女性，平均年龄60岁，Hunt-Hess评分的中位数为3分，改良Fisher评分的中位数为3分。动脉瘤位于PCOM（简单动脉瘤）、MCA（简单动脉瘤）、ACOM（复杂盘绕动脉瘤）。心脏问题包括神经源性和压力介导的心肌顿抑、压力介导的非ST段抬高型心肌梗死（NSTEMI）。CT显示没有人出现由血管痉挛引起的梗死。29对血管中有14对出现VSP（MCA或ACA）。平均血流速率与VSP无关（系数-13.0, [95% CI: $-29\sim3.4$], $P=0.12$）。δ速率与VSP有关（系数-7.2, [95% CI: $-9.9\sim-4.5$], $P<0.001$）。由此，该研究者得出结论：δ速率反映心脏内循环异常时的经颅多普勒特征，VSP数量减少意味着血管依从性的下降。该研究受到了研究对象数量较少的限制。

（王　晶编译　张　赛审校）

199. 动脉瘤性蛛网膜下腔出血后的认知结局和炎症反应

Provencio JJ, et al. Neurocrit Care, 2015, 23：S232

aSAH后存活患者重新站立行走的几率约50%。动物实验表明，炎症在认知和功能恶化过程中发挥了一定作用，抑制炎症反应对aSAH患者是有益的。该研究调查了aSAH患者的炎症反应维持时长。该研究为单中心前瞻新研究，研究对象为没有炎症性疾病、无感染、无免疫抑制治疗史、有脑积水脑室外引流治疗、aSAH发病24小时内动脉瘤破裂的aSAH患者。入院前3天每天采集血液和脑脊液样本用于评估细胞因子/趋化因子队列（脑脊液样本于第3天进行分析）。住院期间每天观察患者病情，并在起病后第90天对患者进行电话随访，进行mRS评分。结果发现：22例患者进入研究，4例有完整的病情及随访数据，8例在发病后90天预后良好（mRS 1~2分），6人预后不良（mRS 3~5分）。与起病后前3天结局尚佳的患者（双因素方差分析，$P<0.05$）相比，预后不良患者血液中的细胞因子TNF-α、sTrem-1、IL-16、IL-2、MIP-1α、IL-7、IL-17E、IL-23、IL-4、INF-γ、IL-5，趋化因子CCL-1，生长因子GM-CSF，补体C5/C5a均明显抑制。起病后第3天预后不良患者脑脊液中TNF-α、sTrem-1、IL-1、IL-1拮抗剂、IL-2、IL-17，趋化因子IL-8、INF-γ均显著上升（$P<0.05$）。由此，该研究者得出结论：aSAH患者起病后前3天血液中固有免疫应答介质显著抑制，这对起病后90天患者预后不良有一定影响。相反，起病后3天脑脊液中血多同种类细胞因子的活动与预后不良有关。这表明，早期炎症应答失败可能会导致中枢神经系统炎症反应增强，从而导致患者预后不良。作者表明，仍需对这些可能的反调节机制进行进一步研究。

（王　晶编译　张　赛审校）

200. 自发性蛛网膜下腔出血后应用涂层血小板预测延迟脑缺血

Ray B, et al. Neurocrit Care, 2015, 23：S233

延迟性脑缺血（DCI）与自发性蛛网膜下腔出血（SAH）后致残有关。受到适宜刺激时，涂层血小板保留了其表面的凝血因子。因此，涂层血小板可能导致SAH后凝血栓形成及DCI。该研究的目的是了解涂层血小板的初始水平及变化能否预测SAH后DCI。该研究为包括40例自发性SAH在内的前瞻性队列研究。SAH发生后，在预先设定的天数内连续采集血液样本。应用流式细胞仪确定涂层血小板水平。记录DCI发病率和涂层血小板水平。应用线性混合回归模型分析227个样本，以确定出现DCI患者的涂层血小板变化趋势与无DCI发作患者有无差异。结果发现：队列中的研究对象平均年龄（52.8±13.9）岁（IQR 46~61），女性较多（70%）。发病前5天，动脉瘤性SAH患者的平均涂层血小板数比非动脉瘤性SAH患者高13.82%（SE=5.89；95% CI：1.81~25.83；P=0.026）。涂层血小板的21天变化趋势显示：动脉瘤性SAH患者的涂层血小板呈现出每天下降1.25%的趋势，而非动脉瘤性SAH患者的涂层血小板呈现出每天下降0.32%的趋势（P=0.0561）。12例（30%）出现系统性血管痉挛或DCI，说明这些患者在研究初始即具有较高的涂层血小板百分比，为11.2%（SE=4.54；95% CI：42.51~61.04）；未出现DCI患者的涂层血小板百分比为40.6%（SE=2.99；95% CI：34.45~46.68）。研究观察到DCI患者每天涂层血小板下降1.35%，而非DCI患者则只下降0.61%每天（95% CI：0.81%~1.30%；P=0.0096）。由此，该研究者得出结论：SAH后DCI患者的涂层血小板在发病初始具有高水平，而后明显下降。脑神经体液介导的骨髓抑制可能是此种变化的病因。作者认为，还需进一步研究来证实该结论。

（王　晶　编译　张　赛　审校）

201. 延迟脑缺血治疗时，去甲肾上腺素和去氧肾上腺素作为初始升压药的疗效比较

Roy B , et al. Neurocrit Care , 2015 , 23：S234

动脉瘤性蛛网膜下腔出血（aSAH）在延迟性脑缺血发作（DCI）中占有重要地位。在DCI治疗中，运用血管加压药是降低血压和减少颅内积液的基石，最常用的血管加压药是去氧肾上腺素和去甲肾上腺素。DCI经血流动力学治疗后，初始血管加压药的选择对药效、副作用及预后的影响尚未可知。该研究包括2012年1月至2014年10月期间的63例aSAH患者，他们均出现DCI（定义为新发运动功能缺陷、运动功能缺陷恶化或GCS下降），其中45例初始用药为去氧肾上腺素，18例初始用药为去甲肾上腺素。比较各组的基线特征、副作用、增加或减少血管加压药的必要性、对治疗的反应性（包括神经系统功能改善情况）、血管内治疗的必要性、新发梗死灶状况、放电处理及病后3个月的改良Rankin评分的必要性。结果发现：各组患者特征（Hunt Hess评分、Fisher评分、脑积水发生率）间无差别。心律失常、肺水肿或肾损伤几率也无差别。然而，去氧肾上腺素组患者的替代性血管加压药较去甲肾上腺素组变化频率更快，分别为64%和33%（P=0.16），该组患者更易出现心动过缓、更不容易达到治疗目标。初始用药为去氧肾上腺素的患者神经系统反应性差，为71%（去甲肾上腺素94%，P=0.01）；且出院回家或恢复的可能性更小，为62%（去甲肾上腺素33%，P=0.04）。研究结果证明，去甲肾上腺素的疗效优于去氧肾上腺素，血管内治疗的必要性及病后3个月的改良Rankin评分的必要性尚无明显区别。由此，该研究者得出结论：与初始用药为去甲肾上腺素的患者相比，初始用药为去氧肾上腺素的aSAH后DCI患者临床预后不良风险更高，可能更需要在治疗过程中更换血管加压药。作者表明，更为大型的对照试验是很有必要的。

（王　晶　编译　张　赛　审校）

202. 滥用大麻与动脉瘤性蛛网膜下腔出血的关系

Rumalla K , et al. Neurocrit Care , 2015 , 23：S235

该研究通过几例病例探索了美国最常用的娱乐性药物大麻与卒中的关系，和其他几

个案例中已经报道过的卒中。大麻滥用和动脉瘤性蛛网膜下腔出血(aSAH)之间的流行病学联系此前尚无报道。Rumalla等调查了2004~2011年的全国住院患者样本(NIS)以确定大麻滥用组(2,496,165例)及非大麻滥用组(116,163,454例)。将430例初始诊断为aSAH的患者运用ICD-9-CM顺序编码。该研究分析不包括<15岁或>54岁的患者。应用单变量分析确定美国心脏协会指定的aSAH的人口统计量和危险因素。运用二进制逻辑回归分析来确定aSAH的预测因子。结果发现：将曼哈顿北部地区的一人群依赖性研究间接标准化后发现，当对年龄(OR: 10.67, 95% CI: 10.24~11.09)、性别(OR: 13.20, 95% CI: 12.67~13.72)、种族(OR: 8.71, 95% CI: 8.34~9.09)进行标准化整合后，NIS所记录病例中大麻滥用者中的aSAH患者明显多于人们所想。大麻滥用在年轻(32.44±10.94; 36.16±11.20, $P<0.0001$)、男性(61.4% vs. 32.4%, $P<0.0001$)、美国黑人(30.8%, 18.0%, $P<0.0001$)、接受医疗补助资金者(37.02%, 28.10%, $P<0.0001$)中更为普遍。大麻滥用队列相比非大麻滥用队列具有更多的非法药物滥用及更少的aSAH医疗行为危险因素。研究发现，烟草(OR: 1.445, 95% CI: 1.420~1.471)、苯丙胺(OR: 3.195, 95% CI: 2.988~3.417)、可卡因(OR: 1.381, 95% CI: 1.322~1.422)、大麻(OR: 1.102, 95% CI: 1.048~1.159)的滥用是aSAH的独立危险因素。由此，该研究者得出结论：大麻滥用者的aSAH患病率明显高于正常人群。

（王　晶编译　张　赛审校）

203. 使用网络分析SAH后的免疫应答特点

Savarraj JP, et al. Neurocrit Care, 2015, 23: S236

该研究检查了动脉瘤性蛛网膜下腔出血后(aSAH)细胞因子/趋化因子(CC)标记物间相互作用、表达的变化，及其与aSAH结局间的关联。研究建立了一表现aSAH后各时间段CC相互作用的相关性网络模型。该研究对45例aSAH患者进行了前瞻性监控。分别于SAH后0~4小时(T1组)、24~48小时(T2组)、3~5天(T3组)、6~8天(T4组)取血。用一预先混合了电解二氧化锰(EMD)微孔的磁珠测量CC水平。使用Mann-Whitney U测试比较各组CC浓度差异。Box-Cox转换用计算CC的Pearson相关系数(r)，从而验证假设。构建网络模型时，如果两CC标记物间的相关性>0.7，则模型的一边位于两CC标记物之间。用计算机分别计算出平均相邻节点数量(AvgN)、特征路径长度(λ)及信息传递低效率。结果发现：不管患者有无延迟性脑缺血，T1组的IL-1拮抗剂浓集、T2组的IL-5和PDGFAA浓集、T4组的IP-10和TNFα浓集均有显著区别。不论患者远期预后如何，T1组的IL-6、TNFα及MCPI浓集、T2组的趋化因子浓集、T3组的IL-6、IL-5浓集、T4组的TNFα2及GM-CSF浓集均有显著区别。AvgN在T2组从3.4增加到5.6，并在T4组转化为基准值，说明48小时内CC标记物间有相互作用。相似的，λ值在T2组由2.3降至1.8并在T4组转化为基准值，说明48小时内CC标记物间的相互促进增长作用。48小时内的IL-9、IL12p70和TNFα2量与CC标记物间的关系最为密切。48小时后IL-9和FGF2与CC间的关系最为密切。由此，该研究者得出结论：SAH后2天CC标记物间相互作用及网络模型有效性均会上升，5天后降至初始水平。IL-9、IL12p70和TNFα2与aSAH后免疫应答的调节有关。

（王　晶编译　张　赛审校）

204. 动脉瘤性蛛网膜下腔出血后的发热时长及血管痉挛风险

Sheriff F.G., et al. Neurocrit Care, 2015, 23: S237

　　发热是aSAH后血管痉挛和预后不良的独立相关因素,但发热时长与血管痉挛的产生是否相关尚不清楚。Sheriff等于2011年1月至2012年12月回顾性研究了神经科重症监护室(NICU)中的aSAH患者。体温高于38.0℃即为发热。定义Lindegaard比值>3或大脑中动脉峰值收缩率>200cm/s为血管痉挛。统计学分析包括使用广义估计方程(GEE)检测血管痉挛并作为依赖性输出的逻辑回归曲线。应用GEE计算研究中的重复测量,测量模型包括与血管痉挛及体温有关的关键人口统计变量。结果发现: 在初入院14天内平均测量过80次体温的72例患者进入本研究。48例(67%)在初入院14天即出现发热。32例(44.4%)依据TCD标准出现血管痉挛。血管痉挛出现的危险因素包括: 年龄小(OR: 0.17,95% CI: 0.01~0.31, $P<0.01$), 女性(OR: 7.10,95% CI: 3.36~14.99, $P=0.01$), 入院体温(OR: 1.00, 95% CI: 1.00~1.01, $P=0.05$), 入院后24小时内体温(OR: 1.08,95% CI: 1.08~1.09, $P<0.01$)。不管创伤程度如何,在任何给定的时间点,发热均增加了血管痉挛发生的可能性。由此,该研究者得出结论: 入院体温较高及入院14天内体温较高均与血管痉挛的发生有关。发热表现可能反映了蛛网膜下腔出血的严重程度和(或)与继发于血管痉挛的二次脑创伤有关。

（王　晶编译　张　赛审校）

205. 动脉瘤性蛛网膜下腔出血患者,鼻窦炎是发热隐性病因

Siegel JL, et al. Neurocrit Care, 2015, 23: S238

　　ICU患者仰卧位姿势及鼻内导管放置均可引起鼻窦炎。鼻窦炎可能是ICU患者发热的隐性原因,若未及时发现,会错误引导患者进行更多的昂贵检查或重复影像学检查及血培养。研究初始,作者假设鼻窦炎是动脉瘤性蛛网膜下腔出血(aSAH)的隐性病因。Siegel等在众多由于aSAH入院且CT证明有鼻窦炎的患者中,回顾性研究了患者的头部CT平扫片(NCHCT)。入选标准包括: 年龄18~85岁,在院期间有鼻导管。影像学标准包括: 气液平,混浊影,黏膜变薄/黏膜炎症,上颌骨、筛骨、额窦或筛窦可疑潴留性囊肿。Siegel等认为这些发现均与发热及降钙素原(PCT)水平有关。Siegel等在4个月期间观察了27例aSAH患者的216张头部CT平扫片。这些患者63%是女性,平均年龄56.5岁(29~83岁),格拉斯哥昏迷评分(GCS)的中位数为13分(3~15)。他们中的74.1%符合鼻窦炎的影像学标准。21例出现发热(77.8%),其中12例出现阴性检查结果、只接受了有限的检查,或出现假性中央型发热。12例中有6例存在鼻窦炎的影像学证据。尽管这6例中有2例只检查了1次PCT,但6例中无1例PCT值升高。由此,该研究者得出结论: NCHCT上的鼻窦炎证据可能与患者发热有关,在大多数患者,这种发热为原因不明的发热。作者表明,将来的研究将扩大研究对象数量,并且研究鼻窦炎与鼻导管之间的联系。

（王　晶编译　张　赛审校）

206. 动脉瘤性蛛网膜下腔出血后脑脊液的分光光度分析

Sikorski C, et al. Neurocrit Care, 2015, 23: S239

该研究的目的是评估aSAH后应用分光光度法分析脑脊液氧合血红蛋白和胆红素含量时的时间依从性，以及评估延迟性缺血性神经功能缺陷（DINDs）的出现是否与CSF光吸收特性的改变有关。该研究包括16例经神经放射学方法证实的aSAH患者，患者有急性脑积水，需行脑室外引流治疗。aSAH后1~14天每天收集脑脊液样本并进行分光光度分析。根据现存指南，计算净氧合血红蛋白吸光度（NOA）和净胆红素吸光度（NBA）。DINDs的定义是：新发神经功能缺陷，及CT/MRI上可见的不对称梗死和血流灌注。该研究也包括数字减影血管造影技术的应用。此外，考虑到服用过量镇静剂的患者，多元性神经监控模型所获参数也被纳入该研究，用以发现DIND。结果发现：研究中共7例出现DINDs。DIND组最大NOA值与非DIND组相比明显升高。DIND组的平均NOA（mNOA）值在观察期间始终处于高水平状态，且在动脉瘤破裂后6、8、18天分别出现3次高峰。相反，非DIND组的时间脉冲波为无任何明显高峰的波动。两组净胆红素吸收量均在第4天达到高峰，而DIND组在血管痉挛终末期出现了第二次高峰。该研究表明，aSAH后患者CSF NOA水平与DIND的发生有关。作者认为仍需进一步研究来证明其发现。同时，SAH后NOA波峰分布是否暂时与DIND起始相关也仍需进一步研究。

（王　晶　编译　张　赛　审校）

207. APRI和MELD评分——蛛网膜下腔出血后患者死亡率与肝脏功能障碍有关

SimPson BM, et al. Neurocrit Care, 2015, 23: S240

天门冬氨酸氨基转移酶的血小板比值（APRI）作为一种非侵入性标记物被用于识别肝硬化患者。类似的，终末期肝病模型（MELD）评分被用于对肝脏疾病的严重程度进行分级。Simpson等的研究指出，当APRIA>1时，蛛网膜下腔出血（SAH）患者的预后与肝功能异常有关。作者前瞻性收集了2013年1月至2015年3月期间SAH患者的数据。不包括车祸、原发性脑出血（ICH）、动静脉畸形或其他潜在性脑创伤所致的SAH患者。根据APRI>1或APRI<1，将患者分为两种。结果发现：该研究分析包括110例患者，其中10例APRI>1。76例（69%）血管造影证明有动脉瘤，24例（22%）无动脉瘤，10例（9%）未做血管造影检查。APRI>1组SAH的Hunt-Hess分级（HH分级）为5级的人多，占40%；而APRI<1组少，占11%（*P*=0.04）。住院患者GCS评分、血管内出血、原发性脑出血相关性出血、脑积水、可卡因应用量、入院前心搏骤停史均无明显差异。APRI>1组患者的在院死亡率明显高于APRI<1组，分别为40%和11%（*P*=0.02）。该研究认为，年龄、HH分级级别较高（4~5）、血糖高、APRI>1、MELD分数均为死亡预测因子。运用多变量模型分析得到：年龄（OR: 1.16, 95% CI: 1.01~1.02; *P*=0.03），HH高级别（OR>10, 95%: CI 6~10; *P*=0.04），MELD评分高（OR: 1.66, 95% CI: 1.1~3.4; *P*=0.05）均为SAH后的独立的死亡预测因子。由此，该研究者得出结论：自发性SAH后APRI>1与HH高分级、死亡率上升有关。APRI和MELD评分可用于SAH患者的肝功能异常诊断及危险分级。作者表明，仍需进一步调查来研究APRI和MELD评分与SAH预后的关系。

（王　晶　编译　张　赛　审校）

208. 脑代谢和颅内生理参数的早期变化与低级别蛛网膜下腔出血的死亡率相关

Stiefel MF, et al. Neurocrit Care, 2015, 23: S241

管理ICU蛛网膜下腔出血（SAH）患者时，预防二次脑损伤很重要。监测参数包括：颅内压（ICP）、脑灌注压（CPP）、脑组织氧分压（$PbtO_2$）、近红外光谱（NIRS）。就算维持以上参数，代谢性精神错乱仍会发生。该研究试图找出脑代谢和颅内生理与患者死亡率的关系。对14例正在接受多峰监测（MMM）和脑微量透析（CMD）的低级别SAH患者进行回顾性分析。分析前3天监测数据。多峰监测受损包括MMM1：CPP<60mmHg+NIRS<55%，MMM2:CPP<60mmHg+$PbtO_2$<20mmHg，MMM3:$PbtO_2$+NIRS<55%。分析每小时脑代谢。将乳酸盐/丙酮酸盐比值（LPR）>25定义为脑代谢受损，LPR>40定义为代谢危象。MMM每小时记录1次，记录CMD可评估结合MMM和CMD。结果发现：有11例幸存者（S）和3例非存活者（NS）。记录MMM 33379分钟；幸存者：24247分钟，非存活者：9132分钟。幸存者记录中存在4.13%的时间异常MMM，非存活者7.27%。幸存者CMD样本中检测出54%的代谢受损，非存活者为97%。幸存者CMD样本中检测出20%的代谢危象，非存活者为28%。对持续性MMM和代谢受损进行综合分析得出结论：幸存者在MMM受损及代谢异常发生时，在1小时内恢复；而非存活者花费5小时。由此，该研究者得出结论：生理监测参数正常时，脑代谢异常仍会发生。尽管对大脑代谢的生理学特点进行分析无明显区别，但对脑代谢和脑代谢生理学特征进行综合分析时将出现显著差异。监测复苏终末表现及大脑对复苏的应答可能与预后改善有关。

（王　晶编译　张　赛审校）

209. 脑组织氧饱和度监测和脑血氧测量探测SAH患者脑血管自身调节受损及预测延迟性脑缺血发作

Tran H, et al. Neurocrit Care, 2015, 23: S242

延迟性脑缺血发作（DCI）的血管造影术显示有血管痉挛，CT显示有梗死病灶。在SAH患者，此种并发症的发生率高达30%。它与SAH患者的致残及死亡有很大关系。该研究回顾性研究了21例SAH患者的数据。这些患者均进行了语序连续监测脑组织氧合量的颅内监测植入。血氧测量计提供脑氧合量的非侵入性评估。收集这些信息的同时记录患者动脉压力（MAP），并将数据保存到中枢神经系统（Moberg研究）。该团队把平均动脉压、脑组织氧合量（$PbTiO_2$）和脑氧合量（COx）变化绘制成图并进行血流动力学分析。在该研究中，对应用不同剂量尼莫地平患者的平均动脉压、脑组织氧合量（$PbTiO_2$）和脑氧合量（COx）进行累加、平均及绘图。一些患者应用尼莫地平后出现了脑血管自身调节受损，MAP、$PbTiO_2$和COx均下降。MAP、$PbTiO_2$和COx下降量可应用曲线下面积测量得到。结果发现：21例患者中有8例未出现或出现轻度血管痉挛，但均未出现DCI。13例有中、重度血管痉挛，他们中有9例出现DCI。MAP、$PbTiO_2$和COx均大范围下降的患者，其血管痉挛和DCI发生率高。由此，该研究者得出结论：对SAH患者进行连续性MAP、$PbTiO_2$和COx监测可确定SAH患者脑血管自身调节能力受损程度，从而预测患者脑血管痉挛及DCI发病。

（王　晶编译　张　赛审校）

210. 蛛网膜下腔出血患者的脑脊液蛋白质组学、代谢状态和营养状态: 炎症相关性研究

Vizzini AN, et al. Neurocrit Care, 2015, 23: S243

　　细胞因子和负反馈调节激素水平增加导致SAH患者代谢亢进,达175%。热量和蛋白质供应不足以满足如此高的代谢需求,可导致预后不良及医院感染可能性升高。该探索性研究的目的是评估SAH患者的蛋白质组学、代谢状态和营养状态的关联。从1例36岁SAH患者身上获得5份脑脊液标本。ELISA法分析脑脊液中8种蛋白质的浓度。宾夕法尼亚州立大学运用2003b方程估计患者入院时REE,并与患者入院第5天时用间接测热法测得的REE相比较。充足的营养是确保REE比较的前提,也是确保提供足够的肠内营养热量和蛋白质的前提。结果发现: 宾夕法尼亚州立大学运用2003b方程估算出了REE为每天2089千卡。对2个脑脊液样本的研究得到了肠内营养的最佳热量供应值,但3个样本中出现异丙酚过量供热(68、1710、77千卡)。IL-1受体拮抗剂从30±7增加到69±7。sTNFR-1从68±6增加到274±83。由此,该研究者得出结论: 运用68千卡的集成电路测量,宾夕法尼亚州立大学的2003b方程可以精确估算患者的热量需求。尽管肠内营养可以提供足够的卡路里,但脑脊液中的IL-1受体拮抗剂和sTNFR-1增加说明了中枢神经系统炎症状态并不是由于系统性分解代谢所致。作者表明,仍需进一步研究来探索充足营养和蛋白质组学与延迟炎症应答反应的关系。

（王　晶 编译　张　赛 审校）

211. ICU护士知识面和态度对动脉瘤性蛛网膜下腔出血患者护理的影响

Vladic CA, et al. Neurocrit Care, 2015, 23: S244

　　动脉瘤性蛛网膜下腔出血患者(aSAH)的死亡率和长期致残率均很高。这类人群是最年轻的卒中患者,平均年龄55岁。在重症监护室管理这些患者的护士需要有高水平的知识和技能。该研究的目的是: 对教导ICU护士管理aSAH患者进行试点培训。通过利用233个护士样本设计实验进行需求调查分析。研究记录ICU护士在护理aSAH患者时的态度及知识面。所有参与者对Likert量表(1~5分)上的问题给出答案。这项研究在澳大利亚墨尔本的一家三级教学医院进行。结果发现: 最终有80名护士进入该研究,应答率34.3%。考虑到护士的知识范围,最终只有64.2%的护士可进行基于知识水平的问题回答,有57.6%的护士可进行基于态度的问题回答。重要的是,有超过69.7%的护士承认当他们得知被分配照顾aSAH患者时会感到很焦躁。这一结果很令人失望,它说明护士的知识水平和实践态度并不相符。由此,该研究者得出结论: ICU护士在照顾管理aSAH患者时的态度和知识水平仍有待提高,这需要一定的理论储备和经验准备。通过教育干预后为了评估该改进方案的作用,Vladic等又重复了该研究过程。

（王　晶 编译　张　赛 审校）

212. 蛛网膜下腔出血患者静脉注射钙通道阻滞剂: 氯维地平观察性数据库分析结果和2个大型学术性医疗中心的氯维地平的应用

Wang Y, et al. Neurocrit Care, 2015, 23: S245

血压(BP)控制对急性蛛网膜下腔出血(SAH)患者的管理至关重要。SAH指南列出了几项血压管理方法。氯维地平起效和失效均很快,可迅速降低血压。氯维地平也可使突发性低血压患者血压迅速升高。该观察性研究比较应用氯维地平(CLV)和尼卡地平(NIC)患者的预后及花费。该研究比较了2012~2014年入院且入院前2天即接受CLV和NIC治疗的患者疗效。从医院的两个类似使用的首次研究数据库获取数据。入院后2天才开始应用CLV或NIC的患者,以及将药物剪切或卷曲服用的患者均被排除。统计数据包括低血压、应用血管加压药、出血、住院死亡率、住院时间(洛杉矶时间)和总成本,并进行比较。将年龄、APR死亡率评分以及剪切或卷曲药物1~2次后服用这些危险因子加入研究后,应用多逻辑回归模型估计药物应用和住院死亡率之间的关系。结果发现: 同一地区的2家医院共有109例患者符合所有筛选条件(CLV: 55; NIC: 54)。分别对患者的年龄、性别、伴随疾病、手术史/血管内操作进行比较。两组的低血压患病率大致相同(CLV组12.7%, NIC组11.1%),但给予CLV组患者较少剂量的缩血管药物(CLV组3.6%, NIC组14.8%, *P*=0.0472)。2014年, CLV平均花费为78.32美元, NIC平均花费为79.178美元, CLV平均应用15.3天, NIC平均应用15.8天。CLV和NIC的在院期间死亡率分别为10.9%和22.2%。在危险因子调整后, CLV和NIC的死亡率比值比为0.21(95% CI: 0.05~0.85), CLV死亡率低。由此,该研究者得出结论: CLV可与抗血管收缩药物联合应用,应用后住院患者死亡率低于NIC。两者的花费及用药时间大致相同。

（王　晶编译　张　赛审校）

213. 动脉瘤性蛛网膜下腔出血后低颅压脑积水引起假性癫痫发作

Wheelock KM, et al. Neurocrit Care, 2015, 23: S246

动脉瘤性蛛网膜下腔出血(aSAH)后永久性脑积液分流的发生率为10%~30%,交通性脑积水(脑脊液循环经典理论)为最常见病因。脑脊液循环新视图(替代理论)强调CSF流体动力学和大脑依从性的作用。Wheelock等在aSAH后低血压患者身上模拟了替代理论的情景。做出现症状性血管痉挛、脑梗死、分流性脑室炎和低血压的aSAH患者的回顾性图表综述。结果发现: 女性,50岁,左后沟动脉瘤破裂后出现aSAH(WFNS4, H&H3)。动脉瘤以安全夹结扎,侧脑室切开术设备(EVD)于出血后(PBD)1天放置。住院诊疗经过复杂: 严重症状性血管痉挛导致的失语和右侧偏瘫,多次动脉内干预和血流动力学治疗无效。由于出现持久脑积水,脑室-腹腔分流(VPS)在出血后25天放置。脑出血后30天呼吸窘迫插管后,患者出现与苯二氮䓬类药物剂量增多、磷苯妥英及左乙拉西坦负荷剂量无关的不良共轭凝视和去大脑姿态。头部CT显示: 脑积水恶化,大脑脚扩大,第三脑室扩大,脑导水管扩张。连续脑电图监测并未发现癫痫活动。其后,患者被诊断为肠杆菌性脑室炎,需要体外引流。在低颅压和持续性脑积水的作用下,引流量很少,类似于不良共轭凝视的眼球运动再次出现。因此,这种临床表现与延迟性脑缺血性后脑依从性下降而导致的低颅压脑积水是一样的。脑室炎治疗进行VPS肩带放置和及时更换。由此,该研究者得出结论:aSAH后低颅压脑积水很罕见,准确识别该病、对这类患者进行适宜管理、避免不必要操作过程至关重要。

（王　晶 编译　张　赛 审校）

214. 脑蛛网膜下腔出血后给予去甲肾上腺素对脑和外周组织氧饱和度的影响

Yousef KM, et al. Neurocrit Care, 2015, 23: S247

动脉瘤性蛛网膜下腔出血(aSAH)后给予去甲肾上腺素(NE)可改善全身动脉血压(ABP),防止血管痉挛,但由NE引起的ABP升高是否会改善脑血流灌注尚未可知。用近红外线光谱,Yousef等研究了NE和持续性脑组织区域氧饱和度($CrSO_2$)、外周组织区域性氧饱和度($PrSO_2$)之间的关系。该纵向观察性研究(aSAH后1~14天)招募了21~75岁、Fisher评分>1的患者(除外霉菌性动脉瘤、有神经功能缺陷史的患者)。额叶$CrSO_2$从左右侧前额感受器获得,$PrSO_2$从手掌隆起传感器获得。NE被认为是一个时间变量,在每个时间点均具有是(+NE)或不是(−NE)两种结果。所有记录在案的ABP值均与ICP值一起被应用。平均每5分钟记录$CrSO_2$和$PrSO_2$值一次。使用混合线性回归模型分析NE使用和rSO_2、ABP、ICP之间的关系。结果发现:12例受试者进入了该研究,平均年龄(56 ± 8)岁,83%为女性,33%有NE治疗史。rSO_2平均监控时长(185 ± 113)小时。回归模型分析NE使用和ABP、ICP值间的关系,+NE与心脏舒张、收缩过度、平均ABP、ICP下降均有关(分别为b=18.5, b=9.0, b=12.0, b=2.3, $P<0.0001$)。分析与rSO_2之间的关系时,+NE与$PrSO_2$升高有关(b=7.5, $P<0.001$),也与左右侧$CrSO_2$值下降有关(分别为b=−7.3, b=−7.6, $P<0.0001$)。由此,该研究者得出结论:+NE与aSAH后ABP显著升高及脑外周组织区域氧饱和度升高有关,而−NE则与脑组织区域氧饱和度下降有关。这些发现表明,NE导致的高血压可能首先导致大脑血管收缩。Yousef等表明,仍需要进一步调查以确保目标ABP足够高从而防止血管痉挛,同时确保目标ABP足够低从而维持脑血管灌注。

（王　晶 编译　张　赛 审校）

215. 脑脊液引流量是蛛网膜下腔出血患者脑室—腹腔分流需求的主要决定因素

Zachariah J, et al. Neurocrit Care, 2015, 23: S248

蛛网膜下腔出血(SAH)后持续脑积水常需进行脑室-腹腔分流(VPS)。先前的研究尚未评价脑脊液(CSF)引流的预测价值。该研究的目的是找出初次脑室外引流(EVD)量是否是VPS引流位置的预测因素。Zachariah等连续观察了2001~2014年美国明尼苏达州罗契斯特市Mayo诊所的需要进行脑室外引流治疗的SAH患者。排除突然发病后48小时内死亡的患者,有226例患者进入该研究。在不同的时间比较进行和未进行VPS操作的患者的脑室外引流量。逻辑回归分析包括患者的年龄、WFNS得分和改良Fisher评分(mFS)。结果发现:140例患者成功停止了EVD操作,而86例患者需要进行VPS操作。需要/不需要放置VPS的患者在第10天的平均总脑脊液引流量分别为2413ml和1687ml($P<0.0001$, OR: 1.08, 95% CI: 1.05~1.11, ROC: 0.7),平均总ICU允许量分别为3289ml和1884ml($P<0.0001$, OR: 1.08,

95% CI: 1.05~1.10, ROC: 0.75）。各项分析显示,患者的年龄、WFNS得分和改良Fisher评分（mFS）与是否需要VPS操作并无明显关联。前10天CSF引流量＞1L对预测患者是否需要VPS操作具有76%的特异度和41%的敏感度。而前10天CSF引流量＞3L对预测患者是否需要VPS操作具有88.6%的特异度18.6%的敏感度。由此,该研究者得出结论: 最终需要VPS引流的患者CSF引流量均较高。已证明这些患者早期EVD尝试少,头颅CT检查次数少,ICU住院时间短,花费低。

（王　晶 编译　张　赛 审校）

216. 术后颅内高血压相关性静脉充血可表现为难治性全脑水肿,需要低温治疗: 病例报告

Bauerschmidt A, et al. Neurocrit Care, 2015, 23: S249

术后颅内高血压相关性静脉充血（PIHV）是其他常规神经外科手术后的罕见并发症,常导致患者神经系统预后不良。作者所提供病例为PIHV合并难治性颅内高压危象、全脑水肿,需要33℃亚低温治疗,患者预后不良。来自一个城市的三级转诊中心的临床病例报告。患者,男,43岁,既往体健,因颅脑创伤后进行性头痛去急诊科就医。检查发现患者出现硬脑膜下血肿,行简单钻孔排水术。术后患者昏迷,临床和影像学迹象表明患者出现钩回疝和小脑扁桃体疝。MRI图像示丘脑各区域扩散受限,丘脑边缘、大脑顶叶、颞叶T_2像增强,弥散性血管源性水肿,符合PIVH诊断。脑创伤后10周行神经心理学测试示神经系统恢复正常,改良Rankin评分1分。由此,该研究者得出结论: 硬脑膜下出血手术疏散术后出现PIHV的病例罕有报道。作者所报病例PIHV经亚低温治疗后恢复良好,全脑水肿、难治性ICP升高均好转,患者神经系统预后良好。虽然该过程的病理生理学并不清楚,但该病被认为是一过性颅内低压致静脉充血、弥漫性缺血性脑损伤的表现,其后出现脑水肿和颅内压升高。因此,治疗方法如亚低温治疗可能是有用的。

（王　晶 编译　张　赛 审校）

217. 一项检查心搏骤停患者目标温度管理的全国性调查研究

George L, et al. Neurocrit Care, 2015, 23: S250

自2002年关于2项随机临床试验的文章发表以来,心搏骤停患者低温治疗的使用率增加。心搏骤停专家共识和临床指南支持对这些患者进行低温治疗。2013年12月,一篇关于心搏骤停后患者两种目标体温比较的随机临床试验（TTM试验）的文章完成和发表。从历史上看,从研究试验结论被临床实践所证实大约需要17年时间。Geoege等试图确定新发表的测试了两种不同目标温度的随机临床试验结果的采纳速度。George等对神经危重症护理协会（NCS）的会员进行了一次包括28项问题在内的问卷调查。收集关于TTM实践的数据,包括根据最近的TTM试验结果所得到的临床实践改变的数据。结果发现: 144名NCS成员对该网上问卷调查作出了回应。80%的受访者为医生,78%为学术医疗中心的工作人员。63%的受访者对其CCU中接受心搏骤停后护理的TTM患者进行了采访,这些患者中仅有19%在神经重症监护室接受治疗。超过95%的受访者对心搏骤停后患者使用了低温诱导治疗,他们中91%患者签订了医院协议。超过90%受试者所观察到的结局与TTM试验相似。70%的

受试者将患者体温继续冷却到33℃。George等发现,35%的受试者根据TTM试验结果改变了其临床实践治疗措施。84%的受试者回应说,心搏骤停后患者的额外TTM试验是必要的。96%的受试者将TTM试验用于ICP升高患者,43%用于癫痫持续状态患者,43%用于颅脑创伤患者,29%用于肝功能衰竭患者。关于TTM实践的其他数据将在今后进一步进行收集及报道。由此,该研究者得出结论:这项调查为人们观察当前神经危重症护理团队成员的TTM实践模式提供了新视角,也让人们对如何将不断变化的新临床试验结果应用到每天的临床实践中有了进一步了解。

（王　晶编译　张　赛审校）

218. 温度管理治疗的药物剂量: 心搏骤停后亚低温治疗的时间—温度曲线关系

Matthew WL , et al. Neurocrit Care , 2015 , 23 : S251

心搏骤停是常见的死亡原因,对心搏骤停后幸存者来说,神经系统并发症具有毁灭性。有证据显示,低温治疗可以改善神经系统结局。最近,目标温度管理试验表明,将体温降至36.0℃与降至33.0℃所导致的患者结局类似。虽然研究人员已经对冷却温度进行了研究,但温度剂量的概念——随时间变化的低体温程度或发热程度尚未被探索。Matthew 等回顾性分析了66例心搏骤停后接受低温治疗的患者,以确定温度剂量对患者结局的影响。受试者年龄≥18岁,均于2007~2010年期间接受过心搏骤停后低温治疗。收集并比较患者的人口统计学数据、心搏骤停时的心脏节律、乳酸和pH。以出院目的为界线,将患者结局分为2组。记录患者从心搏骤停后第一次体温测量值到患者复温至37℃后48小时内的体温测量值,并将其记录成为温度-时间坐标系。定性总结患者的关键特性,包括冷却深度、冷却持续时间和患者复温后相关体温变化时间点,并应用这些特性对患者的每个体温阶段进行分析。结果发现: 66例中有39%的患者结局良好。平均冷却温度为32.9℃（SD=0.41℃）,平均冷却时间22.5小时（SD=10.2小时）。在所有总结的温度-时间数据中,患者复温后的温度与时间之间几乎没有显著的正性相关关系,复温温度35.0~36.5℃,OR=1.07（1.003,95% CI: 1.15, P=0.05）。发热持续时间趋势倾向于与患者体温负相关,但相关性并不显著OR=0.9（0.89,95% CI: 1.01, P=0.14）。由此,该研究者得出结论:尽管该研究仅为小规模研究,但显示了患者结局良好与体温冷却时间趋势之间的显著相关性。发热持续时间延长则与结局不良显著相关。该研究表明,温度剂量(在适宜的温度治疗时刻进行评估)可能对患者的结局有影响。

（王　晶编译　张　赛审校）

219. 在温度管理治疗和神经肌肉间歇期间测量脑电双频指数和抑制率的两种方法是类似的

Richard R , et al. Neurocrit Care , 2015 , 23 : S252

双频谱指数(BIS)是脑电图(EEG)过程中的值(范围是0~100)。抑制比(SR)测量EEG的抑制情况,能够预测心搏骤停(CA)后神经功能恢复的可能性。没有标准的方法或时间点来明确TTM期间SR或BIS值。Richard等比较了用TTM治疗的CA幸存者中,两种检测BIS和SR的检测方法。用异丙酚、芬太尼和间断的维库溴铵(NMB)调节CA的成年昏迷患者的肛温,降温到33℃,使患者寒战,并且在复温到36.5℃之前持续监测。用一般方法(P)在给予首剂NMB(初始值)时BIS和SR的值,并在识别出首剂NMB后3分钟内最高的SR或最低的BIS(H-L)和ROSC后6小时的SR和BIS。用受试者工作特征曲线(ROC)、相关模型和ABP比较P和H-L的方法与有益结果(GO)的相关性。GO被定义为脑功能评分(CPC)1~2分,不利结局(PO)定义为CPC 3~5分。研究发现,在给予首剂NMB后,BISi-P和BISi-L相关(0.94),ABP偏差为-1,标准差为6,及预测GO和PO的ROC曲线下面积(AUC)相同(0.82P,0.83L)。Sri-P和Sri-H也相关(0.97),ABP偏差为6.9,标准差0.84以及P和H的AUC为0.84。ROSC后6小时,BIS6-P和BIS6-L相关(0.92)ABP偏差为-1.4,SD为7,P的AUC为0.86,L的AUC为0.84。SR6-P和SR6-H也相关(0.98),ABP偏差为1.7,SD8.9,P和H的AUC为0.90。据此,他们得出结论,在TTM开始和ROSC后6小时,用一般方法和高低值的方法检测BIS和SR具有良好的相关性,具有最小的ABP偏差,相同的预测PO和GO的ROC曲线下面积。

(王　晶 编译　张　赛 审校)

220. 在心搏骤停后进行治疗性温度管理和间歇性神经肌肉阻滞期间和ROSC后6小时脑电图抑制比比双频谱脑电图指数预测有益结果的能力更强

Richard R, et al. Neurocrit Care, 2015, 23: S253

脑电图(EEG)可以准确预测心搏骤停(CA)后进行治疗性温度管理(TTM)的预后。双频谱指数(BIS)是EEG过程中的值(范围是0~100)。抑制比(SR)是在一个63秒的EEG片段中测量的抑制情况,也是预测预后的准确指标,没有标准的方法或时间点来明确TTM期间SR或BIS值。Richard等在CA幸存者TTM开始阶段中比较了BIS和SR(BISi、SRi)和ROSC后6小时的BIS和SR(BIS6、SR6)。用异丙酚、芬太尼和间断的维库溴铵(NMB)调节CA导致的成年昏迷患者的肛温,降温到33℃,使患者寒战,并且在复温到36.5℃之前持续监测。BIS和SR在给予首剂NMB(初始值)时和ROSC后6小时被记录。比较好的预后(GD)与受试者工作特征曲线(ROC)的相关性。GD被定义为脑功能评分1~2分。通过筛选(排除因心脏疾病死亡和药物戒断小于48小时的患者),268例患者入选。其中有203例(76%)男性,平均年龄57.5岁,201例(75%)院外接受,结果显示初始节律VT/VF131例(49%),PEA74例(28%),心脏停搏55例(21%),心脏停搏自主恢复(ROSC)平均时间22分钟。119例(22%)出院时预后良好。SR6是预测GO的最好指标(AUC 0.9),与SR6相比较的指标还包括BIS6(AUC 0.86,$P=0.01$),SRi(AUC 0.84,$P<0.001$),BISi(AUC 0.82,$P<0.001$),ROSC时间(AUC0.65,$P<0.001$),以及年龄(AUC 0.54,$P<0.001$)。基于上述研究,他们得出结论: ROSC后6小时测抑制率是一种简单、无创、准确、早期预测良好预后的方法,其他以人和动物的脑电图为基础的研究表明,早期心搏骤停后的脑电抑制预示着预后良好。

(王　晶 编译　张　赛 审校)

221. 替格瑞洛的神经干预过程: 系列病例研究

Davis KA, et al. Neurocrit Care, 2015, 23: S254

血栓栓塞形成是神经干预过程最常见的并发症之一。虽然一些小型研究认为氯吡格雷可安全有效的预防颅内支架性血栓形成,但替格瑞洛对其影响的评估尚不存在。本次研究的目的是回顾性评估替格瑞洛用于正在进行神经血管操作的患者的安全性和有效性。Davis等对2012年10月1至2014年9月30日神经重症监护病房的患者进行了回顾性电子病历研究。跟踪患者从入院到出院的全过程。采集数据包括:患者的人口统计量、血栓性活动次数和出血性并发症。结果发现:共5例接受了神经血管内动脉瘤修复术,住院期间患者平均应用替格瑞洛5天(标准差12.54)。3例接受辅助支架治疗,2例接受管道栓塞设备辅助。4例住院期间给予负荷剂量(180mg,口服),5例均给予替格瑞洛90mg口服,每日2次。所有患者均给予阿司匹林。1例在氯吡格雷治疗出现血栓性并发症后接受替格瑞洛治疗,另1例在氯吡格雷治疗出现皮肤反应后接受替格瑞洛治疗。3例(60%)治疗效果好并出院。2例在接受替格瑞洛治疗期间,在脑动脉瘤修复术后出现脑血管意外,其中1例发病可能是由于药物遗漏。1例(20%)在接受替格瑞洛治疗时出现了小范围腹膜后血肿,但替格瑞洛治疗仍继续,未出现其他远期并发症。由此,该研究者得出结论:该系列病例证明,对正在接受神经血管内动脉瘤修复的患者而言,有替格瑞洛参与的抗血小板治疗可能是一种有效的治疗方法。作者表示需要进一步研究来支持其结论。

(王　晶编译　张　赛审校)

222. 卒中患者功能储备、顺应性和恢复: Meta分析的描述性综述

Dangayach NS, et al. Neurocrit Care, 2015, 23: S255

预测卒中患者临床结局的变化仍具挑战性。老年病学、精神病学、肿瘤学采用了更全面的方法来预测卒中结局,从而说明患者的功能性/生理学储备、认知功能储备及顺应性。该Meta分析的描述性综述的目的是理解这些新兴方法的适用性,从而确定卒中结局。与构图相关的储备、适应和恢复由卒中之外的其他描述确定。在每个构图区,应用谷歌学术,搜索包括原始研究、综述、摘要、英文社论等字段以确保所写出的综述在任何时候均具有时间包容性和跨度。结果发现:①功能性/生理储备是不同器官系统从损伤中"反弹"的能力。并发症、残疾、性别和年龄在卒中时所起的作用已经被作为功能性逆转标记充分研究过。相比之下,卒中的"肥胖悖论"还没有被很好地研究(38篇论文)。对癌症虚弱和心脏衰竭的研究论文均较多(分别有384篇和980篇论文),但对卒中的研究论文较少(34篇论文)。②就阿尔茨海默病/痴呆而言,认知储备对神经系统结局的影响是有效的(>1000篇论文),多发性硬化症也是如此(205篇论文)。但就卒中而言,认知储备对神经系统结局的影响还在研究中(75篇论文)。③顺应性是个体在面对灾难(包括身体疾病)时维持或恢复其心理健康的能力,重点是积极适应。已经证明顺应性在预测抑郁症预后时起到了重要作用(>1000篇论文),在成人和儿童癌症预后预测中也是如此(>1000篇论文),但迄今为止,顺应性作为卒中结局预测因子的作用其实很少受到重视(11篇论文)。作者认为应实现各相关领域概念精准化,从而使卒中结局个体化、系统化,进而改善以患者为中心的急性卒中护理。

(王　晶编译　张　赛审校)

223. 在神经危重症护理人群中使用双重剂量人凝血酶原复合物的安全性和有效性: 从三级保健学术中心获得病例

Malaiyandi DP, et al. Neurocrit Care, 2015, 23: S256

2013年, 人凝血酶原复合物(Kcentra)成为了美国唯一允许的逆转维生素K拮抗作用的4因子凝血酶原复合物(PCC)。考虑到血栓栓塞并发症和数据安全性及有效性缺失, 生产商不建议使用重复剂量。欧洲和加拿大均使用4因子PCC作用更长时间, 两国专家共同建议在需要时可以使用重复剂量的人凝血酶原复合物。MalaiyandiP等报告了接受了人凝血酶原复合物双重剂量治疗的4例神经危重症患者的安全性和药物有效性, 其研究还包括了美国之外的一篇关于4因子PCC双重剂量应用后安全性的文献综述。质量改进委员会批准了该回顾性研究, 这项研究记录2013年11月至2014年10月的电子医疗数据, 遵循作者所在中心的人凝血酶原复合物商标外使用安全指南。文献综述包括在Pubmed、EMBASE、Medline中键入2015年1月1日~2015年4月30日的以下搜索词所得的搜索结果: "人凝血酶原复合物", "凝血酶原复合体浓度" 和 "凝血酶原复合体浓度和华法林"。结果发现: 有171例接受人凝血酶原复合物治疗的患者在作者所在机构进行了1年治疗, 其中71例有用华法林紧急治疗的神经征象。11例未达到INR<1.6的要求或无临床止血指标, 4例接受了人凝血酶原复合物双重剂量治疗。用药的最后7天未出现血栓栓塞并发症。Malaiyandi等的研究结果表明, 在神经危重症患者当中, 双重剂量的人凝血酶原复合物治疗可能是安全的。而Malaiyandi等的研究受小样本研究、回顾性观察性方法限制。但这一发现与欧洲和加拿大的4因子PCC应用剂量的专家共识相符。作者表明, 仍需要进一步的更大的前瞻性、安全性和有效性研究来支持其研究结果。

（王　晶 编译　张　赛 审校）

224. 先进的实践提供方向: 从神经元的水平开始?

Yeager SC, et al. Neurocrit Care, 2015, 23: S257

神经危重症保健(NCC)的先进实践供应商(APP)数量和机会均在增加, 如何将这些供应商成功整合到卫生保健大环境中是当前所面对的一大挑战。神经诊断和神经学问题的专科学术培训在APP中普遍受限。支持APP使用同步化的教学模型也很欠缺, 作者寄希望于整合可声控APP、医院管理者及医生同行来完成这一研究。不幸的是, 支持培训的提议及整合APP所需的技术均尚无报道。数据支持拟议的起始级别的培训和技术集成应用程序还没有被报道。因此, 为了使培训顺利进行, 对供应商的整合可能会在所需数量上下浮动。该过程将人们普遍期待的NCCU APP的特定概念和技能数据进行概述收集, 包括APP的暴露度、舒适性、知识性和经验性概念。在一所学术医学中心的神经危重症病房共有10个APP用来记录数据, 在APP记录数据之前, 带有调查链接的电子邮件被发送到10个APP上。收集个人报告和基线数据, 包括人口和专业信息、拥有特定技能的经验和满意度、诊断、NCC条目管理。其后, 在适当时候使用t检验统计所得数据。由此, 该研究者得出结论: 随着APP应用与NCC普遍结合, 整合过程需要这些供应商具备与之相匹配的入门级知识。所提供数据仅反映了一个小区域机构样本, 仍需进一步深入研究。该研究所得信息可能反映了另外的NCC APP定向发展路线图的潜在起点。

（王　晶 编译　张　赛 审校）

225. 初始颅脑计算机断层扫描显示的视神经鞘直径与心搏骤停后神经系统预后间的关联

Ko E , et al. Neurocrit Care , 2015 , 23：S258

为评估应用初始颅脑计算机断层扫描测得的视神经鞘直径（ONSD）和心搏骤停后经低温治疗（TH）患者的神经系统预后不良间的关系，2009年10月至2009年12月，Ko等对ICU内的心肺复苏（CPR）后存活患者进行了回顾性队列研究。共有92例患者的初始脑CT进入该研究。由2名急诊医师盲法测量患者脑CT上的ONSD。通过出院时使用脑性能类别（CPC）量表评估神经系统预后。应用多变量逻辑回归模型评估ONSD和TH后神经系统预后不良之间的关联。结果发现：37例在出院时神经系统预后良好。研究对象年龄（53±17.6）岁，92例中有56例（60.9%）是男性。神经系统预后良好组与预后不良组的ONSD平均值无明显差异[（5.51±0.43）mm；（5.73±0.59）mm，$P=0.06$]。然而，在多变量分析中，ONSD平均值与可电击复律心律均与神经系统预后不良密切相关（OR=3.56，95% CI：1.10~11.57；OR=0.15，95% CI：0.05~0.47）。由此，该研究者得出结论：尽管神经功能预后良好组与预后不良组在初始脑CT的ONSD测量上没有显著差异，然而在多变量分析中，ONSD平均值与心搏骤停后TH治疗后的神经系统预后不良相关。

（王　晶编译　张　赛审校）

226. 连续性血管窦内输注溶栓剂治疗急性脑静脉窦血栓形成：双中心研究

Jamil O.A , et al. Neurocrit Care , 2015 , 23：S259

脑静脉窦血栓形成（CVST）是可治疗的危重症疾病，其死亡率为6%~10%。传统治疗包括短期水合作用和长期系统性抗凝。最近CVST严重病例的血管内治疗经验说明，机械治疗和窦内输注溶栓剂治疗是有效的。Jamil等报告了3例接受小范围机械溶栓治疗和连续性向窦内组织输注组织纤溶酶原激活物（tPA）且预后良好的病例。Jamil等报告了来自两个机构的3例接受连续性窦内溶栓剂注射的急性CVST病例。患者1，女，31岁，口服避孕药史，脱水剂应用史，出现严重头痛、全身乏力，影像学显示伴广泛CVST的进行性脑病，患者连续3天窦内注射tPA，平均1.5mg/h。患者2，女，62岁，雌激素使用史，干燥综合征史，出现头痛、进行性半身不遂，失用症，影像学显示伴广泛CVST的进行性脑病、静脉梗塞及蛛网膜下腔出血史。患者连续2天窦内注射tPA，平均1mg/h。患者3，女，35岁，妊娠，出现头痛，意识障碍，影像学显示双侧横断面CVST，已接受1天窦内注射tPA治疗。结果发现：连续性窦内注射tPA后，所有患者窦内血栓及血窦开放重建均显著减少，同时，临床检查发现也显著改善。对所有患者进行窦内注射溶栓剂系统抗凝后，回到神经功能的基线水平。该治疗方法尚未出现并发症。由此，该研究者得出结论：小范围机械溶栓后连续性窦内注射tPA注入可能是CVST的一种安全而有效的治疗方法。尽管存在系统性抗凝，在大范围渐进性CVST患者应考虑使用该治疗方案。

（王　晶编译　张　赛审校）

227. 在神经科住院医师中行基于刺激的脑死亡评估学习

Marin IV, et al. Neurocrit Care, 2015, 23：S260

脑死亡的宣布必须按照国家和地区法律法规标准进行。美国神经病学学会（AAN）发表了一系列关于脑死亡的文档、测试和遵守条例，并以此作为指导方针。目前神经科住院医师培训在脑死亡宣布方面具有很多最低标准和资源。Marin等试图开发一个提高神经科住院医师能力的脑死亡培训标准。使用医学模拟中心，通过参考指南（AAN指南，DVD，神经危重症脑死亡工具箱），Marin等使新上岗神经科住院医师的培训标准化。学员在进入测试前需回答10个关于脑死亡的问题，而后在举手应答训练后重复一次。在另一个关于"评估执行脑死亡时对患者的安慰作用"的调查后继续进行训练。结果发现：分别有80%和20%的受试者在训练前执行脑死亡时对家属无安慰效果。所有受试者在训练后安慰水平和知识面均提高。检测前、后测试平均分数分别为56%和88%，训练后改善为32%，$P<0.05$。住院医师的反馈是积极的，100%参与者选择举手刺激作为该训练最有用的方式。由此，该研究者得出结论：脑死亡检查和确诊对神经科住院医师至关重要。神经科医师希望有专业理论来确诊脑死亡并告知护理人员。住院医师早期需通过有循证医学指南指导的实践训练提高专业技能。综合教育包括一个全面的实际教育仿真场景，这可以提高受训者在检查真实临床患者前的临床能力。

（王　晶编译　张　赛审校）

228. 建立记录病例的数据库日志的好处及神经危重症护理专科培训程序

Hafeez S, et al. Neurocrit Care, 2015, 23：S261

神经危重症护理（NCC）专科培训的显著异质性决定了评价很难设立目标和标准来评价受训者优缺点，很难确保受训者接触到充足的NCC诊断患者，也很难评估受训者的技能水平。该研究的目的是设计和实现案例收集和评审数据库。安全的专科数据库是建立于微机数据管理系统之上，用于自己报告病例和培训程序。关于患者诊断、并发症和处理过程的数据都被记录下来。数据每日更新。结果发现：一家NCC专科培训基地1年中有471例患者被记录入数据库。最常见的病种有：72例脑肿瘤、68例卒中、56例颅内出血、51例蛛网膜下腔出血、44例中毒性脑病、31例选择性神经外科疾病、27例癫痫、27例癫痫持续状态、22例呼吸衰竭、21例颅脑创伤。不常见的疾病有：9例脑膜炎、6例重症肌无力、6例创伤性脊髓损伤、6例静脉窦血栓形成、6例尿崩症、5例缺氧性脑损伤、4例后部可逆性脑病综合征、3例吉兰-巴雷综合征、2例血管炎、1例脑炎。每天花费约2分钟进行数据录入。程序包括：36例中心静脉置管、25例动脉导管、18例插管术、15例支气管镜检查、4例胸管植入、6例脑室外引流、5例诊断性脑血管造影、3例颈静脉球导管、1例Licox监测、1例螺栓导管。由此，该研究者得出结论：专科数据库使得培训者和研究人员客观记录处理病例过程更加容易并为病例的回顾性审查提供可能。

（王　晶编译　张　赛审校）

229. 基于感官刺激所引起的重新定位策略对脑损伤患者意识水平下降的影响

Roholt L, et al. Neurocrit Care, 2015, 23: S262

早期康复和感官刺激被证明能减少从ICU出院患者的神经功能缺陷及痛苦,如与昏迷患者像正常人一样交流。这种干预措施可以以改善患者预后为目标纳入患者的日常生活的。在PubMed数据库、EBSCO、Ovid、谷歌,应用以下关键词查询文献综述:昏迷、恢复清醒、重症监护、脑创伤、急性、沟通、意识水平、结局、护理、无执照个体(UAP)。纳入标准包括:1990年以后发表的、急性脑损伤患者插管后康复的、在ICU时即进行交流的、以非药理学管理为核心的护理学出版物。有20篇文献综述进入该研究。结果发现:大多数研究应用了多昏迷刺激模型刺激5例患者的感官。Roholt等发现在脑创伤后72小时内开始实施这些干预措施非常重要。研究的阳性结局是:意识水平提高、机械通气时间减少、住院时间缩短、更好的残疾评级。定向策略作为一种感官刺激方法也进行测试:一组研究显示列入研究的ICU患者因重新定向减少而发生精神错乱,另一组显示头部外伤者成功定向促进患者意识水平的提高。机械通气患者多经历了情绪不良:恐惧、压力、愤怒、不安全感、被迫依赖等。所有这些都是由于无法口头交流造成的。由此,该研究者得出结论:关于刺激和定向的综述反映了患者治疗效果的改善和谵妄发生率的下降。通过增加与患者面对面沟通的时长,引导患者进行定向策略的常规可以改善患者沟通能力。无执照人员(UAP)也可帮助患者重新定向,改善患者结局,预防谵妄。

（王　晶 编译　张　赛 审校）

230. 诊断脑死亡后延长呼吸机支持

Lewis A, et al. Neurocrit Care, 2015, 23: S263

著名病例JahiMcMath引起了脑死亡诊断的社会和伦理争议。虽然在美国,各地脑死亡协议间有显著差异,但都以协议的方式解决家属争议,在诊断脑死亡后停止机械通气的方法尚没有报道。机构性脑死亡协议是通过地方和区域合作的器官采购机构实施的。每个协议均须进行评审,以确定和解决诊断为脑死亡后是否停止机械通气的家属争议。结果发现:该研究回顾了来自21个不同州的225份协议。协议表明,在脑死亡诊断后延长机械支持适应证包括:家庭宗教信仰(8.44%,19份)、家庭道德信念(1.78%,4份)、家庭成员希望等待(4.44%,10份)、非独特性社会因素/希望给家属足够时间接受患者已死的事实(1.33%,3份)。然而,80.44%(181份)的协议没有提到当患者诊断脑死亡后,若家属请求继续机械通气时,要如何处理。协议还包括一些建议:①向行政机构、道德规范、法律、宗教、危险管理机构寻求顾问;②将所护理患者转移给其他人或其他机构;③获得第二个支持脑死亡诊断的意见;④不顾家属愿望去除机械通气管路;⑤服从家属要求进行器官支持,直到患者心脏死亡。由此,该研究者得出结论:经该回顾性研究的大多数协议并未提到若脑死亡后家属拒绝停止机械通气时该如何处理。国际指导方针的建立可能会起到一定作用,从而预防医患纠纷的发生。

（王　晶 编译　张　赛 审校）

231. 神经重症监护病房护理行为信度评价

Delabar RF, et al. Neurocrit Care, 2015, 23: S264

神经重症监护病房的护理行为在患者护理和预后中发挥关键性作用。尽管这一事实众所周知,但很少有研究将护理行为作为患者预后的预测因子,这可能是由于受到干预行为信度所限制。该研究的目的是检验护理相互监督行为(MEE)的信度。信度测试对于确保护理行为的精准度是必要的。为了更好地理解护理行为对颅内压护理监测的影响,该研究使用录像来观察护士行为,同时连续12小时收集她们的生理数据。每次观察10例需要ICP监测的神经重症患者的护理情况12小时,护理人员为经过训练的护士学生。详述的MEE行为标准已形成。首先对评估者的信度进行评估,每个监控录像有2名程序员进行监测。使用kappa统计交叉制表的方法将数据进行统计,并随机对评估者进行信度试验。结果发现: 4名程序员、3名护理专业学生和一名医科学生可进入该研究。每次需要接近8小时录像数据,该研究中每个项目大概需要编码所记录的12小时录像中的8小时。评分者间的信度试验已完成,数据编码已完成。当对进行ICP监测的患者提供护理时,对60名护理人员进行了MEE干预(平均36.5,方差5.63)。由此,该研究得出结论: 评分者间的信度是很重要的,它可以确保独立编码数据,并可以准确用于分析。未来对临床行为及其影响的研究可能在确定临床决策上起到一定作用。可靠性分析是确保数据分析一致性的重要组成部分。

（王　晶编译　张　赛审校）

232. 神经重症监护室进行多学科性血浆置换治疗的实施和管理

Grafton MA, et al. Neurocrit Care, 2015, 23: S265

血浆置换(TPE)是将有害抗体从血浆清除的过程。用于治疗多种影响神经系统功能的、免疫介导的神经系统疾病,如吉兰-巴雷综合征(GBS)、慢性炎症性脱髓鞘性多神经根神经病、重症肌无力(MG)等。该团队医院使用离心机系统实施TPE治疗,由血浆分离置换团队管理。该团队只有工作日在岗,这大大限制了医生对疾病的治疗。延误治疗会增加患者在院滞留时间,且由于患者运动功能下降增加了机械通气相关并发症风险,导致了去适应作用,并增加了治疗成本。通过与利害关系人的讨论,Grafton等决定建立一个TPE策略的神经重症梦之队: 团队使用GambroGambroPrismaflex®膜基系统进行治疗,并考虑及时启动TPE疗法。新成立的跨学科连续性肾替代治疗(CRRT)/TPE委员会开发了该项目的实施计划。基本程序包括: 由Gambro教育机构提供基本教育和培训、指导方针、管理条例以及文档。最初培训为4小时培训课程,包括技能和汇报演示。培训老师由团队中熟练掌握CRRT技术的注册护士、CRRT仪器提供方,以及临床药剂专家组成。结果发现: 研究所在神经重症监护病房于2015年4月实现对22张床位进行TPE Prismaflex®系统覆盖,5例患者进入该研究,其中2例GBS、2例MG、1例韦尼克氏脑病。团队护士能够协助其他团队成员顺利进行患者疾病治疗。由此,该研究得出结论: 认为神经重症护理团队能够运用TPE GambroPrismaflex®膜基系统进行TPE治疗。他们将继续监测其实践过程,同时收集患者数据以监测患者预后情况。

（王　晶编译　张　赛审校）

233. 微量透析研究——病毒性脑膜炎患者出现神经源性低血糖和代谢困难2例

Kofler M, et al. Neurocrit Care, 2015, 23: S266

病毒性脑膜炎是一种新出现的疾病,严重的患者需要重症监护管理。其潜在病理生理机制还不完全清楚,使用人类侵入性多模神经监控技术可能会阐明。2例无其他疾病的患者入住了该研究的神经重症监护病房(NICU),并改变了其维持意识水平所需的机械通气设置。颅脑实验室和影像学检查示2例均患病毒性脑膜炎。开启侵入性多模神经监控技术,头部断层扫描显示广泛化脑水肿,监测指标包括颅内压、脑代谢(CMD)、1例患者的脑组织氧含量、1例患者的脑血流量(CBF)。脑代谢情况揭示2例患者神经源性低血糖发作(脑血糖 <0.7mmol/L),这对降低脑积液和低温均无益处。脑血糖代谢水平随胰岛素治疗情况、营养状况及整体血糖水平的变化而变化。此外,其代谢情况还显示了非缺血性代谢困难可提示线粒体的功能障碍。2例患者均获得了长期的支持性临床治疗,病后3个月Rankin量表得分分别为1分和0分。结果发现:侵入性多模神经监控技术对需要机械通气的轻度病毒性脑膜炎患者是可行的。由此,该研究者得出结论:侵入性多模神经监控技术可对需要机械通气的病毒性脑膜炎患者的病理生理变化进行观察。神经源性低血糖的发现对理解二次颅脑创伤机制很重要,在将来的研究中,可能成为潜在治疗目标。

（王　晶编译　张　赛审校）

234. 尼泊尔经验——资源有限背景下ENLS课程的适用性

Shrestha G, et al. Neurocrit Care, 2015, 23: S267

卒中和颅脑创伤的发病和死亡主要发生于中、低等收入国家。毫无疑问,一个预先制订的合理应用资源预案能在资源有限背景下改善患者护理和预后。在中、低等收入国家,紧急神经生命支持(ENLS)课程可能是一种提高卫生保健专业人员处理这些神经系统突发事件能力的方式。Shrestha等描述了首个在有限资源背景下进行ENLS课程的经历。量身订制的单日ENLS课程在2015年2月于Tribhuvan大学教学医院举行。课程包括会前准备和在线认证考试。在资源有限的国家对ENLS的课程适用性进行评估,而后进行匿名在线调查。结果发现:共34名尼泊尔内科医生参加了ENLS课程。基本专业包括内科(4.2%)、麻醉学(33.3%)、家庭医生(12.5%)、急诊医学(8.3%)、神经外科(12.5%)、神经学(8.3%)、其他(20.8%)。大多数与会者为居民(38%)或员工(33%)。2名获得第一届尼泊尔危重病急救护理学奖学金计划的研究员参加。研究中鼓励信息反馈。从24个完成的调查中,有90%的调查者认为ENLS培训对他们在发病第1小时内管理神经危重症患者有帮助。100%的受访者认为ENLS课程将在尼泊尔广泛开展。Shrestha等人成功完成了亚洲第一次ENLS课程。该里程碑式的课程为ENLS在资源有限时高度适用设置提供了证据。Shrestha等已确定了在资源有限的背景下更改ENLS资源的可能性。他们建议在当地成立一个工作小组专门调整适用条件,针对地区环境ENLS课程使用需求评估和清单,以避免民族问题。

（王　晶编译　张　赛审校）

235. 登革热休克综合征中的成人脑血管炎: 是原因还是巧合?

Singh RS, et al. Neurocrit Care, 2015, 23: S268

登革热感染受到蚊虫传播影响,其全球性发病率和死亡率越来越高。其临床表现从无症状,到包括登革热休克综合征(DSS)的严重表现,死亡率高达44%。DSS的病理生理假说认为包括抗体在内的免疫机制在细胞因子过度应答之前增强了病毒复制,导致血管内皮细胞功能障碍、等离子体渗漏和内源性凝血障碍。神经系统并发症在这种疾病中不典型,但可有脑病、脑炎、神经肌肉并发症和神经-眼部表现。该研究方法为成人脑血管登革热感染的病例报告。结果发现: 加勒比血统49岁女性典型疾病症状表现下降; 以发热、喉咙痛、全身乏力、关节痛起病,迅速发展为精神状态改变、低体温、低血糖、低血压、低氧、胸腔积液、心包积液。实验室检查示IgM、IgG、LDH1131、ESR70阳性。影像学检查提示沿后额叶至双侧顶叶和枕叶有特发性钙化。脑血管造影提示多个区域出现明显的沿双侧脑动脉中后部分布的不规则狭窄,及一定程度的双侧大脑前动脉-动脉内钙通道阻滞剂无反应性。由此,该研究者得出结论: 在既往体健的患者,登革热感染和脑血管炎之间具有时间关系,这是否只是巧合、血管炎是否可能是由感染引起的,并没有文章报道描述成人登革热与血管炎之间的关联。有证据提示缺血性卒中的登革热血管炎儿童与视网膜血管炎成人的血管造影结果相似。作者预测,在成人大血管炎发生中,登革热可能作为抗原触发媒介。

（王　晶　编译　张　赛　审校）

236. 问题研究: 检测ICP数据质量的新方法

Rogers M.S, et al. Neurocrit Care, 2015, 23: S269

颅内压监测是二级颅脑创伤的预防和治疗手段。尽管全球重症监护病房普遍有颅内压监测,颅内压数据的查验效度和标准却并未建立。数据错误潜在影响了临床监护质量。实际上,与脑室外引流(EVD)关闭时间相对应,ICP值并无金标准。该研究报告了检测ICP数据质量的新方法。该研究为非随机观测试验。对所有患者进行合格的EVD监测。患者同意后,对患者和护士24小时监测。监测数据包括生命体征和连续数据采集的录像数据(中枢神经系统,Moberg),它们显示了EVD的持续时间和关闭时机。观察者使用XT软件进行数据编码。结果发现: 11例患者和26名床旁护士被招募入该研究。在这项研究之前,护士提供的观察性证据证明: 当获得ICP数据时,EVD已被关闭5分钟。研究数据显示,每次EVD关闭时所读取的ICP数值将在平均114.2秒的时间内广泛变异且非正态分布。由此,该研究者得出结论: 只有很少的数据支持 "EVD关闭后需要一定时间间隔来获取准确的ICP数值" 这一结论。该研究结果表明,录像数据可用于调节ICP值,EVD关闭时与关闭一段时间后的ICP值有很大差异。作者认为需要进一步的研究来确定获取准确的ICP值需要在关闭EVD后多久进行,以及这一操作对ICP值的可能影响。

（王　晶　编译　张　赛　审校）

237. 成人体外膜肺试验后颅脑创伤的影像学证据

Anand A, et al. Neurocrit Care, 2015, 23: S270

心肺衰竭患者进行体外膜肺可以存活,除非心肺功能逆转,否则心肺衰竭仍继续。然而这个过程中,颅脑创伤是一个重要的障碍。病理学的证据揭示了比临床评估更严重的神经系统的后果。特殊损伤的表现型可以协助体外膜肺进行复苏和指导神经预后。Anand等旨在建立在体外膜肺治疗的成年人与颅脑创伤的影像学关联。这是一个在ICU的回顾性的静态的队列研究。数据从电子表格摘要中获得。神经影像学上的病变按照类型、CT和SWI上的出血、DWI上的缺血和FLAIR上的水肿进行分类。选取了190例患者患者,研究超过26个月(63%男性平均年龄超过50岁)。体外膜肺的指征中,有44%因呼吸衰竭,32%因心源性休克,24%因心搏骤停。37%在体外膜肺中或拔管1周内接受了神经影像学检查(CT68例 MRI 44例)。做CT患者中,44%是因为神经系统恶化所致,而56%是因为要随诊(各自不正常的比例是66.7%和30%,$P=0.03$)。做MRI中,93%是因为神经系统恶化所致。经历了神经系统影像学检查的患者更容易出现体外膜肺呼吸的指征($P=0.02$)以及静脉-静脉体外膜肺($P=0.02$)和更高的平均体外膜肺时间($P=0.005$)。在回归分析中,仅仅静脉-静脉体外膜肺有意义($P=0.005$)。影像学检查的患者中20%有颅内出血。此外,86%的患者在SWI上看见了弥散的微出血点。16%的患者有缺血性的脑卒中,其中63%以栓子作病因。对于有或者没有颅内缺血或者出血性卒中,体外膜肺的指征、模式、时间和抗凝剂并没有明显的差异。6例(9%)中可以看到双侧脑水肿,其中50%是因为呼吸衰竭而进行了体外膜肺治疗。由此,该研究者得出结论: 因为不同损伤表现型而进行体外膜肺治疗的成年患者出现次级颅脑创伤是比较频繁的。应该进行更多的研究来更好地理解这些发现背后的机制和它们对患者预后的意义。

(王　晶 编译　张　赛 审校)

238. 加速测量仪对神经重症病房中单侧运动障碍患者的监测

Hermiz J, et al. Neurocrit Care, 2015, 23: S271

神经运动监测给患者的医疗状态提供了重要的信息。运用了相对客观的标准评分0~5。但是在神经重症病房,最大的问题就是其可以使用的频率。Hermiz等探究了使用加速测量仪持续测量来确定本质特征。神经重症病房里,有单边运动障碍的患者被招募到这个研究中(0~2分是障碍侧,3~5是正常侧)。测量阶段为14天。记录设备是Axixity AX3加速测量仪,可以在三维中测量加速。这些无障碍的设施可以方便地使用标准医院绷带放置在四肢,而且不需要活性的维护。结果发现: 2例患者经历了缺血性的卒中,1例经历了出血性卒中。1例受访者右侧肢体缺陷,1例左侧肢体缺陷。平均记录时间是10天,用加速测量装置来接受四肢动作事件。每个小时数据,并且在正常肢体和残疾肢体间进行比较(单独进行手和腿的比较)。Hermiz等发现3个实验个体都出现正常侧比残疾侧有着明显的运动增多(单边检验双数据KS测试,$P<0.05$)。由此,该研究者得出结论: Hermiz等的结果表明,使用加速测量仪进行持续肢体活动的检测可以精确地记录单侧肢体障碍患者的活动情况。这项技术潜在的益处包括: ①可以持续监测测试中的改变; ②减少患者的

有害刺激；③减少了工作量。将来的工作将放在加速测量仪是否可以监控细微的运动差别。

（王　晶编译　张　赛审校）

239. 猪颅脑创伤模型证实经胸内压调节疗法联合高张盐水可以进一步改善脑血流量和脑灌注压

Metzger AK, et al. Neurocrit Care, 2015, 23: S272

动物模型中已经证实了机械通气呼气相胸内压的下降可以提高脑血流量（CBF）。该研究假定经胸内压调节（IPR）治疗联合传统渗透压疗法减少颅内压（ICP）可以为心脏和脑提供额外的好处。6个动物接受了在硬膜下植入充满生理盐水的12号弗雷氏导管从而模拟了一个有颅压增高的实体病灶。在经过一段时间的稳定阶段后,向它们体内在10分钟内注入50ml 6.4%的高渗盐水（HTS）,在HTS注入之后30分钟,进行1小时压调节治疗（ $-12cmH_2O$ ）。之后胸内压调节治疗停止,动物被观察30分钟。结果按照平均值±标准差显示。结果发现：HTS可以降低ICP（mmHg）,在使用的最初30分钟内,从 30 ± 1.5 降至 26.6 ± 1.6 （P=0.10）。平均动脉压保持不变,脑灌注压（CPP）和脑血流量轻度提高（P=NS）。IPR治疗显著提高了脑血流量[ml/（100g·min）],从单独HTS 20.5 ± 1.4 到IPR加上HTS 33.2 ± 5.4 （P=0.03）。CPP在整个60分钟用药期间有了显著的提高,从HTS 38.6 ± 3.6 到加上IPR 47.8 ± 1.9 （P=0.001）,同时伴有平均动脉压显著升高,从HTS 65.2 ± 2.8 到加上IPR 74.0 ± 1.9 （P=0.004）。IPR治疗的结果导致了脑灌注压和平均动脉压的显著降低。由此,该研究得出结论：在脑损伤动物模型中,IPR治疗加上HTS治疗可以显著地提高脑血流量和平均动脉压。其他的动物实验和临床研究正在去评估IPR单独治疗的潜在效果和与高渗溶剂联合治疗脑损伤患者的效应。

（王　晶编译　张　赛审校）

240. 一项多中心的研究——心室内抗生素治疗的最新实践

Gonzalez C, et al. Neurocrit Care, 2015, 23: S273

心室内注射抗生素（IVRabx）治疗对于发病率和致死率都很高的难以清除的中枢神经系统感染是有必要的。尽管有着很高的流行性,现在并没有对于IVRabx治疗的指南。现行的临床实践也被错误地理解。此多中心回顾性研究包括从2004~2014年在美国7个中心被收入到医学、神经病学和外科ICU病房接受IVRabx治疗的成年患者。研究中临床和实验室数据都被分析。结果发现：95例患者（M=57, F=38）平均年龄是（ 49.5 ± 18.5 ）岁。大多数常见的入院诊断是脑室腹膜转流感染（n=24）、脑室炎/脑膜炎（n=16）和脑肿瘤（n=16）。最常见的感染和脑脊液转流设备有关,并且在放置期中间被诊断IQR 9（0~18天）。幸存者和死亡者脑脊液状况是不同的。白细胞中位数[IQR]351[3594]和2058[6227]（P=0.01）；糖41[60]mg/dl和10[60.5]mg/dl, P=0.02。住院患者死亡率（18%）革兰阴性菌要比革兰阳性菌死亡率高（27%和9%, P=0.03）。分离出来的最常见的菌是凝固酶阴性的葡萄球菌（21.8%）,金黄色葡萄球菌（11.5%）和肠球菌（11.5%）。所有的患者都接受了系统性的IVRabx治疗,万古霉素和庆大霉素是最常见的IVRabx。使用率在20%的治疗性脑脊液药物干预后,存活的患者（63%）比非存活的患者（37%）要高（P=0.02）。从感染诊断到接受IVRabx的治疗,存活者天数是7[13]天,非存活者是4[7]天,P=0.34。平均的治疗时间两者都是6[9]天(P=0.62)。脑脊液无菌的时间,死亡组的患者更短(1[3]天和2[2.5]天,P=0.67)。脑脊液复发感染的几率为11.8%。由此,该研究得出结论:在静脉抗生素治疗之外加上IVRabx的治疗用在和脑脊液转流装置有关的脑室炎中,尤其是在开始治疗的前几天,脑脊液药物水平治疗性监测使用并不常见。和生存者相比,住院死亡率和脑脊液情况有关,和开始IVRabx的时间以及脑脊液无菌关系较少。

（王　晶编译　张　赛审校）

241. 使用IVIG对西尼罗河神经侵入性疾病的经验治疗

Kavi TR, et al. Neurocrit Care, 2015, 23: S274

西尼罗河神经侵入性疾病(WNND)有着高致病率和死亡率。现在还没有确切治疗方法。动物实验和散在报道说明了高浓度WNV-IVIG和美国血浆获得IVIG有潜在的效果。根据现有的资料,这是美国首例非器官移植WNND患者使用IVIG治疗的病例。Kavi等回顾性地整理了连续4个有WNND的患者的临床特征和结局,他们在2014年9月1日至10月31日被收入神经重症病房,提取脑脊液和血液抗体进行PCR诊断。严重脑炎患者2例、急性脊髓炎患者1例,静脉注射IVIG治疗,400mg/k(kg·d),连续5天。1例患者仅有温和的症状,仅支持对症治疗。结果发现:3例接受IVIG治疗的患者中,精神状态、呼吸功能、运动功能都有明显的提升。有着严重WNND的患者从昏迷、四肢瘫痪和呼吸衰竭中恢复过来,并有着良好的认知和运动功能。由此,该研究者得出结论:在这些案例中,Kavi等报道的严重的WNND的患者在IVIG治疗后都有着良好的恢复并存活了下来。随机对照试验可用来评价IVIG对于WNND的治疗效果。

（王　晶编译　张　赛审校）

242. 转院对于急性硬膜下血肿结局的影响

Busl KM, et al. Neurocrit Care, 2015, 23: S275

急性硬膜下血肿(ASDH)的患者经常被转移至有神经重症或神经外科亚专业的三级医疗中心。但是转院对于此种患者的影响却不明了。Busl等试着探究转院对于ASDH患者结局的影响。实验对象包括在2009年1月至2012年3月从相应的社区医院(RH)转移到拉什大学医疗中心(RUMC)的患有ASDH的成年患者。转院时间,医疗和影像学资料、并发症、治疗和外科手术的时间被关注。用单变量和多变量分析来检测转院时间和预后相关因素的影响。结果发现:在242例患者中,平均年龄是68.4岁(SD=16.3),146例(60%)男性,106例(44%)经历了外科硬膜下血肿引流。从最初到RUMC的平均时间是4.6小时(IQR=2.4),24%从RH到RUMC转院期间经历了格拉斯哥量表评分(GCS)的恶化。GCS的恶化、硬膜下血肿的大小、外科手术的时间、中线的偏移在多变量分析中都和死亡率有着密不可分的关系。转院的时间、转院当天的时间和死亡率并没有明显的关系。在多变量分析中,GCS评分(OR=0.79,95% CI: 0.71~0.89),GCS恶化的程度(OR=4.54,95% CI: 1.77~11.6)和硬膜下血肿(OR=1.13 95% CI: 1.06~1.2)的大小是和死亡率相关的独立的预测因素。由此,该研究者得出结论:在SDH患者转院过程中,GCS实时评分和在初级和终极医院转院过程中的恶化都是死亡的主要预测因素。在从RH向RUMC转院的过程中,每5例患者就有1例经历了GCS的恶化,这和转院的时间以及转院当天的时间没有关系。评估恶化的预测因素和避免恶化的措施可以提高转院患者的预后,并将成为将来研究的重点。

(王　晶 编译　张　赛 审校)

243. 脑死亡下妊娠的管理: 我们准备好了吗

Lewis A, et al. Neurocrit Care, 2015, 23: S276

一个叫Marlise Munoz的妊娠妇女在可能是肺栓塞的情况下遭受了缺血性脑死亡,从而引发了在脑死亡情况下的妊娠状态管理的全国大讨论。Lewis等探究了美国的组织是否已经准备好了处理妊娠妇女遭受灾难性脑死亡的悲惨情况。协会脑死亡协议曾经在区域和局部器官获得机构中得到。每一个协议都要修订来决定是否或者如何来解释妊娠妇女脑死亡。结果发现: 来自21个州的225个协议被修订。在3.56%(8个)的协议中,如果婴儿还存活,妊娠妇女就不能被诊断为脑死亡。在允许脑死亡评估的协议中,91.71%(199个)的协议并没有给是否需要给脑死亡的妊娠妇女提供延长的静态支持。在98.67%(222个)的协议中并没有指明谁为决定胎儿的生死负责。由此,该研究得出结论: 很少有组织对脑死亡妊娠的相关事项政策进行解释。在处理妊娠相关脑死亡的社会和道德挑战时,国家级指南的建立也许是有帮助的。

(王　晶 编译　张　赛 审校)

244. 神经重症护理迅速反应团队的影响

Witherspoon BW, et al. Neurocrit Care, 2015, 23: S277

快速反应团队的目的是给患者、家属和健康中心的工作人员提供一个可以寻求附加帮助和来自训练有素的重症护理提供者迅速反应的途径。快速反应团队(RRT)的总目的是通过早期识别患者情况的恶化并及时干预来减少ICU外的心肺骤停的数目和不必要的ICU观察。RRT其他目的包括入院患者死亡率的降低和患者、家属、工作人员满意度的提高。证据表明,快速反应团队可以减少ICU外的心搏骤停的数目、心肺骤停的发生率、手术后不良事件和死亡的数目并且可以使平均住院日下降4天。Witherspoon等的学术医学中心在2012年建立了神经重症快速反应团队。这个团队负责对所有的神经病学各级病房和普通神经病学病房的RRT需求作出反应。这个团队包括1名ICU神经重症专家,1名有经验的注册护士和1名呼吸治疗专家。普通ICU的治疗或者专家如果需要也是可以提供服务的。结果发现: 在2014年,该神经RRT团队对193个呼叫做出反应,而2012年,Witherspoon等仅仅对91个呼叫作出反应。每个呼叫大约花费了31分钟,神经重症注册护士会给57%的呼叫开出账单。最常见的神经RRT呼叫原因是心率血压的改变、氧合的改变和一般的关心。神经RRT服务最常见的干预措施是评估和测试、开药(包括液体和血)、指令和解释实验室检查。由此,该研究得出结论: Witherspoon等认为其神经RRT团队整体来说是成功的,这使得2014年呼叫下降了14%。

(王　晶 编译　张　赛 审校)

245. 衰老: 使各系统血管反应降低但是保留了脑循环的调节功能

Lee SE, et al. Neurocrit Care, 2015, 23: S278

衰老影响心血管系统的进行性的结构化和功能改变(例如压力感受器反应性、血管硬化激素调节)并且增加了心血管系统疾病(CVD)发病的危险。因此, Sung等系统性地检查了心血管和脑组织对于被动性直立体位的反应随着年龄的增加而发生的变化。从2015年1月至2015年6月, 该团队预先选择了102个正常压力的实验对象(男女各半, 17~18岁)。这些对象都在大学医院的神经生理实验室经过头高位倾斜试验(HUT)测试为正常个体。Sung等序检查了血流动力学的变化[通过经颅超声检测大脑中动脉的平均血流速度(MFV)、收缩压(SBP)、舒张压(DBP)、脉率(PR)和心输出量(CO)]并且分析了这些变量在HUT间的变时效应(标准1、5、10、15分钟)。参与者按照年龄分成3个组: 第1组(10~39岁, $n=25$); 第2组(40~64岁, $n=52$); 第3组(≥65岁, $n=25$)。结果发现: 平均血流速度基线在成比例的年轻组中有显著的升高并且这些值随着时间减低。同时这些数据显示了显著的组间效应($F=9.3$, $P<0.001$), 高度显著的节段效应($F=79.9$, $P<0.001$), 和高度的线性形态趋势($F=264.0$, $P<0.001$)。平均血流速度的变时效应在不同年龄组之间并没有明显的差异。心血管因素包括收缩压、舒张压和脉率在HUT的起步和早期阶段随着年龄的增加有着显著的不同(各自$P<0.001$, $P=0.002$, $P=0.041$)。但是在试验晚期, 大多数改变并不是很明显。由此, 该研究者得出结论: 现有的研究表明随着年龄增加, 在HUT中, 系统性循环调节(收缩压、舒张压和脉率)更容易变差而脑循环的调节在健康个体中似乎并没有变化。

(王　晶编译　张　赛审校)

246. 神经急症生命支持课程的效率: 评估知识摄取率

McCredie V, et al. Neurocrit Care, 2015, 23: S279

神经急症生命支持(ENLS)是一种通过共识驱动护理教学在神经急危重症患者关键1小时内帮助医护人员提高患者救护水平和转归的一种新项目。McCredie等通过比较参与者考试前和考试后知识来评估ENLS效果。一个为期1天的ENLS课程在尼泊尔的特里布万大学举行, 准备材料在课程前就提供给参与者。使用ENLS课程材料, 知识调查问卷被教研组研究和测试。在参加课程之前, 这些问卷被分发给参与者来评估他们的基础知识。第二份问卷在课程结束后用来鉴定他们知识的提升水平。结果发现: 共有34名来自尼泊尔的内科医生参与了ENLS课程, 87%的医生曾经医治过神经急危重症患者, 大多数是在专科或普通重症监护室。大多数回应者在住院医师期间仅仅接受1~4周的神经急危重症患者的护理。课程前测试的平均分数是36%(IQR19~46), 而考试后测试平均分数达到61%(IQR53~69)。配对数据显示在考试分数方面, 课程后考试有着显著的提高($P<0.05$)。通过使用ENLS框架和附加的知识调查问卷, 该团队发现该课程可以用作高效的知识翻译活动来宣传循证医学实践。McCredie等计划组织一个为期6个月的后ENLS问卷来测试知识保留的水平。McCredie等提议可以考虑将ENLS课程融入高级质量提升项目来帮助实现医疗行为的标准化。

(王　晶编译　张　赛审校)

247. 胸内压调节治疗低颅压: 部分临床评估的结果

Metzger AK, et al. Neurocrit Care, 2015, 23: S280

在急性颅脑创伤中, 胸内压(ITP)下降和颅内压(ICP)下降、颅脑灌注压增加和颅脑血流量有着紧密的联系。非侵入性的胸内压(IPR)调节下调了正压通气间的胸内压, 并且提高了前负荷、降低了静脉血流量和脑脊液的含量、提高了颅脑动脉血供。在即将进行的多中心的临床评估中, 该作者检测了在创伤性脑损伤、蛛网膜下腔出血、脑内出血和低颅压和低颅内灌注患者IPR治疗的可行性。30分钟流入和流出时间段被用来作为基线对照。5分钟记录1次颅内压、MAP、颅内灌注压。结果用平均值±标准差来表示。结果发现: 平均基线颅内压(18.6±1.7)mmHg显著高于使用了2小时设备的平均颅内压(14.2±1.4)mmHg(P=0.027)。平均MAP对于基线(86.4±0.8)和IPR(89.3±7.8, P=0.23)是类似的。5个实验对象的平均颅内灌注压都在2小时治疗窗里从上一个记录的平均水平(67.8±6.9)mmHg上升至(75.2±6.6)mmHg(P=0.02)。这些益处持续至治疗结束半个小时, 结束时ICP、MAP、CPP分别为(15.0±2.9)、(92.6±5.3)、(77.6±6.3)mmHg(P=标准和治疗后)。没有不良事件被报道。由此, 该研究得出结论: 这些有限的数据说明对于颅脑创伤的患者, IPR可以成功地被用来减少颅内压增加颅内灌注压。这5例患者到目前研究为止, 可以检测的效果是迅速的而且某种程度持续到治疗结束以后。

（王　晶编译　张　赛审校）

248. 住院医师责任—时间的作用对于中枢神经系统疾病和紊乱死亡率的限制

Churnin IT, et al. Neurocrit Care, 2015, 23: S281

尽管出于提高患者与住院医师安全性的考虑, 仍然有对2003年住院医师护理的责任-时间限制的争论。这个研究的目的是对因为中枢神经系统紊乱或者疾病而入院的患者医生责任-时间限制和死亡率关系的研究。一个使用了2000~2010年国家住院患者样本的回顾性队列研究评价了因为中枢神经系统疾病或者紊乱而入院的患者的死亡率。队列研究被分为教学和非教学医院。用趋势分析和配对多变量分析来比较每年教学医院和非教学医院住院患者的死亡率。Churnin等的机构从IRB检索中获得国家住院患者样本数据。结果发现: 最终的分析包括22756141例因为中枢神经系统疾病或紊乱而入院的患者。在前改革(2000~2002年)和边缘改革(2003年)阶段, 死亡率在教学和非教学医院并没有明显的差别, 2000年(4.73%, 4.85%, P=0.49), 2001年(4.69%, 4.61%, P=0.65), 2002年(4.54%, 4.51%, P=0.88), 2003(4.53%, 4.34%, P=0.26)。在后改革阶段(2004~2010年), 和非教学医院相比, 教学医院有着更高的死亡率, 2004年(4.82%, 3.99%, P<0.001), 2005年(3.93%, 3.98%, P=0.79), 2006年(4.21%, 3.70%, P=0.003), 2007年(4.04%, 3.51%, P=0.002), 2008年(4.02%, 3.68%, P=0.07), 2009年(3.91%, 3.40%, P=0.004), 2010年(4.03%, 3.35%, P<0.001)。Churnin等的研究显示责任-时间限制对于因为中枢神经系统疾病或紊乱而入院的患者有着负面影响。在整个前改革和边缘改革阶段, 教学医院和非教学医院都有着同等的死亡率。近年来, 非教学医院的死亡率稳步下降, 而教学医院

在2004年的死亡率有一个显著地上升,并且在整个后改革阶段显示了持续的更高的死亡率。

(王　晶编译　张　赛审校)

249. 中枢神经系统真菌感染——表现和转归

Dhakal LP, et al. Neurocrit Care, 2015, 23: S282

尽管中枢神经系统(CNS)是免疫特权区,但是近来有更多的关于致命性的中枢神经系统真菌感染的报道,Dhakal等寻找着用一种回顾性的方式来研究在两个第三代护理教学医院中枢神经系统真菌感染的流行病学特征。Dhakal等从两个第三代护理教学医院的患者中进行回顾性的图表研究,这些患者都在2000年1月至2014年12月被诊断为中枢神经系统真菌感染。结果发现: Dhakal等发现102例(96例证实,6例可疑)中枢神经系统真菌感染的患者,78例患者有中枢神经系统真菌性脑膜炎的表现,18例有组织学诊断,6例中枢神经系统影像学资料同时有其他器官真菌感染的培养证据。绝大多数(70%)都是男性,平均年龄59岁。66%是免疫抑制状态,他们中间最常使用的免疫抑制剂是泼尼松(27%),剂量>15mg/d,最常见的是隐球菌感染(60%),其次是念珠菌(16%),最常见的症状是头痛(45%),18例表现为卒中样症状,中枢神经系统曲霉菌感染1年死亡率是最高的(86%),尽管念珠菌性中枢神经系统感染是最常见的,77%的患者在第1年可以存活。皮质激素和免疫调节剂是诊断为隐球菌脑膜炎中最常见的危险因素,诊断为中枢神经系统念珠菌感染的患者50%有脑脊液改变。由此,该研究者得出结论: 中枢神经系统感染的患者绝大多数都是由于隐球菌感染。中枢神经系统曲霉菌感染有较高的致死率,念珠菌感染最常见到脑脊液改变。

(王　晶编译　张　赛审校)

250. 神经重症监护室气管切开和同时或延迟经皮内镜下胃造瘘的结果比较

San Luis CV, et al. Neurocrit Care, 2015, 23: S283

气管造口和同时(SPEG)进行或者延迟(DPEG)进行胃造口在神经重症监护室是十分常见的行为,但是现有的研究并没有在这种独特的环境下比较患者经过这两种治疗过程结果的差异。San Luis等比较了患者经历这两种治疗过程后的结果和特点。此外,San Luis等也识别了SPEG的独立危险因素。San Luis等对神经重症病房在2007年4月至2013年7月收入院的290例患者进行了回顾性的队列研究,这些患者都经历了SPEG和DPEG并且收集了它们电子的人口学和临床资料。主要的测量结果是神经重症监护室和平均住院日。次要的测量结果为预处理的前白蛋白、总呼吸机使用时间、脱机戒断时间、吞咽功能的恢复、气管插管的拔管、PEG相关的并发症、PEG后感染、出院安置和总的住院花费。San Luis等进行了描述性的分析。多变量分析也被应用在确定SPEG的独立危险因素上。结果发现: 在这个实验的290例患者[平均年龄(56±16)岁,52%是女性]中,234例(81%)经历了SPEG。大多数人口统计学和临床数据都比较相似,除了低的体重指数[27(IQR 22.67~31.20) vs. 30.8(IQR24.55~40.06), P=0.017]和在同一组中比较低的急性呼吸窘迫综合征发生率(3.85% vs. 10.71%, P=0.048)。SPEG组拥有比较低的平均神经重症病房住院日[（25±12）天 vs.（33±17）天，*P*<0.001]和比较低的平均住院日[32（IQR 25~43）vs. 37（IQR 31~56），*P*=0.002]，更高的预处理前白蛋白水平（15.6±7.75 vs. 11.58±5.41，*P*=0.021）和更低的平均住院花费[123860.20美元（IQR 99024~168713.40）vs. 159633.50美元（IQR 121312~240213.10），*P*=0.0003]。PEG并发症发生率和总住院患者的死亡率也是可比较的。在神经重症病房中SPEG的独立预测因素是体重指数。由此，该研究者得出结论：这是第一次研究证实了SPEG和DPEG是同样安全和可以耐受的，并且还具有更短的神经重症病房和总的住院日，有更高水平的预处理的前白蛋白和更低的住院花费。在神经重症病房中SPEG的独立预测因素是体重指数。这些发现有助于神经重症医师在监护病房里做SPEG的决定。

（王　晶编译　张　赛审校）

251. 基于国家数据评估美国单纯疱疹病毒脑炎的发病率、死亡率、并发症和结局

Modi SY, et al. Neurocrit Care，2015，23：S284

该研究通过最近20年因为单纯疱疹病毒脑炎（HSVE）入院患者，统计HSVE的发病率、死亡率、并发症和结局。Modi等也致力于死亡危险因素的鉴定。共有3651例18岁及以上的于2002~2011年入院的患者数据从国家住院患者样本库中获得，出院患者除以总患者数可以用来测量入院率。鉴定内容包括：与HSVE相关的常见并发症及多变量回归分析用来鉴定死亡的危险因素。结果发现：年入院率是每100万美国成年人就有5.6例。常见的不良反应有癫痫（34%）、急性呼吸衰竭（20%）、急性缺血性卒中（5%）、脑出血（2%）和败血症（6%）。院内死亡率8%，58%的患者可以出院。年老、癫痫、急性缺血性脑卒中、脑出血、呼吸衰竭、败血症、伴随的慢性肾衰竭是死亡的独立危险因素。由此，该研究者得出结论：HSVE仍然是21世纪致死性的社区感染，但是在最近20年以来，与老的文献相比，Modi等清楚地阐释了更低的死亡率。他们也识别了几个独立的危险因素，这可能在临床上对患者的管理起到帮助。

（王　晶编译　张　赛审校）

252. 加拿大危重护理协会项目中神经危重护理课程的起步和发展

Goffi A, et al. Neurocrit Care，2015，23：S285

在加拿大，既没有正式授权的神经重症护理项目，也没有神经重症亚学科的考试项目。神经重症护理需要广泛的训练，同时需要通过UCNS神经重症护理考试的执照。在神经重症管理中缺乏授权的课程反映了加拿大急症护理教育潜在的缺陷。Goffi等描述了加拿大首届神经急危重症生命支持（ENLS）课程的设置。这些课程是加拿大多伦多大学神经急危重症护理和重症护理医学（CCM）项目中的组成部分。介绍给多伦多大学参加成人CCM项目培训人员的，是一个经过修改的半天的ENLS课程，目的是弥补逐渐发展的神经生理和神经影像科学。Goffi等的研究包括了课程前的准备和在线资格考试。此外，调查和知识调查问卷也被用来评价和修改现在进行的课程发展。结果发现：36名多伦多大学的学生匿名地评价了ENLS系统，参与者包括不同教育背景的学生，有麻醉学（42%）、内科学（31%）、外科学（8%）、急诊医学（6%）、其他（13%）。与ENLS课程相关的量化反馈是积极的，医护人员对神经危重症患者的第1个小时有信心了。对于这个课程最主要的担心是这半天所包含的课程

可能不够全面。多模型的神经监控和神经病学标准、死亡的判定以及神经影像课程被认为可以在将来加入其中。匿名的课程前和课程后的测试仅仅有7个回应。Goffi等已经成功地在加拿大最大的重症护理培训项目中使用ENLS作为框架植入了一个神经重症护理的修改课程。作者试图再次正式评估知识的保存率和参训者的自信。作者精炼和扩大了这些课程，同时给这些课程提供了大量的途径来了解更广阔的急症护理社会。

（王　晶 编译　张　赛 审校）

253. 基于啮齿动物模型的窒息性心搏骤停引起神经炎症的经鼻食欲素-A治疗的效果

Modi HR, et al. Neurocrit Care, 2015, 23: S286

大多数成功地从心搏骤停中复苏的患者在恢复了自主循环后并不能马上恢复意识，并且可能长时间的保持晕厥状态。众所周知，唤醒被下丘脑食欲素途径所控制，这个途径可以向大脑控制觉醒和睡眠的区域释放食欲素（食欲素-A、食欲素-B），现在逐渐地意识到食欲素水平的下降可以增加细胞因子的水平，而后者反过来影响觉醒/睡眠循环。Modi等假设通过食欲素-A靶向作用于食欲素途径可以减少心搏骤停后晕厥引起的神经炎症从而提高觉醒水平。Modi等鉴定经鼻食欲素-A治疗（10μM或者50μM）对心搏骤停介导的神经炎症的标记物的作用，雄性Wister鼠（300~350g）经历了6分钟的窒息性心搏骤停并且被复苏。所有的动物都接受了经鼻载体，或者在复苏后30分钟接受了食欲素-A的治疗。动物在3小时后被杀死，取其脑组织切片检查mRNA。结果发现：转录成食欲素1受体和食欲素2受体的mRNA的水平并没有因为治疗或者心搏骤停而有显著的改变。小胶质细胞的标记物因为心搏骤停上升了2倍，但是这可以剂量依赖性地被食欲素a所改善。被活化的小胶质细胞和卫星胶质细胞释放的炎症前因子显示了类似的改变，尤其是白介素-1β和肿瘤坏死因子α。白介素-6的水平是高度可变的。这些结果显示了食欲素-A也许可以调节由心搏骤停引起的神经炎症。通过食欲素-A抑制炎症前细胞因子的产生来进行治疗也许是提高食欲素信号途径和保持心搏骤停后觉醒的重要机制。

（王　晶 编译　张　赛 审校）

254. 高渗盐溶液静脉输注在神经重症监护中安全性的评估

Jones GM, et al. Neurocrit Care, 2015, 23: S287

高渗盐水和3%NaCl长期输注经常被用来治疗和多种神经损伤有关的脑水肿，尽管成人不良事件发生的数据尚不存在。这个实验的目的就是为了评估神经重症患者中电解质紊乱、肾衰竭和输液相关反应发生的几率。这是一个在2个拥有高级神经重症监护团队的医疗中心，对接受高渗盐水输注的患者进行的多中心、回顾性的队列研究。基于急性肾损伤网络（AKIN）标准，单变量分析和多变量罗杰斯分析被用来鉴定急性肾衰竭的标记物。结果发现：共327例患者都接受了高渗盐水的治疗，95.8%的患者治疗时间达到12小时或更久。63%的患者通过外周的途径接受了大约19.6小时的高渗盐水。有15例（4.5%）因为输液反应需要介入。最常见的电解质紊乱是高氯血症（57.6%），其次是高钾血症（46.3%）和高钠血症（22.8%）。54例（16%）出现急性肾衰竭，3例（0.9%）需要血液透析。单变量分析显示经历了肾衰竭的患者更易于住院期间死亡（48.1%和21.9%，$P<0.001$）并且在神经重症监护室内的住院时间将显著延长（平均10.9和7.1天，$P<0.006$）。多变量罗杰斯回归分析显示有慢性肾脏病的病史（OR=9.7，95% CI：1.9~50.6），在高渗盐水输注的过程中血清盐浓度超过155mmoL/L（OR=4.1，95% CI：2.1~8.0），同时输入帕拉西林/舒巴坦（OR=3.9，95% CI：1.3~5.2）是急性肾衰竭的独立危险因素（所有$P<0.05$）。由此，该研究者得出结论：总的来说，在神经重症监护中和高渗盐水输入相关的不良反应还是相对低的。通过外周途径输入，输入反应罕见。他们也鉴定了几种因素，在医生进行高渗盐水输入时，可以提示急性肾衰竭。

（王　晶 编译　张　赛 审校）

255. 脑损伤患者血管血栓栓塞早期预防临床实践改变的结果

Samuel S，et al. Neurocrit Care，2015，23：S288

本实验是为了检验2008~2014年脑损伤患者血管血栓栓塞早期预防临床实践改变的结果。本实验是一个从2008年1月至2014年8月的单中心、回顾性、观察性的队列研究。主要的终止点是大出血的发生，次要的终止点是血栓栓塞的发生。结果发现：共769例患者被收集并被分成两组，第一组（$n=257$）包括从2008~2010年的患者，第二组（$n=572$）包括从2011~2914年的患者。两组患者从入院到血栓栓塞预防的时间分别是71小时和32小时。中位数和四分位数分别是34~132和15~45（$P<0.01$）。在任意24小时内，血红蛋白下降2个点的比例是11%（28/257）和10%（49/512）（$P=0.56$）。离基线2个点的比例是11%（28/257）和22%（111/512）（$P<0.01$）。需要纯化红细胞输入的比例是20%（52/259）和11（58/512）（$P<0.01$）。两组在血尿、鼻出血以及血液抽出物阳性结果和创愈树脂粪便的出现并没有明显的差异。试验患者中并没有出现由于持续性出血而引起终止血栓栓塞预防。血栓栓塞发生率是9%（24/257）和4%（20/512）（$P=0.002$）。平均住院日为14（8~24）和6（3~13）天。在单变量和多变量的罗杰斯回归分析中，入院后仅仅肝素化的时间和血栓栓塞发生率有密切的关系：中位数，（四分位数）分别为70小时（37~158）vs. 36小时（20~63）。OR：1.004（1.001~1.007）（$P<0.01$）。由此，该研究者得出结论：经过6年的数据分析，早期血栓栓塞的预防可以减少血栓栓塞的发生率并且不会提高出血并发症的发生率。

（王　晶 编译　张　赛 审校）

256. 早期移动机械通气的影响和在神经重症病房的花费

Klein KE，et al. Neurocrit Care，2015，23：S289

在非神经性的重症监护病房内，早期移动项目节省了大量的花费，这都是由于重症病房数目和平均住院日的下降以及机械通气。在向4个一组的神经重症监护病房内植入一个护士驱动的早期进展性的移动设备（EPMP）后，Klein等也报道了重症监护病房数目和平均住院日的下降。进一步的分析是为了确定下降的程度和EPMP对于医院费用和机械通气的意义。通过使用一个前瞻性的、前后对照的比较试验，研究在一个22张床的神经重症病房，接受了普通的护理（前）和普通护理附加EPMP（后）的所有成年人。数据收集包括患者人口统计学、病史、灵敏度、入院前移动障碍（拐杖、身体限制）、机械通气使用以及使用的时间、插管率和直接、间接、总的住院费用。应用单变量和多变量的模型来分析组间差异。结果发现：

在神经重症病房637例患者之中（前：$n=260$，后：$n=377$），平均年龄62岁，年龄标准差是16岁，评价疾病严重程度的急性生理评分是57（SD 27），反映了中等偏高的灵敏度。在调整了不同组患者人口基线统计学的差异（拐杖和步态异常）后，患者接受机械通气的几率下降46%，（$P<0.001$），通气机使用的天数下降70%（前实验组EPMP 3.3天，后实验组EPMP 0.98天，$P<0.001$）。在所有病例中，病例花费分析一共有605例，30例有多重神经重症监护病房住院经历，2例没有花费数据。调整后的前、后EPMP花费的比较显示了直接、间接以及总住院费用分别下降30%、29%和30%（$P<0.001$）。由此，该研究者得出结论：神经重症监护病房EPMP的植入减少了通气机的使用和使用的天数和总的住院费用。神经重症监护病房必须发展可持续性EPMP，节约下来的费用可以购买患者安全处理设施来提高患者从病床到椅子或拐杖的护理和安全性。

（王　晶 编译　张　赛 审校）

第六部分
第12届国际神经创伤学术研讨会论文摘要

编者按

随着神经创伤学逐渐受到广泛关注,国际上已成立神经创伤学学会(INTS)并定期举办国际性神经创伤学术研讨会。国际神经创伤学会是该领域全球最权威的学术组织之一,由其主办的国际神经创伤大会每2年举办一次,2016年2月在南非开普敦召开了第12届国际神经创伤学术研讨会。此次大会共有来自世界各地34个国家的1000余名代表参会。会议集中展示全世界脑脊髓损伤基础研究和临床救治新进展、规范化救治、专家共识等。此次会议共收到神经创伤方面的专题论文631篇,最终选定77篇作为大会发言,82篇海报交流。

我们团队将本次会议的100余篇入选的论文摘要进行研读理解并摘录编入。编写这一部分的主要目的是期望将国际神经创伤学的最新研究成果及时呈现给读者,以便大家及时了解当今世界神经创伤学研究的最新进展,为同道们开展神经创伤领域的基础研究和临床应用提供新思路。

1. HOPES试验: 术前早期诱导低温及其科学原理的多中心随机对照试验

S Yokobori, et al. J Neurotrauma, 2016, 33: A-1–A-2

　　低温治疗(TH)在颅脑创伤(TBI)的多中心随机对照试验(RCTs)研究中显示无效。从最新的RCTs(NABISH II和BHYPO)研究中,该研究推测对于需要清除血肿的急性硬膜下血肿(ASDH)患者,术前早期诱导低温可能获益。这项试验的目的是: ①在实验性大鼠模型中测试低温的疗效; ②将结果转化为多中心RCT研究。采用麻醉诱导下制作大鼠急性硬膜下血肿模型,并分为: ①常温组(37℃); ②早期诱导低温组(33℃,在去骨瓣减压术和急性硬脑膜下血肿清除之前30分钟进行)。结果显示,变性细胞数量、细胞外的生物标志物(UCH-L1、GFAP)和损伤体积早期亚低温组比常温组明显减少。由此得出结论,术前早期诱导低温可减少急性硬膜下血肿后的神经损伤。因此,该研究在日本和美国发起了一项多中心随机对照试验。这项试验有以下新的特点: ①试验将只招收需要急诊外科治疗的急性硬脑膜下血肿患者; ②试验过程中使用一种新的超快速冷却的血管内冷却装置Quattro,并将确定术前诱导低温是否改变生物标志物和改善预后。

(涂　悦)

2. 硬膜下血肿去骨瓣减压术中骨瓣开窗

H Nguyen, et al. J Neurotrauma, 2016, 33: A-1–A-2

　　去骨瓣减压术(DC)后可出现持续性/复发性脑实质外出血。骨瓣开窗可能促进脑实质外液体的吸收。将接受DC的硬膜下血肿(SDH)患者随机分为两组: 开窗组(F, $n=33$)和不开窗组(NF, $n=11$)。开窗是指用环钻在骨瓣钻1~2cm的孔。收集患者的临床资料(年龄、性别、抗血小板/抗凝药物(AA)使用史以及引流管数量)。对术后体积(PV)和中线移位(MLS)情况进行评估。结果显示,NF组PV值为(94.38 ± 15.54)cm^3,而F组为(47.25 ± 15.51)cm^3($P=0.038$);无抗凝药物使用史PV值为(62.86 ± 12.28)cm^3,而有抗凝药物使用史为(100.48 ± 19.00)cm^3($P=0.067$); 无引流管的PV值为(110.07 ± 29.58)cm^3,而有引流管的为(62.97 ± 9.10)cm^3($P=0.136$)。NF组MLS值为(4.81 ± 1.13)mm,而F组为(2.54 ± 1.1)mm($P=0.163$); 无抗凝药物使用史的MLS值为(2.33 ± 0.96)cm^3,有抗凝药物使用史的为(5.77 ± 1.38)cm^3($P=0.048$); 无引流管的MLS值为(4.64 ± 2.15)cm^3,而有引流管的为(3.76 ± 0.66)cm^3($P=0.696$)。开窗术和抗凝状态的关系: 在F组,抗凝状态与PV或MLS不相关; 在NF组,AA组具有较高的PV(129.212 ± 26.513)cm^3,而无抗凝药物使用史的是(59.544 ± 16.2)cm^3($P=0.031$)。由此得出结论,硬膜下血肿去骨瓣减压术中骨瓣开窗可能有助于减少脑实质外液体堆积。

(涂　悦)

3. 一种修复脊髓损伤的多药物联合治疗途径: 整体作用是否优于部分作用的总和

N Silva, et al. J Neurotrauma, 2016, 33: A-2

　　脊髓损伤可能会导致不可逆的损伤或者运动、自主和感觉功能的完全丧失。影响全身的利鲁唑与氯化镁作为神经保护剂广泛应用在脊髓损伤的动物模型中,同时发现其能促进脊髓损伤后的运动改善和组织保留。因此,本文旨在研究两种药物单独或者联合使用的神经保护作用。脊髓损伤的大鼠被随机分成接受不同药物组:①利鲁唑组(2.5 mg/kg);②聚乙二醇制剂的氯化镁组(24.18mg/kg);③利鲁唑与氯化镁的联合治疗组;④生理盐水组。后续治疗通过4次腹腔内注射给药途径(间隔12小时)。通过BBB运动功能评定量表、活动盒测试以及游泳测试来评估行为恢复的情况。对脊髓进行组织学分析从而测量病变的范围和体积,神经元存活、炎症、轴突保存,5-羟色胺能和谷氨酸能神经纤维保护和髓鞘变性的情况。该研究结果表明,仅有利鲁唑的治疗能显著改善行为恢复,促进组织的保护,缩少病灶体积,提高脊髓尾部5-羟色胺能纤维保护和轴突保存。与利鲁唑相比,联合治疗虽然能同时作用于几种毒性机制,但并没有进一步改善行为和组织学结果。在脊髓损伤大鼠中利鲁唑结合氯化镁正在研究的工作也将在会议上提出。

(孙洪涛)

4. 赫罗特斯基医院急性脊髓损伤中心(GSH ASCI)对过去11年里急性脊髓损伤病例的流行病学研究

R Dunn, et al. J Neurotrauma, 2016, 33: A-3

脊髓损伤(SCI)对患者本人和社会都是巨大的打击,其护理费用愈发昂贵。在南非,该病没有可靠的流行病学数据。该研究旨在整理脊髓损伤患者的流行病学信息以及确定该病的季节趋势和高发期。大多数脊髓损伤是可以避免的,因此该数据对制定预防措施至关重要。对2003年4月1日至2014年3月31日急性脊髓损伤中心的所有患者信息进行前瞻性采集,并对这些信息进行回顾性研究。此研究包括前瞻性数据库中所有的注册病例。结果显示,ASCI中心的所有病例共2042例,其中平均每年入院185例。男女比例为5.25∶1。21~30岁年龄段患者比例最大(33%)。造成该病最主要的原因是MVA(45%),伴暴力性损伤(27%)。32%的患者需要辅助呼吸,其中91%的患者可以逐渐摆脱机械通气。12月份是该中心最繁忙的月份。在神经障碍患者中,平均运动功能的恢复能达到16%。由此得出结论,应当推崇南非的其他地区进行脊髓损伤数据的采集和分析,以此来指导该病的管理和预防,以求结果最优化。此研究使得赫罗特斯基医院的急性脊髓损伤中心成为南非急性脊髓损伤管理的主要参与者之一。

(孙洪涛)

5. 半球间的硬膜下血肿

M Maleki, et al. J Neurotrauma, 2016, 33: A-3

急性硬膜下血肿(SDH)通常发生在大脑半球的凸面。据文献报道,在半球间的硬膜下血肿比较少见而且难以治疗。本研究旨在对外伤性半球间的硬膜下血肿发病的决定因素、临床表现和治疗进行回顾性分析。对于近4年时间内在一级创伤中心被诊断为外伤性硬膜下血肿的患者进行分析。资料如年龄、性别、受伤机制、相关颅内损伤、血肿大小、格拉斯哥昏迷量表评分、与半球间的硬膜下血肿有关的神经缺失损伤、损伤严重程度评分等数据进行收集。相关的处理方式(保守或手术)以及最后的结果(格拉斯哥预后评分)进行记录。结果显示,对1750例患者进行回顾性分析,1182例在初始CT显示急性硬膜下血肿,其中420例有急性半球间硬膜下血肿(24%)。许多是与半球间的硬膜下血肿有关的凸面或小脑幕的硬膜下血肿。对于半球间的硬膜下血肿,大多数患者都不需要手术治疗。外科引流仅2例(0.5%)需要,最后的治疗结果都是不错的。由此得出结论,急性半球间的硬膜下血肿是一种常见的外伤疾病,1/4的硬膜下血肿的患者被认为有半球间的硬膜下血肿,无论是孤立的或在其他部位相关联的硬膜下血肿。绝大多数不需要手术引流。特殊情况下,局灶性神经功能缺损的发展可能受益于手术治疗。然而,这种受益应该权衡手术的潜在风险,包括皮质静脉的损伤造成更多的出血或静脉的梗死。因此,大多数这种患者的处理应采取保守的治疗方法。

（孙洪涛）

6. 颅脑创伤患者的复苏

A Gamil, et al. J Neurotrauma, 2016, 33: A-3

该研究旨在提高对复苏的正确认识,并降低死亡率和外伤性残疾。对应用不同复苏方法复苏颅脑创伤的患者进行评价。采用前瞻性研究在喀土穆教学医院完成,67例意外事故受伤者在入院前均未进行医疗救治;时间因素被纳入研究。关于临床检查包括系统血压、格拉斯哥昏迷量表、对瞳孔和其他一般胸、腹及四肢的检查。结果显示,所有患者不考虑循环情况均给予静脉输液进行复苏,64例患者使用了95.5%的生理盐水进行复苏,1例使用了1.5%胶体溶液,2例使用了3%的血液进行复苏。38例(56.7%)使用了呋塞米治疗;14例(20.9%)使用了甘露醇治疗。由此得出结论,复苏失败的背后是高死亡率,其中46例(68.7%)死亡,21例(31.3%)生存。

（马铁柱）

7. 酒精与中度外伤性脑损伤后的死亡率: 一项荟萃分析观察性研究

E Mikkonen, et al. J Neurotrauma, 2016, 33: A-3–A-4

实验研究表明,TBI后酒精具有大量的神经保护性能,但临床研究提供了相互矛盾的结果。该研究的目的是评估中重度颅脑创伤后入院和死亡时血液酒精浓度(BAC)之间的关系。该研究搜索了八个数据库报道的从1990年1月1日至2013年7月10日关于中重度颅脑创伤后死亡患者BAC的观察性研究的调查结果。根据MOOSE和PRISMA指南,回顾每一项研究的指导意见及数据。研究质量通过使用纽卡斯尔-渥太华刻度进行评估。Mantel-Haenszel固定效应法汇集估计量。异质性处理用敏感性分析。十一项研究共95941例患者(42%个BAC+,58%BAC−)被确定为初步分析对象。初步分析提示BAC+患者相对于BAC−患者,死亡风险显著降低(粗死亡率11.0% vs. 12.3%,混合比[pOR]0.84,95%可信区间[CI]0.81~0.88),虽然有缺陷的异质性(I2=68%)。多敏感性分析,包括55949和51772例患者,初步分析取得了类似的结果(粗死亡率12.2% vs. 14.0%, pOR 0.87,95% CI: 0.83~0.92,粗死亡率8.7% vs. 10.7%, pOR 0.78,95% CI: 0.74-0.83),但研究的均匀性好(I^2=36%和14%)。中重度颅脑创伤患者的BAC与较低的死亡率显著相关。这一观察是否是由于选择偏差或酒精的神经保护作用仍然是未知的。未来前瞻性研究调整TBI的异质性,倡导确定颅脑创伤后酒精潜在的有利效应。

（马铁柱）

8. 外伤性脑损伤患者重症监护病房容量与死亡率

R Raj, et al. J Neurotrauma, 2016, 33: A-3–A-4

该研究的目的是调查专科神经外科医院在外伤性脑损伤患者治疗中,重症监护病房的容量和死亡率之间的关联。该研究结合了2009~2012年的1个芬兰全国性的ICU数据库,用1个当地的ICU数据库涵盖所有的在神经外科ICU(共5个)治疗的颅脑外伤患者。该研究将重症监护病房的容积分为小容量(<100例/年),中容量(100~199例/年)和大容量(≥200例/年)。该研究采用随机效应的逻辑回归模式,调整病例组合,评估重症监护病房容量的6个月死亡率的独立性。结果显示,5个ICU共2300例颅脑损伤患者在研究期间接受治疗。2个小容量ICU平均每年治疗量为53例和67例,两个中容量ICU平均每年治疗量为121例和129例,一个大容量ICU平均每年治疗量为206例。小、中、大容量ICU在6个月死亡率(未经调节)之间没有差异(分别为22%、21%和24%, $P=0.511$)。随机效应模式结果提示ICU容量和6个月死亡率之间没有独立性:大容量ICU为基准,中容量ICU调整后的死亡比值为1.07(95% CI: 0.59~1.94),小容量ICU调整后的死亡比值为0.86(95% CI: 0.46~1.61)。由此得出结论,该研究在专科神经外科医院的外伤性脑损伤患者的治疗中,重症监护病房的容量和患者6个月死亡率之间没有找到任何关联。因此,一个较小容量ICU对于TBI患者不影响其预后、提供适当的神经外科治疗及护理。

(马铁柱)

9. 日本颅内压检测现状

E Suehiro, et al. J Neurotrauma, 2016, 33: A-4

重型颅脑损伤强化治疗需要进行颅内压监测。然而,这种有利于预后的ICP监护在多中心临床试验中并没有被提及,而且目前争论和反对使用这种技术。该研究对日本神经创伤数据库中目前使用ICP监护的信息进行评估。数据库中登记受试者为1091例(项目2009,2009年4月1日至2011年3月31日)。这些受试者被分为两组,使用ICP监护的为(ICP+),不用的为(ICP–)。两组对年龄、入院时格拉斯哥昏迷量表(GCS)评分、瞳孔检查、头颅CT、出院时格拉斯哥预后评分(GOS)、住院天数进行比较。两组间ICP+组的患者明显年轻。两组在入院时GCS评分和瞳孔检查没有显著差异,但在ICP+组头CT更常检测到有明显的脑水肿。ICP最常见的测量脑实质,其次是硬膜下间隙和脑室。药物治疗、过度换气、胃排空及体温调节更多表现为ICP+组。出院时GOS评分比较结果表明,ICP+组死亡率明显降低,但两组间在改善预后方面没有显著差异。脑导向强化治疗采用脑氧监护,除了颅内压,可能需要提高改善预后的比率。

(马铁柱)

10. 随着时间推移跟踪患者的神经症状

M Hoffer, et al. J Neurotrauma, 2016, 33: A-4

轻度创伤性脑损伤(mTBI)是一个日渐凸显的公共卫生问题。许多实验室正在努力通过多种方法研究这种疾病并开发客观测试量表。尽管如此,大多数mTBI是利用病史和体检作出诊断并确定治疗是否必要。由于主诉/症状仍然在诊断和治疗方案中占主导地位,因此描述和确定这类患者的主诉非常重要。该项目研究了100例mTBI患者以及200例无损伤对照人群的主诉。该研究检查了mTBI患者的现有症状,并分析这些症状随着时间推移的进展或改变。在该研究的分析中确定了5个症状群:创伤后头痛/偏头痛、恶心、情绪/情感、疲劳/不适、头晕/轻度认知功能障碍。该课题组的分析表明,有头痛、头晕和认知功能障碍的mTBI患者远远超出了对照人群。此外,相比对照人群,睡眠障碍和情绪问题在mTBI患者中更常见。这些症状随时间的变化而受症状复杂性和性别影响,也受功能因素的影响。这些症状随着时间变化的分析非常重要,因为症状分析在确定mTBI患者是否能回归正常状态中仍然是一个重要的组成部分。

(程世翔)

11. 胚胎脊髓源性细胞有助于防止周围神经横断后肌肉萎缩

C Ruven, et al. J Neurotrauma, 2016, 33: A-5

每个人都有45m长的周围神经网络,这也是可以损伤脊髓的创伤性外伤的易损区。许多手术方法被用于修复神经损伤,但由于长距离和慢再生速度,损伤神经的再生需要很长的时间。因此,其他的干预措施需要被用来防止神经支配丧失后的肌肉萎缩。在该研究中,课题组注入大鼠胚胎脊髓源性胎鼠(P0)或纯化的颈、胸、腰段的神经祖细胞(P2)到大鼠损伤肌皮神经。与假手术对照组相比,肱二头肌在细胞移植组较高地保留了肌肉重量和肌纤维面积。这些被注入的细胞伸出的轴突在损伤后12周填满了整个神经,在假手术对照组只有少数几个保留的轴突。这些轴突形成新的肌肉连接终板,又显示出较大的面积和正常的卷饼状结构。这些连接也能够唤起显示功能的肌电图反应。有趣的是,P0细胞比P2细胞更多存活并减少肌肉萎缩,腰椎节段细胞表现出最好的结果。总之,从胚胎脊髓细胞分离的细胞能够减少肌肉萎缩,因此,他们对于未来周围神经损伤的治疗是一个重大的发现。这项研究是由HKSCI基金资助。

(程世翔)

12. 反复轻微颅脑创伤后Toll样受体4的激活对身体的利弊取决于受体激活的时机

F Corrigan, et al. J Neurotrauma, 2016, 33: A-5

反复轻度颅脑创伤(rmTBI)与神经退行性变的进展和慢性创伤性脑病(CTE)相关联。CTE的特征为脑损伤导致的患者行为缺陷和脑内磷酸化tau蛋白的积累。mTBI如何促进神经变性的确切机制所知仍然甚少,可能为外源性因素导致内源性免疫受体TLR4激活,从而增加神经炎症过程。该研究选择成年SD大鼠,采用慢冲击加速度模型产生100g重力,5天内给予3次mTBIs。假手术组只给予手术。在术后1天或5天给予TLR4激动剂,脂多糖(LPS,0.1mg/kg)或盐水。LPS注射后1天检测急性损伤免疫标记物,在损伤后3个月采用Bames迷宫和强迫游泳实验(FST)。评估大鼠的行为功能。结果显示,在损伤后急性期,即损伤后1天或5天给予LPS能明显增加大鼠皮质磷酸化tau($P<0.05$),但仅在损伤后1天给予处理的

动物显示了明显的小胶质细胞增生和轴突损伤。然而,损伤后1天给予LPS具有长期保护作用,减少抑郁样行为和改善认知,与这些动物于假手术组无明显差异。相反,损伤后5天给予LPS处理的动物结果较差,与给予盐水处理的rmTBI比较,LPS处理组在FST中明显不灵活,存在认知损害($P<0.05$)。因此,在反复mTBI后TLR4激活的长期影响取决于被激活的时机,可能与已经存在的小胶质细胞激活程度有关。

（赵永青）

13. 在中枢神经系统氧化应激对神经元的易损性受基因多态性和对炎症敏感性的影响

M Gunther, et al. J Neurotrauma, 2016, 33: A-5–A-6

颅脑创伤(TBI)的结局存在相当大的变化,其原因仍然是未知的。目前研究认为,遗传多态性影响创伤后炎症反应。在TBI后氧化应激反应是有害的,但对于遗传多态性是否影响抗氧化系统目前仍然不清。本研究培养近交系大鼠海马神经元,染色DA和PVG来探讨基因调控对神经元内在抗氧化保护的影响。研究结果显示,DA对自身免疫性疾病和炎症具有易感性,而PVG则具有保护作用。将神经元暴露于氧化剂—氧化氮、超氧化物、过氧亚硝基阴离子和4-羟基壬烯醛(4-HNE)中。研究发现,与DA神经元比较,帽子PVG神经元在2小时时显示低水平的氧化应激;在24小时时显示低水平的抗氧化酶MnSOD和过氧化物酶-5,而氧化应激标志物硝基酪氨酸和4-HNE升高,神经元死亡增加,乳酸脱氢酶释放增加。过氧亚硝基阴离子被确认为氧化损伤最强的中介,而4-HNE影响较小。iNOS不受任何氧化剂的调节,提示神经元iNOS诱导需要非神经刺激。该研究结果表明,遗传多态性影响神经元的抗氧化反应和氧化损伤的形成。在对炎症反应高敏感的环境中,DA神经元可能增加替补抗氧化系统。中枢神经系统的炎症反应和氧化应激存在内在的相互关联性,这可能影响颅脑创伤的结局,在评价动物模型的新型抗氧化处理中应给予考虑。

（赵永青）

14. 人神经干细胞移植在穿透性脑损伤的作用

A Ahmed, et al. J Neurotrauma, 2016, 33: A-6

穿透性脑损伤(PTBI)常常结局最差,具有较高的死亡率和严重残疾。虽然没有有效的治疗策略,但干细胞移植已成为公认的治疗方法。本研究选择大鼠pTBI模型,采用FDA批准的人类胚胎神经干细胞(人胚胎神经干细胞; 神经干Inc.),评估其干细胞的存活、分化和功能结果。选择成年SD大鼠,行单侧穿透性弹道脑损伤(PBBI)。造模后1周,在给予对照或神经干细胞(hNSCs)立体定向注射于损伤的弹道部位前给予免疫抑制剂。在移植治疗后规定的时间点处死动物。对大脑切片和组织学Y染色进行评估,观察移植细胞的存活率、细胞的成熟度和突触的形成,采用旋转和Morris水迷宫检测功能。结果显示,在第8周可以观察到移植的干细胞活跃的生存和分化。干细胞活动范围扩大,可以在后脑观察到(移植部位12mm)。GFP从移植部位追踪到完整的白质区。16周时移植细胞可以显示神经细胞表型。用旋转和Morris水迷宫试验结果显示,干细胞移植组的运动功能和逃避潜伏期均优于损伤对照组。该研究结果表明PBBI有利于胎儿神经干细胞植入和生存。移植的细胞似乎能够长距离移动,并向神经元谱系分化。细胞移植能够改善损伤后功能性结局。本研究得出结论,认为人胚胎神经干细胞移植可以为PTBI提供潜在的治疗。

（赵永青）

15. 促红细胞生成素对实验性钝性颅脑创伤后动态脑水肿的影响
J Blixt, et al. J Neurotrauma, 2016, 33: A-6

课题组以往的研究显示,实验性钝性局灶性脑损伤会导致持久性运动功能下降和短暂性AQP4下降。本研究的目的是探讨促红细胞生成素(EPO)在创伤性脑水肿中的治疗干预作用。在多种脑损伤模型中,EPO具有保护作用,但作用机制尚未阐明。本研究选择成年SD大鼠,建立钝性TBI模型,损伤对照组在其后4天内每天动态行MRI检查、免疫组织荧光染色、免疫组织化学和蛋白定量分析。TBI后大鼠被随机分在30分钟内给予促红细胞生成素5000IU/kg或生理盐水腹腔注射,连续4天。结果显示,TBI可导致持续性的中线移位和ADC降低,提示半球增大主要是由于细胞毒性水肿所致。紧密连接蛋白ZO-1下降25%,IgG渗透率增加18%,提示血-脑屏障功能障碍。伤后1天,AQP4蛋白下降20%。在伤后4天破坏的血-脑屏障的完整性仍然存在,而在1~4天之间,对AQP4水平的影响渐消失。在第1天,EPO明显缓解了ADC减少,提示细胞毒性水肿减轻。此外,在第1~4天,EPO防止ZO-1的下降,在第4天能减少IgG渗漏,即EPO保存运动功能。研究结果亦提示EPO不影响中线移位。研究结果表明,钝性局灶性脑损伤导致脑水肿涉及细胞毒性和血管源性水肿,且存在持续的运动功能下降和短暂性AQP4降低。该研究得出结论,认为EPO能缓解脑水肿的发展,能够保护血-脑屏障的结构和功能。

（赵永青）

16. 慢性硬膜下血肿三种手术技术的分析
J Kwon, et al. J Neurotrauma, 2016, 33: A-6

目的: 慢性硬膜下血肿(SDH)通常由神经外科医生处理,通过钻孔引流术治疗(BHD)。然而,三种BHD手术技术间最优的类型的尚未确定。方法: 该研究对象对93例诊断为cSDH的患者,对BHD进行回顾性研究。受试者被分为3组: 单BHD无灌溉条件组(A组, $n=31$)、双BHD无灌溉条件组(B组, $n=32$),双BHD灌溉组(C组, $n=30$)。临床因素,放射因素和复发因素3组进行比较。此外,对影响复发的独立因素进行分析。结果: A、B、C组血肿厚度变化分别为(29.77 ± 7.94)%、(49.73 ± 12.87)%、(75.29 ± 4.32)%,而中线移位的变化分别是(40.81 ± 15.47)%、(51.78 ± 10.94)%、(56.16 ± 16.16)%。因此,C组表现为血肿和中线的分辨率最为有效($P<0.05$)。A、B、C组分别有12例(38.7%)、8例(25.0%)、3例(10.0%)复发。C组复发率比A组低($P<0.05$)。双钻孔、灌溉和凝血功能障碍均为减少复发($P<0.05$)的因素。结论: 在这3种技术中,用盐水双BHD冲洗复发率最低。这可能是防止CSDH复发最有效的技术。

（程世翔）

17. 血清标志物用于检测轻度脑外伤结构性紊乱

K. Sugimoto, et al. J Neurotrauma, 2016, 33: A-6

简介: CT扫描对颅脑损伤患者的检测是很有用的,但电离辐射的潜在风险未知,特别是对儿童和妊娠期间的患者。此外,对于发展中国家或在战场上,CT扫描不容易实现。因此,鉴定标记物对于指示轻度颅脑创伤患者是否需要进行CT扫描是有重要意义的。目的: 探索凝血功能和纤维蛋白溶解异常是否可作为检测轻度颅脑损伤结构紊乱的生物标志物。材料与方法: 37例轻度(GCS评分14~15)TBI患者于2015年4月至7月间被送往日本KenwakaiOotemachi医院。排除口服抗血小板药和抗凝治疗的患者后,33例纳入这项研究。患者根据入院和随访CT或MRI/CT扫描被归类为颅内出血或颅骨骨折[病变(+), n=23]和无颅内出血或颅骨骨折[病变(−), n=10]两组。对入院时患者的年龄、GCS评分、验血结果(血小板计数、PT-INR, APTT, 纤维蛋白原、FDP, 和D-二聚体)进行了比较。结果: D-二聚体(19.51g/ml vs. 1.11g/ml, $P<0.01$), FDP(65.01g/ml vs. 3.21g/ml, $P<0.01$), 纤维蛋白原(261.11g/ml vs. 179.01g/ml, $P=0.03$)病变(+)组水平显著高于病变(−)组。结论: 凝血功能障碍和异常纤维蛋白溶解可用于日常的医疗实践。研究结果显示,这些标记(D'二聚体FDP, 纤维蛋白原)与轻度TBI颅内出血或颅骨骨折有关,当这些标记物的水平升高时,有必要做CT扫描。

(程世翔)

18. 线粒体DNA和创伤性脑损伤

L Hill, et al. J Neurotrauma, 2016, 33: A-7

前言: 颅脑创伤(TBI)是一种个体差异性极大的多因素病变。了解TBI患者的疾病反应有助于改善他们的临床管理。目的: 脑损伤中线粒体DNA的基因组变异具有不同病理特征。鉴于线粒体在脑损伤中的病理生理学作用,作者推测,这些基因组变体可能对TBI结果产生影响。方法: 作者大量分析了线粒体单体型类群,较好地区分了1094例TBI患者。一种包括年龄、脑计算机断层扫描的特性、损伤程度、瞳孔反应、线粒体单倍群和APOE的几率模型被应用到格拉斯哥预后评分(GOS)。结果: 线粒体DNA与6个月GOS具有显著的关联($P=0.008$)。单倍群K与有利结果显著相关(几率比=1.64,95% CI: 1.08~2.51, $P=0.02$)。线粒体基因组和年龄($P=0.002$)之间也有显著的相互作用,具有很强的保护单倍群T($P=0.015$)和钾($P=0.017$)的作用。研究还发现,载脂蛋白E和线粒体单体型类群($P=0.001$)之间存在很强的相互作用,表明APOE E4等位基因携带者中的单倍群K具有保护作用。结论: 这些发现揭示了线粒体DNA与TBI的病理生理和衰老之间的相互作用。单倍群K和T,具有共同的母系祖先,对TBI具有保护作用。

(程世翔)

19. 颅脑创伤导致脑缺氧后大鼠缺氧诱导因子1α和血管内皮生长因子含量升高

EP Thelin, et al. J Neurotrauma, 2016, 33: A-7

前言: 颅脑创伤(TBI)导致缺氧是一种常见并且已经证明了能加剧病理生理反应的因

素。目的：通过监测脑水肿、病灶体积、血液代谢物、生物标记物、免疫反应和局灶性TBI模型中的细胞死亡来评估评估缺氧水平。方法和材料：受控皮层冲击仪对雌性SD大鼠右顶叶打击一个3mm深病灶。损伤后，将大鼠进行常氧（22%O_2）或缺氧（11%O_2）30分钟的处理。存活时间长达28天。对血清S100β进行分析。离体的磁共振成像（MRI）确定病变和水肿体积。免疫荧光用来分析在皮层组织内的先天性免疫反应，活化的caspase-3、IgG的外渗以及缺氧诱导因子1A（HIF-1a）和血管内皮生长因子（VEGF）。结果：实验证实缺氧可以增加乳酸盐并降低氧分压水平（$P<0.0001$）。缺氧动物MRI病灶面积较大（$P=0.0173$），并且免疫组织化学显示其具有更多的神经元丢失（$P=0.0253$）。水肿、细胞凋亡、抗体外渗和先天性免疫应答在氧合基团之间保持不变。HIF-1a和VEGF在常氧处理组动物中显著增加（$P<0.05$）。创伤后缺氧组第1天可见S100β升高（$P=0.0868$）。结论：局灶性TBI后缺氧加剧了病灶体积和神经元的损失，导致在伤后早期低氧组S100β水平更高。常氧处理组动物皮质中HIF-1α和VEGF含量较高，可能表明其具有神经保护特性。

（程世翔）

20. 乳酸与人颅脑创伤：早期输注对身体和大脑的影响
T Glenn, et al. J Neurotrauma, 2016, 33：A-7–A-8

研究证实乳酸盐对于TBI患者和对照组的全身代谢和脑代谢均有影响。通过注入^{13}C标记葡萄糖和乳酸的示踪剂，颅脑损伤患者糖异生占乳酸清除率的67.1%，但健康对照组只有15.2%。在大脑中，对照组和TBI组的带有乳酸示踪剂的$^{13}CO_2$的吸收率分别为92%和91%，这表明，TBI后脑组织中的乳酸吸收后氧化。目的：这项研究调查了TBI患者伤后早期输注乳酸盐对身体和大脑产生的影响。方法和材料：让患者接受3小时的乳酸盐输液，输液速度大约为80mg/min。检测血乳酸和葡萄糖，并记录其他生理和临床数据。结果：11例患者纳入研究（平均GCS6分，男8例，女3例）。动脉血和颈静脉平均乳酸含量明显上升，分别从1.05~0.5mM上升到1.6~0.7mM，从1.1~0.4mM上升到1.5~0.6mM（$P=0.02$）。AVD从-0.1~0.1上升到0.1~0.2，$P=0.01$，由此表明脑组织摄取乳酸。在输注过程中微透析葡萄糖和乳酸没有变化（$P=0.12$，$P=0.78$）。输注乳酸盐引起碳酸氢盐显著增加（$P=0.06$），但是对GCS、ICP、$AVDO_2$、心率和pH值没有影响。该研究结果表明，输注乳酸盐可增加脑组织对于能量的摄取，而对临床和生理参数没有显著影响。今后的研究将确定不同剂量的乳酸对TBI恢复的影响。

（李建军）

21. 研究轻型颅脑创伤急性期血清生物标记物和短期意识障碍的相关性
S Dey, et al. J Neurotrauma, 2016, 33：A-8

这是一项在三级创伤护理中心进行的前瞻性研究。纳入标准为年龄在19~40岁之间，受伤6小时内并被分类为mTBI的患者。以下患者被排除在外：多发性创伤患者；纳入后格拉斯哥昏迷评分（GCS）恶化，以前存在神经系统疾病的患者；有服用药物或饮酒史的患者。参与者包括mTBI患者（$n=20$）和年龄、性别和教育地位与之匹配的健康对照组（$n=20$）。采集两组生物标志物泛素C终端水解酶（UCH-L1）和S100钙结合蛋白B（S100β）的血清浓度。在研究所的神经化学实验室使用商业套装（Sunred生物技术有限公司，上海），采用夹心酶联免疫吸附方法（ELISA）测量血清UCH-L1和S100β。两组受试者均接受神经心理测试。在伤后的急性期（12小时内）完成血清测试,伤后3个月进行神经心理测试。结果: mTBI患者的S100β和UCH-L1血浆水平轻微增加。mTBI患者伤后3个月有明显的认知障碍,尤其是在运动前区、前额和内侧额叶和颞叶底部区域受伤者。mTBI患者生物标志物与认知障碍相关的性在以下领域被发现: 工作记忆、语言学习、语言流畅,视觉记忆。该研究结果表明,血清生物标志物可以区分mTBI患者与正常者,并且与神经心理预后的选择性领域相关。

（李建军）

22. 实验性颈髓损伤后自动组合多肽和神经前体细胞培养神经再生

Klaus Zweckberger, et al. J Neurotrauma, 2016, 33: A-8

脊髓损伤（SCI）是导致长期生活不能自理的灾难性事件。摘要: 炎症和组织瘢痕干扰再生。自动组合多肽（SAP）和神经前体细胞（NPC）联合治疗可能改善创伤后抑制环境,从而促进神经再生。方法: SCI后,小鼠被随机分配（NPC组, SAP组, NPC+SAP组,假手术组）。创伤后第1天和第14天将SAPs和NPCs注入脊髓。所有动物接受生长因子和免疫抑制治疗。神经系统功能连续8周,每周评估1次。BDA注射至感觉运动皮层以纤维示踪。动物SCI后4~8周被处死并切片进行免疫组织化学染色。结果: 用SAPs治疗的动物NPCs大量存活（18.088~4.044 vs. 11.493~4.111; n=6; P=0.019）,并出现更高层次分化: 神经元（8.7% vs. 5.8%; P=0.015）,少突胶质细胞（11.6% vs. 9.1%; P=0.005）。单独用SAPs治疗或联合NPCs治疗的动物有髓内囊肿（P=0.07）和较多比例的组织保留。在联合治疗组,星形胶质增生（GFAP密度）和组织瘢痕（CSPG密度）明显降低。NPC组和联合治疗组的突触连接性都增加了。而且,联合治疗组在纤维示踪和SCI后8周的行为评估具有优势。结论: 使用SAPs形成创伤后环境抑制,减少星形胶质和组织瘢痕形成,支持NPC存活和分化,并减少髓内囊肿形成进而改善神经功能预后。

（李建军）

23. 铰链式颅骨切开术用于治疗难治性颅内压增高的临床研究

A Lilja, et al. J Neurotrauma, 2016, 33: A-8–A-9

对于颅脑创伤（TBI）患者和因其他原因伴有严重脑水肿的患者而言,去骨瓣减压术（DC）是最终不得不采用的治疗方法。铰链式颅骨切开术（HC）因其保留了骨瓣,避免发生骨瓣缺失相关并发症,术后并不需要实施相应的颅骨成形术,而被认为是可以作为去骨瓣减压术的一种替代疗法。他们采用铰链式颅骨切开术（HC）是在前颞顶叶实施的较大的颅骨切开术,在减压后,术者通过用钛板或聚丙烯网片将骨瓣固定于其上缘,为防止骨瓣下移,用两个小板支撑于其下端。该试验选取我院从2009~2011年的符合入选标准的5例病例,对其行HC术。其中1例因为发生术后颅内血肿最终不得不切除骨瓣而剔除试验,另1例则是因为要治疗大脑中动脉（MCA）闭塞而退出试验。剩下的3例按试验要求接受了充分的脑减压术,并没有难治性颅内高压的发生。3个月后,患者1号（男,40岁,诊断为硬膜下血肿）神经功能（如正常的运动功能）已经恢复正常,并且美观度不受任何影响; 病例2（男,29岁,诊断为左大脑中动脉闭塞）神经功能恢复良好,无认知障碍,但有偏瘫后遗症,术中固定的骨瓣有轻微的下移,并通过颅骨成形术改善其美观度;病例3号(女,59岁,诊断为左大脑中动脉闭塞)神经功能恢复良好,美观度良好。该研究结果表明,HC可以选择性地应用于一些难治性的颅内压增高的病例中,并有较好的愈后,且不影响美观度。但HC降颅内压的效果还需要试验去进一步证实。

（杨　程）

24. 脑震荡事件后动眼神经、前庭神经、反应事件的评估

A Kiderman, et al. J Neurotrauma, 2016, 33: A-9

轻度创伤性颅脑损伤(mTBI)是一个非均质性条件下有多种临床表现的疾病。其中感觉神经症状包括头晕和平衡障碍,这两种是在损伤后最常见的致残疾病。尽管这是非常普遍的,但是特别在急性期,这些症状和缺陷是难以量化和分析的。目的:这项研究考察了新发轻度颅脑损伤患者在脑震荡后的动眼、前庭神经和反应应答时间(OVRT)。以年龄进行匹配比较,健康者作为对照组。受试者是从急诊的2家军队医院的创伤部门收集的。受试者在头部受伤后平均2.6天加入这项研究并且接受医学测验。经过评估后,受试者接受了一组测试:运动试验,不同类型的扫视,视觉追踪,使用头戴式视动反应时间和在神经耳科测试中心(i-portal NOTC)的高速红外眼跟踪系统。结果:该研究把100例轻度颅脑损伤患者同250例对照组的结果进行比较。虽然回归分析所选的5个测试与轻度颅脑创伤高度相关,但是没有1个测试在两组间有统计学意义。包括:反向眼跳、计算机控制旋转头冲击试验、视觉抑制、随机水平和预测扫视和视动。ROC曲线下面积高于0.95。结果表明,OVRT测试可以提供一个客观的、可靠的方法来分析和量化轻度颅脑创伤患者的异常反应。

（杨　程）

25. DWI与MRS相结合用于显示小儿TBI后脑白质的异常

Dennis DE, et al. J Neurotrauma, 2016, 33: A-9

磁共振弥散加权像(DWI)对TBI后脑白质(WM)损害具有敏感性,而炎症也能够影响DWI信号,因此单独的DWI并不能判断出脑功能障碍的生化机制。磁共振波谱分析(MRS)可以检测神经元代谢,例如通过检测NAA(N-乙酰天门冬氨酸)和胆碱来评估神经系统的健康和炎症情况。为了将DWI和MRS相结合,以便更好地评估脑白质功能障碍,Dennis等纳入28例外伤后1~6个月的TBI患者,以及34例健康对照。所有研究对象在同期接受DWI和MRS序列磁共振扫描,对DWI数据的分析采用内部数据处理方法,即自动MATE(自动多图谱纤维束提取),该方法在颅脑创伤分析中表现良好。将MRS代谢影像和DWI数据进行整合,采用自动MATE提取DWI相应区域的代谢信号。该文章比较了各组研究对象的DWI差异。观察DWI序列差异区域MRS代谢改变。发现在DWI显示显著差异的区域,健康对照组中NAA增加,而在TBI组中胆碱增加。TBI后,NAA的下降集中在中线的胼胝体部位,而胆碱的增加则主要集中在纤维束周围区域。该研究表明采用这种DWI和MRS相结合的方法,可以更好地发现脑白质异常伴随的生化改变,从而可以更加全面地理解小儿TBI后脑白质异常的本质。

（赵明亮）

26. 重组人白介素-1受体拮抗剂促进TBI患者M1小胶质细胞表型相关细胞因子和趋化因子的表达

Helmy A, et al. J Neurotrauma, 2016, 33: A-9–A-10

多种神经损伤或创伤动物模型的研究已证实,白介素(IL)-1受体拮抗剂对其治疗是有效的。之前该课题组已经利用微透析方法证明IL-1受体拮抗剂能透过血-脑屏障,并能改善神经炎症环境。为了明确TBI后患者细胞因子和趋化因子的动态变化及IL-1受体拮抗剂的效果,他们先前发表过一项有关IL-1受体拮抗剂治疗重型TBI患者的随机对照研究,这项研究采用了微透析技术,对患者血清中42种细胞因子和趋化因子水平进行了测量。采用偏最小方差判别分析法模拟了IL-1受体拮抗剂药物及伤后时间对TBI后细胞因子微环境的影响。研究发现,重组人IL-1受体拮抗剂可以特异性影响脑损伤后细胞因子和趋化因子的表达,尤其是在损伤后的前48小时内更为显著,其影响的程度依赖于脑细胞外间隙内IL-1受体拮抗剂的浓度。接受IL-1受体拮抗剂治疗后,患者血清中与招募巨噬细胞相关的趋化因子——单核细胞趋化蛋白-1(MCP-1)以及M1小胶质细胞表型相关因子(GM-CSF、IL1)的水平增加,而在对照组,M2小胶质细胞表型相关细胞因子和趋化因子(IL-4、IL-10、MDC)相对增高。该研究表明,重组IL-1受体拮抗剂治疗似乎可以促进小胶质细胞活化为M1表型,该反应模式提示:简单地把IL-1受体拮抗剂分类定义为抗炎细胞因子是不恰当的,分类时应重视小胶质细胞对损伤的反应。

(赵明亮)

27. 重型TBI后线粒体功能障碍和缺血: 微透析研究

R Singla, et al. J Neurotrauma, 2016, 33: A-10

脑损伤不仅导致缺血区能量代谢的改变,甚至还导致超出缺血区的、保留CBF和氧供的区域发生能量代谢变化。对线粒体功能障碍的早期诊断是确定"治疗窗"并以线粒体为靶点设计治疗策略的关键。为了监测重型TBI后线粒体功能障碍和缺血的情况,并探讨它们与脑灌注、颅内压以及预后之间的关系。他们纳入了41例重型TBI患者,这些患者均接受了去骨瓣减压手术以及颅内微透析导管(MD)监护。研究中采用微透析技术检测与能量代谢相关的指标;同时观察MD相关指标与预后的关系。研究发现根据格拉斯哥预后评分(GOS),在重型TBI后6个月,26例(63.4%)预后良好,其余15例预后不良。LP比率>25,丙酮酸<120被定义为线粒体功能障碍,而缺血被定义为LP比率>25,丙酮酸>120。结果显示: 预后不良组患者的线粒体功能障碍($P=0.0001$)和缺血($P=0.0001$)的发生率明显增高。该研究表明,重型TBI去骨瓣减压术后,存在线粒体功能障碍和缺血的患者可能预后不良。这项研究支持以下假说,即: 微透析和床旁生化分析技术可用于诊断脑内线粒体功能障碍,并与脑缺血进行区分。

(赵明亮)

28. 循环脑损伤标记物对颅脑创伤的诊断和结果预测: 系统回顾和荟萃分析

S Mondello, et al. J Neurotrauma, 2016, 33: A-10–A-11

　　颅脑创伤的准确诊断和预后判断对有效管理和干预至关重要。为此,基于血液的生物标记可能是一个有效的工具,但由于研究规模、设计、试验方法和质量的差异性,很难对整体数据作出解释。为了探讨有前景的脑损伤生物标志物测定在颅脑创伤患者诊断和结果预测方面的价值和精确性,Mondello应用系统地MEDLINE、EMBASE和CINHAL搜索来识别涉及S100β、GFAP、NSE、Tau、UCH-L1、神经丝等生物标记的相关文献资料。评估的结果包括CT扫描和死亡率。数据允许的条件下,作者对标记物的敏感性和特异性进行了联合估计。发现47个研究共有8439名调查对象符合纳入标准。CT发现S100β的整体敏感度和特异度分别为95%和29%, GFAP的分别为89%和49%。死亡率结果表明S100β的总体敏感度和特异度分别为67%和73%,和GFAP的分别为76%和76%。由于明显的异质性,除了异常的CT结果发现S100降低了0.10lg/L,其他最佳阈值仍不清楚。由于缺乏相关研究,阻碍了未来荟萃分析的进展。*Mondello*得出结论,总的来说,文献表明S100β和GFAP可识别在CT或死亡上颅内病变风险增加的患者。然而,他们采用的是常规临床应用,这些需要进一步进行大量的研究和验证。

（商崇智）

29. 探讨颅脑创伤实验模型中的神经炎症、神经变性和远期功能恢复之间的复杂关系

Lyndsey Collins-Prain, et al. J Neurotrauma, 2016, 33: A-11

　　颅脑创伤是全球引起残疾和死亡的首要原因,也是导致患者后期进展为痴呆的重要危险因素。最近有研究者认为,颅脑创伤中的轴索损伤可能与痴呆的神经炎症有关。当前研究的目的是探讨颅脑创伤后持续的神经炎性反应,以及该炎性反应如何介导神经变性和功能障碍的进展。他们采用SD大鼠(*n*=10/组)接受假手术或中型颅脑创伤实验模型。损伤后1个月,研究者对实验大鼠进行功能测试,测试完毕后,又对其炎性、神经变性和氧化应激相关标记物的蛋白表达进行了评估。发现在损伤后1个月,颅脑创伤动物的抑郁行为明显增加。各组动物之间相比,其运动功能、探索行为或焦虑状态没有差异。颅脑创伤动物的突触完整性降低,同时氧化应激和神经炎症标记物的表达量增高。他们得出结论,实验动物在颅脑创伤后1个月便出现神经退行性变化,并且与抑郁样表现的增加相关联。颅脑创伤患者的氧化应激和神经炎症标记物都升高,可能是引起上述关系的一种机制。未来将研究这些标记在颅脑创伤之后的时间点如何改变。理解颅脑创伤导致后期痴呆的发展和神经退行性疾病的特定机制,是开发颅脑创伤远期并发症治疗策略的关键第一步。

（商崇智）

30. 重型颅脑创伤伴瞳孔固定散大患者的去骨瓣减压术

X Mao, et al. J Neurotrauma, 2016, 33: A-10–A-11

去骨瓣减压术对重型颅脑创伤伴瞳孔固定散大患者的临床效果目前还不清楚。该研究的目的是验证上述相应的结果。作者回顾性收集2003年5月4日至2003年10月22日207例重型颅脑创伤同时伴随瞳孔固定散大患者的资料数据,试验对象分为去骨瓣减压组(n=166)和保守治疗组(n=41)。测量项目包括死亡率和有利的结果,以颅脑创伤后6个月的格拉斯哥评分结果为基础。49.28%的患者死亡(去骨瓣减压组为39.76%,保守保健组87.80%)。去骨瓣减压组在手术之前的平均颅内压36.20~7.55mmHg,而保守治疗组为35.59~8.18mmHg。去骨瓣减压术后的颅内压为是14.38~2.60mmHg。34.34%颅脑创伤伴瞳孔固定散大的患者中,颅骨切除术组获得了良好的结果,而保守治疗组该项为0。他们发现,颅骨切除术治疗对重型颅脑创伤患者尤为重要,而且可以降低颅脑创伤后ICP的水平。对于接受去骨瓣减压术的患者,都实现了有利的结果和降低了死亡率。

(商崇智)

31. 原花青素可防止氧化损伤和行为功能异常

X Mao, et al. J Neurotrauma, 2016, 33: A-11–A-12

氧化应激是颅脑创伤引起一些不良事件并最终导致长期神经功能障碍和重构的主要因素。重要的是,抗氧化剂可以保护大脑免受氧化性损伤,调节大脑的能力来应对突触功能障碍和认知障碍。然而,迄今为止,尚没有研究调查原花青素对颅脑创伤后认知障碍的影响。在目前的研究中,行大脑皮层控制损伤影响用来调查花青素的保护作用。结果表明,原花青素降低丙二醛(MDA)水平,升高谷胱甘肽(GSH)和超氧化物的活性。此外,花青素可提高BDNF、pCREB、CREB和cAMP的水平,通过Morris水迷宫试验,可以发现颅脑创伤后,大鼠的认知表现得到恢复。这些结果表明,原花青素通过抗氧化活性和cAMP/CREB信号分子的上调,从而抵消颅脑创伤后氧化损伤和行为障碍。

(商崇智)

32. 柴胡皂苷通过抑制MAPK通路来保护控制性大脑皮质损伤大鼠的脑组织

X Mao, et al. J Neurotrauma, 2016, 33: A-12

炎症反应在颅脑创伤后神经细胞死亡和功能缺损中起着明显的作用。重要的是,抗炎剂有神经保护作用。然而到目前为止,尚没有关于颅脑创伤以后神经保护效应的研究。目前研究中,大鼠大脑皮层控制损伤模型被用来研究神经保护作用。结果表明,柴胡皂苷可减少皮质损伤后的体重损失,改善神经功能,减少脑水肿和CCI后血-脑屏障通透性。此外,它有抑制AQP-4、MMP-9、MAPK、c-JNK、TNF-α和Il-6;减少闭合蛋白的损失的作用,也可能具有一部分神经保护作用。这些结果表明,柴胡皂苷可能缓解颅脑创伤后的炎症反应和神经功能缺损,它还可能通过抗炎反应和抑制MAPK信号通路发挥作用。

(商崇智)

33. 成人急性硬膜下血肿的手术后生存情况——对2498例患者的一项队列研究

A Kolias, et al. J Neurotrauma, 2016, 33: A-12

急性硬膜下血肿（ASDH）被认为是颅脑创伤（TBI）最致命的亚型。生存期是否有明显改善，目前尚不明确。该研究旨在明确英格兰和威尔士范围内ASDH术后30天生存趋势和术后20年预后因素。这是一项观察性队列研究，对前瞻性记录的数据进行回顾性分析。使用创伤审计和研究网络（TARN）数据库，分析了1994~2013年间进行手术治疗的成人ASDH病例（>16年）。检验了2498例合格的病例。单变量和多项逻辑回归分析，使用多个弥补缺失的数据。队列里男性患者占74%，平均年龄为48.9岁。超过一半的患者表现为昏迷（53%）。受伤的机制是坠落（<2m占34%，>2m占24%），道路交通碰撞（25%）和其他（17%）。36%的患者出现多发性损伤。生存总值从1994~1998年的59%增加到2009~2013年的73%。在多变量分析中，与生存单独相关的变量有：受伤年限、格拉斯哥昏迷评分、损伤严重程度评分、年龄和瞳孔反应。从受伤到颅骨切开术的时间间隔和从接收患者到进入一个神经科学治疗单元并非重要的预后因素。在控制了多个预后因素后，在过去20年里，生存情况得到显著改善。前瞻性试验（例如RESCUE-ASDH试验和队列研究）将阐明幸存者功能结果的分布。

（商崇智）

34. 脊神经前根撕裂和再植——描述急性期和延迟再植的不同基因表达形式

M Skold, et al. J Neurotrauma, 2016, 33: A-12–A-13

被撕开的脊髓腹侧神经根再植之后，紧随其后的是实验研究和临床情况下运动轴突的再生，未成功的神经再生除外。为了解并记录撕裂和再植后的基因活动模式，该课题组分析基因表达，以应对急性前根撕裂和再植以及延迟再植。急性撕裂和再植后24小时，脊髓组织的微阵列分析显示与神经传递有关基因的调控，单纯撕裂而未手术再植的不可见。单纯撕裂导致炎症相关基因的调控，而再植后这种炎症不可见。当再植被推迟24小时，那么神经递质相关的基因神经传递控制相比更高。如果被推迟48小时，便应拒绝这个行动。与撕裂后紧急行再植相比较而言，撕裂后再植24和48小时后的炎症相关的基因水平明显增高。与撕裂后紧急行再植相比较而言，撕裂后再植24和48小时后的凋亡相关调控也明显提高。他们得出结论，即脊髓前根撕裂和再植后可以执行时序基因活动的详细分析。在研究中，比较单纯脊髓撕裂以及脊髓撕裂后不同时间点行再植，可以检测到基因活动的显著差异。研究数据还表明，再植后轴突再生的发起时间为早期，比神经元生存可能发生的改变要早。像这样的研究可用于发现和定义脊髓前根神经断裂后行再植的时间点，为神经再生提供最优选择。

（商崇智）

35. 严重颅脑创伤后的神经心理结果与连续的弥散张量成像变化相关

SuleymanSener, et al. J Neurotrauma, 2016, 33: A-13

尽管弥散张量成像（DTI）的精确生物学及微观学基础还没有被完全理解，但弥散指标的变化已经被证明与颅脑损伤患者的功能结果相关。8例严重的颅脑创伤(TBI)的患者在伤后第7天、第12天和6个月接受了包括弥散张量成像在内的磁共振(MRI)检查。患者接受了全脑纤维束成像,包括对各向异性分数(FA)和平均弥散系数(MD)在内的多种弥散指标进行了测量。结果利用格拉斯哥昏迷量表(GCS)、格拉斯哥结局量表(GOSE)、脑损伤后生活质量、巴氏指数、创伤后应激障碍检查表(PCL-5)和神经行为检测仪器(NSI)进行检测。在8例患者中,2例死亡,其他6例在至少12个月中仍在继续进行随访。其中,2例恢复得非常好(在12个月后格拉斯哥结局量表结果为8),但在脑损伤后生活质量、PCL-5和NSI方面随着时间推移逐步恶化。在持续的DTI分析中发现FA值降低而MD值增加。该研究结果表明2例在12个月后恢复非常好的TBI患者(格拉斯哥结局量表结果为8)在脑损伤后生活质量、PCL-5和NSI方面与DTI指标有持续的变化重合,存在发展性的恶化情况,即FA值降低且MD值增加。这些结果表明了作为结果的潜在生物标记TBI患者的DTI附加值,即使患者恢复得很好。

(陈　翀)

36. 脑损伤生物标记的潜在用途,通过手术进行临床前药物筛查脑外伤疗法

S Mondello, et al. J Neurotrauma, 2016, 33: A13

手术治疗脑外伤(OBTT)是一种多通道临床前药物筛选联合测试,有助于治疗3个建立好的动物模型的颅脑创伤(TBI)(旁矢状面液压冲击伤[FPI]、控制性皮质撞击损伤[CCI]和穿透性弹道脑损伤[PBBI])的疗法。为了描绘并比较这些使用循环神经胶质(神经纤维酸性蛋白[GFAP])和神经元(泛素C端水解酶[UCH-L1])标记,并确定这些生物标志物在治疗诊断学方面的潜力,他们让小鼠经受CCI、FPI或PBBI并用低或高剂量的选用药物或与载体进行治疗。Shams接受了除了创伤外的所有操作。生物标记在损伤后4小时和24小时进行测定。生物标记数据在实验过程中有高复写性。每个样本损伤后GFAP均有所增加,水平和时序模式有很大不同,与神经病理学结果和行为结果的很大不同有关。GFAP水平有力地预测了组织学的终结点。UCH-L1显示类似趋势,但是仍存有少许的不同。大剂量左乙拉西坦治疗的经受CCI的小鼠的运动技能得到改善,组织损失减少,GFAP浓度明显降低,而用辛伐他汀治疗的经受FPI的小鼠的认知功能减弱,组织损失增加,与GFAP水平升高有关。研究证明了TBI模型可显示出特定生物标记的侧貌、功能缺陷和神经病理学的结果,表明了在不同的模型中,由TBI触发的细胞反应、分子反应和病理生理学反应存在根本的差别。同样,数据表明生物标记可以作为组织学端点的一个方便的代替物,GFAP可以成为一个在临床前调查中有价值的诊断标志。

(陈　翀)

37. 多模式监测和结果预测颅脑创伤后的使用支持向量机

S Mondello, et al. J Neurotrauma, 2016, 33: A-13–A-14

神经监测技术的新进展使颅脑创伤(TBI)后脑部的病理生理状态的实时评估成为可能。然而,对生成的大量高维数据进行解读则是一项独特的挑战。研究颅内压(ICP)监测对有严重的颅脑创伤患者使用支持向量机(SVM)分类结果预测的准确性。进行连续神经

监测的32例有严重的颅脑创伤的患者均符合该研究。该研究对ICP特性的全面范围进行了计算,包括变化性、持续时间、最大值和AUC。研究使用了自动化的机器学习分类器和特征选择来检测ICP特征预测6个月死亡率的能力。为了提高预测效果,ICP数据和上述录入的患者特点综合在一起。研究发现,用TBI组的ICP特征训练过的SVM能够对受伤后6个月死亡的患者做到高达87.5%准确度的识别。这一结果对各不同取样方法给予了肯定。最有影响的特征是ICP的方差和标准差,这两项数据可衡量ICP随时间的变化和波动性。此外,ICP数据与年龄的结合提高了预测水平(准确率高达91.25%)。他们得出结论,该模型预测水平极高,并证实了ICP方差在确定重度TBI不良预后中的重要作用。采用多模式监控特征的机器学习可能是确定与TBI患者经过神经检测后病情恶化结果有关的参数的有效手段。

(陈　翀)

38. 皮质脊髓、红核脊髓和猪的脊髓丘脑束的定位: 对创伤性脊髓损伤建模的启示

A Leonard, et al. J Neurotrauma, 2016, 33: A-143

研究脊髓损伤(SCI)的人员主要利用了啮齿类动物来进行SCI建模和实验。最近,猪脊髓损伤模型已被确定为一个有价值的中介模型,这个模型可以将脊椎损伤的可行治疗方法的临床评估转化为临床应用。但是,猪的主要脊髓神经纤维束的分布位置尚未被描述。因此确定猪身上这些神经纤维束的位置与人类的相似点,也许可以为把猪用作至关重要的临床前模型提供重要证据。本研究的目的是研究猪脊髓内部CST、RST和StT的分布情况,确定猪脊髓和人类以及啮齿类动物解剖结构的相似性。方法和材料主要是成熟的国产母猪($n=8,60kg$)接受了荧光葡聚糖示踪剂的显微注射,注入丘脑的初级运动皮质区、红核或腹后核来标记相应的踪迹,参照STEALT立体定向导航制度。注射5周后,动物安乐死,取出组织进行组织学检验。使用共聚焦显微镜,观察大脑和脊髓的连续切片,随后制定位置图。结果发现猪的皮质脊髓束位于侧旁的白质内。这表明相比啮齿动物,它与人类的解剖结构更相似。由此该研究得出的结论是: 猪的皮质脊髓束表明了其与人类在解剖上的相似之处,这证明猪的模型在作为转化中介的临床前模型上具有重大意义。

(陈　翀)

39. 骨瓣减压术和大脑代谢检测的作用

M Bolcha, et al. J Neurotrauma, 2016, 33: A-14

脑组织微量透析提供了许多关于重度颅脑损伤(TBI)患者脑组织代谢的详细数据。尽管这些信息被限制在探针周围小范围的脑部,但是其可作为在增加颅内压力之前的预警工具。其目的为了研究有关处于重症TBI急性期的患者体内的葡萄糖、甘油与乳酸/丙酮酸(LP)比值对开颅减压术(DC)的时机的预报价值。主要方法是从84例有严重的颅脑创伤(TBI)的患者群体中选出了6例在去骨瓣减压术前接受颅内压(ICP)监测和脑代谢监测。他们对比了手术前后4、8、12和24小时的葡萄糖、甘油、L/P比重和ICP的平均值。结果发现DC前12小时,甘油平均值是5356mol/L,DC前4小时升高至8041mol/L。去骨瓣减压术后的前4小时甘油浓度值减小到4020mol/L,12小时后上升至3325mol/L。去骨瓣减压术前12小时

L/P平均比值是3784,去骨瓣减压术前4小时为4432,去骨瓣减压术后4小时减小至2866,再过8小时升至2656。研究发现了ICP增长之前L/P比重和丙三醇增长度之间的关系。相反,研究没有发现葡萄糖水平与ICP增长之间有关系。由此该研究结果得出的结论是:L/P比重和丙三醇增长度可以提前4~8小时预测颅内压的高度。微量透析是一项实用的技术,对重度TBI患者的疗程管理和确定去骨瓣减压术的时机都有帮助。

(陈 翀)

40. TDP-43突变小鼠实验性颅脑创伤的预后较差
Xin L Tan, et al. J Neurotrauma, 2016, 33:A-14–A-15

运动神经元病(motor neuron disease, MND)是以运动神经元进行性死亡和表达由43kD的TAR DNA结合蛋白(TAR DNAbinding protein 43kd, TDP-43)构成的包涵体蛋白为病理特征的神经退行性疾病。散发的MND占全部MND病例的绝大多数,但其病因尚不清楚。由于在有颅脑创伤(traumatic brain injury, TBI)史的患者身上观察到MND病理特征:运动神经元减少、皮质脊髓束退化及TDP-43病变,TBI成为罹患MND的一个危险因素。然而TBI诱发MND的病理机制却尚未阐明。本研究利用小鼠液压冲击损伤(fluid percussion injury, FPI)模型,假手术组作对照,在其1周后恢复期对过表达TDP-43的转基因小鼠及其野生型进行行为测试,评估两组在认知、运动和情感障碍方面的差异,之后采集大脑组织进行病理学分析。结果显示TDP-43转基因小鼠相对于其野生型小鼠,TBI后的认知和运动障碍都更加严重,而且尽管所有TBI小鼠都有明显的神经元死亡,但TDP-43转基因小鼠的损伤程度更重。值得注意的是,与假手术组相比,所有TBI小鼠的磷酸化TDP-43表达增加,而TDP-43转基因小鼠TBI后的磷酸化TDP-43表达水平超过所有其他实验组。本研究初步证实了TBI后TDP-43磷酸化对预后产生有害的病理生理效应,但其具体的病理机制还需进一步探究。

(杨细平)

41. 脑灌注琥珀酸经三羧酸循环改善颅脑创伤患者乳酸/丙酮酸比值: ^{13}C-示踪微量透析研究
IbrahimJalloh MRCS, et al. J Neurotrauma, 2016, 33:A-15

高糖酵解(葡萄糖转化为丙酮酸生成少量ATP),丙酮酸+NADH在乳酸脱氢酶(lactate dehydrogenase, LDH)的作用下转化为乳酸NAD$^+$活性导致的乳酸/丙酮酸比值(lactate/pyruvate ratio, L/P)升高与颅脑创伤(traumatic brain injury, TBI)预后不良密切相关。本研究的目的在于探索脑灌注琥珀酸[与线粒体呼吸链直接作用的三羧酸循环(tricarboxylic acid cycle, TCA)的中间产物]能否改善脑能量代谢。实验使用微量透析方法,在给予9例TBI患者脑部2,3-$^{13}C_2$琥珀酸灌注24小时的同时收集^{13}C-标记的透析液进行分析。使用磁共振氢谱(1H nuclear magnetic resonance, 1H NMR)和ISCUSflex分析仪检测琥珀酸灌注前后葡萄糖、乳酸、丙酮酸、L/P比值、谷氨酸和丙三醇的浓度。结果:输入2,3-$^{13}C_2$琥珀酸可产生2,3-$^{13}C_2$苹果酸和2,3-$^{13}C_2$谷氨酰胺,表明丙酮酸进入TCA。琥珀酸的输入更降低了谷氨酸和L/P比值(来源于高浓度丙酮酸),更好地利用了葡萄糖。该研究结果得出的结论是:外源性输入琥珀酸可改善脑生化反应。降低的L/P比值可能源于更高效的细胞氧化还原反应:NADH可通过包括线粒体(苹果酸-天冬氨酸穿梭机制)在内的穿梭机制重新转变为NAD⁺,而不再需要在LDH的作用下将丙酮酸为乳酸来得到。谷氨酸浓度也同样因苹果酸-天冬氨酸穿梭机制而降低。而是否也产生了更多的ATP还有待于进一步的明确。

(杨细平)

42. 慢性硬膜下血肿的主要预后指标和常见影响因素

A Kolias, et al. J Neurotrauma, 2016, 33：A-15

慢性硬膜下血肿(chronic subdural haematoma, CSDH)是日益常见的脑外伤类型。但在跨研究项目比较及荟萃分析时有重要意义的预后指标和常见影响因素的标准并未确定。CODE-CSDH项目旨在明确将来在此研究领域中可应用的主要预后指标和标准化的影响因素。在系统回顾文献的基础上,预后指标和常见影响因素由学术委员会在共识会议上通过德尔菲调查法确定。总共纳入102个研究,包括来自32项前瞻性研究的21598个病例。研究中所使用的预后指标包括死亡(63.8%)、复发(94.1%)、并发症(48%)、功能性(40.2%)和影像学(38.2%)改变,但对这些预后指标的定义却存在显著的差异,比如"复发"的定义就有7种之多。只有40项研究报告了主要症状。评估神经/功能状态的方法有格拉斯哥昏迷评分GCS(24.5%)、Markwalder神经功能评分(25.5%)以及改良兰金评分量表(2.9%)。64项研究根据影像学资料对严重性进行分层或评估,所用方法也千差万别。手术技巧和手术后的护理也不尽相同。CODE-CSDH结果表明各CSDH研究中预后指标和常见影响因素并不一致。为了本领域研究水平的进一步提高,需要明确主要预后指标和标准化的影响因素。

(杨细平)

43. 为期2周的地塞米松治疗成人有症状慢性硬膜下血肿的随机、双盲、安慰剂对照试验

A Kolias, et al. J Neurotrauma, 2016, 33：A-15–A-16

慢性硬膜下血肿(chronic subdural haematoma, CSDH)是日益常见的脑外伤类型。对有症状的患者来说,手术清除血肿的作用是确切的。众多证据表明类固醇可以减少术后复发率及手术实施率。然而,没有高质量的证据表明类固醇可以改善功能预后。Dex-CSDH研究是一个随机、双盲、安慰剂对照试验,旨在评估为期2周逐渐减量的地塞米松的临床疗效。所有纳入的成人有症状CSDH患者都经头部影像检查确诊。患者在进入神经外科病房72小时内随机接受2周地塞米松或安慰剂治疗。两组的其他常规治疗措施保持一致,管床医生决定是否手术、手术的时机及选择哪种术式,但其不能了解患者来自哪组。随机分组后6个月通过改良兰金评分量表(modified Rankin Scale, mRS)评估预后。假设对照组的预后良好(mRS 0~3)率为80%~85%,那么750例患者的样本量能够保证在81%~92%的预后良好率中检测到8%的绝对差。36例参与的先导性试验开始于2015年8月至2015年11月27日。Dex-CSDH试验将阐明地塞米松对于有症状CSDH患者的辅助治疗作用。

(杨细平)

44. 急性颅脑创伤诱导降低大脑糖代谢导致阿尔茨海默病

T Greco, et al. J Neurotrauma, 2016, 33: A-16

中、重度颅脑创伤对于阿尔茨海默病是一种危险因素。其机制为青少年时期反复的中、重度脑创伤可诱导AD的发病,而轻度颅脑创伤是否诱导则未知。为了解急性颅脑创伤的冲击作用,作者给予青少年转基因AD鼠4个大气压力的闭合性头部损伤,在24或72小时进行检测。淀粉样斑块(Aβ)在12年龄段测定。相对于72小时,24小时动物有显著更多的Aβ蛋白沉着。β-淀粉样蛋白的前体蛋白加工存在两个通路;非淀粉样蛋白和淀粉样蛋白裂解为α-(ADAM10)和β-分泌酶(BACE1)。ADAM10终产物具有神经营养和保护作用。虽然Aβ溶解的寡聚体有神经毒性,但单体仍具有神经营养和保护功能。ADAM10和BACE1及其终产物以一定比率存在和活动,sAPPα/C83和sAPPβ/C99相互抑制分泌并保持平衡。阵发性运动性舞蹈手足徐动症(PKC)是ATP依赖并由ADAM10活性调节的。轻度颅脑创伤造成ATP降低并经过24小时恢复,然而在24小时内再次损伤恢复时间延长至72小时。二次损伤超过72小时不延长恢复。作者假设持续减少4rtbi-24动物ATP,并使ADAM10活性下降,干扰对BACE1的抑制调控,从而增加BACE1活性和AβBACE1蛋白。BACE1蛋白,C99和Aβ在损伤后24小时进行定量。BACE1总量没有变化,虽然有C99增加的趋势,建议增加BACE1活性和Aβ水平的显著增加。这些数据帮助识别淀粉样化在中断ATP变化及βAPP生产平衡的机制,及与颅脑创伤、脑代谢、撞击间隔与AD发病机制的关联。

(孙　艳)

45. 外伤性脑损伤的脑血流代谢,细胞凋亡与干细胞通过光谱光声断层的传送成像

E Park, et al. J Neurotrauma, 2016, 33: A-16

外伤性脑损伤(TBI)指南对病理生理学过程和治疗的评估经常包含死亡和不断改进的操作。多光谱光声层析成像(MSOT)利用光声原理即时探测标本体内多种生理信号。扫描标本里的特殊染料、示踪剂或分子时,在热膨胀时不同波长的光激发分子称为一种可被检测到的超声信号。该信号被转换成特定的光谱剖面。该研究旨在说明MSOT是一种无创的监测多个生理指标,可以用来评估TBI及细胞治疗的实验研究。研究所使用的方法为:MSOT成像被用于检测外伤性脑损伤鼠模型的含氧和脱氧血红蛋白的时间和空间分布。MSOT也用于对损伤后吲哚氰绿(ICG)标记的内皮祖细胞(EPCs)定位。最终,一个半胱天冬酶靶向凋亡摄入介质的对比被用来评估脑损伤后细胞凋亡的空间和时间的进展。该研究结果得出的初步数据表明,脑损伤后超过48小时含氧血红蛋白水平存在5~15倍的变化。用脂质基质的模型检测序列稀释ICG标记的EPCs,目前被用于分析在体样本。通过研究结果得出结论:MSOT是一种无创的评估体内病生理参数的方法。该系统证明其有完成实时成像的能力,能够完成同一试验对象伤后多个时间点的多个生理学检测。

(孙　艳)

46. 评价颅脑创伤临床治疗有效或可能有效的生物学标记: 关于TBI的促红细胞生成素临床试验的发现

S Hellewell, et al.J Neurotrauma, 2016, 33: A-16–A-17

外伤性脑损伤(TBI)缺乏诊断措施。生物标志物从计划和时间的干预可以提供有价值的信息。促红细胞生成素(EPO)被断定具有神经保护作用,可以减轻TBI后的继发性病理改变。该研究旨在通过测量脑外伤后一定时间段血清生物标记物确定是否与脑持续损伤状态相关,以及评估生物标记物的变化是否与临床试验中药物治疗作用相关。45例患者的血清样本纳入TBI患者的促红细胞生成素试验中,通过对UCHL-1、pNF-H、GFAP、S100β和促红细胞生成素等生物标记进行检测,在6m通过GOSE评估结果。轨迹分析来确定生物标志物是否与GOSE评分、不同的促红细胞生成素水平相关,促红细胞生成素神经保护作用是否与血清生物标记物浓度减少相关。研究结果表明虽然禁止提交摘要,这项研究发现在ints-2016被首次提出。由此得出结论: 对于脑损伤,血清生物标记物可作为一种潜在有用的、无创的测量结果,并在外伤性脑损伤患者的临床管理和监护中起到重要的辅助作用。

(孙　艳)

47. 研究单一轻度的或反复轻微的爆破神经创伤的病理学效应

S Hellewell, et al. J Neurotrauma, 2016, 33: A-17

爆炸引起的神经创伤(BINT)可导致机体长期的、复杂的认知和行为功能障碍,与白质损伤和脱髓鞘有关。最近的证据表明小脑特别容易受伤。该研究旨在利用BINT实验,确定小脑易损性为单一轻度或反复的轻微强度伤害,以及BINT后长期存在的问题是否起源于小脑独特的病理变化。C57BL/6小鼠按规范通过激波管给予单一轻度或3次轻微强度(0、2、24小时)BINT。分别在1天、7天、1个月和3个月评定行为后果、轴突的组织病理学、脱髓鞘、β淀粉样蛋白堆积、巨噬细胞/小神经胶质细胞的激活。研究结果表明: 单一轻度BINT造成前肢握力明显下降,3个月后出现双相楔形模式。反复轻微BINT在3个月引起后肢力量永久性下降。随着时间的推移,通过MBP评定,单一轻度或反复的轻微强度BINT降低髓磷脂密度。破坏的白质在单一损伤后24小时、反复损伤后3个月检测到dMBP最高。在3个月时,两组均有萎缩、畸形的普尔基涅细胞,以及3个月后存在β淀粉样蛋白染色伴有激活的巨噬细胞/小胶质细胞。这些研究结果突出病理学过程及强调BINT的复杂性。受这两种损伤模式的启发,在更迟时间点上观察到的行为缺陷可能根本是小脑损伤。

(孙　艳)

48. 小儿重型颅脑创伤后高氧和死亡率: 挑战高氧的定义

I Klouwen, et al. J Neurotrauma, 2016, 33: A-17

国际指南(2012)没有包括小儿颅脑创伤的动脉氧分压(PaCO₂)治疗目标。虽然高氧与继发颅脑损伤以及不良后果的风险增加有关,但是颅脑创伤协议关注的是防止缺氧。该研究旨在通过比较常规动脉氧分压截断分析和曲线下面积分析,分析动脉氧分压暴露与儿科重症监护室（PICU）中小儿重型颅脑创伤（格拉斯哥评分≤8分）死亡率的关系。对2002~2015年小儿意外重型颅脑创伤患者进行回顾性队列研究。应用3个动脉氧分压截断值（200、250、300mmHg）和动脉氧分压曲线下面积3个时间区间（入住儿科重症监护室后0~6、6~24、0~24小时），来分析高氧与儿科重症监护室死亡率的关系。研究结果表明：纳入研究136例儿科重症监护室患者（平均年龄104个月[四分位数间距：2~200]），其中29例（21%）死亡。死亡平均时间：24小时[四分位数间距：5~240]。死因：脑死亡（52%），拒绝生命维持治疗（42%）。幸存者和死亡者（入住儿科重症监护室第一个24小时）（$n=80$）的平均颅内压（ICP）分别是15mmHg和44mmHg（$P<0.001$）。曲线下面积多变量分析证明高累积的动脉氧分压水平在两个时间区间中死亡率更高（1.108[95% CI: 1.021~1.202]，1.224[95% CI: 1.073~1.397]）。多变量动脉氧分压截断分析显示与死亡率无明显相关性。通过该实验结果得出总论：曲线下面积的方法证明截断分析不能描述小儿重型颅脑创伤的氧生理学的复杂性。累积的动脉氧分压与其他参数（如颅内压）的关系、高氧和预后的因果关系需进一步研究确定。

（彭定伟）

49. 加拿大武装部队在部署前和部署中认知功能、压力和激素变化的相关性

S Hellewell, et al. J Neurotrauma, 2016, 33: A-17–A-18

军事人员在部署中要接触大量压力源，他们有能力去适应，这种能力是由下丘脑-垂体-肾上腺轴和先天的韧性所支配的。一些压力能很好适应，但是有一些压力不能适应。该研究旨在通过对军事人员在部署前和部署中的认知功能、生物学和心理学应答进行研究。他们以部署前压力风险为基础对参与者进行分组，评估在战争背景下压力的改善和恶化的频率。对92名加拿大武装部队人员在部署前（基线-1）和部署中（基线-2）进行评估，完成军人创伤后应激障碍、创伤生活事件调查表、CANTAB认知测验。检测唾液中的皮质醇、睾酮和CgA。根据无压力风险、轻度压力风险和高度压力风险，对参与者进行分组。研究结果表明：62%的参与者压力风险降低，认知功能、生物学和心理学预测因素降低。12%的参与者仍处于高度压力不适应风险。在部署中，那些被评估基线-1为无压力风险者，44%可能性存在一个压力指标。通过实验结果得出结论：部署前压力不适应的评估，可洞察个体应激反应，比较战争地区压力。根据心理学、认知和生物学领域缺陷对参与者进行分类，有助于确定因压力导致的心理健康问题的风险。

（彭定伟）

50. 单侧经椎弓根球囊扩张椎体后凸成形术治疗骨质疏松性脊柱压缩骨折的临床和放射影像学结果

K Cho, et al. J Neurotrauma, 2016, 33: A-18

球囊扩张椎体后凸成形术在1998年首次应用。这是一种微创外科技术，它用一个球囊（一种膨胀骨填塞）来矫正椎体后凸继发椎体塌陷。椎体后凸成形术的标准技术包括应用两个球囊填塞的双侧椎弓根入路，但是近年来提倡单侧椎弓根入路，其有利于减少手术时间和风险，增加手术的成本效益。该研究的目的是在缓解疼痛、功能改善以及放射学测量畸形矫

正方面,评价单侧椎弓根入路技术的可行性。2004年1月至2010年12月单侧椎弓根椎体后凸成形术治疗155例患者。共155次手术,治疗T_8~L_5压缩性椎体182个。从站立位影像学资料中分析矢状位形态。通过比较术前和术后患者报告指标(疼痛视觉模拟评分)数据来评价临床预后。放射影像学用于评估椎体塌陷、椎体高度复位和局部椎体后凸矫正百分比。研究结果表明: 平均随访时间为15.3个月(3~36个月)。椎体前部、中部高度改善分别为2.3mm和4.0mm($P>0.05$); Cobb角增加3.0°($P<0.05$),疼痛视觉模拟评分从术前8.7±1.4减少到术后2.3±0.9($P<0.05$)。没有药物和手术操作不良反应; 水泥渗漏率为6.8%(9/132)。通过实验结果得出结论: 单侧经椎弓根椎体后凸成形术治疗椎体压缩性骨折,可改善身体功能、减少疼痛和矫正椎体后凸畸形。该研究结果比得上传统双侧椎体后凸成形术。

(彭定伟)

51. 颈髓损伤早期减压和晚期减压比较

K Cho, et al. J Neurotrauma, 2016, 33: A-18

创伤性脊髓损伤(SCI)导致运动、感觉和自主功能缺失,这对个人来说可能是灾难性的。急性创伤性脊髓损伤后手术减压的作用和时机仍旧是脊髓手术方面最有争议的话题之一。实验模型表明早期减压手术将获益,但是缺少临床证据支持。作者研究了他们的创伤性颈髓损伤资料,并复习了先期发表的关于创伤性脊髓损伤早期手术效果的文章。在颈髓损伤资料中,从1994年1月至2010年12月,62例颈椎骨折患者和73例$C_{3~7}$颈椎骨折脱位患者采取手术治疗。根据患者身体条件尽早采取手术,75例在伤后72小时内手术,60例在伤后72小时后手术。手术指征包括: 脊柱不稳定、畸形、由于神经结构受压所致的神经功能障碍。应用Frankel分级作为神经功能评分量表。研究结果表明: 只有那些不完全性脊髓损伤患者在术后有神经功能改善。早期手术和延迟手术相比,患者最终的神经功能预后并没有统计学差异。通过研究结果得出结论: 他们的资料研究颈髓损伤的手术治疗是安全的,因为没有出现术后神经功能恶化情况。手术的时机对神经功能预后没有影响。但是,在先前发表的文章中,有证据表明早期手术干预是安全、可行的,早期手术将改善临床和神经功能预后,减少医疗卫生费用。

(彭定伟)

52. 在易出现继发性损伤的神经中,评价早期氧化应激变化的相对贡献、少突胶质细胞前体细胞的缺失以及郎飞结/节点旁功能异常

RL O' Hare Doig, et al. J Neurotrauma, 2016, 33: A-39

神经创伤后,主要损伤部位的细胞因Ca^{2+}过多和氧化应激导致神经元减少、髓鞘和功能受限,继而导致继发性损伤。他们已证明,联合三种Ca^{2+}通道抑制剂可保护外伤后3个月的行为功能、郎飞结长度和髓鞘; 而单个的抑制剂效果差。Ca^{2+}通道抑制剂洛美利嗪、YM872和(或)oxATP,用于分别阻断Ca^{2+}通道门控电压,有渗透性Ca^{2+}的AMPA受体和嘌呤P_2X_7受体。该研究的目标是应用联合Ca^{2+}通道抑制剂,评价氧化应激、细胞内和结构扰动的相对重要性,对继发性损伤功能预后的影响。所使用的资料和方法为: 横断部分成年PVG大鼠的视神经,用于建立体内继发性损伤模型; 应用视动性眼震来评价视觉功能。免疫组织化学用于

分析氧化应激、细胞和结构蛋白。研究结果表明：与tau有关的tau特定亚型磷酸化作用在易受损的视神经中明显增加，表明轴突蛋白中断。乙酰化微管蛋白免疫反应也增加。联合3种Ca^{2+}通道抑制剂的治疗组，tau磷酸化作用的比例是降低的。在应用抑制剂治疗组中，早期保存少突胶质细胞前体细胞和降低脂质过氧化反应，与视觉功能长期保存有关。早期保存郎飞结/结旁长度与短期、长期功能改善无关。通过研究结果得出的结论：氧化应激的变化和少突胶质细胞前体细胞缺少，很可能对继发性损伤期间功能缺损有重要作用。

（彭定伟）

53. Ca^{2+}通道抑制剂特定组合在体外可减少过多的Ca^{2+}进入和增加神经元和胶质细胞活性

Ryan L, et al. J Neurotrauma, 2016, 33: A-18

该课题组先前证明了联合3种Ca^{2+}通道抑制剂在体内可保护神经创伤结构和功能。应用的抑制剂有洛美利嗪（Lom）、阻断Ca^{2+}通道门控电压的YM872和（或）oxATP、有渗透性Ca^{2+}的AMPA受体和嘌呤P_2X_7受体（P_2X_7R）。然而，他们还没有确定直接作用于细胞内Ca^{2+}浓度是否有效。该研究的目的是：评价在被过氧化氢（H_2O_2）损伤的体外主要混合皮层培养中，Ca^{2+}通道抑制剂多重组合对Ca^{2+}浓度和细胞活性的影响。应用fura-2和AM评价Ca^{2+}浓度，溴乙菲啶二聚体-1和钙黄绿素AM通过免疫组织化学法评价特定细胞类型细胞活性。研究结果表明：过氧化氢损伤30分钟（400μM）诱导细胞内Ca^{2+}缓慢增加，并导致后期细胞活性丧失。大多数抑制剂联合包括oxATP，在过氧化氢损伤后30分钟，明显降低了Ca^{2+}浓度，增加了细胞活性。然而，细胞内Ca^{2+}浓度的降低与细胞总数的活性并没有相关性。包括oxATP在内的抑制剂联合可保存$NG2^+$细胞，但是星形胶质细胞和神经元的保存需要其他的抑制剂。但任何其他抑制剂联合对$NG2^+/Olig2^+$少突胶质细胞前体细胞以及激活小胶质细胞/巨噬细胞的$ED-1^+$没有保存作用。通过研究结果得出的结论：过氧化氢损伤后，细胞内Ca^{2+}浓度通常与细胞活性增加相关，特别是当P_2X_7受体（P_2X_7R）抑制时。Ca^{2+}通道抑制剂特定组合可保存$NG2^+$细胞、神经元和星形胶质细胞，可能有助于观察体内有利影响。

（彭定伟）

54. 入院时低钠血症和低渗状态与MRI检查提示进展性脑挫伤水肿相关

Joanna P Simpson, et al. J Neurotrauma, 2016, 33: A-19

颅脑创伤具有高死亡率和致残率的特点。确定与挫伤和水肿相关的因素也许可以采取针对性的治疗以减轻神经损伤并改善预后。虽然高渗疗法有利于控制颅内压，但是内源性低钠血症和低渗状态的影响不明。他们推测低钠血症或低渗透压对TBI患者的脑挫伤水肿范围有负面的影响。103例中、重度患者（平均年龄37岁，年龄在16~72岁；男女比例为80:23）在伤后7天内行MRI检查。挫伤水肿核心范围被定义为感兴趣区域（ROIs），其体积在反复的MRI检查中被测量。通过单因素方差分析得知ROI体积与血钠及血浆渗透压有关。研究发现入院时血钠<135mM的患者的挫伤和水肿核心体积比血钠为135~145mM和>145mM的患者更大（$P<0.001$, $P=0.003$）。FLAIR序列上显示血钠<135mM的患者的挫伤水肿比值比血钠>145mM的患者更大（$P=0.048$）。FLAIR和SWI序列显示血浆渗透压<285mM

的患者的核心体积较大($P<0$, $P=0.002$)和在FLAIR序列上水肿更明显($P<0.003$)。研究中呈现这样的趋势: 低渗组的核心体积更大。通过MRI检查评估,结果提示低钠血症和血浆低渗透压对挫伤水肿大小有不利影响。在出现颅内高压前增加血浆渗透压可能减少挫伤范围的进展。

（令狐海瑞）

55. 持续肾替代疗法治疗颅脑创伤患者急性肾衰的疗效

S Kim , et al. J Neurotrauma , 2016, 33: A-19

急性肾衰竭对颅脑创伤患者来说可以是致命的。从血流动力学的角度来看,持续肾替代疗法治疗TBI患者急性肾衰竭的疗效比间歇性血液透析更好。为了探讨持续肾替代疗法对TBI患者存活率和相关因素的影响分析。Kim等回顾性分析了该院2011年4月至2015年6月间接诊的1190例TBI患者中29例接受持续肾替代疗法的患者的实验室、临床和治疗中影像学资料。平均年龄为60.2岁。格拉斯哥昏迷评分均值为9.2,损伤严重性评分均值为24。29例中有17例接受颅脑手术治疗。统计出29名的中位生存时间是(163 ± 22)天。其中22例死亡,中位生存时间为11天。死亡原因与脑损伤相关的有8例,脓毒症或多器官功能衰竭的有14例。在各种因素中,接受持续肾替代治疗前的尿量是一个重要而有利的单因素分析存活因素。他们建议早期利用持续肾替代疗法干预治疗急性肾衰竭可能有利于脑损伤患者的治疗。为了明确早期持续肾替代疗法治疗TBI患者急性肾衰竭的优势,更多精心设计的病例对照研究是必需的。

（令狐海瑞）

56. 脑损伤后分析发生在损伤周围组织的局部炎性反应

Mathew RG, et al. J Neurotrauma , 2016, 33: A-19–A-20

脑损伤后发生脑挫裂伤,常伴随着脑出血的发展、血-脑屏障的破坏、血管源性水肿,这些并发症会加重周围组织的损伤并引起颅内压升高。识别介导并发症发生的炎性介质,有助于识别治疗靶点来限制进一步的脑损伤。利用成对的微透析导管进行研究,在脑损伤后,探讨脑挫裂伤周围组织的细胞因子和趋化因子的反应。这是由当地的研究伦理委员会批准的一项前瞻性队列研究。有12例成人患者入组,需接受侵入性监护。有2个微透析导管需要置入颅内,1个放置在非脑损伤区域作为对照,另一个放置在脑损伤周围区域,手术过程在CT扫描下定位。微透析分析技术分析42种细胞因子和趋化因子。数据分析采用偏最小二乘回归(PLSR)和重复测量方差分析(ANOVA)。细胞因子和趋化因子的浓度PLSR分析表明损伤周围组织和非脑损伤之间差别有统计学意义(C-统计量=0.86; 95%CI: 0.70~0.94)。因此, PLSR分析表明不同检测点因子的表达不同,并且损伤前72小时和损伤后72小时因子的表达也不同。方差分析证实,在损伤周围组织特定性的细胞因子和趋化因子显著性增高,例如白介素-8($P=0.03$)。他们得出结论在颅脑创伤后的周围组织中,一些特殊的细胞因子和趋化会在损伤早期局部增多。并且参与促进细胞浸润和血-脑屏障破坏。

（令狐海瑞）

57. 急性创伤性硬膜下血肿的手术疗效系统回顾和Meta分析

T Van Essen, et al. J Neurotrauma, 2016, 33: A-20

　　急性创伤性硬膜下血肿（ASDH）实施外科手术治疗以降低死亡率是不言而喻的，就好比跳伞时降落伞的有效性。然而，与保守治疗相比较，其疗效评估从未被建立。本研究目的就是明确与最初保守策略相比较，对于ASDH是否外科干预可降低其死亡率。他们对发表于1400~2015年间外科干预ASDH人群的死亡率进行了系统的回顾和meta分析。总汇死亡数就相当于ASDH患者保守治疗和自然历程死亡人数的估计。ASDH外科干预相关的总汇集死亡率是51%（42%~60%）。在当代（1990年后），昏迷患者（GCS<8）外科术后死亡率为39%（25%~53%）。无外科手术干预或是经历自然历程死亡率是38%，但对于昏迷患者则增加到84%（61%~98%）。对于昏迷需要治疗的ASDH患者为防止死亡其绝对危险度降低（ARR）是45%。根据循证医学的原则，可以得出这样的结论：手术能有效降低ASDH昏迷患者的死亡率。尽管不像硬膜外血肿那样有高的外科干预有效性（ARR 87%），但其有效性仍是较高的。因此，为明确创伤性ASDH外科干预有效性，通过协作努力目前该课题组已经开始国际多中心前瞻性队列研究。

（令狐海瑞）

58. 急性硬膜下血肿手术疗效比较

TA Van Essen, et al. J Neurotrauma, 2016, 33: A-20

　　不同医院对于急性硬膜下血肿患者外科干预存在明显差异。目前的治疗方法可能源于手术有效性，其形成是建立在不同治疗策略分析基础之上。为了比较急性硬膜下血肿外科手术治疗与保守治疗策略，TA Von等对2008~2012年被2家神经外科诊断为急性硬膜下血肿患者行回顾性队列研究。根据转诊政策，两者为各自区域神经外科护理唯一提供者。A区域实施早期有效的血肿清除方法，而B区域使用保守治疗方法，通常很少早期手术治疗。根据格拉斯哥预后评分得出住院死亡率和功能恢复结果。采用多元回归分析法对医院水平进行比较。195例患者被纳入：其中109例是来自A区的2家医院，86例是来自B区的1家医院。A区有91例（83%）行急诊外科血肿清除术，B区则有53例（62%）（P<0.01）。两组预后是具有可比性的。A区存在更低的住院死亡率（40例，53%，P=0.06）。该区域则使用此策略，早期行血肿清除术可降低不良预后及可能性（OR: 0.7; 95% CI: 0.4~1.2）。这种结果具有统计学意义，在多变量回归分析中（OR: 0.5; 95% CI: 0.2~1.0）。这项研究证实对于硬膜下血肿早期外科手术治疗干预可改善严重硬膜下血肿患者功能预后。

（令狐海瑞）

59. 外伤后低体温对液压冲击脑损伤大鼠小胶质/吞噬细胞表型的影响

H Bramlett, et al. J Neurotrauma, 2016, 33: A-20–A-21

　　炎性细胞具有相对的可塑性与神经系统损伤诱导小胶质细胞/巨噬细胞增生的事实证明了脑损伤中炎症反应是一把双刃剑。4个主要小胶质细胞/巨噬细胞表型已确定：具有细胞毒性特性的经典激活的M1表型、具有预再生功能的选择性激活的M2A表型、M2B免疫调节表型以及M2C去活化表型。脑外伤后小胶质细胞/巨噬细胞主要表达早期M2表型,并且随后被M1表型所代替。然而,是否是外伤后低体温增加M2表型表达还不可而知。该研究的目的为判定是否外伤后低体温影响小胶质细胞/巨噬细胞表型。分别在正常体温(37℃)与低体温(34℃)把SD大鼠分成液压打击脑损伤组与假手术组。手术后24小时采用磷酸缓冲盐溶液灌注大鼠获取大鼠受伤同侧与对侧顶叶皮层与海马。采用流式细胞术分析M1/M2表型。细胞采用抗体CD11b和CD45孵育标记来分离小胶质细胞和浸润的白细胞。随后细胞用诱导型一氧化氮合酶和精氨酸酶抗体孵育标记来分离M1和M2表型。为补充流式数据,基因表达模式采用荧光定量PCR进行评价。他们的数据揭示外伤后低体温较正常体温在早期炎症时期更促进M2表型表达,并降低炎症浸润细胞。通过研究结果得出结论:中型颅脑损伤后低体温较正常体温增加小胶质细胞/巨噬细胞。因此,外伤后低体温可能通过降低细胞毒性来降低神经炎症反应的有害影响。

(魏正军)

60. 颅脑创伤后早期发热与炎症有关

H Hinson, et al.J Neurotrauma, 2016, 33:A-21

颅脑损伤后发热与预后不良密切相关,但它们之间的相关发病机制尚不明确。作者猜测脑损伤患者与早期发热可以表现出明显的免疫失调。该实验所使用的方法为:他们从一级创伤中心ICU前瞻性募集颅脑创伤患者。颅脑损伤患者入组标准为入院GCS<13分且没有中毒及休克或者是入院CT扫描存在颅内出血。记录早期发热(最初48小时至少1次体温超过38.4℃)和神经功能减退(GCS评分下降2分)。入院时留取血浆样本,采用Luminex多重免疫荧光分析;样本采用一式两份,取中位数。控制入院时GCS和头部损伤程度评分变量,他们入组了129例符合条件的脑损伤患者。早期发热患者神经功能下滑可能性是没有早期发热患者的3.08倍。在入院时早期发热患者具有较高水平的白介素(IL)-6(42.2 [25.2~176.7] pg/mlvs.27.2[16.2~58.1]pg/ml, P=0.03),较低水平的IL-1b(3.42[1.94~5.68]pg/mlvs.4.7 [3.5~6.2]pg/ml, P=0.05)(但TNF-α, IL-10,或IL-8并没有差别)。此外,高水平的IL-6和低水平的IL-1b在逻辑回归模型中与早期发热的发展过程密切相关的。通过研究结果得出结论:早期发热与神经功能频繁恶化和内生致热原显著差异密切相关。他们的数据分析揭示了免疫功能紊乱可能是早期发热的根本。

(魏正军)

61. 延迟行去骨瓣减压术可延长重型颅脑损伤患者3个月生存期:初步研究

N You, et al. J Neurotrauma, 2016, 33:A-21

去骨瓣减压术是重型颅脑损伤最重要的治疗方法之一。大部分为早期急诊实施手术,但有些病例需要推迟他们的手术时机。该研究的目的是评价延迟对重型颅脑损伤者行去骨瓣减压手术的结果和效益。从2011年至2015年7月,回顾性分析所有重型颅脑损伤患者。排除入院时CT扫描即出现占位性中线移位和瞳孔散大病例。延迟去骨瓣减压术患者为伤后48小时行此术式。评价分析包括实验室数据及影像学资料的临床数据。研究结果表明:

10例在伤后10.8天（2~28天）进行了去骨瓣减压手术。其中男7例，女3例。最初GCS为4~13分。延迟手术的原因是：急性神经功能恶化6例，颅内压无法控制2例，休克与DIC2例，4例行去骨瓣减压术后失效。颅内压控制失败组与休克组均在3个月死亡率得到满意的预后（Fisher's exact test，P=0.07）。通过研究结果得出结论：在这个小型病例中延迟去骨瓣减压手术对重型颅脑损伤患者可以得到3个月的生存期。大型案例分析与随机对照分析有待进一步研究。

（魏正军）

62. 一项实用的随机试验：对比成人急性硬膜下血肿行去骨瓣减压术与颅骨切开术

A Kolias, et al. J Neurotrauma, 2016, 33: A-21–A22

急性硬膜下血肿清除后，骨瓣可以在关皮前被去除或重新被放回。两种选择已经被广泛实践，但两者并没有在随机试验中进行有针对性的对比。实用的抢救硬膜下血肿平行组随机实验目的旨在比较这两种清除硬膜下血肿手术，即去骨瓣减压术（骨瓣去除）与颅骨切开术（骨瓣重新放回）的特殊之处。入选标准：①成人颅脑损伤患者；②CT扫描提示急性硬膜下血肿；③权威的神经外科医生认为硬膜下血肿需要通过大骨瓣减压来清除（直径至少11cm），可以包含其他额外损伤（实质内血肿、脑挫伤）。排除标准：①需要行双侧开颅血肿清除术的硬膜下血肿；②研究开始之前入院的患者；③早已存在的严重躯体或精神障碍患者或者有严重的伴随疾病。在接近于现实实践中神经外科医生在手术室对随机化的适宜性进行评估。不适合随机化（例如严重脑肿胀患者无法安全地放回骨瓣）的患者则被放入对照观察组。主要的疗效判定指标是在12个月时的改良格拉斯哥预后评分。需要在良好效果（35% vs. 43%）中检测一个8%的绝对偏差，计算的样本大小是990例（α=0.05双侧检验，10%脱落率）。

（魏正军）

63. 颅脑损伤后不同体液中生物标记物的变化：时间考虑与涉及的免疫系统

Denes V. Agoston, et al. J Neurotrauma, 2016, 33: A-22

血清蛋白生物标志物水平的改变可以帮助医护人员辨别颅脑创伤后病理变化。但脑组织细胞外液、脑脊液与血液系统之间确切功能关系目前尚不明确。另外，人类与啮齿动物之间基本的生理和病理过程的时间关系目前仍不清楚。为了处理他们从颅脑损伤患者以及各种脑损伤动物模型中搜集到的连续的细胞外液、脑脊液和血清标本组织。样本通过高速与高时间分辨质谱分析法，以及使用反相蛋白芯片技术进行分析。他们的质谱分析研究发现细胞外液与脑脊液蛋白组学之间只有一小部分重叠。他们的反相蛋白芯片分析表明血清抑或脑脊液的多种蛋白标记物水平变化，随着时间的推移，在受伤后表明动态变化的病理过程。这些研究的发现将用来讨论脑淋巴系统以及解决人类与啮齿动物时间线之间的目前不为人知的关系。

（魏正军）

64. 颅脑创伤后微出血可致血肿急剧增多

A To'th, et al. J Neurotrauma, 2016, 33: A-22

磁敏感加权成像(SWI)对于用来检测创伤性脑弥漫性轴索受伤(DAI)中的微出血(TMBs)来说是一个非常敏感的工具。作为一种潜在的生物标志物,TMBs的数量及范围与损伤的程度及预后是相一致的。然而DAI是一个动态的、连续性的病理过程,TMBs在脑损伤急性期的动态变化至今仍未被揭示。该研究的目的是揭示TMB在脑损伤急性期大小及范围的变化。5例中度/重度闭合性(格拉斯哥昏迷评分≤13)颅脑创伤患者,依据严格的纳入和排除诊断标准确定为DAI,对其进行了创伤早期(平均23.4小时)及伤后1周(平均185.8小时)包括SWI在内的磁共振(3T)成像扫描。获取图像来源于不同时间点的同一层面的相同位置。通过传统的放射方法描记不同时间点TMBs的范围,以及通过2名观察者使用手工描图工具记录TMBs的数量及体积。组内及组间信度通过组内相关系数(Medcalc、Ostend、Belgium)进行校正,以此比较TMB数量及范围。研究结果表明在4例患者中发现微出血,其中3例微出血发生明显变化。在这些患者中,胼胝体、放射冠或皮层下白质区出现病灶融合并明显扩张。这些变化降低了病变引起的个数,却随着时间的推移增加整体损伤的体积。作者提出了令人信服的证据表明,脑弥漫性轴索损伤相关的微出血并不会在损伤初期就被严格限制的,可能在脑损创伤的急性期扩大。动态SWI数据采集可能优化脑创伤的相关预后,并使之成为有用的成像生物标志物。

(苏景良)

65. 评价实验性创伤性额叶损伤后的执行功能障碍

C Bondi, et al. J Neurotrauma, 2016, 33: A-22–A-23

每年全世界超过1000万人会发生颅脑创伤(TBI)。大多数的幸存者遭受与额叶干扰有关的长期认知障碍并因此而患精神障碍。先前,该作者实验表明:在大鼠顶叶皮层控制性皮质损伤(CCI)导致其在注意力转移执行功能测试(AST)及一个复杂的认知模式类似于威斯康星卡片分类测试(用于测量额叶损伤、颅脑创伤和精神障碍后策略转换缺陷)中出现明显的缺陷。该项研究旨在探讨复杂实验颅脑创伤后大鼠额叶损伤认知障碍,通过测试的假设颅脑创伤会影响执行功能和认知灵活性与深度有关的皮质变形的方式。该研究通过将异氟烷麻醉的雄性大鼠受到CCI受损伤(于4m/s秒撞击速度分别造成2.0、2.2和2.4mm皮质组织变形深度)并在右脑前额叶同样的皮层区域设立假创伤组。术后4周对大鼠进行AST测试。AST涉及一系列越来越难以区分的任务来获得食物奖励,包括简单和复合区别的、逆转刺激、内部和不同纬度(ED)的转变。该项研究结果初步显示,实验性颅脑创伤在所有3个层次组,其逆转刺激和ED转换性能恶化。该研究结果表明,额叶损伤对认知功能负面影响较大。考虑到大部分的脑外伤会直接损伤额骨(如车祸时撞击到挡风玻璃),该项研究与临床相关,同时也展现了从基础研究到临床应用巨大价值,识别此类患者并辅以相应改善认知功能的药物以及促进认知功能的康复训练是很有必要的。

(苏景良)

66. 2000~2009年根据隆德概念治疗重型颅脑创伤儿童

L Re'en, et al. J Neurotrauma, 2016, 33: A-23

颅脑创伤(TBI)是一个全球儿童死亡和残疾的主要原因。在如何管理治疗重型颅脑创伤儿童方面目前没有普遍的共识。该项研究的目的是在重型颅脑创伤儿童中,根据隆德概念进行治疗,描述统计其统计学特征、生理变量和识别预后的相关因素。该研究是在一个在隆德大学医院2000~2009年之间,儿童遭受颅脑创伤于神经ICU治疗的回顾性研究。研究信息包括损害类型、是否插管、药物治疗、输血和生理变量回顾性收集。该作者基于EGOS和KOSCHI创建了一个新的预后评分表,特别强调日常活动,在学校的表现和工作能力。对患者和家属进行了问卷调查。该项研究显示: 全部入住NICU的患者(*n*=56)中平均年龄是10岁(7个月~17岁)。死亡率为9%(*n*=5)。83%(43/52)的患者通过邮件或电话回访。28例(58%)恢复良好、中度残疾13例(27%)、重度残疾2例(4%)、无1例处于植物人状态。预后的预测因素采用单变量和多变量回归模型进行了分析。该项研究结果表明: 根据隆德概念治疗可降低死亡率和发病率。研究人群为包括所有在瑞典南部地区颅脑外伤儿童,选择性偏差基本可以排除。通过创建一个新的预后评分表,能更明确地区分康复和中度残疾的患者。预后预测因素的结果将在研究细节中陈述。

(苏景良)

67. 弥漫性颅脑创伤增强习得恐惧并改变在听觉恐惧通路的处理过程

A Hoffman, et al. J Neurotrauma, 2016, 33: A-23

在最近的作战行动中,颅脑创伤(TBI)已是受伤战士的典型伤情,此种创伤人群经常暴露于应激性压力及情感创伤中。已知颅脑创伤通常会影响中性事件学习和记忆,颅脑创伤患者其创伤后的恐惧记忆会被增强,这与颅脑创伤的患病率增加及创伤后应激障碍(PTSD)相一致。颅脑创伤后,感官刺激敏感性的变化是常见的,可能会影响创伤性事件的编码。该研究的实验室已经显示出单侧液压脑损伤(LFPI)后相较于电休克后白噪声(WN)条件下增强损伤前后的恐惧感。改变电休克后噪声信号灵敏度可能整体增强创伤前后恐惧感。因此,该研究作者假定LFPI增强损伤前后的恐惧感是通过WN信号调节改变伤后听觉处理过程而实现的。为了了解LFPI后WN如何单独影响行为,受伤组于假创伤组的成年雄性大鼠被预先暴露于WN刺激(75分贝)恐惧条件反射和随后测试和暗示。有趣的是,LFPI大鼠在先前的暴露情况和预先进行WN处理中后显示出恐惧显著升高,提示这种暗示对恐惧的调节。该研究通过应用早期即刻基因表达分析WN是否在基底节外侧杏仁核(BLA)、听觉丘脑(MGN)和听觉皮层(A1)的听觉恐惧通路中独立存在。初步证据表明,LFPI后,经WN刺激会导致双侧BLA的c-Fos的表达增加;同侧A1中, c-Fos的表达减少,然后分析以确定这些变化是否在兴奋性投射神经元中产生。这些数据表明TBI会影响感官出来里,另外中性刺激会导致令人厌恶的感觉产生,影响创伤记忆的编码。

(苏景良)

68. 南非夸祖鲁—纳塔尔省暴力所致的颅脑创伤的人口统计数据

B Enicker, et al.J Neurotrauma, 2016, 33: A-23-A-24

在南非,人与人之间的暴力是一个严重的全国性问题,导致显著的发病率和死亡率。该项研究的目的是在12年期间,在拥有10.6百万人口的夸祖鲁-纳塔尔省的一个神经外科病区观察暴力所致的颅脑创伤的人口统计学和病因学。通过从Inkosi Albert Luthuli中心医院的神经外科病区数据库中提取出暴力所致颅脑创伤的患者数据。观察期从2003年1月至2014年12月。分析人口统计学、创伤机制、入院格拉斯哥昏迷量表和结果。该项实验的研究结果显示:这段期间共有暴力所致颅脑创伤患者2178例。平均年龄是(29 ± 11)岁,大多数(91%)为男性。病因由于枪击(475例,22%)、刺刀(435例,20%)、弯刀(373例,17%)、棍棒(299例,14%)、砖头(284例,13%)、不锈钢棒(232例,11%)、锤击(56例,2%)和轴(24例,1%)。入院患者60%是13~15岁,25%是9~12岁,15%是3~8岁。住院死亡率为5.5%。该研究证明,夸祖鲁-纳塔尔省暴力所致颅脑创伤一直居高不下。解决这一问题的方法是要着重于预防,早期治疗以及康复和社会干预方案。

（夏天光）

69. 应用静脉AAV9-IL4调节中枢神经系统内部和外部炎症

J Hall, et al. J Neurotrauma, 2016, 33: A-24

该作者认为疾病或外伤引起的炎症,在外周神经系统和中枢神经系统(CNS),如果不加控制,会导致多器官功能障碍。控制系统性炎症和神经炎症的新疗法会大有裨益。巨噬细胞是脊髓损伤的病理标志,大多是病理型M1表型。在炎症区域减少M1型巨噬细胞并促使其向M2型巨噬细胞转化是可能的,使轴突生长而无毒性。该作者设计了AAV9载体来转运白介素(IL)-4,一种可以解除病理性炎症并促使组织修复的细胞因子。单一静脉注射AAV9-IL4到没有组织病理学或功能缺陷的成年C57BL/6小鼠肝脏、脾脏、大脑、脊髓的转化细胞中。IL-4Rα是IL4的受体,在中枢神经系统中未被检测到。但是,在淋巴组织中构成表达。在成年小鼠的淋巴组织中, AAV9-IL-4选择性诱导下游的STAT6的磷酸化作用。为了检测AAV9-IL-4调节炎性因子的能力,小鼠被注射脂多糖或造成脊髓损伤模型。在两个模型中, AAV9-IL-4在中枢神经系统和脾脏的IL-4mRNA显著表达增加,并且引起了骨髓细胞增加了IL-4Rα和M2活化标志物精氨酸酶1的表达。所有注射脂多糖的小鼠形成了急性疾病行为以快速的体重减轻(<10%),消耗食物的减少(小于正常的6倍)及嗜睡或减少活动为特征。在脊髓损伤的挫伤和注射AVV9的2小时内的模型中,注射了AAV9-IL-4的小鼠比注射了AAV9GFP的小鼠(0.6%)出现更多的M2巨噬细胞浸润。同时,这些数据表明基因治疗可以支持全身和中枢神经系统表达IL-4而无病理改变。在有炎症时,在骨髓细胞(外周巨噬细胞和中枢神经系统小神经胶质细胞)应用载体介导转运IL-4可以逆转或减弱炎症信号。

（夏天光）

70. 颅脑创伤引起的神经功能缺失并没有因为日常应用氯氢去甲安定而加重

A Kline, et al. J Neurotrauma, 2016, 33: A-24

　　颅脑创伤在全世界影响了1000万人的生活。除了运动和认知功能的下降,颅脑创伤也导致的情绪激动和亢奋,他们使疾病急性期的治疗和疾病的预后康复变差。为了处理行为功能的下降,抗精神病药物得到应用。该实验室的研究结果显示,长期应用抗精神病药物氟哌啶醇和利培酮会影响空间学习能力的获得。尽管有着不良影响,但是医生在治疗分裂性精神病患者中镇静是必须使用的。该项研究的目的在于证实在实验性颅脑损伤中应用苯二氮䓬类药物氯氢去甲安定不会引起运动和认知功能的恶化。该实验通过对28只成年雄性大鼠分别接受皮层创伤(2.8mm变形)或空白对照。它们被随机分为4组,创伤组和对照组接受为期19天每天1次的氯氢去甲安定(1.0mg/kg)或者生理盐水(1.0mg/kg)注射。运动功能和认知通过在第1~5天时的光路实验和14~19天的水迷宫实验各自进行测定。实验结果显示:在颅脑创伤应用氯氢去甲安定和颅脑创伤应用安慰剂组中两组间的运动功能和认知功能没有显示出统计学意义($P=0.60$和$P=0.09$)。该研究说明,不像以往报道的抗精神病药物那样,氯氢去甲安定在颅脑创伤后每天应用(1.0mg/kg)并没有使患者的运动和认知功能的恢复发生恶化。因此,氯氢去甲安定在治疗颅脑创伤引起的激越和兴奋是较好的替代疗法,并且没有对后期的康复没有影响。进一步的研究还需解决用药的频次和安全性方面的问题。此研究由美国国立卫生研究所NIH资助。

(夏天光)

71. 80~90岁人群中创伤性C_2骨折手术操作的发病率和死亡率

J Yue, et al. J Neurotrauma, 2016, 33: A-24–A-25

　　在老年人中C_2骨折的治疗仍有争议。80岁以上的人群作为美国人口重要的一部分,在55岁以上人群中的C_2骨折发病率和死亡率的统计并不适合于80岁以上人口的统计。该研究通过查找美国创伤数据库中美国抽样程序回顾性分析年龄≥80岁人群中C_2骨折后手术与不手术情况的对比。该研究的作者回顾了住院患者并发症的发生率、死亡率、住院时间和出院预后情况。应用多变量回归分析来统计这部分患者手术后的预后情况。在17702例患者中,共有3847例符合入选标准。共有10.3%的患者接受了手术治疗。手术增加了肺炎(10.1% vs. 5.9%, $P<0.001$)、呼吸窘迫综合征(6.0% vs. 2.3%, $P<0.001$)、压疮的发生率(4.8% vs. 1.3%, $P<0.001$)。住院患者的死亡率为12.8%,与是否接受手术治疗无关。住院患者的住院时间为8.31~9.32天(非手术患者为7.78~9.21天;手术患者为12.86~9.07天, $P<0.001$)并且在手术患者中调整后平均增加了5.68天的住院时间(95% CI: 4.74~6.61)。在生存下来出院的患者中,26%回到了家中(非手术患者26.8%;手术患者18.8%, $P=0.001$);手术患者回到家中的可能性更低(调整的OR: 0.59; 95% CI: 0.44~0.78)。目前的研究证实创伤性C_2骨折在80~90岁的手术治疗患者中没有显著的改善住院的死亡率并且增加了出院后仍需治疗的情况。接受手术的患者可能需要更长的住院时间并且在住院治疗期间遭受药物并发症的困扰。

(夏天光)

72. 大脑内低糖和其作为重型颅脑创伤预后指标的临床关联: 印度大脑微透析研究

D Gupta, et al.J Neurotrauma, 2016, 33: A-25

在颅脑损伤的最初阶段和复苏阶段,颅脑损伤后内环境的继发性损伤持续发生。该研究假定低血糖是重型颅脑创伤预后情况的独立预测因子。该研究的目的是分析脑实质内脑微透析测定的脑内糖的关系和与血糖的关系。同时也评估了这些数值对预后影响的关系。在印度的三级创伤中心完成被设定的非随机实验研究。该研究对25例接受去骨板减压术的患者使用了脑内微透析管置入监测。研究血糖和脑微透析管监测的间质脑糖含量与脑内微透析糖的时间格局。时间为去骨瓣减压术后开始用脑内微透析分析的3~5天,每小时测定1次。研究结果显示: 15例(60%)患者按照GOS在3个月有良好的预后,而余下的10例在3个月后有着较差的GOS。两组间在高糖(RBS>10mmol/L)的发生率上有着显著的差别(P<0.0001)。两组间低糖的时间也有显著的区别(P=0.0026)。预后较好的组在系统低血糖时有更短的脑内低糖时间(P=0.0026)。血糖或脑内的糖值都不能评估3个月时的预后。该研究表明: 在重型颅脑创伤去骨瓣减压术后,血糖和脑内微透析糖值浓缩物含量关联性较低。在个体患者中变化的幅度较大。血糖或脑内糖含量均不能评估3个月时患者的预后情况。预后更好组的高血糖或低血糖的时间都更短。

(夏天光)

73. 计算机辅助康复环境中的多任务能区分单独的轻度脑损伤和创伤后应激障碍的并存病

M Onakomaiya, et al. J Neurotrauma, 2016, 33: A-25

轻度脑损伤(mTBI)和创伤后应激障碍(PTSD)是从战争中恢复过来的人员(SMs)的通病,且很难区别。虽然客观评价富有挑战性,但多任务能力都是被削弱的。该研究的目的是评价在计算机辅助康复环境(CAREN)中的一个综合的、感觉运动的、多任务的虚拟环境,是否能区分开SMs的mTBI和PTSD。数据通过独立的临床笔记回顾、客观的结果和PTSD目录-军队版(PCL-M)评分获得,其来源于通过SH评估具有mTBI(72例男性)的74名SMs。SH需要重量转换为目标(鲨鱼)。通过计算花费时间,使难度设置和处罚综合平稳。在47名SMs中,多重任务能力通过在第二次运行VE(SH-recall)过程中加入一个回忆任务测得。单因素方差分析显示PTSD状态下的SH表现没有统计学意义。无PTSD PCL-M<30,潜在PTSD(PCL-M31~49),极大可能PTSD(PCL-M≥50)。然而,在SH中的表现显著和PTSD状态相关(F2,45=4.66; P=0.015),因此SMs中无PTSD的人表现要好于有潜在PTSD(P=0.015)和可能PTSD(P=0.03)的人。在具有mTBI的SMs人群中,那些具有PTSD症状的人在多任务能力表现上要差,说明鲨鱼打猎虚拟环境具有将SMs中具有并存病与mTBI单独区分的潜力。

(张　超)

74. 外伤性脑损伤后脑血管细胞在tau处理中的角色

C Bachmeier, et al. J Neurotrauma, 2016, 33: A-25–A-26

　　重复性脑损伤的一个远期后果是进行性的神经变性疾病导致慢性损伤性脑病(CTE)。一个突出的病理特征是高度磷酸化的tau蛋白异常聚集在特定脑区域中。慢性损伤性脑病中聚集的tau蛋白可能是因大脑减少其处理和消除所致。清除脑溶质的一个通路是通过血管周细胞(周细胞和平滑肌细胞)进行摄取和降解。外伤后周细胞的功能障碍和耗竭能解释tau蛋白的病理和慢性脑损伤疾病中所观察到的神经变性。很少有研究调查tau蛋白和周细胞的相互作用,目前没有研究调查TBI后血管周细胞的状态。该研究的目的为检测TBI后血管周细胞的表达和tau蛋白的处理。通过在体外,检测人大脑血管周细胞的tau摄取能力。在体内,每48小时,hTau小鼠给予5次重复轻度脑损伤(r-mTBI)或者麻醉(r-sham)。分别在损伤后3个月和6个月,检测从r-mTBI中分离出的新鲜的脑血管的tau摄取(通过酶联免疫吸附试验)和周细胞表达(通过免疫印迹)。该研究的结果表明:脑血管周细胞与tau以一种不同于其他脑血管细胞的方式相互作用。与对照组相比,研究观察到在损伤后3个月和6个月,脑血管周细胞表达和tau摄取均进行性下降。这是首次观察TBI后周细胞表达的改变和tau功能处理改变的研究。该研究显示TBI后周细胞崩解可能是tau发病机制和神经变性的一个重要因素。

（张　超）

75. 肯尼亚国家转诊医院中CT扫描Marshall评分作为预测重型颅脑损伤患者预后的研究

N Mohan, et al.J Neurotrauma, 2016, 33: A-26

　　在中、低收入国家,重型颅脑创伤发病率很高,很多不具备重症监护室,因此需要有判断预后的预测因子。临床指标如格拉斯哥昏迷评分(GCS)受镇静、瘫痪和插管等影响。在西方国家,CT扫描Marshall评分是评估预后可靠的预测因子,但撒哈拉以南非洲和肯尼亚没有相关研究。该研究的目的是评估CT扫描Marshall评分在判断重型颅脑创伤患者3个月和6个月的预后价值。该研究为前瞻性研究,随机纳入86例16岁以上的重型颅脑创伤患者。入院时记录临床指标如血压、瞳孔反应、年龄、GCS评分、颅外损伤程度和CT扫描马歇尔评分。6个月后随访进行格拉斯哥结果评分(GOS)。研究结果显示:男女比例为9:1。总体死亡率为52.3%。大多数患者(75.5%)生存期为21~50年,63.9%为道路交通事故,31.1%为攻击致伤,8.9%为高处坠落。GCS评分为3~4和7~8的结局良好,分别为11.7%和52.3%。CT扫描Marshall评分为1、3和4的死亡率分别为30%、83.3%和100%。合并外伤性蛛网膜下腔出血和硬膜下血肿的患者预后较差,分别有63%和57.9%的死亡率。该研究结果表明:CT扫描Marshall评分是颅脑创伤可靠的预测因素,在3个月和6个月的结局评估上和GCS评分效果一样($P<0.05$)。在评估预后上,3个月GOS评分和6个月GOS评分一样可靠。外伤性蛛网膜下腔出血和急性硬膜下血肿与较差的预后相关。重型颅脑创伤具有很高的发病率和死亡率,严重影响年轻患者及肯尼亚经济和社会发展。

（张　超）

76. 大剂量甲泼尼松治疗急性外伤性脊髓损伤的临床指南

M Fehlings, et al.J Neurotrauma, 2016, 33: A-26

在急性脊髓损伤的治疗中,甲泼尼松一直缺乏共识。该研究试图制定一个临床指南,以帮助临床医生作出有证据的决策。通过以医学和药物研究所推荐的2个阶段进行指南制定:①系统回顾和荟萃分析;②指南制定小组进行评估和建议。首先完成文献检索,然后对其经行证据学的评价。多学科的指南制定小组通过改良的Delphi程序最终形成治疗建议。该研究显示6项研究符合资格。适度的证据表明24小时高剂量的甲泼尼松对神经系统恢复没有作用、适度的证据表明损伤8小时内接受甲泼尼松的患者,在运动功能恢复上高于3.2个百分点。虽然有适度的证据证实了24小时用药的安全性,但48小时用药有更高的感染风险。综上所述,作者建议在伤后8小时进行24小时的甲泼尼松治疗,超过8小时,不建议使用这种治疗方法。最后作者也不建议进行49小时的甲泼尼松治疗。综上所述,该项工作为甲泼尼松治疗脊髓损伤提供了高质量的指南。在将来,其可能成为临床医生治疗急性脊髓损伤很好的工具。

（张　超）

77. 腺苷一磷酸活化激酶在兔短暂性缺血脊髓腹角的作用

S Moon, et al. J Neurotrauma, 2016, 33: A-26–A-27

该研究的目的是研究化合物C,一种腺苷一磷酸激酶抑制剂对兔脊髓缺血-再灌注后运动神经元的作用。通过在缺血造模前30分钟给予化合物C（30mg/kg）腹腔注射,在缺血-再灌注后15分钟处死动物,测量乳酸盐水平,在缺血-再灌注后72小时行形态学研究。研究结果显示:使用化合物C没有产生任何生理参数,如pH、血气（$PaCO_2$和PaO_2）和血糖的显著改变,不管是缺血前10分钟还是再灌注后10分钟。然而,使用化合物C显著改善再灌注后15分钟的乳酸酸中毒。此外,使用化合物C能显著改善缺血-再灌注后72小时的神经功能评分和减少脊髓腹角神经元的死亡。综上所述,该实验说明,抑制AMPK能通过减少早期的乳酸酸中毒从而改善缺血诱导的脊髓神经元死亡。

（张　超）

78. S100β次峰与去骨瓣减压术相关

L-O Koskinen, et al. J Neurotrauma, 2016, 33: A-27

S100β蛋白是一种脑组织损伤的生物标志物,并且S-100B次峰（SP）与脑损伤预后相关。很少有研究涉及SP是否与去骨瓣减压术（DC）相关。该研究的目的是探讨SD是否与DC相关,以及S100β水平在SP组和不伴有二次峰（NSP）的正常组是否存在差异。该研究共纳入48例重型颅脑损伤患者（17例女性）,平均年龄35.5岁,GCS<8。前瞻性收集数据。在创伤后的第一个5天内每隔12小时收集1次S100β。SP（>0.05μg/L）进行确认。第一个72小时的AUC大量释放,与此同时,高水平的S100β被计算出来。Wilcoxon twotailed检验用来检测组间S100β水平的差异性, Fischer检验用来验证SP/NSP与DC的相关性。研究结果: 共有

28例患者观察出SP改变。在SP组DC的统计学差异更加常见（$P=0.034$），DC的似然比为5.75（$P=0.016$）。在创伤后的以下时间点（小时），与NSP相比在SP组S100β（μg/L）水平显著升高（SP组/NSE组）:36[（1.547 ± 0.678)/（0.418 ± 0.070），$P=0.0008$)],48[（1.486 ± 0.773)/（0.356 ± 0.069），$P=0.0023$)],60[（0.812 ± 0.209)/（0.277 ± 0.046），$P=0.0002$)],72[（0.509 ± 0.063)/（0.250 ± 0.043），$P=0.0013$)],84[（0.450 ± 0.058)/（0.182 ± 0.028），$P=0.0003$)],96[（0.392 ± 0.056)/（0.178 ± 0.029），$P=0.0027$)],108[（0.404 ± 0.069)/（0.117 ± 0.014），$P=0.0063$)]。最高值为（1.818 ± 0.763)/（0.746 ± 0.123）（$P=0.0214$），大量释放（5.667 ± 2.324)/（1.887 ± 0.301）（$P=0.0017$）。该研究表明：重型颅脑损伤患者S100β水平显著升高，SP与DC具有相关性。最终，此物质可以纳入患者是否适合行去骨瓣减压术（DC）的决策中。

（梁 晋）

79. 小儿颅脑创伤后连续性监测的初步经验

A Young, et al. J Neurotrauma, 2016, 33: A-27

综合监测经常应用于成人颅脑创伤（TBI）昏迷患者，此方法不仅可以了解TBI患者的病理生理改变，并且在这种情况下可以为患者提供更好的管理。儿科在这方面鲜有研究。该研究对12例在2012年8月至2014年12月就诊于PICU的TBI儿童患者的数据资料进行前瞻性的收集研究。患者的颅内压（ICP）、动脉血压（ABP）、脑灌注压（CPP）应用脑监测软件监测（ICM+）压力反应性指数（PRx）和"最佳"cpp（CPPopt）计算。患者预后情况分为幸存者和非幸存者。结果：在6个月的时间，66%（8/12）的患者出现TBI。颅内压（ICP）在幸存组（13.1 ± 3.2)mmHg，显著低于非幸存者（21.6 ± 42.9)mmHg $P=0.003$）。在幸存组ICP超过20mmHg花费的时间较短（$9.7+9.8\%$ *vs.* $60.5+67.4\%$非幸存者组; $P=0.003$）。虽然没有证据表明CPP在幸存组与非幸存组之间存在差异，但是与非幸存组（$70.6 \pm 21.8\%$; $P=0.02$）相比，在幸存组CPP接近正常值（10mmHG）所花费的时间（$90.7 \pm 12.6\%$）显著延长。压力反应性指数（PRx）提供了重要的产物分离意义（$P=0.02$）:幸存组（0.02 ± 0.19），非幸存组（0.39 ± 0.33）。该研究的证据表明，多模态监测ICP对于儿童TBI患者可能有益，CPP的CPPopt偏差和PRx是预后的决定因素。

（梁 晋）

80. 儿童颅脑创伤中视神经鞘直径与初始颅内压的关系

A Young, et al.J Neurotrauma, 2016, 33: A-27

在不需要侵入性监测时，使用临床标志物来预测颅内压是第一个可取的措施。在成人人群中的CT成像和MRI成像与视神经鞘直径之间有显著的相关性，但儿童的这方面的研究数据很有限。通过回顾性分析2009年1月至2013年12月就诊于PICU的重型颅脑损伤儿童患者的临床资料。采用独立观察头颅断层扫描测量视神经鞘直径，并与侵入性开放监测颅内压探针相联系。共有36例平均年龄为8.2岁的收入ICU（PICU）的儿童患者，对他们进行微创神经外科监测。ICP的中位数为（18 ± 10)mmHg，右侧正中视神经鞘直径约为（5.6 ± 2.5)mm，左侧正中视神经鞘直径约为（5.9 ± 3.2)mm。观察者之间的组内相关系数为0.91（$P<0.0001$）。平均ONSD以及最大ONSD和ICP的相关系数分别为0.712（$P<0.0001$）和0.713（$P<0.0001$）。

OC曲线下面积平均和最大ONSD为0.85（95% CI: 0.73~0.98）。结论表明：CT测得的ONSD值可以用来提高儿童颅脑损伤患者颅内压预测的准确率。仍需要进一步的前瞻性研究，以确定他们之间临床结局相关性。

（梁　晋）

81. 比较2种啮齿动物模型的单一性和重复性爆破颅脑创伤

L Kawa, et al. J Neurotrauma, 2016, 33: A-28

爆炸引起的颅脑创伤（bTBI）发生率不断增加，但其作用机制（S）仍知之甚少，而重复曝光的累积效应更是不得而知。bTBI是一个谱系障碍，其轻度的形式与情绪和焦虑障碍有明显的重叠。之前的研究已经发现在一次暴露之后会引起去甲肾上腺素、5-羟色胺和神经肽甘丙肽系统的变化，并且已经发现这些物质与情绪调节密切相关。在这里，作者试图使用bTBI的2种啮齿类动物模型来暴露后这些系统累积的变化。模型1，雄性SD大鼠暴露于一个单一的或用风管双风采用真正的炸药。在模型2，雄性SD大鼠被暴露在单个、2倍或3倍，使用压缩空气驱动的激波管中。样本采集S100标志物，酪氨酸羟化酶、色氨酸羟化酶2（TPH2）和神经肽甘丙肽转录水平限制速率。同时对样本的白质损伤和神经细胞死亡进行评估。研究发现在暴露组甘丙肽和TPH2转录水平相对升高。研究没有观察到白质损伤或细胞死亡的证据。在该系统的研究的模型中没有证据表明重复暴露存在累积效应。因此，一次暴露会在这些运动员情绪调节引起最大反应，进一步暴露可能会维持这种反应。

（梁　晋）

82. 非意外伤害：回顾性影像学分析表明被认可的实体

HimaPendharkar, et al. J Neurotrauma, 2016, 33: A-28

作为一个三级创伤中心，每年都有500例头部外伤的儿童患者加入研究。在印度的社会结构中，儿童身体被虐待（非意外伤害）是高度认可的。而且，当他们头部受伤后，也没有专门的儿童机构研究这种损伤给患者带来的迟发型损伤。该项研究为了探寻可能代表NAI的NCCT大脑。回顾分析这些患者的临床数据，寻找可能支持NAI的其他特征。通过在过去1年内存在头部外伤的患者纳入该研究。共520例。其中，24例（男19例，女5例）可能有持续的NAI，年龄：新生儿至5岁。影像学检查结果包括：非典型性颅骨骨折、多房室颅内出血、脑萎缩等改变，缺氧、脑梗死。NAI的怀疑指数非常低，因此，仅对4例进行眼底检查。只有少数患者进行肢体评估。根据影像学表现及临床资料揭示，在该项研究中NAI的可能性很高。确定这些患者需要一个高的怀疑指数。现在已经建立了一个多学科小组来解决这些患者以及相关问题。

（梁　晋）

83. ICP的时空演化特征和重型颅脑损伤后的脑血管反应性

H Adams, et al. J Neurotrauma, 2016, 33: A-28

颅脑创伤（TBI）的研究表明，颅内压（ICP）和压力反应性指数（PRx）与患者预后存在独立相关。然而，这些参数如何在重症监护室演变，以及这种演变对预后的重要性并没有得到很好的研究。通过在神经重症监护病房监测 573 例重型颅脑损伤患者 ICP 和 PRx 水平。数据计算从发病开始到 168 小时（第 7 天）。数据分层按照弥漫性 TBI 的存在（dTBI）、占位病变（SOL）和在 6 个月以上的致命或非致命的结果。结果：在那些死亡的患者中，平均 ICP 的峰值在损伤后 24~36 小时达到峰值。那些致命的和非致命的患者只有在发病 120 小时后平均 ICP 有显著差异（$P<0.05$）。存在致命性损害的患者在受伤后至第一个 168 小时，PRx 水平都显著升高（$P<0.05$）。在损伤后 72 小时，ICP、PRx 水平出现分离。相对 SOL 患者，平均 ICP 和 PRx 差异在 dTBI 患者更加明显。该项研究发现，ICP 以及 PRX 存在独特的时空演化。重要的是早期的 ICP 和 PRx 允许划定清晰的预后。最佳阈值、预后意义与 ICP 和 PRx 的临床相关性可能是时间依赖性的。ICP 和 PRx 的预后和治疗中的应用应考虑其时空演化。

（梁　晋）

84. 颅内压的时空演变和重型颅脑损伤后的脑血管反应性存在显著的年龄差异

H Adams, et al. J Neurotrauma, 2016, 33: A-29

脑血管压力反应性指数（PRx）、颅内压（ICP）都是动态的参数，已被证明与严重颅脑创伤（TBI）预后相关。年龄也是一个强有力的预测结果。年龄与脑生理的这些方面的相互作用及其与预后的相关性尚不清楚。通过分析 573 例 TBI 患者的 PRx 和 ICP 的高频监测数据进行分析。数据从发病到 168 小时被分为 12 个阶段。数据以年龄 40 岁为界限分为两组。应用混合效应模型来比较损伤后 6 个月致命结局。该实验结果显示：在年龄 <40 岁的患者中，与非致命的组相比，致命组的患者从损伤至发病后 168 小时内 ICP 水平维持较高水平（>20mmHg）；而在年龄 >40 岁的患者中，ICP 水平较低，只有在致命组的患者从损伤至 96 小时显著升高。同样，在年龄 <40 岁的患者中致命组的 PRx 水平在损伤至 168 小时内显著升高（$P<0.05$）；然而，在年龄 >40 岁的患者中，只有在损伤后至 72 小时内升高（$P<0.05$）。应用混合模型分析证实差异的存在（$P<0.001$）。该实验说明，老年患者与年轻患者颅内生理学表现不同：年轻患者 ICP 和 PRx 预后的重要性与时间一致，老年患者生理上的差异最明显的是疾病早期过程。此数据概念支持的颅内生理个性化的阈值是基于时间演化和年龄。

（梁　晋）

85. 综合相关指标是否有潜力成为评价重型颅脑损伤患者预后的指标？

H Adams, et al. J Neurotrauma, 2016, 33: A-29

通过指定时间窗口的相互关联信号，电脑化的颅内压（ICP）和动脉血压（ABP）监测允许派生二次指数的可能性。这些关系包括动脉血压（ABP）和颅内压（ICP）的相关性（PRx），ICP 和 ICP 脉冲振幅（RAP），ABP 和 ICP 脉冲振幅（PAX）和 CPP，ICP 脉冲振幅（RAC）。这些指标的关系目前还是不清楚。对 PRx、RAP、PAx、RAC 通过一个区域的神经重症监护病房的 573 例重型颅脑损伤患者的监测数据计算。PRx、RAP、PAx RAC 等数据从损伤后到 168 小时进行分析，他们 6 个月死亡率预测能力采用混合线性模型和 ROC 分析。该研究结果显示：4 个指标都是损伤后 6 个月死亡率的重要预测因子（$P<0.001$）。病程早期（72 小时）

使用数据,这些指标的预测能力最强。不需要使用任何临床指标,这些指标仅仅通过损伤后72小时内的监测数据可以很好地预测6个月的死亡率。ROC曲线下面积为:RAC0.74、PRx0.73、PAX0.70、RAP0.65。该实验证明:来源于短期的A血压和ICP信号相关指标变化是TBI后的6个月死亡率的重要预测因子。4个指标的预测能力是疾病早期过程中突出的一个潜在的"关键窗口"的治疗,并且可以早期识别高危患者的结局。

（梁　晋）

86. 经后路使用可膨胀钛笼对创伤性胸腰段脊柱骨折椎体重建的有效性:30例患者的手术结果

SH Kim, et al. J Neurotrauma, 2016, 33: A-29

胸腰椎不稳定型骨折需要手术治疗来稳定脊柱,防止进一步的局部畸形以及神经损伤。该研究的目的是使用可膨胀钛笼经后路行椎体切除和重建,检查该方法对于胸腰段脊柱骨折的有效性和安全性。通过对30例患者使用可膨胀钛笼行后路椎体切除重建手术。6例是T_{12}水平,9例是L_1水平,4例L_2水平,7例L_3水平,3例L_4水平,1例L_5水平。神经系统状况采用ASIA损伤等级分类,而预后功能采用VAS腰痛分析。测量术前、术后即刻及最后一次随访的节段Cobb角。结果:6例患者的术前神经状态为E级,13例为D级,5例为C级,6例为B级。术后8例(26.7%)脊柱稳定性得到证实,22例(73.3%)在ASIA分级上有所改善。平均VAS评分术前为8.6分,术后下降到4.3分,并在最终随访为1.7分。平均节段前凸角术前为8.9,术后增加到17.4°,最终随访下降至16.1°。该研究结果证明了这种手术方式治疗不稳定胸腰椎骨折的可行性和安全性。对比传统的前路或前后路联合的方法,以往大多使用非膨胀移植物或植入支撑,使用膨胀钛笼从单一后路这项技术有其自身的优点。

（屈　阳）

87. 钛合金可膨胀笼治疗病理性胸腰椎骨折的疗效分析

SH Kim, et al. J Neurotrauma, 2016, 33: A-29

为了说明钛合金可膨胀笼(EC)是治疗外伤性胸腰椎骨折的一种选择。该研究的目的为探讨使用EC治疗病理性胸腰椎骨折的治疗效果,并与创伤性脊柱骨折进行比较。通过对35例胸腰椎骨折患者进行手术治疗。24例为外伤性脊柱骨折,11例为病理性脊柱骨折。病理性脊柱骨折包括癌转移、结核性或化脓性脊椎炎,以及骨质疏松性骨折。所有患者经后路行椎体次全切除及螺钉内固定。对于Frankel分级、Cobb角以及并发症的发生情况,在术后即刻和随访时进行评估。实验结果显示:在术后即刻和最后一次随访中,两组患者中均无Frankel分级恶化发生。术后Cobb角情况为,创伤性骨折组平均提高5.77°,病理性骨折组平均提高3.25°。在最后的随访中,校正的平均损失在创伤相关的骨折组1.71°,病理性骨折组为1.67°。在Frankel分级,Cobb角,术后即刻和最终随访时并发症的发生情况,在两组患者间无统计学显著差异。该研究最终说明:使用钛合金可膨胀笼(EC)越来越成为治疗外伤性和病理性胸腰椎骨折的手术选择。在研究中,创伤性和病理性骨折患者两组结果之间无显著差异。使用钛合金可膨胀笼(EC)是一种安全有效、无严重并发症的治疗病理性脊柱的方法。

（屈　阳）

88. 全脑磁共振波谱在儿童颅脑创伤中的应用

T Babikian, et al.J Neurotrauma, 2016, 33: A-30

　　弥漫性轴索损伤在小儿颅脑创伤（TBI）后长期的功能性观察上起着重要的作用。该研究的目的是说明全脑磁共振波谱（EPSI/MIDAS 3D-MRSI）用来观察患者伤后1年期间额叶皮质、胼胝体和海马的代谢状况。探讨代谢指标和功能指标之间的关联（认知功能和胼胝体功能的测量，半球间传输时间[IHTT]）。通过对中、重度小儿脑外伤患者在两个时间点（35例急性期和18例慢性期）的影像及认知测试。匹配的健康对照组也进行了评估。研究结果显示：急性期，4个部位的胆碱（炎症/膜变性的标志物）水平均增高，而胼胝体中度NAA（神经元和轴突完整的标记物）下降，而这两项指标在慢性期均正常。在IHTT放缓的TBI亚组里，脑叶胆碱正常化表现更明显。这组患者在慢性期胼胝体NAA也表现出更高水平。用急性期的胼胝体NAA，来解释急性期和慢性期认知的方差分别为19%和35%，而不是脑叶胆碱。该研究证明：MRI基于全脑代谢评估表明胼胝体功能，脑损伤的炎症反应，以及随后的行为变化之间的动态关系。这种多模态成像和功能研究可以用来验证在伤后不同时间退行性和修复性过程假设，用以制定有针对性的治疗药物，并改善患者预后。

（屈　阳）

89. 社区暴力颅脑创伤：神经外科视角

AndileMbatha, et al. J Neurotrauma, 2016, 33: A-30

　　在南非社区暴力很常见，但关于这类型的颅脑创伤（TBI）数据在神经外科文献中很少看到。该研究的目的是对南非德班Albert Luthuli酋长中心医院神经外科的因社区暴力攻击造成的TBI的患者进行报告，分析他们的伤情和预后情况。通过回顾性分析自2003年1月至2014年12月收治的患者的病历资料。对该组患者的人口学特点、临床表现、格拉斯哥昏迷评分（GCS）、影像学和生化的检查、治疗过程和预后情况进行数据统计分析。共有148例患者被纳入研究。平均年龄为9~27岁，145例（98%）为男性；平均GCS为10，平均损伤严重程度评分（ISS）为23。脑CT最常见的病变是急性硬膜下血肿（57例，38.5%）和硬膜外血肿（38例，25.6%）。23例（15.5%）有相关的软组织损伤，其中3例（13%）严重挤压伤患者需要透析。120例（83%）经过手术治疗。住院死亡率为22%。预测的死亡因素是低血压，GCS<8和ISS>41（$P<0.001$）。该研究证明：一个多部门参与的标准化的治疗方案是改善预后必不可少的。

（屈　阳）

90. 创伤性颅脑损伤生物标志物的动态Bayesian模型

A Ercole, et al. J Neurotrauma, 2016, 33: A-39

　　脑损伤生物标志物蛋白如S100β是颅脑创伤（TBI）后释放到血液中而且作为损伤程度的指标。其血清水平被认为将是一个多层次的释放过程结果而且显示了伤后不同时间具有显著差异。然而对于预测TBI预后和伤后进展的合适时间的样本尚不清楚且未建立模型。该研究的目的是建立一个动力学模型来描述初始TBI后即刻血清生物标记物的浓度。通过对神经重症监护病房TBI患者的血清生物标记物样本数据进行回顾性分析,包括未第二次出现这种生物标志物峰值的患者。设计一种新型的多层Bayesian gamma变量动力学模型,参数估值采用Markov chain Monte Carlo(MCMC)采样。结果说明Bayesian/MCMC方法更有效,而且相比传统的曲线拟合,其置信区间更具有临床意义。该实验证实,生物标志物的浓度在不同时间尺度显著变化,可尽早地预测预后。因此在即使是相差几小时的采样误差即可导致生物标志物的浓度显著的差异。该实验新的统计方法可以被用于建立一个脑损伤后的蛋白生物标志物模型和标准曲线,可以用于预测峰值以及预期结果以及潜在的二次信号的偏差事件。目前的研究都没有考虑到生物标志物动力学。作者认为这对于临床至关重要,而且认为在获取数据时这并不会导致明显误差,因此可以预测损伤程度。

（梁　冰）

91. 急性创伤性脊髓损伤减压手术时机的临床指南

M Fehlings, et al. J Neurotrauma, 2016, 33: A-30

关于手术减压治疗急性脊髓损伤(SCI)最佳手术时机的争论一直存在。作者通过以AOSpine为首的国际团队建立的临床指南,以便对这一问题进行探讨。依据Institute of Medicine and Agency for Healthcare Research and Quality建议指南分为两个阶段: ①系统回顾综合有效证据; ②通过指南发展小组(GDG)完善指南。以基准神经功能状态作为对照,使用GRADE方法研究和评估早期手术(SCI后24小时之内)和晚期手术(SCI后24小时之后)对预后的影响(神经功能和经济)。一个多学科的30名成员组成的GDG通过改良的Delphi程序给予治疗建议。基于6次合格的研究会议,有低强度证据表明相对于延期手术,早期手术可改善远期的运动功能恢复和和总体神经功能状态。在同一研究中,两组并发症的发生率没有显著临床差别或统计学差异,手术时间的成本效率和经济学效率数据有限。一项单独研究证实低强度证据证明早期手术对于脊髓中央综合征(CCS)的患者的神经功能恢复有所改善。根据严格的指南程序,多学科GDG建议早期手术减压应作为包括CCS在内的急性脊髓损伤首选的治疗方法。

（梁　冰）

92. 脑损伤患者ICP的长期监测——英国剑桥大学单中心经验

J Donnelly, et al. J Neurotrauma, 2016, 33: A-31

神经重症监护与TBI后更好的预后相关,是否由于神经重症监护的引入导致ICP和CCP的改变以及这一变化是否持久都是未知的。为了评估颅内生理学[ICP、CPP和压力反应性指数(PRx)]的长期趋势与单中心的管理策略的变化。1992~2015年间的1078例TBI患者的ICP和CPP监测数据纳入研究,计算连续4个时期内的颅内生理学参数: 达到处理方案ICP/CPP目标之前(ICP<20和CPP>70mmHg, 1992~1994年期间; TIME_A),达到处理方案ICP/CPP目标之后(1994~2002; TIME_B),减少处理方案CPP阈值>65mmHg(2002~2006年; TIME_C),增加了处理方案呼气末二氧化碳阈值时(2006~2015年; TIME_D)。ICP在24年的监测中显著下降,尤其是在处理方案引入后(TIME_A=21mmHg, TIME_B=16mmHg, TIME_C=17mmHg, TIME_D=14mmHg; $P<0.001$),平均CPP增加显著(TIME_A=67mmHg,

TIME_B=79mmHg，TIME_C=77mmHg，TIME_D=78mmHg；$P<0.001$）。在监测的3个时期内（TIME_B=0.07AU，TIME_C=0.07AU，TIME_D=0.07AU；$P=0.95$）PRx无显著性差异。标准化ICP/CPP管理方案的实施导致颅内生理学显著改善。这些作用在由达到处理方案ICP/CPP目标之前到达到处理方案ICP/CPP目标之后两组中最为突出，而且作用也持久。

（梁　冰）

93. 基于自动调节的最优脑灌注压的颅脑损伤的前瞻性队列研究

Donnelly J, et al. J Neurotrauma, 2016, 33: A-31

前言：基于自动调节法被认为是决定颅脑损伤（TBI）患者最佳脑灌注压（CPP）的最佳方法。回顾性数据表明，连续计算的"最佳"CPP（CPPopt）与较差的预后相关。目的：评估前瞻性TBI队列CPPopt引起的偏差和患者预后的关系以及改进方法以探究CPP和CPPopt之间的关系。方法：作者前瞻性地收集英国Addenbrooke医院2010~2013年间136例重度颅脑损伤患者的ICP连续监测数据。根据ICP和CPP的绝对值指导治疗。CPPopt取决于压力反应指数（PRx）与CCP之间关系的自动曲线拟合。6个月后进行结果的评估（存活与非存活）。结果：平均ICP、CPP和CPPopt为13.7±5.5mmHg，78.2±7.8mmHg，77.7±7.7mmHg。在最佳CPPopt以下CCP>5mmHg的时间消耗更久，尤其对于死亡患者与存活者相比（42% vs. 28%；$P=0.000\,5$）。平均PRx和低于CCPopt的CCP时间消耗可以区分存活和死亡。结论：在重度颅脑损伤患者队列中，研究证实了CPPopt引起的偏差和生存之间的关系。尽管治疗以CPP和ICP为导向，不良预后的TBI患者经历了相当长时间的CCP低于CCPopt的状态，这反映了一个可能的治疗方向。

（梁　冰）

94. 创伤性蛛网膜下腔出血：颅内分布及与其他颅脑损伤相关性

H Yang, et al. J Neurotrauma, 2016, 33: A-31–A-32

创伤性蛛网膜下腔出血（t-SAH）常见于严重颅脑损伤，但在大多数情况下它是轻微的而且没有明显的临床意义。研究对t-SAH和与其相关的其他脑损伤的联系进行了评估。通过检索2012年电子病历中被MRI或CT确诊的"创伤性蛛网膜下腔出血"的报告。复习这些文献选择包括t-SAH的病历作为分析对象。复习这些电子病历CT/MRI研究t-SAH的部位和颅骨骨折、硬膜外出血（EDH）、硬膜下出血（SDH）和创伤性脑出血（t-ICH）。共50例纳入分析，男37例，女13例，年龄13~92（平均55.5岁）。超过一半（28例）存在多处t-SAH，其次是大脑侧裂（7例）、颞部（5例）、额部（4例）。最具联系的颅脑损伤为SDH（32例），其次是t-ICH（23例）。13例检测到颅骨骨折，6例存在面部骨折，尽管多处t-SAH更多见于男性（23/37 vs. 5/13），但并无统计学意义。5例t-SAH没有其他相关的颅脑损伤。数据表明，孤立的SAH约为10%。SDH和t-ICH患者多伴有t-SAH。更常见于男性的t-SAH，表明在遭受创伤时受到的影响更大。

（梁　冰）

95. 慢性硬膜下血肿患者的预后及管理: 一项前瞻性、多中心、观察性队列研究

A Kolias, et, al. J Neurotrauma, 2016, 33: A-32

英国神经外科网络研究学会BNTRC进行了一项关于慢性硬膜下血肿(CSDH)患者的预后及建立现代管理方式的前瞻性研究。纳入标准是既往有原发或复发性慢性硬膜下血肿并且转至神经外科单元(NSU)的年龄>16岁的患者。在转至NSU的1205例患者中,823例(68.3%)被纳入该项研究。年龄中位数为77岁(20~99岁),62%的患者既往3个月前有头部外伤史。认知功能障碍是最常见的症状(58%)。787例(94%)在最常见的全身麻醉下(93%)行手术治疗。钻孔冲洗(BHC)是最常见的手术治疗方式(700/787; 89%)。术后60天内有复发症状需要手术治疗的患者共73例(9%)。多因素分析表明,置入引流管($P=0.010$)和较高的术前GCS($P=0.015$)是钻孔引流术后再次进行手术的独立预测因素。从神经重症病房出院的患者中,22%观察到不良预后。硬膜下引流不足($P=0.049$)、术后卧床休息($P=0.017$)和单纯钻孔冲洗($P=0.023$)是可能有较高可能性导致不良预后的独立相关因素。这是一项最大的、前瞻性、多中心关于CSDH的研究。该项研究证实了在实际临床工作中对于CSDH患者行硬膜外引流的有效性和确定了一些影响预后的不良因素。

(王 鹏)

96. 老人行慢性硬膜下血肿清除术: 一项单中心的10年临床经验

C Mizrahi, et, al. J Neurotrauma, 2016, 33: A-32

在大多数发达国家老年人的人口数是增长最快的群体。尽管手术引流治疗慢性硬膜下血肿(CSDH)有较好临床疗效,但是对于老年人群体提出了特殊的挑战。该项研究通过分享超过90例患者的硬膜下血肿引流的临床经验来评估死亡率和预后情况。该项研究对在2005年至2015年7月就诊于该院的90岁以上行慢性硬膜下血肿引流术的患者进行了回顾性分析研究。详细记录患者的临床表现、治疗药物、影像学检查及手术效果。备份30天的围术期死亡率、血肿复发率以及6个月的GOS评分记录。研究发现,共46例患者(男27例,女16例),其中11例行双侧硬膜下血肿引流术。平均年龄为92岁(90~102岁)。36例最初的GCS评分为13~15,8例GCS评分为1112,2例GCS评分≤8。5例接受抗凝治疗,26例接受抗血小板治疗。平均随访时间为10个月。5例(11%)在住院期间需要重复手术治疗,6例(14%)在手术后3个月内需要进行再次引流。在所有患者中,30天的围术期死亡率为11%(脓毒症、猝死、癫痫持续状态)。在为期1年的随访期间,2例死亡(心律失常、肺炎)。69%的患者在6个月的随访显示整体达到4或5分。患者30天的围术期死亡率与GCS评分($P=0.02$)和抗凝状态($P=0.03$)呈现相关性,而与单独抗血小板治疗($P=0.09$)未呈现明显的相关性。他们得出结论,对高龄老人行CSDH手术引流的治疗在大多数情况下是合理的。然而,在GCS评分较低以及抗凝药物治疗的患者可能会存在较高的复发率和死亡率。

(王 鹏)

97. 利用扩散张量成像评价正常脑颅脑创伤中常压氧的影响

T Veenith, et, al. J Neurotrauma, 2016, 33: A-32–A-33

已经有研究表明,常压高浓度氧(NH)可能可以挽救颅脑创伤(TBI)患者受损的组织。为了检测应用扩散张量成像(DTI)评估NH对大脑的影响。研究人员选取14例重型颅脑损伤患者行DTI在基线和NH(80%氧)水平治疗。26例控制在DTI基线水平治疗,7例分别在DTI中氧气占21%、60%和100%的比例水平进行治疗。该项研究用95%的预测区间(PI)来观察大脑正常区域在高氧状态下是否出现改变。发现DTI基线水平治疗的大脑区域显示变化。和对照组相比所有的DTI参数都存在差异性($P<0.05$)。在NH没有DTI改变控制。尽管基线值均低于对照($P<0.05$),但是在患者的灰质和混合皮质区域表观弥散系数(ADC)是不变的。一个白质区域在分数各向异性(FA)呈下降趋势而在径向扩散系数呈现递增趋势($P<0.05$)。然而,许多其他区域表现出非显著的趋势,较低的FA和轴向扩散系数。18%的区域表现出FA明显的下降而且4%区域显示出明显增加的无改变的95%的预测区间。他们得出结论,常压高浓度氧在无损伤的深部灰质区和混有皮层区域并未使ADC正常化,并且可以减少白质区域的FA值。这些研究结果的机制尚不清楚,这意味着在短时间内NH可能不会使正常大脑获益,值得引起注意的是,NH可能会加重轴索损伤。

（王　鹏）

98. 模拟创伤后应激障碍和反复冲击性损伤（从小鼠到人的过程）

J Ojo, et, al. J Neurotrauma, 2016, 33: A-33

战争相关的颅脑创伤(TBI)已被证明可使创伤后应激障碍的风险加倍。然而,复杂的神经病学基础,临床多样性和大量的外伤叠加很大程度上使上述创伤被低估,使个体化的诊断或联合性的发病诊断变得极具挑战。这项工作旨在用新颖且关联紧密的动物模型来展示已经开展的有关创伤后脑损伤和创伤后应激障碍之间行为学、分子学相互影响的神经生物学方面研究的匮乏。创伤应激通过暴露天敌、日常心理社会应激源、不可避免的足底电击来诱导产生,并且与研究者已经建立的重复的闭合性颅脑损伤模型相结合。该课题组扩展了在慢性期共同患病模型的神经行为学分析。并计划利用先进的蛋白质组学技术,来确定与该模型的神经行为学、组织病理学和内分泌功能特点严密相关的大脑、外周组织、血浆生物标志物和重要分子通道的联系。应激创伤组的动物呈现创伤相关记忆重现、焦虑和社会行为缺陷。轻度颅脑创伤应激反应导致的叠加和行为上多向性预后的结合,显著地表现在社会行为能力的缺失和前后联想恐惧记忆能力缺损的方面。进一步分析应激损伤和生物化学的组织与血浆生物标志物的工作还在继续。该研究的模型到目前为止似乎暗示轻型创伤后脑损伤和创伤后应激障碍之间有着复杂的神经行为背景,具有多样性和重叠的特点。蛋白组学分析将用来探求轻型创伤后脑损伤和创伤后应激障碍之间复杂相互关系的神经生物学基础。

（王　鹏）

99. 橡皮子弹所致的颅脑损伤

CJ Mizrahi, et, al. J Neurotrauma, 2016, 33: A-33

橡皮子弹被视为非致命武器,被广泛应用于平复示威活动。在文献中橡皮子弹所致颅脑损伤的后果未受到广泛关注。该研究回顾了以往15年的有关于橡皮子弹造成颅骨损伤的病例经验。研究人员回顾性地分析本机构从2000~2015年橡皮子弹致头盖骨受伤的患者数据。该研究中,17例患者(男16例,女1例)发生颅骨橡皮子弹受伤。平均年龄为21岁(8~55岁)。5例呈现出昏迷状态,12例GCS评分为14~15,5例行去骨瓣减压和颅内压监测。9例接受神经外科其他干预。2例颅脑贯通伤患者进展为迟发性脑脓肿需要手术引流治疗。其他观察到的并发症包括脑挫伤扩大、子弹移位、严重的血管痉挛和局部伤口感染。导航引导下子弹摘除治疗有2例。死亡2例,15例幸存患者在随访期间GOS评分为4~5。橡皮子弹击中颅骨可以导致严重的脑损伤。在这些病例中,积极的手术治疗很有必要。应该预料到脑部感染、挫伤扩大、弹丸移位、血管痉挛,伤口感染等并发症。通过积极的管理可能带来良好预后。应该预测各种感染。

（王　鹏）

100. 使用蛋白质组学技术探索在小鼠模型反复mTBI和AD的脑组织和血浆中的分子重叠

J oj, et al. J Neurotrauma, 2016, 33: A-33–A-34

颅脑创伤(TBI)是阿尔茨海默病(AD)的主要危险因素。尽管这种关系已经众所周知,而且AD和反复mTBI的病理特征之间的重叠和区别已经很长时间被报道和讨论,但是,TBI怎样导致或促使AD发病的确切机制目前还不确定。为了明确反复TBI和AD的发病机制中发生重叠的假设生物标记和关键的分子途径。作者在小鼠模型中制作了时间依赖的对反复mTBI和AD发生机制有反应的的分子配置,并使用蛋白质组学分析。该研究人员使用经验证有效的hTau和PSAPP转基因小鼠模型提高年龄相关性tau和淀粉样病理特征,因此很好地建立了野生小鼠的mTBI模型。脑/血浆在不同年龄(用于hTau/PSAPP小鼠),或在伤后不同的时间点收集。Nano-UPLC MS方法和TMT标签被应用于开发蛋白质的分子谱图,在表现AD或mTBI上具有显著差异。他们发现蛋白质组学分析结果的产生是通过在24小时内持续比较TBI后不同时期特点而生成的,数据是在hTau和PSAPP模型中比较受伤后3、6、9和12个月与3、9和15个月的时期特点。该研究人员预计,这些模型分子谱勘探可以在人类条件下发现有着新的致病意义的途径,并可能成为治疗干预的目标。

（王　鹏）

101. 使用斯德哥尔摩评分预测ICP目标治疗的重型颅脑损伤患者的预后

M Olivecrona, et, al. J Neurotrauma, 2016, 33: A-34

对重型颅脑损伤(STBI)进行预后的判断是非常重要的。研究人员一直在尝试基于个体水平上找到一个用于判断预测预后的工具,例如冲击(IMPACT)和撞击(CRASH)预后计算器。Nelson和同事在2010年发布了一种基于颅脑创伤CT表现的评分系统,即斯德哥尔摩的CT评分(Stockholm CT Score, SCTS),而且基于该结果可以评估颅脑创伤(GOS1~3)的不良预后,还有斯德哥尔摩预测评分(Stockholm Prediction Score, SPS)以及简化的斯德哥尔摩经验法则(Stockholm Rule of Thumb SRT)。为了在STBI治疗患者中检验SRS和SRT评分,使用基于隆德概念(LC)的计算方法。研究人员对STBI患者(GCS≤8)使用基于LC治疗方案,包含在一项随机对照试验。24小时创伤内的最后CT扫描被确定,使用SCTS、SPS和SRT的评分进行计算。最佳的临床预后在3、6和12个月被使用。研究纳入48例。SPS的不利预后组与良好预后组相比,(0.510 ± 0.230)vs.(0.303 ± 0.201),$P<0.003$。不良预后的ROC曲线显示了0.758的AUC。使用SRT的ROC曲线分析显示为0.733不良预后的AUC。在良好和不良预后之间SRT具有统计学显著差异。由此,SPS或SRT评分不适合在个体水平上进行预后的预测。其精确度似乎与IMPACT和CRASH预后计算器处于大致相同的范围。

（王　鹏）

102. 重型颅脑创伤患者与非创伤患者脑室外引流参数特征比较

Carlos A, et al. J Neurotrauma, 2016, 33: A-34

脑室外引流(EVD)被认为是测量ICP的金标准,并允许治疗性地排出脑脊液(CSF)。然而,如果涉及脑肿胀,EVD降低ICP的效果可能会减小,更容易引起脑脊液流出道梗阻。他们试图开发可衡量的参数来评估并比较EVD在颅脑创伤与其他疾病患者应用的疗效。他们研究了收治到神经重症监护病房的TBI和其他疾病(SAH、ICH、IVH)需要EVD治疗的患者。置入EVD并记录临床指征。记录CSF的排出量、EVD高度的差异、排出脑脊液后的ICP(ΔICP-EVD)。结果: 对40例患者进行了研究。TBI患者ΔICP-EVD(平均8mmHg, 95% CI: 6~10mmHg)明显大于非创伤患者(平均1mmHg, 95% CI: 0~2mmHg, $P<0.0001$),这表明在重型颅脑创伤患者,均衡ICP和EVD的高度是比较困难的。当ICP大于20mmHg时,颅脑创伤组的引流量(2ml, IQR1~4)较非创伤组显著降低(11ml, IQR4~25; $P=0.0014$)。他们得出结论,颅脑创伤患者与非创伤患者脑脊液引流特征是不同的。与其他疾病相比,重型颅脑创伤相关的脑水肿使ICP和EVD高度的均衡变得困难。可能在临床上作为测量脑水肿程度的替代方法。

（刁云峰）

103. 一种新的非侵入性测量重型颅脑创伤患者脑生物阻抗及ICP波形的监护仪

Guy Rosenthal, et al. J Neurotrauma, 2016, 33: A-34

在神经重症监护室,发明一种非侵入性监护仪以提供颅内压(ICP)信息是一个长期的目标。Orsan监护仪是一种新型的仪器,其利用脑生物阻抗技术对流体含量变化敏感的特点,通过心动周期的搏动测出大脑体积压力的波动。目的: 在重型颅脑损伤患者中,研究使用脑生物电阻抗的可行性,比较ICP波形与生物阻抗信号。方法: 该文章研究了收入神经重症监护室的接受颅内压监测以及没有接受手术干预的重型颅脑损伤患者。在500Hz的频率下,采集ICP波形和生物阻抗信号数据。结果: 该文章研究了30例患者,平均年龄(40 ± 20)岁,

GCS中位数为5（IQR3~8）。课题组分析了1338小时的验证数据。研究发现ICP和阻抗波形之间存在紧密对应关系。波形分析显示ICP和生物阻抗波形之间有很强的相关性（R^2=0.90，$P<0.0001$）。当把ICP脉冲幅度和生物阻抗波形标准化的时候，这些曲线中每条曲线下的面积之间都有很强的相关性（R^2=0.96，$P<0.0001$），表明生物阻抗信号的改变与每个心动周期密切对应的那些ICP波形同时出现。结论：脑的生物阻抗是一种很有前途的技术，对心动周期诱导的ICP变化很敏感。由于ICP波形表达了颅内顺应性的重要信息，生物阻抗技术有希望在临床上以一种非侵入性的方式提供有用的信息。

（刁云峰）

104. 人牙髓干细胞的神经源性分化

N Masumbuko-Kahamba. J Neurotrauma, 2016, 33: A-35

牙齿干细胞（DSCs）已经在牙及其支持组织中被确定。它们是成人干细胞的唯一来源，容易被分离和操纵，从而用于组织修复和再生。目的：评估两类牙齿干细胞的神经分化潜能，也就是牙髓干细胞（DPSCs）和南非人脱落乳牙的牙髓干细胞（SHEDs）。样本包括30个取自18~30岁之间的健康成人的非龋上颌和下颌白齿和前齿，30个取自5~10岁之间健康儿童中的乳牙，分别在维茨口腔诊所和南非夏洛特约翰内斯堡大学医院提取。牙齿干细胞从牙髓组织中分离提取、培育、计数，然后显型为特定的荧光染料标记的单克隆抗体，抗CD45、CD44、CD29、CD14、CD90和CD105的细胞表面受体。然后该细胞在神经介质（Ki67）诱导下进一步扩展，而后对双肾上腺皮质激素和巢蛋白进行免疫组织化学分析。他们发现从牙髓组织中提取的牙髓干细胞和脱落乳牙的牙髓干细胞均大量增殖、收获后积极培养。流式细胞仪分析证实了干细胞的特征，牙髓干细胞和脱落乳牙的牙髓干细胞均表现出成功增殖和神经分化。这项研究证实，牙髓干细胞和脱落乳牙的牙髓干细胞高度增殖，成人干细胞表现出神经分化潜能，这可能在神经系统疾病的治疗中作出贡献。

（刁云峰）

105. hTau小鼠运动相关的反复脑震荡：脑血流量不足，胶质细胞增生，轴索损伤，T-Tau和Tau低聚物轻度增多

B Mouzon, et al. J Neurotrauma, 2016, 33: A-39–A-40

反复脑震荡的积累是生命后期神经变性疾病发展的一个危险因素。慢性创伤性脑病（CTE）是与反复头部外伤相关的神经退行性疾病，特点是脑沟深处血管周围的神经元和胶质细胞tau蛋白的免疫反应及沉积。该课题组已经研制出一种新的小鼠模型，在一段长时间内探索小鼠反复脑震荡的风险，以及人类tau蛋白的遗传背景和伤后几个月慢性的病理学影响。为了解决这些问题，该课题组选用hTau小鼠模型，它表达了人tau蛋白的6个亚型。简单地说，该课题组用以前建立的闭合性颅脑损伤装置制作脑震荡模型，对10~13周龄的hTau小鼠每周致伤2次，直到4个月。随后3个月的无损伤期检查慢性行为变化，而后安乐死检测病理结果。实验的数据证实神经行为缺失以抑制解除、认知功能缺失、感觉运动功能的细微变化为特征。这些变化与脑血流障碍相关，白质损伤以胶质增生、轴索损伤和胼胝体变薄为特征。tau蛋白水平增加2倍，tau低聚物/构象异构体轻度增多，灰质中检测到了pTau（231）。没

有神经元纤维或星形细胞缠结、神经纤维网穿过，或血管周围tau蛋白免疫反应这些支持的CTE证据。这伴有磷脂种类的适度增长，花生四烯酸次生代谢产物二十二碳六烯酸的比例升高。在外周，该课题组观察到神经内分泌标记物皮质酮的增加和炎性细胞因子的减少。

（刁云峰）

106. 甘露糖联合凝集素在颅脑创伤实验中改善神经行为功能障碍的药理抑制作用

D De Blasio, et al. J Neurotrauma, 2016, 33: A-35

甘露糖联合凝集素（MBL）存在于颅脑创伤患者脑挫伤区域和实验小鼠颅脑创伤模型中，其中MBL-C含量超过MBL-A。与野生型小鼠相比，MBL基因敲除小鼠对颅脑创伤的敏感性降低，表明MBL可能是改善颅脑创伤后恢复情况的潜在治疗靶点。为了探讨多价拟糖物MBL配体、Polyman9对颅脑创伤小鼠神经再生和功能预后的影响，作者应用一种新型的基于表面等离子体共振（SPR）的实验，在体外和体内评估Polyman9在血浆中抑制MBL-A/-C与甘露糖残基结合的能力。雄性C57Bl/6小鼠分为假手术组和控制的皮层损伤组（速度=5m/s，高度=1mm）。在伤后10分钟，给予小鼠静脉滴注Polyman9或生理盐水。使用神经评分和平衡木实验评估功能预后，每周1次，直到伤后4周。伤后4周使用双肾上腺皮质激素免疫染色评估生理盐水或Polyman9治疗小鼠的神经再生情况。体外和体内基于SPR的实验表明，Polyman9抑制血浆MBL-C，而不是MBL-A与甘露糖残基的结合。伤后2周开始，Polyman9治疗的脑损伤小鼠感觉运动缺失比生理盐水治疗的脑损伤小鼠显著减少。此外，伤后第4周，Polyman9治疗的脑损伤的小鼠与生理盐水治疗的脑损伤相比，室管膜下区的神经再生也增加了73%。而Polyman9治疗MBL基因敲除脑损伤的小鼠，伤后功能缺失没有效果，证实其神经保护作用是通过抑制MBL介导的。这些数据表明，MBL-C是颅脑创伤的新的治疗靶点。

（刁云峰）

107. 反复轻型颅脑创伤小鼠模型中西方饮食和APOE基因型对预后的影响

F Crawford, et al. J Neurotrauma, 2016, 33: A-35

反复轻型颅脑创伤（r-TBI）的后遗症包括当前理解较差的慢性神经病学影响，变量也可能影响预后。载脂蛋白E（APOE）基因型是一个已知的影响颅脑创伤预后的危险因素，ApoE蛋白在脂蛋白和胆固醇的运输和代谢中发挥了关键作用。作者为了在临床前期模型中更好地模仿人类颅脑创伤，对"西方饮食"的影响以及这样的饮食饲养的动物是否在轻型颅脑创伤预后变差感兴趣。他们进一步假设，APOE基因型的影响在西方饮食的小鼠较正常饮食的小鼠可能更明显。从断奶开始，APOE3或APOE4小鼠给予对照饲料（19%蛋白质，47%碳水化合物，6%脂肪）或西方饮食（17%蛋白质，49%碳水化合物，21%脂肪）。在10~12周龄，它们分为两组，一组接受中线的闭合性反复轻型颅脑创伤，一组为假手术组。对两种反复创伤方法进行了探讨：他们之前发表的致伤5小时，间隔48小时，以及新的每2个月致伤2周。小鼠在最后1次致伤/假致伤后4个月实施安乐死。结果显示免疫组织化学（炎症、血管、tau）和小鼠大脑的脂类组学分析显示APOE基因型和不同饮食对颅脑创伤有不同的变化。

以前表明这两种方法致伤的控制饮食的野生型和hTau小鼠都有显著的神经炎性反应。他们由此发现,在轻微脑震荡小鼠模型中,APOE基因型和饮食均影响颅脑创伤预后。在临床前期模仿人的颅脑创伤模型中要着重考虑,也是需要探索和识别的治疗靶点。

(刁云峰)

108. 对格拉斯哥昏迷量表的可靠性以及影响其可靠性的因素进行的系统性回顾

F Reith. J Neurotrauma, 2016, 33:A-36

格拉斯哥昏迷量表(GCS)是一种结构化的昏迷度测量方法。可靠性评分是GCS实用性的根本。据报道,不同测量方法的可靠性评分有差别,因而人们对GCS的可靠性感到担心。Reith等旨在回顾与格拉斯哥昏迷量表的可靠性以及影响其可靠性的因素有关的文献。在2015年1月之前,他们对文献进行了系统性研究,包括GCS评估研究和对影响可靠性的因素的研究。使用COSMIN清单对研究的方法学质量进行了评价。共计52个研究。研究了很多可靠性测量方法,研究涉及不同观察者、不同的场所以及不同的人群。27个研究的方法学质量较差,18个一般,7个较好。在方法学质量较好的研究中,85%的Kappa值>0.60,这意味着这些研究的可靠性较高。总分的可靠性比单项得分的可靠性低。影响可靠性的因素包括教育/培训、昏迷程度和刺激类型。对于观察者的经历和职业,患者的病理和插管/休眠,发现了相互矛盾的结果。他们得出结论,质量较好的研究的GCS可靠性较优。但是,整体方法学质量较差,而且报道预计之间的差别也较大。GCS的可靠性是情景依赖型的,受到几个因素的影响。人们需要重新关注是否测量者接受了足够的GCS测量培训,还要关注GCS测量的标准化。

(吴焕成)

109. 个体数据荟萃分析: 自发性和外伤性脑出血手术

B Gregson, et al. J Neurotrauma, 2016, 33:A-36

清除术在幕上脑出血(ICH)的作用至今未知,不管出血根本原因是自发性还是外伤性的。方法: 通过3个脑出血手术试验,研究了早期手术治疗或早期保守治疗哪个效果更好。试验1的受试者都为自发性脑出血,半径≥2cm, GCS得分≥5。试验2的受试者都为浅脑叶血肿,脑出血为10~100ml,肢体运动GCS得分≥5,睁眼GCS得分≥2。试验3受试者的创伤性幕上脑出血≥10ml。这些研究的分析表明手术的效果因GCS值的不同而不同。对个体数据进行了荟萃分析,以进一步检测手术的效果。结果: 从3个试验(STICH–964; STICHII–583; STITCH-167)中筛选出1714例受试者的数据。229例的GCS得分为3~8,646例的GCS得分为9~12,839例的GCS得分为13~15。GCS得分为3~8的患者接受保守治疗效果更好。若按照预后为基础的结果, GCS得分为9~12的受试者采取手术治疗效果更好(OR=0.67; 95% CI: 0.47~0.95)。由此可知,对于GCS得分为9~12的脑出血患者来说,早期手术是有效的治疗方法。

(吴焕成)

110. 新型运动振荡评价工具的规范——一项初步研究

J Hazzard, et al. J Neurotrauma, 2016, 33: A-36

对于解读振荡评估工具（CAT）发现的结果来说，规范的基准数据非常重要。尽管评估采用技术，但是提供运动员的年龄匹配运动相关数据或许有巨大的价值。目的：①测试运动员记忆、平衡和反应时间的虚拟现实系统设定规范值；②为VSR运动平衡测试系统设定规范值方法。方法：采用虚拟现实系统（HeadRehab, LLC）和VSR运动平衡系统（Natus/Neurocom）对49例健康的高中足球运动员进行测试。并使用这两个高科技系统收集记忆、平衡和反应时间的相关数据。实验方案包括采用V-R和临床平衡评价系统对这些受试者（16.5~95岁）的视觉、平衡感和体觉进行测量。受试者的V-R测量结果：空间记忆（21.44 ± 5.87s）；平衡性（摆动43.15 ± 67.59sq/cm）；反应时间（7.60 ± 1.25s）。采用临床平衡测量系统的闭眼站立于坚硬平板直立实验结果：（双腿0.77 ± 0.29平均晃动速度），（单腿2.37 ± 1.08平均晃动速度），（串联1.61 ± 0.97平均晃动速度）；闭眼站立于海绵体实验结果：（双腿2.47 ± 0.74平均晃动速度），（单腿4.20 ± 1.29平均晃动速度），（串联4.07 ± 1.89平均晃动速度）。他们得出结论，尽管个体特征在基线振荡评价中非常重要，但是当基线数据缺失时，小组或亚组成员得分或许足以成为医师评价的替代物。除了足球以外的其他运动也会得出相似的基线数据。规范数据的设定有助于那些研究运动振荡的学者，但这还需要进一步的研究。

（吴焕成）

111. GCS和瞳孔预后指数

P Brennan, et al. J Neurotrauma, 2016, 33: A-40

通过增加瞳孔以及脑干反应数据改善GCS评分表的努力并没有提高GCS评分表的预后能力。相比，通过增加GCS3项得分获得的GCS得分可与结果相对应，尽管这在GCS得分较低时不准确。作者想要探讨的是GCS和瞳孔以简单的数学方式的结合能否突破这个限制。他们将GCS得分与瞳孔反应评价结合在一起，如果1个或2个瞳孔对光无反应，则分别减去1分或2分。他们采用CRASH和IMPACT数据库对这个假设进行了验证。他们采用GCS和瞳孔作为分类或线性术语分析了多个模型，确定上述说明的将GCS与瞳孔结合的方法不比其他数据导向型策略差。他们测定了这种模型预测6个月里不利格拉斯哥结果评分（GOS）的能力。结果：该课题组证明了GCS瞳孔得分与6个月里不利结果可能性之间的关系。例如，在GCS得分3~8的范围内，8%~23.7%，7%~30.2%，6%~41.2%，5%~51.2%，4%~64.4%，3%~79.1%，2%~88.4%，1%~88.9%（IMPACT数据库）。尽管需要进一步的验证，但是GCSP指数与其他更复杂的方法的效果不相上下，该指数很简单，这使得它成为一个有用的预后工具。该指数对脑部重伤的患者最有用，因为对这些患者来说预后价值最高。

（吴焕成）

112. 波斯尼亚和黑塞哥维那的弥散性轴索损伤: 同一中心体验

S Zahirovic, et al. J Neurotrauma, 2016, 33: A-36–A-37

弥散性轴索损伤(DAI)是颅脑创伤患者发病的最主要原因。影像学最新研究进展让 DAI 的诊断更为简单。目标: 本研究的目标是描述创伤后 DAI 的流行病学特征,展示经验,说明 DAI 诊断的困难之处,以及根据格拉斯哥预后评分阐述 DAI 对死亡率和结果的预后影响。他们对在 3 年时间里因头部外伤到萨拉热窝大学临床中心神经外科系接受治疗的 63 例患者进行了回顾性研究。从患者病例中抽取人口统计结果、临床结果和影像学结果。2012 年,头部外伤病例数为 181 例,诊断为 DAI 的病例数为 19 例; 2013 年,头部外伤病例数为 199 例,诊断为 DAI 的病例数为 32 例; 2014 年,头部外伤病例数为 228 例,诊断为 DAI 的病例数为 12 例。诊断为 DAI 的病例总数为 63 例。将这些 DAI 病例按照 Adams 严重程度分成 3 类: 37 例为第一类(灰白质界面),16 例为第二类(胼胝体加第一类患者病情),10 例为第三类(脑干加第一、二类患者病情)。将这些 DAI 病例按照 GOS 分类: 第一组 16 例,第二组 6 例,第三组 6 例,第 4 组 2 例,第 5 组 33 例。50 例进行了头颅计算机断层摄影术,13 例进行了磁共振成像扫描。他们得出结论,共有 63 例被诊断为 DAI,其中 25.4% 的患者死亡。该国家不把磁共振成像当做常规扫描技术,所以该课题组只利用 CT 就诊断出了 50 例 DAI 患者,另外 13 例 DAI 患者是由该课题组采用 MRI 诊断出的。

(吴焕成)

113. 创伤性颅脑创伤后癫痫的发生率: 一项大型创伤中心的经验

T Thomas, et al. J Neurotrauma, 2016, 33: A-37

创伤后癫痫(PTE)是创伤性颅脑创伤最难治愈的结果之一。人群调查显示 PTE 发生率的变异性非常大,从轻型颅脑创伤早期发生率(7 天内)为 2% 到中、重型颅脑创伤晚期发生率为 86%,发生风险与 TBI 的严重程度高度相关。为了确定一个大型的创伤及神经科学中心——牛津大学 JR 医院创伤性颅脑创伤患者 PTE 的发生率。2008~2013 年入住 JR 医院的脑创伤患者进行一项前瞻性统计。损伤严重程度根据入院时的 GCS 评分 13~15 分、9~12 分、3~8 分分别分为轻、中、重型。癫痫是根据临床表现而不是脑电图结果来诊断,可分为即刻(1 小时内)、早期(7 天内)和晚期(7 天后)。结果显示 982 例患者中,83 例(8.45%)发生癫痫: 轻、中、重型组分别为 5.8%(29/503)、19.3%(22/114)、14%(32/229)。与轻型颅脑创伤患者相比,中、重型颅脑创伤患者更容易发生癫痫,然而中、重型颅脑创伤癫痫发生率无差别。GCS 分级与首发癫痫时间的相关系数为 -0.94。该资料显示 TBI 程度越重,癫痫发生越早。但是与早些研究不同,该研究显示损伤严重程度与癫痫发生的相关性较差,这也反映出无法根据镇静状态的颅脑创伤患者的临床表现诊断癫痫——尤其是重型颅脑创伤患者。入院时 GCS 评分不能准确反映出 TBI 严重程度,不能准确解释是原发性颅脑创伤还是继发性脑创伤进展。

(李迪彬)

114. BACOPA MONNEIRA对幼鼠脑源性神经干细胞作用的评价: 一项评价对神经组织修复有前景的药物体外应用的可行性研究

R Sarda, et al. J Neurotrauma, 2016, 33: A-37

神经组织损伤修复为达到预期功能上的恢复,面临包括干细胞源性神经细胞的形成、生长及解剖排列等方面的挑战。印度中药Ayurveda类(BACOPA MONNEIRA, BM)可以改善中枢神经系统的认知功能,促进其修复。该研究旨在评价不同浓度BM提取物对神经源性干细胞培养的作用,从而明确其促进中枢神经系统损伤修复的作用。神经源性干细胞来源于白化褐家鼠幼鼠脑组织。BM由喜马拉雅药物公司提供。BM作用于神经源性干细胞的浓度分别为5、10、20μg/ml。固定时间间隔观察应用或不应用BM的NSCs的形态学改变,并对结果进行统计分析。他们发现NSCs可成功进行培养,来源于生后3小时脑组织的NSCs比来源于生后6小时脑组织的NSCs更加原始。与20μg/ml的BM相比,5、10μg/ml的BM可明显促进NSCs的胞体及树突的形成。由此,特定浓度的BM及其提取物对NSCs树突形成有促进作用。该研究开创了神经组织损伤修复的新领域,且可能有临床应用前景。但是该结论尚需更多实验来论证。

(李迪彬)

115. 释放或不释放脑脊液? 重型颅脑创伤患者释放脑脊液是否能明显获益?

M Krasberg, et al. J Neurotrauma, 2016, 33: A-37–A-38

尽管在颅脑创伤治疗中,颅内压监护与改善预后有关,但何种颅内压监护最重要仍不明确。脑室外导管检测颅内压同时可以治疗性释放脑脊液,但脑室外导管的应用仍饱受质疑以致相当大数量的神经重症监护中心仅放置脑实质监测。很多中心认为脑室释放脑脊液感染的风险超过其治疗好处,新墨西哥大学利用单一颅骨通道进行多峰监测,包括组织氧、热稀释法脑血流量、脑实质颅内压、血氧、脑室颅内压监测。这些多通道资料被录入床旁资料收集系统(多组件神经监测系统, Moberg科技)。当颅内压超过20~25mmHg时,脑室颅内压监护被用来释放脑脊液。研究发现,通过分析脑血流量、脑组织氧分压和血氧的变化发现,当释放脑脊液时有些患者上述指标上升更明显,并且起始颅内压越高,指标上升越明显。当释放脑脊液时,脑组织氧分压从<13上升到>20,与脑卒中风险从高风险降低至零风险一致。该研究证实: 释放脑脊液能够降低重型颅脑创伤患者脑卒中风险。尚需更大的前瞻性研究证实增加脑血流及氧传输的益处超过脑室置管可能导致感染的坏处。

(李迪彬)

116. 脑灌注压为100mmHg时氧利用明显增加

H Yonas, et al. J Neurotrauma, 2016, 33: A-38

既往认为重型颅脑创伤后脑灌注压阈值为70mmHg,最新60mmHg被认为是维持恰好脑灌注所需的最低阈值。作者将由于血压随机变化造成的氧利用(脑组织氧分压下降)作为"组织处于风险状态"的指标。组织氧分压、颅内压及血压依次录入新墨西哥大学床旁数据收集系统,5年总计收集70例重型颅脑创伤患者超过5天的连续资料,当血压随机下降＞5mmHg且持续时间＞5分钟时检测脑组织氧分压的变化。作者将每例患者的资料分为3个区间:CPP ＜70、70~100和＞100。该研究显示:有19例患者无论脑灌注压如何变化,脑组织氧分压无降低;28例当脑灌注压≤70mmHg时,小的血压波动即刻引起脑组织氧分压明显下降;15例脑灌注压 ＞100mmHg时,脑组织氧分压下降。该研究发现一些颅脑创伤患者脑灌注压明显＞70mmHg 时,血压小的随机波动即刻引起脑组织氧分压的下降——提示氧利用增加。

(李迪彬)

117. 利用生理学为基础的药代动力学大鼠模型预测颅脑创伤患儿脑吗啡的浓度

Y Yamamoto, et al. J Neurotrauma, 2016, 33: A-38

镇静对颅脑创伤患儿的治疗是至关重要的,但尚缺少证据支持。为此建立PBPK模型,利用大鼠生理学数据来描述脑部(细胞外液及脑脊液中)药物的药代动力学,大鼠的生理学参数可以"人性化"来预测人脑中的药代动力学。目的:①确定颅脑创伤患儿脑吗啡清除的可行性。②人化PBPK模型,从而预测颅脑创伤患儿脑吗啡浓度。③对比人化PBPK模型预测值与颅脑创伤患儿吗啡恢复水平。他们选取重型颅脑初伤患儿(GCS昏迷评分≤8, n=6),前瞻性观察预实验在南非开普敦红十字战争纪念儿童医院进行,所有患儿需要侵入性脑监测。在知情同意的情况下采集患儿脑微量透析及血液样本,监测吗啡浓度并根据标化后PBPK模型建模。研究发现6例患者[67%为男性,中位年龄71.3个月(35.5~114个月)],中位体重24kg(15~30kg)均接受吗啡注射[10~40mcg/(kg·hour)]。在大鼠PBPK模型中,药物在血-脑屏障运送清除率按脑组织体重增加比例增加,药物弥散速率按脑及脑脊液体积增加比例增加,获得血浆及脑细胞外液吗啡浓度的90%预测区间。他们由此得出结论:重型颅脑创伤患儿脑组织内吗啡通过微量透析法清除是可行的。PBPK模型标化后能够很好地预测患儿脑内吗啡的药代动力学。从药代学的有效性及相关性对药效学来说是必需的,但该预实验数据为颅脑创伤患儿的药物治疗指明了一条有广阔应用前景的道路。

(李迪彬)

118. 重型颅脑创伤患儿脑细胞外液中的生物标记物

Sarah G Ive, et al. J Neurotrauma, 2016, 33: A-38

由于脑组织与体循环相对孤立,导致神经生物标记物的研究非常局限。脑脊液标本的有限性导致其不能完全反应脑实质的损伤程度。微量透析法是一种能够监测损伤脑组织脑代谢的先进的方法。床旁分析代谢物后,剩余液体能够离线分析。该研究分析脑组织细胞外液的目的有二:①发现可靠的蛋白质标志物。②分析损伤后脑组织炎症。研究人员通过微量透析获得14例重型颅脑创伤儿童伤后2~5天的脑组织细胞外液,并利用多种试剂分析多种炎性介质(白介素-1α、白介素-1β、白介素-1受体拮抗剂、白介素-6、白介素-10、白介素-8、单核细胞趋化蛋白-1、血管内皮生长因子)。利用质谱分析联合高分辨率液体色谱分析检测其中7例患儿的蛋白质组学。发现促炎性介质(白介素-1α、β、白介素-6、单核细胞趋化蛋白-1、白介素-8）早期快速达到高峰,但抗炎性介质(白介素-1受体拮抗剂)逐渐增加。单核细胞介导的炎性反应起主要作用,该研究总共发现327条蛋白带,包括过度表达途径及相互作用聚集的蛋白带,这可能与继发损伤有关。血浆蛋白、细胞结构蛋白、载脂蛋白、炎性蛋白及淀粉样蛋白过度表达。他们得出结论:这是第一次直接在颅脑创伤患儿微量透析细胞外液中检测生物标记物及炎性介质,并且获得了可能蛋白生物标记物,为未来的研究提出了研究假设。尚需将临床结果及血浆标记物进行对比。

(李迪彬)

参考文献

[1] J Neurotrauma, 2014, 31 (3-24): 215-2002.

[2] J Neurotrauma, 2015, 32 (1-24): 1-2016.

[3] J Neurotrauma, 2016, 33: A-1-A-40.

[4] J Neurosurg, 2014, 120 (2-6): 296-1502.

[5] J Neurosurg, 2014, 121 (1-6): 1-1533.

[6] J Neurosurg, 2015, 122 (1-6): 1-1519.

[7] J Neurosurg, 2015, 123 (1-6): 1-1614.

[8] J Neurosurg, 2016, 124 (1): 1-7.

[9] Neurosurgery, 2014, 74 (2-6): 139-711.

[10] Neurosurgery, 2014, 75 (1-6): 1-737.

[11] Neurosurgery, 2015, 76 (1-6): 1-793.

[12] Neurosurgery, 2015, 77 (1-6): 1-992.

[13] Brain Inj, 2014, 28 (2-14): 133-1786.

[14] Brain Inj, 2015, 29 (1-14): 1-1746.

[15] Brain Res, 2014, 1542-1593.

[16] Brain Res, 2015, 1594-1629.

[17] Brain Res, 2016, 1630-1633.

[18] Science, 2015, 347 (6218): 159-163.

[19] Science, 2015, 350 (6256): 98-101.

[20] Nat Rev Neurol, 2014, 10 (3): 156-166.

[21] JAMA Neurol, 2014, 71 (6): 684-692.

[22] JAMA Neurol, 2014, 71 (8): 994-1002.

[23] JAMA Neurol, 2014, 71 (10): 1311-1318.

[24] JAMA Neurol, 2014, 71 (12): 1490-1497.

[25] JAMA Neurol, 2015, 72 (3): 355-362.

[26] JAMA Neurol, 2015, 72 (5): 530-538.

[27] JAMA Neurol, 2015, 72 (7): 773-780.

[28] JAMA Neurol, 2015, 72 (12): 1466-1474.

[29] JAMA Neurol, 2016, 73 (1): 28-35.

[30] Lancet Neurol, 2014, 13 (5): 515-524.

[31] Lancet Neurol, 2014, 13 (10): 1006-1016.

[32] Lancet Neurol, 2015, 14 (5): 506-517.

[33] Lancet Neurol, 2015, 14 (7): 720-732

[34] Lancet Neurol, 2015, 14 (7): 746-757.

[35] Lancet Neurol, 2015, 14 (10): 992-1001.

[36] Nature, 2015, 518 (7539): 404-408.

[37] Nature, 2015, 527 (7578): S193-197.

[38] Intensive Care Med, 2014, 1 (6): 1037-1047.

[39] Intensive Care Med, 2015, 41 (6): 1067-1076.

[40] Intensive Care Med, 2015, 41 (5): 823-832.

[41] Intensive Care Med, 2015, 41 (3): 412-417.

[42] Intensive Care Med, 2014, 40 (9): 1267-1274.

[43] Intensive Care Med, 2014, 40 (3): 412-421.

[44] Neurocrit Care, 2015, 52 (1-6): 1-1177.

[45] Neurocrit Care, 2015, 23: S24-S289.

[46] Neurology, 2014, 83 (22): 2002-2006.

[47] Neurology, 2015, 84 (13): 1341-1345.

[48] Neuroscience, 2014, 256-283.

[49] Neuroscience, 2015, 284-311.

[50] Neuroscience, 2016, 312-322.

[51] J Head Trauma Rehabil, 2015.

[52] J Head Trauma Rehabil, 2015, 30 (5): 293-301.

[53] J Head Trauma Rehabil, 2015, 30 (6): E9-E17.

[54] N Engl J Med, 2014, 371 (26): 2467-2476.

[55] N Engl J Med, 2014, 371 (26): 2457-2466.

[56] N Engl J Med, 2015, 373 (25): 2403-2412.